营养筛查诊断与评估

主　编　霍军生

副主编　孙　静　卓　勤　黄　建

编　委

陈君石　丁钢强　杨晓光　李　宁　朱宗涵　李廷玉

张　霆　张　兵　王惠珊　李凤琴　张万起　邵　兵

人民卫生出版社

图书在版编目（CIP）数据

营养筛查诊断与评估 / 霍军生主编. —北京：人民卫生出版社，2020

ISBN 978-7-117-29931-2

Ⅰ. ①营… Ⅱ. ①霍… Ⅲ. ①临床营养 - 评估 Ⅳ. ①R459.3

中国版本图书馆 CIP 数据核字（2020）第 066119 号

| 人卫智网 | www.ipmph.com | 医学教育、学术、考试、健康，购书智慧智能综合服务平台 |
| 人卫官网 | www.pmph.com | 人卫官方资讯发布平台 |

营养筛查诊断与评估

主　　编：霍军生
出版发行：人民卫生出版社（中继线 010-59780011）
地　　址：北京市朝阳区潘家园南里 19 号
邮　　编：100021
E - mail：pmph @ pmph.com
购书热线：010-59787592　010-59787584　010-65264830
印　　刷：保定市中画美凯印刷有限公司
经　　销：新华书店
开　　本：787×1092　1/16　印张：22
字　　数：549 千字
版　　次：2020 年 5 月第 1 版　2020 年 11 月第 1 版第 2 次印刷
标准书号：ISBN 978-7-117-29931-2
定　　价：78.00 元
打击盗版举报电话：010-59787491　E-mail：WQ @ pmph.com
质量问题联系电话：010-59787234　E-mail：zhiliang @ pmph.com

编 者 <small>(以汉语拼音为序)</small>

陈　晨　中国疾病预防控制中心营养与健康所
陈　頔　中国疾病预防控制中心营养与健康所
陈　曦　中国疾病预防控制中心营养与健康所
程家丽　中国疾病预防控制中心营养与健康所
公维一　中国疾病预防控制中心营养与健康所
宫照龙　中国疾病预防控制中心营养与健康所
黄　建　中国疾病预防控制中心营养与健康所
黄绯绯　中国疾病预防控制中心营养与健康所
霍军生　中国疾病预防控制中心营养与健康所
贾小芳　中国疾病预防控制中心营养与健康所
李　瑾　中国疾病预防控制中心营养与健康所
李　岩　中国疾病预防控制中心营养与健康所
刘　辉　深圳市宝安区中心医院营养科
刘克军　国家卫生健康委员会卫生经济中心
刘婷婷　中国疾病预防控制中心营养与健康所
马　妍　中国疾病预防控制中心营养与健康所
毛宏梅　中国疾病预防控制中心营养与健康所
欧阳一非　中国疾病预防控制中心营养与健康所
朴　玮　中国疾病预防控制中心营养与健康所
秦　文　中国疾病预防控制中心营养与健康所
任　硕　中国疾病预防控制中心营养与健康所
沈　葹　中国疾病预防控制中心营养与健康所
石丽丽　中国疾病预防控制中心营养与健康所
孙　静　中国疾病预防控制中心营养与健康所
唐艳斌　中国疾病预防控制中心营养与健康所
王　鸥　中国疾病预防控制中心营养与健康所
王晶波　中国疾病预防控制中心营养与健康所
王丽娟　中国疾病预防控制中心营养与健康所
王丽媛　中国疾病预防控制中心营养与健康所
王同蕾　中国疾病预防控制中心营养与健康所
王宇飞　深圳市宝安区中心医院营养科

王志宏　中国疾病预防控制中心营养与健康所
杨　倬　中国疾病预防控制中心营养与健康所
殷继永　中国疾病预防控制中心营养与健康所
俞　丹　河北医科大学第三医院营养科
张春红　中国疾病预防控制中心营养与健康所
张双庆　中国疾病预防控制中心营养与健康所
卓　勤　中国疾病预防控制中心营养与健康所

前　言

　　长期以来，营养状况的评价基于对个体单独的、非系统化的营养指标进行问询、记录或检验检测，对获得的数据进行分析并得出结论。其中包括通过膳食调查获得食物摄入量数据，比对推荐的膳食营养素摄入量，以判断摄入量是否充足；通过身体测量的数据直接计算成体重指数、Z 评分等，比对学界或机构提出的参考值，判断是否属于正常范围；通过检测血液、尿液等生物样本中某些营养素的含量或代谢标志物，比对学界或机构提出的参考值，可以直接测评人体该营养素的状况是否正常，进而给出营养评价结果和膳食指导建议。群体、地区或国家的人群营养状况则基于有代表性的人群数据，经过统计分析，给出营养状况数据。个体营养评价和群体营养状况的筛查和评估应用十分广泛，包括国家或区域性人群营养状况调查、营养科学研究、临床营养干预、各类营养改善项目以及商业性营养健康服务等。但在现阶段中，营养筛查和诊断总体上不属于常规性的医学体检内容，也不属于其他健康服务观测的常规内容。这与现实中居民对营养的需要形成较大反差。

　　随着社会经济、生命科学和信息技术的迅猛发展，营养检验技术在进入 21 世纪后发生了较大的转变。变化的动因至少有 6 类，①人群中严重的营养缺乏性疾病大幅减少，可直观诊断的病症转为症状不明显的亚临床表征，需要通过更为精细的技术进行识别。历史上肆虐并造成严重危害和死亡的营养缺乏疾病，如蛋白质缺乏导致的蛋白质能量缺乏病、抗坏血酸缺乏引起的坏血病、钙和维生素 D 缺乏造成的软骨病、硫胺素缺乏造成的脚气病、缺铁性贫血、碘缺乏造成的甲状腺肿等可观察到症状的营养缺乏疾病，逐步转变为无明显医学表征的亚临床或边缘性缺乏，需要借助检验检测方法来诊断。②营养作为人体生命物质基础的观念得到普遍性共识，人体演化出的各项能力均需构建在均衡性较高的营养基础之上，其精细程度远远超过其他物种，但这一特点也成为人体生物学特征的一个短板，较多食物种类和各营养物质之间的精细和适宜的比例不易获得，即容易产生营养不良。生命全周期中，阶段性的营养失衡不仅造成现实的营养不良，而且损伤难以全面恢复，造成对之后的健康威胁。③遗传基因某种程度上决定人体营养的状况，但更重要的是，营养物质也反过来调节遗传基因的表达，影响表观遗传，因而营养被认为是最为重要的人体环境要素。这种认识，使人们从关注个别营养素不足或过量问题，转向从全周期、整体上了解营养，从而对检验检测提出了更高的要求。④从关注营养缺乏病转向关注营养不良导致的功能、行为和健康问题，营养成为解决行为及健康问题的靶标，被认为是提高生活质量、延长寿命和维持健康的调节靶点。⑤从肠道益生菌作用逐渐发展形成的人体微生态健康理论，作为生态系统，人体的营养不仅仅满足人体，而且满足与人体共生的其他微生物，微生物生态系统的状况不仅影响机体功能，而且与免疫、肥胖和慢性疾病紧密相关。⑥营养作用的外延拓展到社会和经济层面，被认为是社会与经济持续发展、摆脱贫困循环的重要基础性因素。综合上述，全面、系统和精细的营养学检验检测即将成为未来健康的基础性需求,精准的营养筛查和诊断数据支持未雨绸缪的疾病预防和遗传潜能的充分发挥。

从营养学角度审视,按当前贫困标准衡量,一个世纪以前,全球 90% 以上人口都处于贫困状况,食物多样性和数量供应不足是生存常态。19 世纪到 20 世纪,通过医学、化学和生物学研究,发现食物中某些物质的缺乏或不足,可以引起严重的疾病,即便是并不严重的缺乏也会导致代谢和人体功能受损。而进入 21 世纪,营养已经成为发展和健康的基础保障。营养需求的提升促成了筛查和诊断技术的迅速变化和发展,在保留传统营养观察指标基础上,多组学、微生态和行为学等技术方法也不断引入营养和健康领域,基于大量检验检测数据之上的营养评价评估,可以支撑精准营养和个体营养,实现系统化的干预和改善。居民对营养的需求正在从观念转变到数量,从粗放转向精细,从一般转向个体,满足这样的需求,是编写本书的初衷。

本书由长期从事营养监测、检测和检验的营养学者编写,汇集了学者们在营养筛查和诊断方面的学识和经验,本书各章编写者见章尾。在此谨向各位参加编写的专家表示衷心感谢!

人体营养筛查和诊断是一个快速发展的领域,尝试编写本书,心存忐忑。读者若从本书获得裨益,皆仰各位编者的贡献。但书中难免存在不当或错误之处,实为主编水平不足所限,企望包容并盼望得到读者的批评和指正。

霍军生

2019 年 10 月

目　录

绪　　论

营养提供人体新陈代谢的基础物质。人体是一个稳定的生态和生理系统,同时处于物质更替的新陈代谢过程。早期儿童及青少年时期的身体以构建和发育为主要代谢特征,成年后则进入相对稳定的生理过程,到老年时,机体以功能退行和解构为主。除了神经元细胞外,其他细胞的构成物质不断更新,人体每年约有 10% 脂肪细胞被完全更新,大约每 10 年所有脂肪细胞会完成一次整体更新,而每年更新的肌肉细胞大约为肌肉细胞的 1%,细胞更新的速度因种类而异,且随着年龄增长而减缓。多数学者并不认为不同阶段的影响对于健康而言是等效的,例如早期营养被普遍认为比其他时期更重要。但需要强调的是,了解身体的营养状况并依据营养信息进行及时调整应对,是维持健康的可期待的精准方式,也将催生疾病预防控制的全新技术方法。

身体的营养数据是社会高度期望获知的信息,但现在技术发展还远不能满足这一需求,人体营养信息的获取、分析和表述仍然处于较为初级的水平。即便如此,通常情况下,讨论公共营养问题时,往往也并不依据详实数据,而是以某个营养不良发生率等公众数据来强调普遍性和重要性,从而使营养在许多情况下成为观念表述,而不是解决具体问题的方法。当然,临床营养有所不同,但获得个体营养数据的方法亦十分有限。因此,个体营养数据和基于个体形成的群体营养数据的获得是当前营养科学的短板或瓶颈。曾有学者尝试提出综合性营养指数的方法,均因存在各种缺陷而难以广泛应用。

长期以来,营养学者采用较为简便的方式获得有限的营养数据,形成了几种定型的方法以及表述来描述人体的营养状况。

一、膳食调查

到目前为止,膳食调查(dietary assessment)在营养实践中发挥主要作用,可以获得食物摄入量数据,并将数据转换为各个营养素摄入量,结合中国居民膳食营养素参考摄入量(dietary reference intakes, DRIs)来判断营养素摄入和满足身体需求的状况。然而,膳食调查存在准确性不足的问题。

1935 年,美国农业部(USDA)调查居民食物消费数据,希望指导居民获得价廉而又营养的食物。此后逐步发展为膳食调查,并广泛应用于临床营养干预、人群流行病学以及营养健康调查。膳食调查分为前瞻和回顾两类方法,前瞻法通常也称为称重法,如实称量并记录食物原料和摄食量,从而精确获得营养素摄入量;而回顾法通过回忆摄食种类和数量来估计食物和营养素的摄入量。基于食物成分检验数据或食物成分表数据以及 DRIs 给出的不同性别、年龄和身体活动水平的平均需要量(estimated average requirement, EAR)、推荐摄入量(recommended nutrient intake, RNI)和可耐受最高摄入量(tolerable upper intake level, UL),可以给出各种营养素的摄入量过低、正常或过高的判断,从而获得个体或群体营养状况的描述。

目前膳食调查的后期计算多采用软件,这些软件所使用的基础食物成分数据库,可能来自不同国家或地区,而且即便是同一国家的食物成分数据,因其食物成分表的版本年份不同,数据也有差别。采用个体食物摄入种类和摄入量调查,并结合食物成分数据估算出每日营养素摄入量,再将其与 RNI 比较,可以知道营养素摄入量是否达到要求。将个体数据进行平均,计算标准差和百分位分布,可以得到群体营养素摄入量的状况。这种方法的优点是通过相对简单的方法,就可以获得食物称重或口述摄入量的数据,缺点是膳食调查的各个环节均是粗略的估计,如称重法,不可能长期进行,而短期的精确称重不能准确代表长期的膳食状况;如回顾法,依靠回忆也不能获得准确的食物摄入量。其次,依据食物成分表中的数据会引入较大计算误差,各种食物均有品种、产地、栽培方法等方面的差别,从而造成营养成分的差别,使用食物成分表中的数据不能体现这种差别。有些调查采用总膳食的方式,即利用膳食调查数据进行食物聚类,然后以当地食材按当地方式进行烹饪来获得营养素摄入数据。这种方法因聚类和短期模拟实际上也引入了较大的误差。

膳食调查及判断是基于 DRIs 中 EAR、RNI、适宜摄入量(adequate intake,AI)和 UL 的,当前的数据只能给出相同性别、相同年龄和相同身体活动水平的人的营养需求,而没有更为细化的。理论上,个体营养差异被承认,但目前还没有建立起个体营养需求的科学方法并给出相应的推荐。

膳食营养调查在营养实践中发挥作用,但其缺陷是明显的。

二、身体测量

身体测量可以快速获得体重和身高等数据,用来表征身体状况是必然的。比利时数学家 Adolphe Quetelet 于 1832 年就提出"social physics"的概念和计算公式,即用体重与身高平方值之比表征所谓的"正常人",显然 Quelete 当时没有用这个公式表达体脂肪的含量,这个公式也没有得到医生们的接受。1972 年,专注于肥胖研究的生理学家 Ancel Keys 及其同事对来自 5 个国家的 7 400 名男性的体脂肪进行研究,发现 Quelete 公式对体脂肪的拟合性最好,Keys 重新定义这个公式,称之为体质指数(body mass index),即 BMI。由于 BMI 可以用简单的方法替代复杂而昂贵的体脂肪测量,很快得到流行病学者和医生们的认可和应用,之前临床医生普遍应用的身高别体重表被逐步替代。1985 年,美国国立卫生研究院(NIH)采用 BMI 来定义肥胖,1998 年 NIH 修订了 BMI 定义肥胖的阈值。当然,采用腰围、臀围、不同部位皮褶厚度等测量方法来表征超重和肥胖的方法也在普遍应用。

然而 BMI 对儿童的拟合性并不理想,特别是 5 岁以下的早期儿童,因此世界卫生组织(World Health Organization,WHO)仍然依据全球细分年龄的早期儿童身高、体重,分别计算均值及其标准差,并由此标化为 Z 值,以不同的 Z 值,包括年龄别体重 Z 值(weight-for-age z-score,WAZ)、年龄别身高 Z 值(height-for-age z-score,HAZ)和身高别体重 Z 值(weight-for-height z-score,WHZ),来判别体重和身高是否适宜,并用以判断儿童综合营养状况。

很显然,身体测量是简便、实用但准确性不足的综合性营养数据。

三、营养缺乏病诊断

营养缺乏病诊断适于症状比较明显的营养不良性疾病的诊断。营养状况的另一个普遍使用的方法是对营养缺乏病的临床诊断。事实上,人们对营养的认知源于疾病,一些营养素的缺乏会导致疾病,而这些缺乏性疾病有着比较显著的身体表征,由此形成了医学诊断的方法,如贫血患者会出现苍白、无力、虚弱、情绪低落等表征,眼睑和舌头不红润,指头压白后恢复红润较慢,结合患者饮食及其他身体状况,医生可以初步诊断患者为贫血。其他比较常见的营养性疾病如软骨病、夜盲症、口角炎、维生素 C 缺乏病(坏血病)、癫皮病、异食症、蛋白热能缺乏病、脚气病、神经管畸形等疾病,可以通过医学表征进行诊断,从而对个体的营养状况给出描述,并依据个体进行群体统计分析,获得群体营养性疾病的状况。该类诊断和表述方法适合于症状比较明显的疾病诊断,但对亚临床或边缘性营养缺乏难以判断,而且对多种营养疾病并发的现象也难以区别,因此,随着诊疗技术发展,临床上逐步与医学检验相结合进行诊断。

慢性非传染性疾病,在某种程度上也是营养不良的高度关联性疾病,这些疾病的诊断指标亦可纳入营养数据中。

四、人体营养检验

营养检验利用人体生物样本进行准确的化学或生物化学检测,从而判断某些营养素的机体状况,并依据这些信息实施营养干预或改善策略。由于营养检测的客观性和精确性,使其成为信赖度较高的营养数据,符合精准和个体化需求,将成为发展的主流。但同时,营养检测需要专业人员和大型仪器设备,特别是生物样本获取较为困难,因而,人体营养检验目前主要在科研、临床营养和高水平人群调查中使用。

人体营养检验是对血液、尿液、粪便、唾液、毛发、指甲等身体样本进行生物化学、组织化学或物理、化学检验,获得较为精准的矿物质、维生素、蛋白质、酶、功能成分等结构物质、代谢物质数据,并根据业已形成的共识性阈值或界值来比较,判断是否存在营养缺乏、过量或代谢不正常等。由于营养检验的样本来自人体自身、检验具有客观性和指标的敏感性,人体营养检验可以在初期就发现营养不良或代谢异常,为疾病预防和控制提供科学依据,所以被临床和公共卫生领域广泛接受为营养筛查、诊断的适宜方法。基于个体检验,也可以统计出人群的状况。人体营养检验目前主要采用血液或尿液样本,如何向更易获得的样本如唾液、毛发等过渡,尚需建立阈值与检验技术方法。

需要指出的是,传统营养检测方法判断阈值依然来源于人群统计,例如把健康大人群的指血全血血红蛋白水平的第 5 百分位列为下线阈值,因而仍不能完全表征个体差异。近年来基因组和转录组学的发展,揭示了营养不良的基因和表达调控,已积累了遗传和表观遗传对多种营养素缺乏的影响,形成了可以初步判断营养不良的遗传风险和表观遗传状况,将成为真正意义上的个体化营养检测。

当然,人体营养检验也存在不足之处,如营养素种类较多,针对每种营养素进行检验存在检验量太大的问题;一些营养素尚没有阈值或阈值科学基础不足;检验方法多样且结果无一致性;需要的生物样本难以获得或获得的量不足以进行多指标检验;检验成本高,需要专业人员、专业设备和各类试剂和质量控制要求。总之,人体营养检验需要更强的科学技术支撑。但尽管如此,已有的检验技术已经可以支撑人体样本的主要营养素状况的检验和判断,可以对个体进行评估,并基于个体进行群体的统计和状况分析。需要指出的是,人体营养检验不仅是样本的生化检验,也存在其他检验方法,如骨密度检验、组织病理学检验(结膜痕迹法)、肠道微生物、口腔微生物、基因组及单核苷酸多态性(single nucleotide polymorphism,SNP)检验、转录组、蛋白组和代谢组学方法正在被迅速引入营养状况的综合评价中。显然,人体营养检验符合精准和个体化需求,将成为发展的主流。

五、营养行为学观察

与营养相关的行为学观察主要包括节律行为、情绪行为和认知行为等,这些行为数据综合反映机体功能数据,但深刻反映功能表现之下的营养状况,如早期儿童认知能力低下,可提示营养不良,提供与神经发育相关营养素的缺乏或失调。行为数据可被人感知感受,例如一名早期儿童智商测量结果偏低,会引起家长重视,若仅仅告知食物摄入不足和身体缺乏营养,则通常会被忽视,表明其结果的说服性高于其他指标体系,容易被广泛接受。这一特点在当今社会更为重要。

营养行为学观察也可在一定程度上表达人体的营养不良状况,但不能精确到营养素种类和数量,即精确性不足。营养行为包括食物选择、偏好及进食节律等饮食行为内容,此外,较为常见的行为学观察包括智商、儿童发育商、认知、语言发育、精细动作及大动作分析、运动及体能表现包括千米跑和踏台、情绪观察、反应时间等。行为研究适合于各类个体,尤其对于早期儿童等不能用语言表达的个体或群体较有优势。但是,较之上述其他几种方式,营养行为学观察存在与身体测量法相似的缺陷,即与营养素的直接关联程度较低,仅可给出笼统的营养不良结论或提示可能的原因,如营养不良通常会表现出情绪低下、精神不集中、反应缓慢、体能不足及智力认知不足等。

以往难以获得的简单或复杂的行为数据,如心率、步数、睡眠等,随着诸如可穿戴设备等大数据技术的发展,有可能实现自动获得,并可通过互联网形成大数据,进而通过分析了解营养和健康状况。

行为学观察在营养状况评价中的应用并不普遍,但其与感受直接关联,容易被广泛接受,很可能成为营养状况的重要方法。

六、人体微生物检测

近年来,肠道微生物学随着基因测序技术的发展而获得了快速发展,将以往食物营养素经口摄入,胃肠道吸收以及废弃物排泄这样一个较为线性的食物 - 人体模式,提高到食物、微生物和人体三者间相互关联和影响的认识层面,是营养学观念的一次突破。肠道微生物是目前研究较多的领域,事实上,人体普遍存在微生物与人体构建的生态系统,包括口腔、皮肤、呼吸系统、生殖系统等,人体微生态对表征营养状况可能不可或缺。

肠道微生态并不是一个全新的观念,但宏基因和 16sRNA 等技术突破,使得几十年停滞不前的肠道微生态科学在近十几年来迅猛发展。肠道微生态成为影响营养、健康乃至心理情绪的核心调控靶点,被认为是解决健康问题的曙光。以色列学者 Segal 的研究显示,通过联合使用膳食、身体检测、肠道微生物和体力活动构建的数据模型,可以预估血糖水平,预估结果与实测结果达到中高度相关。说明肠道微生物的种类、丰度和可能作用的数据对表征营养状况可能不可或缺。

上述 6 类技术基本涵盖了当前营养数据信息获取的方法。当然,环境因素如土壤成分,通过影响作物而影响人体营养。一些学者也关注到环境因素如空气质量,也对营养产生影响。但这些影响还有待形成可纳入分析的指标。

人体营养数据信息及其评估将必然与大数据及人工智能技术结合,支撑全社会从以医疗为中心向以健康为中心转变。人体营养筛查和诊断技术将向数据获取便捷、多指标分层综合、数据及分析精准、个体化和个体基础上的群体化方向发展,形成整合的营养数据及分析表征技术，从而在根本上为改善营养、促进健康服务。

随着营养数据获取全过程中，检验能力、检验效率和综合评价涉及的算法成为技术核心，并支持人体营养数据信息及反馈指导营养健康干预，实现人体营养改善。目前一些学者已经在这个方向上展开有益的探索，确定指标范围并设计计算方法，结合了具体的健康干预项目。

本书提供营养检验方法和评估方法，这些方法可应用于个体和群体的营养学评价，通过检验所获得的营养数据，可以为个体和群体的营养改善提供依据和直接的数据信息，从而支持精准有效的营养干预或人群营养改善。本书所提供的方法也可用于营养工作者、临床营养医生以及其他健康从业者开展营养科学研究、人群营养调查和各类营养健康项目。

（霍军生）

第一节　膳食调查方法

　　膳食调查是营养调查的重要组成部分之一,是人体营养状况评价的重要手段。根据不同的流行病学调查目的和设计,采用不同的膳食调查方法。根据调查的类型,可以将膳食调查方法分为回顾性和前瞻性两类。回顾性的膳食调查方法包括 24 小时膳食回顾法、食物频率法和膳食史法等;前瞻性的膳食调查方法包括称重法、记账法、化学分析法等。可以仅使用一种膳食调查方法,也可两种或多种调查方法联合使用,增加调查资料的全面性和准确性。常用的膳食调查方法包括 24 小时膳食回顾法和食物频率法。

一、24 小时膳食回顾法

　　24 小时膳食回顾法(24-hour dietary recall)又称 24 小时回顾法,是目前营养流行病学研究中最常使用的膳食调查方法之一。要求调查对象回顾在调查时刻前 24 小时内包括饮料在内的所有食物摄入情况,无论在家还是在外就餐,无论正餐还是零食。在大型现场调查时,一般调查 1~3 天。1971—1994 年期间进行的美国全国健康和营养监测调查(national health and nutrition examination survey, NHANES)仅调查 1 个 24 小时内所有食物及饮料摄入情况,自 1999 年开始改为调查 2 个非连续的 24 小时。国内的膳食调查一般连续进行 3 天,这种方法被称为连续 3 天 24 小时膳食回顾法。由于休息日人们的进餐地点和种类与工作日差异较大,因此建议 3 天应包含 1 个休息日和 2 个工作日。

　　24 小时膳食回顾法可以用于个人的膳食调查,也可以用于群体的膳食调查。无论调查对象是个体还是群体,第一步均为设计调查表。调查表的内容一般包括调查日、进餐时间(早、中、晚餐或零食)、菜谱名称、原料名称、原料食物编码、进食重量、是否可食部、是否加工食品、进餐地点、制作方法和制作地点等,根据调查目的可进行调整。对于非单一原料的菜品食物,如炒菜、包子、饺子等,需要详细记录每种原料的摄入情况,而不是整个菜品的摄入情况,如鸡蛋炒西红柿,需要分别记录鸡蛋和西红柿的摄入情况;包子和饺子需要分别记录面粉、每种肉和蔬菜的摄入量。

　　理想情况下,调查员应将调查期间调查对象进食情况记录完整。若调查期间没有调查到某餐的进食情况,记录不完整,无法计算平均每日各种食物的摄入量,此时应询问调查对象的餐次比并计算人日数。详细的计算方法见第二节——膳食调查数据分析。

　　24 小时膳食回顾调查需要注意 4 点问题。①记录调查对象 24 小时内摄入的所有食物时,在外就餐和两餐之间吃的零食、饮料、酒类、营养素补充剂等都应该包括在内;②食物摄入量一般以两或克为单位,在估计食物的摄入量时应该明确是生重还是熟重,是市售重量还是可食部的重量;③多种原料组成的食物,如果在《中国食物成分表》中没有这种食物,应该分别记录原料的名称并估计每种原料的量;④调味品和食用油的用量少,在回顾法中很难估计其摄入量,因而常常以称重记账法作为补充,不直接询问调味品和食用油的摄入量。

为了增加调查的准确性,调查员可叮嘱被调查对象将所有摄入的食物和饮料记录在纸上,以免回顾过程中遗漏,减少回忆偏倚。估计食物的重量是一项难度大又极其重要的工作。在调查之前,应该对调查员进行统一的培训,使其掌握调查方法,了解本地食物供应情况、主副食品种类和单位重量,特别是当地一些食品的单位重量,以帮助被调查对象准确估计食物重量。如果可行,调查员可以为调查对象提供食物模具或食物图谱提高其估计的准确性,也可提供食物秤,在回顾过程中称量现有的所回忆食物的重量。

24 小时膳食回顾法的优点是简便易行,开放式询问可得到当地特色食物的信息。缺点是膳食回顾可能不全面,尤其在食物摄入多样、在外就餐率高的人群中发生回顾不全的可能性更大;摄入量的估计很难标准化,有时需要借助食物模具或食物图谱来提高其准确性;调查时间短,食物选择的偏倚使膳食回顾法调查的结果在研究食物消费和慢性疾病的关系方面存在很大的局限。另外,由于该调查方法主要依赖于调查对象的回忆,因此,年龄过小(如 < 7 岁)或过大(如 ≥ 75 岁)的人群不太适用该方法。

24 小时膳食回顾法询问表举例(表 1-1)。

表 1-1　24 小时膳食回顾询问表(开放式调查表)

1 菜谱名称	2 原料名称	3 原料编码	4 原料重量 /g	5 市售品或可食部	6 进餐时间	7 进餐地点
牛奶	牛奶	101101	100	可食部	1	1
油条	油条	11409	100	可食部	1	1
苹果	苹果	61101	150	市售品	2	1
米饭	米饭	12402	100	可食部	3	3
西红柿炒鸡蛋	西红柿	43107	100	市售品	3	3
	鸡蛋	111101	60	市售品	3	3

注:进餐时间:1. 早餐　2. 上午小吃　3. 午餐　4. 下午小吃　5. 晚餐　6. 晚上小吃

进餐地点:1. 在家　2. 单位 / 学校　3. 餐馆 / 摊点　4. 亲戚 / 朋友家　5. 幼儿园

二、食物频率法

食物频率法(food frequency questionnaire,FFQ)又称食物频率问卷法,是估计调查对象在指定的一段时期内食用某些食物的频率或量的一种方法,分定量、半定量及定性三种。定量的食物频率法要求调查对象回忆调查表中所列的食物的食用频率和平均每次食用量;半定量的食物频率法不要求调查对象回忆具体的食用重量,只需根据研究者提供的标准食物份额大小的样品回忆份数和食用频率;定性的食物频率法要求调查对象仅回忆食物的食用频率即可。因此,无论哪种类型的食物频率法问卷,都至少包括食物名称和食用频率两部分。其中,调查的食物种类可以根据调查目的进行调整。一般按照食物大类进行归类后排序,在调查某一食物摄入情况时,如土豆,则由土豆制作而成的食物也需算在内,如薯条、土豆泥等。如要进行综合性膳食摄入状况评价,则采用调查对象常消费的食物。如果研究膳食与营养相关疾病的关系,则采用与疾病有关的几种食物或含有特殊营养素的食物。如果研究目的是了解某些营养素的摄入状况,那么调查的食物需要富含这些营养素。

调查时期可以是几日、几周、几个月甚至一年以上。较长调查时期的食物频率法可以得到通常的膳食摄入量,从而评价个体一般的膳食状况,研究营养与慢性病的关系。

以定量食物频率法为例,在调查开始之前,调查员首先要准备好调查表,调查表可以是纸质的,也可以是电子的。调查表包括食物名称、是否食用该食物、食用频率和平均每次食用量(表1-2)。调查表中列出的食物要依次逐一询问,如果调查对象从来不吃某种食物,那么在"是否食用"一列填"0",直接询问下一个食物。否则在"是否食用"一列填"1",接着填"食用频率"以及"平均每次的食用量"。调查表上的食用频率可以选择填写每天食用几次,也可以选择填写每周、每月或者每年食用几次。一般来讲,平均每天食用1次以上的食物在"次/天"这列填写,每周食用1~6次的食物在"次/周"这列填写,每周食用次数少于1次的话,就在"次/月"这列填写,每月食用次数少于1次的话,就在"次/年"这列填写。调查员根据实际的进食频率,只需选其中的一列填写。填完食用频率后,要接着填写"平均每次食用量"。需要注意的是,这里的食用量指的是生重,而且是可食部的重量,即去掉外包装、骨头和其他不可食部分后的重量。

食物频率法调查方法简单,调查成本低,对调查员要求不高,省时省力,能反映出长期的膳食结构和营养摄入模式,是研究膳食和慢性病关系时常用的方法。但是这种方法需要对过去的食物模式进行回忆,存在回忆偏倚,尤其当调查过去一年的膳食状况时,当前的膳食状况可能会影响对过去膳食的回忆。另外,一般不用食物频率法计算营养素的摄入量。

表1-2　定量食物频率调查表举例

请回忆在过去12个月里,你是否吃过以下食物,并估计这些食物的平均食用量和次数

1 食物名称	2 是否吃/喝 1 是 0 否	3 食用频率(单选)				4 平均每次食 用量/g 或 ml (记录可食部生重)
		次/天	次/周	次/月	次/年	
主食						
1　大米(米饭、米粉)						
2　非油炸面食(面包、馒头、面条、饺子)、但方便面除外						
豆类						
3　干大豆(黄豆、青豆或黑豆)						
4　豆浆						
蔬菜类						
5　瓜类蔬菜(黄瓜、南瓜、西葫芦、角瓜)						
6　绿叶蔬菜(菠菜、油菜、空心菜、小白菜)						

续表

1 食物名称	2 是否吃/喝 1 是 0 否	3 食用频率（单选）				4 平均每次食用量/g 或 ml （记录可食部生重）
		次/天	次/周	次/月	次/年	
水果类						
7 橙色水果（橘、杏、柿子、芒果、木瓜、柠檬）						
8 西瓜、甜瓜、其他瓜类水果						
略						

三、称重法

称重法（weighing method）是指通过称量工具对个人、家庭或集体单位摄入的食物进行称重，了解食物的消耗情况。对于个人可以得到准确的每种食物消费量；在家庭或集体中应按照人日数、混合系数对已经称重的食物进行分配，根据实际用餐人日数，计算出平均每人每日不同食物的摄入量。混合系数在第二节——膳食调查数据分析中介绍。

称重法要求调查对象称量食物烹调前的生重、烹调后的熟重、吃完剩下的重量，根据生熟比（烹调前的生重 ÷ 烹调后的熟重）计算每种食物摄入的生重。三餐之外所摄入的水果、饮料等零食也要称重记录。称重法由于操作复杂，一般用于小样本调查，调查时间一般为 3~7 天，少于 3 天不具有代表性，多于 7 天则不易坚持。

称重法的优点是不存在回忆偏倚，能够得到个体或群体在一定时期内更为准确的食物消费量。缺点是调查烦琐，容易造成调查对象膳食结构改变（应答偏倚）。

四、记账法

记账法（bookkeeping method）是最早使用的一种调查方法，通过记录一定时期内，某一饮食单位（如家庭、幼儿园、学校、部队等集体就餐的单位）的食物消耗总量和进餐人数，计算每人每日各种食物的平均摄入量。首先在调查开始之前，称量并详细记录所有食物的结存量，然后记录每日新购进的所有食物的重量和废弃量，最后调查结束时再称量并记录所有食物的剩余量。每种食物的摄入量 = 结存量 + 购进量 – 废弃量 – 剩余量。记录进餐总人数时，如果进餐人员的年龄、劳动强度、生理状况相差较大，则需要换算成标准人日数。具体计算方法见第二节——膳食调查数据分析。在国内，常采用连续 3 天 24 小时膳食回顾法调查食物、饮料等摄入量，并联合采用记账法补充调查烹调油、调味品的摄入量，因为调查对象难以回忆并估计出烹调油、调味品的摄入量。

记账法的优点是过程简便、费用低，可以得到较长时期的饮食状况，如 1 个月或更长；不依赖于回忆，不存在回忆偏倚；调查结果较准确。缺点是由于调查结果代表调查单位人均的摄入量，因此不能用来评估个体的膳食摄入状况；需要在调查期间详细记录用餐人数；在家庭和食堂以外的食物消费不能涵盖；对于没有详细账目的群体该方法不适用。

五、化学分析法

化学分析法（chemical analysis）是收集调查对象一日内摄入的所有食物,在实验室通过化学分析的方法测定其能量和各种营养素的含量。样品收集方法有两种,第一种是制作两份完全一样的饭菜,一份供食用,另外一份用于实验分析,也被称为"双份饭法",是膳食调查中的金标准。第二种是分析各种未加工的食物或直接分析市场上购买的与食用的食物完全相同的食物,也被称为"双份原料法",这种方法容易采集样品,但是采集的样品与调查对象摄入的食物不完全一致。

化学分析法的优点是结果精确,能够得到食物中各种营养素的实际摄入量。缺点是分析过程复杂、成本高,需要特殊的实验仪器和具有专业知识的技术人员,因此只能用于小规模的营养调查。

第二节　膳食调查数据分析

为了了解个体或人群的全面营养状况,需要对其在一段时间内摄入的食物组成、体内营养水平和健康状况进行调查,再综合分析调查结果做出判断,从而对其营养状况进行评价,其最终目的是为了发现营养问题、提出膳食改进意见、提高人体健康水平。

一、膳食评价

膳食调查收集的数据主要是每天各类食物（包括正餐和零食）及营养补充剂的摄入量。不论采用哪一种膳食调查方法,都必须对膳食调查数据进行分析,从而对膳食质量做出正确和全面的评价。一般的膳食评价包括膳食模式和营养素摄入量的评价。膳食模式的评价参照 2016 年中国营养学会制订,国家卫生计生委发布的《中国居民膳食指南》和《中国居民平衡膳食宝塔》中建议的每人每日各类食物适宜摄入量范围。营养素摄入量的评价是与2013 版《中国居民膳食营养素参考摄入量》（DRIs）进行比较,并分析能量和营养素的来源和组成比例。

1. 膳食模式的评价　平衡膳食模式是经过科学设计的理想膳食模式,其所推荐的食物种类和数量能最大程度地满足不同年龄阶段、不同能量需要水平的健康人群的营养与健康需要。将被调查的每人每日平均摄入的食物种类和数量与《中国居民膳食指南》建议的"不同能量需要水平的平衡膳食模式和食物量"的各类食物及其摄入量相比较,从而判断被调查对象的膳食组成是否平衡和合理。

2. 能量、营养素摄入量的评价　将被调查人群每人每日平均能量和各种营养素的摄入量与 DRIs 的推荐值相比较,从而评估该人群膳食的能量和营养素在数量方面满足人体需要的程度。但对某个个体而言,其摄入量和参考值都是估算值,为确定其能量和营养素的摄入量是否适宜,一方面需要准确描述摄入量和恰当选择推荐值,另一方面需结合该个体的人体测量、临床检查、生化检测结果进行综合评价。

3. 能量的营养素来源评价　人体需要的能量来自膳食中的碳水化合物、脂肪和蛋白质。三者在膳食中应有恰当的比例。膳食中合理的能量来源比例是:在总能量摄入量中碳水化合物占 50%~65%;脂肪占 20%~30%,不宜超过 30%;蛋白质占 10%~15%。将实际调查中调查对象的膳食中碳水化合物、脂肪和蛋白质所提供的能量比例计算出来,与以上合理的能量来源比例进行比较,看其能量来源是否合理。

4. 蛋白质和脂肪食物来源的评价　膳食中的蛋白质包括动物性蛋白质和植物性蛋白质。动物性蛋白质和大豆及其制品中的蛋白质营养价值比较高,属优质蛋白质,二者应占总蛋白质摄入量的 30%~50%。膳食脂肪包括动物脂肪和植物油。动物脂肪(鱼油除外)主要含饱和脂肪酸,对心血管系统有害的胆固醇含量比较高,因此应避免过多摄入。

5. 各餐能量分配比例　一般人群就餐应定时和定量,三餐能量比约为 3∶4∶3,儿童、老年人和孕产妇可以在三餐之外适当加餐。除此之外,应坚持每天吃早餐并保证其营养充足,午餐要吃好,晚餐要适量。不暴饮暴食,不经常在外就餐。零食作为一日三餐之外的营养补充,可以合理选择,尽量选用一些营养含量高而能量含量低的食物,如新鲜水果、坚果和奶类。注意:来自零食的能量应计入全天能量摄入之中。

二、膳食调查数据分析与结果评价

(一)膳食评价的一般流程

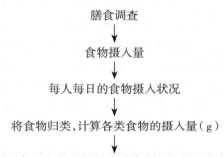

膳食调查

↓

食物摄入量

↓

每人每日的食物摄入状况

↓

将食物归类,计算各类食物的摄入量(g)

↓

将计算结果与《中国居民膳食指南(2016)》中不同能量需要水平的平衡膳食模式和食物量相比较,评价膳食组成

↓

按照《食物成分表》计算每种食物所提供能量或/和营养素的量

↓

将所有食物中的各种营养素累计相加,计算每人每天各种营养素摄入量

↓

将计算结果与《中国居民膳食营养素参考摄入量(2013)》中同年龄、同性别、同劳动强度人群的推荐值比较,评价营养素摄入水平

↓

能量、蛋白质、脂肪及其他营养素的食物来源分布

↓

计算三餐提供能量的比例

↓

膳食质量评价报告

图 1-1　膳食评价参考流程

(二)食物摄入量的计算

1. 针对群体(如家庭、单位食堂、托幼机构或学校等集体供餐单位)的膳食调查数据,计算方法如下:

（1）计算餐次比：调查对象日常三餐进餐量的比例，一般根据三餐主食量比例确定其餐次比。如果早餐只吃牛奶、鸡蛋，不吃主食，其他餐次也以副食为主，很少吃主食，这种情况可根据总进食量综合分析，决定餐次比。

一般可按早餐 0.20，午餐 0.40，晚餐 0.40。如果三餐的比例基本相同，可以记录为 0.30、0.30、0.40。如果每日只用餐两次（如午、晚或早、晚），每餐比例为 0.50。学龄前儿童可按每餐 0.33 计算。

（2）计算人日数：根据餐次比计算人日数，代表被调查对象用餐的天数。一个人 24 小时为一个人日。

家庭或单位称重法／记账法／称重记账法：该调查法收集了一定时期内，某一饮食单位的食物消耗情况和进餐人数。须注意的是在外就餐不计算在餐次总数内，仅计入在家庭或单位烹调就餐的餐次。以调查 3 日为例，人日数计算方法见表 1-3。

①个人人日数 = 早餐餐次总数 × 早餐餐次比 + 中餐餐次总数 × 中餐餐次比 + 晚餐餐次总数 × 晚餐餐次比

②全家或单位内总人日数 = 所有在家或在单位用餐的个人人日数之和

24 小时膳食回顾法：该调查法收集的是调查群体内所有被调查对象在调查时刻前 24 小时内所有食物摄入情况，无论在家还是在外就餐，无论正餐还是零食。所以，与称重记账法不同，在外就餐须计算在餐次总数内。在实际调查时，一般连续调查 3 天，即连续 3 天 24 小时膳食回顾调查。以调查 3 日为例，人日数计算方法见表 1-4。

个人人日数 = 早餐餐次总数 × 早餐餐次比 + 中餐餐次总数 × 中餐餐次比 + 晚餐餐次总数 × 晚餐餐次比

表 1-3　称重记账法中家庭或单位成员每人每日用餐登记表

成员	在家或单位烹调就餐吗？															16个人人日数
	第一天			第二天			第三天			合计			餐次比			
	1 早	2 中	3 晚	4 早	5 中	6 晚	7 早	8 中	9 晚	10 早	11 中	12 晚	13 早	14 中	15 晚	
成员 1	0	0	1	8	1	1	1	1	1	1	2	3	0.2	0.4	0.4	2.2
成员 2	1	1	1	8	1	1	1	1	0	2	3	2	0.2	0.4	0.4	2.4
成员 3	0	0	8	8	1	1	1	1	1	1	2	2	0.3	0.3	0.4	1.7
成员 4	0	1	1	0	1	1	0	1	0	0	3	2	0.2	0.4	0.4	2.0
成员 5	8	0	1	8	1	1	8	1	1	0	2	3	0.0	0.5	0.5	2.5
…	…	…	…	…	…	…	…	…	…	…	…	…	…	…	…	…

注：0. 不在家或单位烹调就餐　1. 在家或单位烹调就餐　8. 没吃

以表 1-3 为例，全家或单位内共 5 名成员，总人日数等于 10.8。

表 1-4　膳食回顾法家庭或单位成员每人每日用餐登记表

成员	在家或单位烹调就餐吗?															16 个人人日数
	第一天			第二天			第三天			合计			餐次比			
	1早	2中	3晚	4早	5中	6晚	7早	8中	9晚	10早	11中	12晚	13早	14中	15晚	
成员1	0	0	1	8	1	1	1	1	1	2	3	3	0.2	0.4	0.4	2.8
成员2	1	1	1	8	1	1	1	1	0	2	3	3	0.2	0.4	0.4	2.8
成员3	0	0	8	8	1	1	1	1	1	2	3	2	0.3	0.3	0.4	2.3
成员4	0	1	1	0	1	1	0	1	0	3	3	3	0.2	0.4	0.4	3.0
成员5	8	0	1	8	1	1	8	1	1	0	3	3	0.0	0.5	0.5	3.0
…	…	…	…	…	…	…	…	…	…	…	…	…	…	…	…	…

注:0. 不在家或单位烹调就餐　1. 在家或单位烹调就餐　8. 没吃

（3）标准人系数的计算:当营养调查不是在符合既定条件范围的人群（如成年人、老年人、儿童等）中进行时,调查对象在年龄、性别、身高、体重、劳动强度和身体活动等方面存在异质性。为了增加可比性,一般人群的膳食调查数据分析应考虑将调查对象折算为标准人。

标准人是指 18 岁从事轻体力活动的成年男性,能量需要量为 2 250kcal/d, 1kcal=4.184kJ。

参照 DRIs,按照年龄、性别、劳动强度、生理状况以及妊娠阶段,每个个体所对应的能量需要量（kcal/d）除以 2 250kcal/d,获得每个个体的标准人系数（表 1-5）。

表 1-5　中国居民能量需要量（EER）及标准人系数

年龄 / 岁	男		女	
	EER/kcal·d⁻¹	标准人系数	EER/kcal·d⁻¹	标准人系数
1~ 中体力活动	900	0.40	800	0.36
2~ 中体力活动	1 100	0.49	1 000	0.44
3~ 中体力活动	1 250	0.56	1 200	0.53
4~ 中体力活动	1 300	0.58	1 250	0.56
5~ 中体力活动	1 400	0.62	1 300	0.58
6~				
轻体力活动	1 400	0.62	1 250	0.56
中体力活动	1 600	0.71	1 450	0.64
重体力活动	1 800	0.80	1 650	0.73
7~				
轻体力活动	1 500	0.67	1 350	0.60
中体力活动	1 700	0.76	1 550	0.69
重体力活动	1 900	0.84	1 750	0.78
8~				
轻体力活动	1 650	0.73	1 450	0.64
中体力活动	1 850	0.82	1 700	0.76

续表

年龄/岁	男		女	
	EER/kcal·d^{-1}	标准人系数	EER/kcal·d^{-1}	标准人系数
重体力活动	2 100	0.93	1 900	0.84
9~				
轻体力活动	1 750	0.78	1 550	0.79
中体力活动	2 000	0.89	1 800	0.80
重体力活动	2 250	1.00	2 000	0.89
10~				
轻体力活动	1 800	0.80	1 650	0.73
中体力活动	2 050	0.91	1 900	0.84
重体力活动	2 300	1.02	2 150	0.96
11~				
轻体力活动	2 050	0.91	1 800	0.80
中体力活动	2 350	1.04	2 050	0.91
重体力活动	2 600	1.16	2 300	1.02
14~				
轻体力活动	2 500	1.11	2 000	0.89
中体力活动	2 850	1.27	2 300	1.02
重体力活动	3 200	1.42	2 550	1.13
18~				
轻体力活动	2 250	1.00	1 800	0.80
中体力活动	2 600	1.16	2 100	0.93
重体力活动	3 000	1.33	2 400	1.07
孕妇（中期）				
轻体力活动			2 100	0.93
中体力活动			2 400	1.07
重体力活动			2 700	1.20
孕妇（晚期）				
轻体力活动			2 250	1.00
中体力活动			2 550	1.13
重体力活动			2 850	1.27
乳母				
轻体力活动			2 300	1.02
中体力活动			2 600	1.16
重体力活动			2 900	1.29
50~				
轻体力活动	2 100	0.93	1 750	0.78
中体力活动	2 450	1.09	2 050	0.91

续表

年龄/岁	男		女	
	EER/kcal·d⁻¹	标准人系数	EER/kcal·d⁻¹	标准人系数
重体力活动	2 800	1.24	2 350	1.04
65~				
轻体力活动	2 050	0.91	1 700	0.76
中体力活动	2 350	1.04	1 950	0.87
80~				
轻体力活动	1 900	0.84	1 500	0.67
中体力活动	2 200	0.98	1 750	0.78

（4）标准人日数计算

1）家庭或单位称重法/记账法/称重记账法

标准人日数 = 标准人系数 × 个人人日数

全家或单位内总标准人日数 = 所有在家或单位用餐的每个人标准人日数之和

2）24 小时膳食回顾法

标准人日数 = 标准人系数 × 个人人日数

（5）混合系数的计算：针对家庭或单位称重法/记账法/称重记账法所收集的膳食调查数据，混合系数计算公式如下：

混合系数 =（成员 1 标准人系数 × 人日数 + 成员 2 标准人系数 × 人日数 + ……）/ 全家或单位内总人日数

（6）计算每种食物实际消耗量

1）家庭或单位称重法

各种食物的生熟比 = 食物烹调前的生重（g）/ 食物烹调后的熟重（g）

全家或单位内各种食物实际消耗量（g）=[食物烹调后的熟重（g）– 食物食用后的剩余量（g）]× 食物的生熟比

此外，水果、饮料等零食和可以直接生吃的食物的实际消耗量（g）= 食物食用前的重量（g）– 食物食用后的重量（g）

将每日计算得出的每种食物实际消耗量求和，即得出调查期间整个家庭或单位内各种食物实际消耗量。

2）家庭或单位记账法 / 称重记账法

全家或单位内各种食物实际消耗量（g）= 食物结存量（g）+ 购进食物总量（g）– 废弃食物总量（g）– 剩余食物总量（g）

3）24 小时膳食回顾法：根据 24 小时膳食回顾询问表（表 1-1）收集的每个个体的膳食数据，计算调查期间个体各种食物实际消耗量，公式如下：

个体各种食物实际消耗量（g）= 食物重量（g）× 食物成分表中可食部比例（%）

（7）计算平均每人每日各种食物摄入量

1）家庭或单位称重法 / 记账法 / 称重记账法（图 1-2）

每人每日各种食物摄入量（g）= 全家或单位内各种食物实际消耗量（g）/ 全家或单位

内总人日数

每标准人每日各种食物摄入量（g）＝每人每日各种食物摄入量（g）/混合系数

或：

每标准人每日各种食物摄入量（g）＝全家或单位内各种食物实际消耗量（g）/全家或单位内总标准人日数

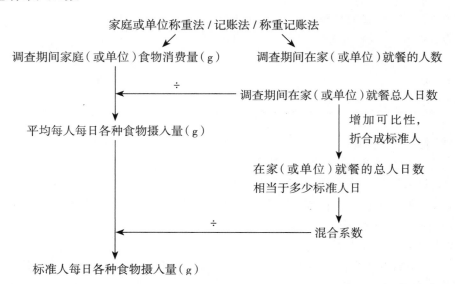

图 1-2　家庭或单位称重法 / 记账法 / 称重记账法计算平均每人每日各种食物摄入量流程图

2）24 小时膳食回顾法

每人每日各种食物摄入量（g）＝个体各种食物实际消耗量（g）/个人人日数

平均每人每日各种食物摄入量（g）＝全家或单位内所有成员每人每日各种食物摄入量之和（g）/家庭或单位总人数

每标准人每日各种食物摄入量（g）＝个体各种食物实际消耗量（g）/标准人日数

平均每标准人每日各种食物摄入量（g）＝全家或单位内所有成员每标准人每日各种食物摄入量之和（g）/家庭或单位总人数

注意：食用油和调味品的摄入量在个体 24 小时膳食回顾调查中是没有记录的，需要利用在家庭或单位食物称重记账调查中获得的食用油和调味品的消费量，按照家庭或单位内每个成员日均来自除食用油和调味品以外所有食物的能量摄入量的比例分配到每个家庭成员。

3）食物频率法：以过去 12 个月的食物频率调查为例。

定量的食物频率调查（表 1-6），计算平均每人每日各种食物摄入量的公式如下：

询问调查对象"是否吃 / 喝"，回答"是"时，则先将"食用频率"统一转换为次 / 天（次 / 周 ÷7，次 / 月 ÷30.5，次 / 年 ÷365），然后计算每人每日各种食物摄入量：

每人每日各种食物摄入量（g 或 ml）＝食用频率（times/d）× 平均每次食用量（g 或 ml/time）

调查对象"是否吃 / 喝"回答"否"时，则每人每日各种食物摄入量（g 或 ml）＝0。

平均每人每日各种食物摄入量（g 或 ml）＝全家或单位内所有成员每日各种食物摄入量之和（g 或 ml）/家庭或单位总人数

表 1-6　定量的食物频率调查表

食物	是否吃/喝 1是 0否	食用频率（单选）				平均每次食用量（g或ml）
		次/天	次/周	次/月	次/年	
干大豆（黄豆,青豆或黑豆）						
豆浆						
豆粉						
豆腐,豆腐皮						
其他豆类（绿豆,红豆或四季豆）						

定性的食物频率调查（表 1-7）不能计算食物摄入量,仅能获得消费频率（进食次数）的信息。

询问调查对象"是否吃/喝",回答"是"时,则"食用频率"统一转换为次/天（次/周÷7,次/月÷30.5,次/年÷365）;回答"否"时,则食用频率 =0 次/天。

表 1-7　定性的食物频率调查表

食物	是否吃/喝 1是 0否	食用频率（单选）			
		次/天	次/周	次/月	次/年
干大豆（黄豆,青豆或黑豆）					
豆浆					
豆粉					
豆腐,豆腐皮					
其他豆类（绿豆,红豆或四季豆）					

食物频率法中食用油和调味品的调查是以家庭或集体供餐单位为单位询问全家或单位内平均每月的消费量（表 1-8）。

平均每人每日食用油或调味品的消费量（g）= 家庭或单位平均每月的消费量（g）/ 全家或单位通常就餐总人数 /30.5

表 1-8　家庭或单位食用油和调味品消费量

调味品	家庭或单位平均每月的消费量/g
所有的食用油	
猪油	
盐	
酱油	
味精/鸡精	
糖	
…	

2. 针对个体的膳食调查数据,计算方法如下:

(1)计算餐次比和人日数:请参考群体膳食调查数据的计算方法(表1-3和表1-4)。

需要强调的是,计算人日数时,称重法的在外就餐不计算在餐次总数内,仅计入在家庭或单位烹调就餐的餐次。而24小时膳食回顾法的在外就餐须计算在餐次总数内。

(2)计算每种食物实际消耗量

1)称重法

各种食物的生熟比 = 食物烹调前的生重(g)/ 食物烹调后的熟重(g)

个体各种食物实际消耗量(g)=[食物烹调后的熟重(g)– 食物食用后的剩余量(g)]× 食物的生熟比

此外,水果、饮料等零食和可以直接生吃的食物的实际消耗量(g)= 食物食用前的重量(g)– 食物食用后的重量(g)

将每日计算得出的每种食物实际消耗量求和,即得出调查期间个体各种食物实际消耗量。

2)24小时膳食回顾法:根据24小时膳食回顾询问表(表1-1)收集的个体膳食数据,计算调查期间个体各种食物实际消耗量,其计算方法可参考群体调查数据的计算方法。

(3)计算每人每日各种食物摄入量

1)称重法

每人每日各种食物摄入量(g)= 个体各种食物实际消耗量(g)/ 个人人日数

2)24小时膳食回顾法

每人每日各种食物摄入量(g)= 个体各种食物实际消耗量(g)/ 个人人日数

3)食物频率法:定量的食物频率调查(表1-6),计算每人每日各种食物摄入量的公式如下:

询问调查对象"是否吃 / 喝",回答"是"时,则先将"食用频率"统一转换为次 / 天(次 / 周 ÷7,次 / 月 ÷30.5,次 / 年 ÷365),然后计算每人每日各种食物摄入量。

每人每日各种食物摄入量(g 或 ml)= 食用频率(times/d)× 平均每次食用量(g 或 ml/time)

调查对象"是否吃 / 喝"回答"否"时,则每人每日各种食物摄入量(g 或 ml)=0。

3. 无论是群体(如家庭、单位食堂、托幼机构或学校等集体供餐单位)还是个体的膳食调查数据,完成上述分析后,均继续进行如下分析。

(1)计算各类食物的摄入量:各种营养素的摄取是通过摄入各种食物而获得的,所以在调查膳食状况以及了解营养变迁时期食物结构的变化均以食物为对象,因此无论是群体还是个体的膳食调查数据分析均应了解各类食物的摄入量。

在进行食物归类时应注意有些食物要进行折算才能相加,例如计算乳类摄入量时,不能将鲜奶与奶粉直接相加,应按食物成分表中鲜奶的蛋白质含量(3g)将奶粉算出一个转化系数,相乘折算成鲜奶量再相加。其他类食物如各种大豆制品也需要按食物成分表中大豆的蛋白质含量(35g)将其他大豆制品算出一个转化系数,相乘折算成大豆量再相加。但须注意,杂豆类不包含在大豆中。

计算公式如下:

鲜奶的量 = 奶粉的摄入量 × 奶粉的蛋白质含量 /100g ÷ 3.0%

大豆的量 = 大豆制品的摄入量 × 大豆制品的蛋白质含量 /100g ÷ 35.0%

通常的食物分类方法可参照《中国食物成分表》;也可根据研究需要,灵活地对食物分类进行调整。

（2）膳食模式的评价

1）根据《中国居民平衡膳食宝塔（2016）》对个人或群体的膳食模式进行评价。平衡膳食宝塔共分五层，谷类食物位于底层，每人每天应吃 250~400g；蔬菜和水果占据第二层，每人每天应吃蔬菜 300~500g 和水果 200~350g；鱼、禽、肉、蛋等动物性食物位于第三层，每人每天应吃 120~200g（鱼虾类 40~75g、畜禽肉 40~75g、蛋类 40~50g）；乳类、大豆和坚果合占第四层，每人每天应吃奶及其制品 300g 和大豆及坚果类 25~35g；第五层塔尖是烹调油和盐，每人每天烹调油不超过 25~30g，食盐摄入量不超过 6g。各类食物的摄入量一般指食物的生重。

2）平衡膳食宝塔建议的每人每日各类食物适宜摄入量适用于 2 岁以上的健康人群，应用时要根据个人年龄、性别、身高、体重、劳动强度、季节等适当调整。表 1-9 列出了不同能量需要水平的平衡膳食模式和食物量。

表 1-9 不同能量需要水平的平衡膳食模式和食物量 [单位：g/（d · 人）]

食物种类	不同能量摄入水平 /kcal										
	1 000	1 200	1 400	1 600	1 800	2 000	2 200	2 400	2 600	2 800	3 000
谷类	85	100	150	200	225	250	275	300	350	375	400
- 全谷物及杂豆[1]	适量			50~150							
- 薯类	适量			50~100					125	125	125
蔬菜	200	250	300	300	400	450	450	500	500	500	600
- 深色蔬菜[2]	占所有蔬菜的二分之一										
水果	150	150	150	200	200	300	300	350	350	400	400
畜禽肉类	15	25	40	40	50	50	75	75	75	100	100
蛋类	20	25	25	40	40	50	50	50	50	50	50
水产品	15	20	40	40	50	50	50	75	75	75	125
大豆	5	15	15	15	15	15	25	25	25	25	25
坚果	–	适量		10	10	10	10	10	10	10	10
乳制品	500	500	350	300	300	300	300	300	300	300	300
烹调油	15~20	20~25		25	25	25	30	30	30	30	35
食盐	< 2	< 3	< 4	< 6	< 6	< 6	< 6	< 6	< 6	< 6	< 6

注：参考《中国居民膳食指南（2016）》

[1] 全谷物是指未经精细化加工或虽经碾磨、粉碎、压片等处理仍保留了完整谷粒所具备的胚乳、胚芽、麸皮及其天然营养成分的谷物；

[2] 深色蔬菜指深绿色、红色、橘红色和紫红色蔬菜，具有营养优势，尤其是富含 β- 胡萝卜素。

3）评价依据：根据被调查对象的年龄、性别、身高、体重、劳动强度、季节等确定其能量需要水平，将膳食调查获得的各类食物的摄入量与表 1-9 中各类食物量进行比较。从被调查对象摄取食物的种类和数量上来评价膳食模式是否合理。

（3）食物多样性的评价

1）食物多样是平衡膳食的基本原则。只有一日三餐食物多样，才有可能达到平衡膳食。表 1-10 列出了量化一日三餐的各类食物"多样"性的指标建议：谷类、薯类、杂豆类的食物品种数平均每天 3 种以上，每周 5 种以上；蔬菜、菌藻和水果类的食物品种数平均每天有 4 种以上，每周 10 种以上；鱼、蛋、禽肉、畜肉类的食物品种数平均每天 3 种以上，每周 5 种以上；奶、大豆、坚果类的食物品种数平均每天有 2 种，每周 5 种以上。

表 1-10　建议摄入的主要食物品类数 / 种

食物类别	平均每天种类数	每周至少品种数
谷类、薯类、杂豆类	3	5
蔬菜、水果类	4	10
畜、禽、鱼、蛋类	3	5
奶、大豆、坚果类	2	5
合计	12	25

注：未包括油和调味品，参考《中国居民膳食指南（2016）》

2）评价依据：根据食物多样的量化指标（表 1-10），建议平均每天不重复的食物种类数达到 12 种以上，每周达到 25 种以上，判断被调查对象在某一段时间内摄入食物的品种（不同类别的食物或者同类别食物中不同的食物）是否满足食物多样性的建议或是否过于单一。

（4）营养素摄入量的计算与评价：营养素摄入量是根据食物成分表中各种食物的能量及营养素的含量来计算的。计算时需要注意所调查食物是生重还是熟重，若食物编码表中有熟食编码，尽量采用，相应地，食物的重量也要按熟重记录。此外，也需注意调查的食物重量是可食部还是市售品（毛重）。如为市售品，需先按食物成分表中各种食物的"可食部比例"换算成净重。食物成分表中查不到的食物可用近似食物的营养成分代替，但要注明。另外，一般不用食物频率法计算营养素的摄入量。

1）针对群体（如家庭、单位食堂、托幼机构或学校等集体供餐单位）的膳食调查数据。

家庭或单位称重法 / 记账法 / 称重记账法：

每人每日各种食物中某营养素含量 =[全家或单位内各种食物实际摄入量（g）/100]× 可食部比例（%）× 每百克食物中营养素含量 / 全家或单位内总人日数

每标准人每日各种食物中某营养素含量 = 每人每日各种食物中某营养素含量 / 混合系数

或：

每标准人每日各种食物中某营养素含量 =[全家或单位内各种食物实际摄入量（g）/100]× 可食部比例（%）× 每百克食物中营养素含量 / 全家或单位内总标准人日数

将调查期间每人（标准人）每日所摄入的所有食物中的各种营养素的量累加，即可得到平均每人每日的营养素摄入量。

24 小时膳食回顾法：

每人每日各种食物中某营养素含量 =[个体各种食物实际摄入量（g）/100]× 可食部比例（%）× 每百克食物中营养素含量 / 个人人日数

平均每人每日各种食物中某营养素含量 = 全家或单位内所有成员每人每日各种食物中某营养素含量之和 / 家庭或单位总人数

每标准人每日各种食物中某营养素含量 =[个体各种食物实际摄入量（g）/100]× 可食部比例（%）× 每百克食物中营养素含量 / 标准人日数

平均每标准人每日各种食物中某营养素含量 = 全家或单位内所有成员每标准人每日各种食物中某营养素含量之和 / 家庭或单位总人数

将调查期间平均每人（标准人）每日所摄入的所有食物中的各种营养素的量累加，即可得到平均每人每日的营养素摄入量。

2）针对个体的膳食调查数据

称重法：

每人每日各种食物中某营养素含量 =[个体各种食物实际摄入量（g）/100]× 可食部比例（%）× 每百克食物中营养素含量 / 个人人日数

24 小时膳食回顾法：

每人每日各种食物中某营养素含量 =[个体各种食物实际摄入量（g）/100]× 可食部比例（%）× 每百克食物中营养素含量 / 个人人日数

无论是称重法还是 24 小时膳食回顾法，将调查期间每人每日所摄入的所有食物中的各种营养素的量累加，即可得到每人每日的营养素摄入量。

3）利用 DRIs 进行评价：《中国居民膳食营养素参考摄入量》（2013 版）是一系列评价膳食质量的参考值，包括：平均需要量（EAR）、推荐摄入量（RNI）、适宜摄入量（AI）、可耐受最高摄入量（UL）和宏量营养素可接受范围（AMDR）5 项内容。能量的推荐摄入量等于其平均需要量；蛋白质和其他营养素的推荐摄入量等于平均需要量加 2 倍标准差。没有制定推荐摄入量的营养素有时可以用适宜摄入量代替推荐摄入量，但它的准确性低于推荐摄入量。膳食营养素的参考摄入量是为正常人群设计的，是保证正常人体或人群的良好营养状态和健康的日常摄入量，可以用来计划和评价健康个体或群体的膳食。

①个体评价

根据 DRIs 中的 RNI 或 EAR 进行个体营养素摄入量是否充足的评价。对结果进行解释需要谨慎，必要时应当结合该个体其他方面的材料，如体格测量或生化测定结果进行综合评价，以确定某些营养素的摄入量是否足够。

a. 如果个体某种营养素摄入量低于 EAR 时，可以认为个体该种营养素摄入不足，应该补充。

b. 如果个体某种营养素摄入量达到或超过 RNI 或 AI 时，可以认为个体该种营养素摄入量是充足的。

c. 如果个体某种营养素摄入量在 EAR 和 RNI 之间时，为安全起见，建议进行补充。

d. 如果个体某种营养素摄入量超过 UL 时，存在潜在的健康危险。

②群体评价

a. 主要是评估人群中摄入不足或摄入过多的流行情况，以及亚人群间摄入量差别。

b. 比较日常营养素摄入量与需要量来评估摄入不足，对有 EAR 的营养素，摄入量低于 EAR 者在人群中占的百分比即为摄入不足的比例数。

c. 对于有 AI 的营养素只能比较群体平均摄入量或中位摄入量和 AI 的关系。当平均摄入量达到 AI 时，可以认为摄入适宜，当平均摄入量低于 AI 时，不能判断摄入不足的比例。

d. 日常营养素摄入量超过 UL 者所占的百分数就是人群中有过量摄入风险的比例。

（5）能量来源与蛋白质、脂肪的食物来源评价

1）能量的食物来源：将能量的食物来源分为谷类、豆类、薯类、动物性食物、纯热能食物和其他六大类；按照六类食物分别计算各类食物提供的能量摄入量及能量总和；各类食物

提供的能量占总能量的百分比。

2）能量的营养素来源

①计算：根据蛋白质、脂肪、碳水化合物的能量折算系数，分别计算出蛋白质、脂肪、碳水化合物三种营养素提供的能量及占总能量的比例。

蛋白质供能比：蛋白质摄入量 ×4 ÷ 能量摄入量 ×100%

碳水化合物供能比：碳水化合物摄入量 ×4 ÷ 能量摄入量 ×100%

脂肪供能比：脂肪摄入量 ×9 ÷ 能量摄入量 ×100%

②评价依据：人体的能量来源于蛋白质、脂肪和碳水化合物，三大营养素占总能量的比例应当适宜。《中国居民膳食营养素参考摄入量》（2013 版）推荐，成年人膳食中碳水化合物提供的能量应占总能量的 50%~65%，脂肪占 20%~30%，蛋白质占 10%~15%。年龄越小，脂肪供能占总能量的比重应适当增加，但成年人脂肪的摄入量不宜超过总能量的 30%。

3）蛋白质的食物来源

①计算

a. 将蛋白质的食物来源分为谷类、大豆类、动物性食物和其他四大类；

b. 按照四类食物分别计算各类食物提供的蛋白质摄入量及蛋白质总和；

c. 各类食物提供的蛋白质占总蛋白质的百分比，尤其是动物性及大豆类蛋白质占总蛋白质的比例。

②评价依据：18 岁及以上居民每日蛋白质的推荐摄入量为男性 65g，女性 55g。优质蛋白质包括动物性蛋白质和大豆类蛋白质，其所含有的必需氨基酸种类齐全、比例适当，人体利用率高，因此应该在膳食中保证一定量的动物性蛋白质和大豆类蛋白质。一般要求优质蛋白质占总蛋白质 30%~50%。

4）脂肪的食物来源

①计算

a. 将脂肪的食物来源分为动物性食物和植物性食物；

b. 按照两类食物分别计算各类食物提供的脂肪摄入量和脂肪总量；

c. 计算各类食物提供的脂肪占总脂肪的百分比。

②评价依据：在膳食脂肪提供的能量占总能量 30% 时，饱和脂肪酸提供的能量大约占总能量的 7%，单不饱和脂肪酸提供的能量占总能量的 10% 以内，剩余 13% 以上的能量由多不饱和脂肪酸提供为宜。

（6）三餐供能比计算和评价

1）计算：分别把早、中、晚餐摄入的食物所提供的能量除以一天总摄入的能量乘以100%，即为三餐提供能量的比例。

2）评价依据：一般能量的适宜分配比例为：早餐占 25%~30%，午餐占 30%~40%，晚餐占 30%~40%。

（贾小芳　黄绯绯　王志宏）

参 考 文 献

1. Ahluwalia N, Dwyer J, Terry A, et al. Update on NHANES Dietary Data: Focus on Collection, Release, Analytical Considerations, and Uses to Inform Public Policy. AdvNutr, 2016, 7（1）: 121-134.

2. 曾果. 公共营养学. 北京：科学出版社, 2018.

3. 翟凤英. 公共营养. 北京：中国轻工业出版社, 2009.

4. 孙长颢. 营养与食品卫生学. 8 版. 北京：人民卫生出版社, 2017.

5. 葛可佑. 中国营养科学全书. 北京：人民卫生出版社, 2004.

6. 中国营养学会. 中国居民膳食指南（2016）. 北京：人民卫生出版社, 2016.

7. 中国营养学会. 中国居民膳食营养素参考摄入量（2013 版）. 北京：科学出版社, 2014.

第二章　人体测量与营养状况评估

第一节　人体测量方法

一、身高（长）

（一）身长

身长是平卧位头顶到足跟的长度，两岁以下婴幼儿测量身长。

1. **测量工具**　卧式测量床，由一长120cm的底板及在其一端与之垂直的顶板组成，另有一可以移动于底板纵槽上的足板。该足板必须与顶板平行，与底板垂直，在底板的两侧要嵌有两条与长边平行的量尺，分度值0.1cm，测板摆幅≤0.5cm。

2. **测量方法**　①将量板平稳放在桌面上；②脱去婴幼儿的鞋帽衣裤，使其仰卧于量板中线上；③助手固定婴幼儿头部使其接触头板，保证小儿面部朝上，两耳在一水平面上，两侧耳廓上缘与眼眶下缘的连线与量板垂直；④测量者位于婴幼儿右侧，在确定婴幼儿仰卧于量板中线后，将左手置于儿童膝部，使婴幼儿两腿平行伸直，双膝并拢并使之固定；用右手滑动滑板，使之紧贴婴幼儿双足跟，当两侧标尺读数一致时读取滑板内侧数值，精确至0.1cm，记录数据。

3. **注意事项**　①固定儿童头部时动作轻柔，防止磕碰头部或扭伤脖子；②测量时应使小儿双下肢充分伸展，以减少误差；③测量时推动滑板动作要轻快；④注意安全和保暖，室温25℃。

（二）身高

身高是站立位足底到头部最高点的垂直距离，两岁以上人群测定身高。

1. **测量工具**　立柱式身高计，分度值0.1cm，有抵墙装置，滑测板应与立柱垂直，滑动自如。

2. **测量方法**　①被测量者脱去鞋袜、帽、外衣；②取立正姿势，站在踏板上，收腹挺胸，两臂自然下垂，双膝并拢挺直，脚跟靠拢，脚尖分开成约60°，双眼平视正前方，眼眶下缘点与耳廓上缘点保持在同一水平，脚跟、臀部和两肩胛角间三个点同时接触立柱，头部保持正立位置；③测量者站在受试者右侧，手扶滑测板轻轻向下滑动，直到底面与头颅顶点相接触，此时观察被测量者姿势是否正确，确认姿势正确后读数；④读取滑测板底面对应立柱所示数值，以厘米为单位，精确到0.1cm。

3. **注意事项**　①立柱式身高计应选择平坦靠墙的地方放置，立柱的刻度应面向光源；②水平压板与头部接触时，松紧要适度，头发蓬松者要压实，头顶的发辫、发结要放开，饰物须取下；③测量人员读数时双眼应与滑测板在同一水平面上；④读数完毕，立即将水平压板轻轻推向安全高度，以防碰坏。

二、体重

体重是人体的总重量（裸重）。

（一）两岁及以下婴幼儿体重

1. **测量工具**　经计量认证的体重秤，分度值 ≤ 0.01kg，每次移动婴幼儿体重秤后，须以 1kg 标准砝码为参考物校准体重计，误差不得超过 ±0.01kg，测量时将体重计放置平稳，校准并调零。

2. **测量方法**　脱去婴幼儿全部衣物，将其平稳放置于体重秤上；四肢不得与其他物体相接触，其他人也不得触碰体重秤，待婴幼儿安静时读取体重读数，精确到 0.01kg。

3. **注意事项**　①应在室温 25℃ 房间进行测量，让婴幼儿脱去全部衣物，或用已知重量的毯子包裹婴幼儿。②如婴幼儿穿贴身衣物称量体重，应以称量读数 – 衣物估重，得到裸重。

（二）两岁以上人群体重

1. **测量工具**　经计量认证的体重秤，分度值 ≤ 0.1kg，使用前体重秤以 20kg 标准砝码为参考物校准体重计，误差不得超过 ±0.1kg，测量时将体重计放置平稳并调零。

2. **测量方法**　①被测者脱去鞋、帽子及外套，仅穿单层衣服。取出随身携带的物品；②使被测者平静站于体重秤上，两脚位置左右对称，身体直立，双臂自然下垂，放松于身体两侧，头部直立，双眼平视；待体重秤出现读数并开始闪烁后，记录读数，精确到 0.1kg。

3. **注意事项**　①测量地点安静宽敞，地表水平、坚固，室温 25℃；②在空腹状态下进行体重测量，测量时注意轻上轻下。

以上分别介绍了身高（长）、体重的测量方法，实际工作中采用的测量仪可同时测量身高（长）和体重，一般先测量体重，之后测量身高（长）。

三、头围

右侧齐眉弓上缘经过枕骨粗隆最高点水平位置头部周长。

1. **测量工具**　玻璃纤维软尺，以厘米为单位，精度 0.1cm。

2. **测量方法**　①测量者立于被测者的前方或右方；②用左手拇指将软尺零点固定于头部右侧齐眉弓上缘处；③右手持软尺沿逆时针方向经枕骨粗隆最高处绕头部一圈回到零点，读数记录。

3. **注意事项**　①测量时软尺应紧贴皮肤、左右两侧保持对称，不要把软尺拉得太紧或太松。②长发者应先将头发在软尺经过处向上下分开。

四、腰围

腋中线肋弓下缘和髂嵴连线中点的水平位置处体围周长，12 岁以下儿童以脐上 2cm 为测量平面。

1. **测量工具**　玻璃纤维软尺，以厘米为单位，精度 0.1cm。

2. **测量方法**　①被测者取站立位，两眼平视前方，腹部放松，双臂自然下垂，位于身体两侧，双脚并拢（两腿均匀负重），测量时平缓呼吸，不要收腹或屏气。②充分裸露肋弓下缘和髂嵴之间测量部位，在双侧腋中线肋弓下缘和髂嵴连线中点做标记，将软尺轻轻贴住皮肤，经过双侧标记点，围绕身体一周，平静呼气末读数，精确到 0.1cm。③重复测量一次，两次测量的差值不得超过 1cm,取两次平均值记录。

3. **注意事项**　①测量地点相对隔离,避免旁人围观,空腹状态下进行腰围测量。②测量时将腰围尺轻轻贴住皮肤,经过双测量点标记处,勿压入软组织,应在调查对象平静呼气末读数。③调查对象在被测量时身体应尽量保持静止状态,特别是双臂不能将衣服撩起或去下意识地提裤子,而应该自然下垂,位于身体两侧,掌心朝向大腿,目视前方。

五、臀围

经臀峰点水平位置处体围周长。

1. **测量工具**　玻璃纤维软尺,以厘米为单位,精度 0.1cm。

2. **测量方法**　①被测者取站立位,两眼平视前方,自然均匀呼吸,腹部放松,双臂自然下垂,双足并拢(两腿均匀负重),穿贴身内衣裤。②将软尺轻轻贴住皮肤,经过臀部最高点,围绕身体一周后读数。③测量两次,两次测量的差值不超过 1cm,取两次平均值记录。

3. **注意事项**　被测者要放松两臀,保持自然呼吸状态。

六、皮褶厚度

皮肤和皮下组织的厚度。是衡量个体营养状况和肥胖程度较好的指标。通过测量三头肌皮褶厚度、肩胛下皮褶厚度、髂棘上皮褶厚度代表肢体、躯干、腹部的皮下脂肪堆积情况。

(一)三头肌皮褶厚度

1. **测量工具**　使用专用皮褶测量卡尺,分度值 0.1cm。使用前须按要求校准仪器零点并调整压力。

2. **测量方法**　①被测者取站立位,双足并拢,两眼平视前方,充分裸露被测部位皮肤,肩部放松,两臂垂放在身体两侧,掌心向前。②在右臂三头肌位置上,右上臂肩峰与尺骨鹰嘴连线中点为测量点,用标记笔做标记。③测量者在被测者后方,在标记点上方2cm处,垂直于地面方向用左手拇指、食指和中指将皮肤和皮下组织夹提起来,形成的皮褶平行于上臂长轴。右手握皮褶计,测量两次,两次测量的差值不超过 1cm,取两次平均值记录。

3. **注意事项**　被测者要放松两臀,保持自然呼吸状态。

(二)肩胛下皮褶厚度

1. **测量工具**　使用专用皮褶测量卡尺。使用前须按要求校准仪器零点并调整压力。

2. **测量方法**　①被测者取站立位,双足并拢,两眼平视前方,充分裸露被测部位皮肤,肩部放松,两臂垂放在身体两侧,掌心向前。②触摸到右肩胛下角,在此点用标记笔做标记。③测量者在被测者后方,左手拇指和食指提起并捏住标记处皮肤及皮下组织,形成的皮褶延长线上方朝向脊柱,下方朝向肘部,形成 45°角。右手握皮褶计,钳夹部位距拇指在标记点上方 1cm 处,慢慢松开手柄后迅速读取刻度盘上的读数。以毫米为单位,精确到 1mm,连续测量两次,若误差超过 2mm 须测第三次,取两次最接近的数值求其平均值。

3. **注意事项**　被测者要放松两臀,保持自然呼吸状态。

(三)髂棘上皮褶厚度

1. **测量工具**　使用专用皮褶测量卡尺。使用前须按要求校准仪器零点并调整压力。

2. **测量方法**　①被测者取站立位,双足并拢,两眼平视前方,充分裸露被测部位皮肤,肩部放松,两臂垂放在身体两侧。②触摸到右髂前上棘,在此点用标记笔做标记。③测量者在被测者右前侧,左手拇指、食指和中指轻轻提起并捏住标记处皮肤及皮下组织,形成的皮褶延长线与身体长轴成 45° 角。右手握皮褶计，钳夹部位距拇指 1cm 处，慢慢松开手柄后迅速读取刻度盘上的读数。以毫米为单位，精确到 1mm，连续测量两次，若误差超过 2mm 需测第三次，取两次最接近的数值求其平均值。

3. **注意事项** 被测者要放松两臂，保持自然呼吸状态。

第二节 Z 评 分

0~5 岁婴幼儿营养不良主要包括低体重、生长迟缓、消瘦，以及超重和肥胖，在发展中国家仍是一个比较突出的公共卫生问题，我国作为最大的发展中国家，儿童营养不良的患病率还持续存在，联合国儿童基金会儿童和产妇营养追踪进展报告中指出，我国 2005 年 5 岁以下儿童的生长迟缓率达 15%，低体重率也达 6%。儿童时期的营养不良对健康的影响是严重而持久的，不仅会损害其生长发育和健康状况，还会影响成年后的健康状况，甚至影响到下一代。有效地评价儿童的生长发育状况，了解儿童的健康水平，有助于及时进行营养干预，改善儿童营养不良。Z 评分是 WHO 建议采用的评价儿童生长发育情况的最佳方法。

一、Z 评分的测量与计算

1. **广义上的 Z 评分** 是指实测值与参考人群中位数之间的差值和参考人群标准差相比，所得的比值。2006 年，WHO 发布了儿童生长发育标准，该标准基于一项涉及六个国家的人群调查纵向及横断面调查 MGRS。评价儿童生长发育情况的 Z 评分所采用的参考人群相关数据就是引用了该项生长发育标准，即儿童的身长 / 身高或者体重的实测值与 MGRS 调查中对应性别、年龄的中位数之间的差值和调查人群标准差之比。

2. **儿童营养评价中 Z 评分的指标** Z 评分法评价儿童营养状况的指标主要包括年龄别身高（HAZ）、年龄别体重（WAZ）以及身高别体重（WHZ）。

3. **Z 评分的计算** 计算 Z 评分，首先需要准确测量身长 / 身高和体重，具体测量方法见本章节第一部分。利用有效的身长 / 身高和体重数据，进行 Z 评分计算，可采用以下三种方法：

（1）准确又简便的方法是使用 WHO 的 Anthro 软件计算，这是由 WHO 提供的针对 0~60 月龄的婴幼儿进行生长发育评价和监测的软件，需要登录 WHO 的官方网站下载，下载后只需要录入孩子的身长、体重、月龄、性别等参数，软件即可自动计算各项 Z 评分，并且可以以图表的形式显示相对 WHO 发布的儿童生长发育标准，该儿童的 Z 评分所处的位置。而且，该软件还可以导入人群调查的数据，直接计算出各项 Z 评分。具体使用方法见附件。

（2）直接的方法就是根据 Z 评分定义直接代入公式，即 Z 评分 =（测量值 − 参考值中位数）/ 参考值标准差。但实际运用这种方法直接计算的 Z 评分会和软件计算得到的 Z 评分有很大差别，主要原因是软件及 WHO 的儿童生长发育标准中计算的各项 Z 评分采用了幂指数分布和 LMS 模型矫正。

（3）准确但是计算过程复杂的方法是根据 WHO 的儿童生长发育标准的模型矫正，按照如下公式计算：

$$Z_{ind} = \frac{\left[\dfrac{y}{M(t)}\right]^{L(t)} - 1}{S(t)L(t)}$$

其中 y 是实测值,M 是中位数,S 是变异系数,L 是幂指数矫正系数。

若计算的 Z 评分为年龄别体重和身长别体重,Z_{ind} 的值仍需要继续矫正才得到最终的 Z 值,矫正方法如下:

如果 $-3 \leqslant Z_{ind} \leqslant 3$,则 $Z=Z_{ind}$;如果 $Z_{ind} > 3$,则 $Z = 3 + \left(\dfrac{y-SD3pos}{SD23pos} \right)$;如果 $Z_{ind} < 3$,则

$Z = -3 + \left(\dfrac{y-SD3neg}{SD23neg} \right)$。

注释:$SD3pos$ 是用 LMS 方法计算的 3 倍标准差,$SD3neg$ 是用 LMS 方法计算的 -3 倍标准差,$SD23pos$ 是用 LMS 方法计算的 3 倍标准差和 2 倍标准差之差,$SD23neg$ 是用 LMS 方法计算的 -2 倍标准差和 -3 倍标准差之差。

$$SD3pos=M(t)[1+L(t)*S(t)*(3)]^{1/L(t)};$$
$$SD3neg=M(t)[1+L(t)*S(t)*(-3)]^{1/L(t)};$$
$$SD23pos=M(t)[1+L(t)*S(t)*(3)]^{1/L(t)}-M(t)[1+L(t)*S(t)*(2)]^{1/L(t)};$$
$$SD23neg=M(t)[1+L(t)*S(t)*(-2)]^{1/L(t)}-M(t)[1+L(t)*S(t)*(-3)]^{1/L(t)}$$

二、WAZ 与低体重

年龄别体重(WAZ)简单地说是儿童体重实测值与同年龄同性别参考儿童体重中位数之间的差值和同年龄同性别参考儿童体重标准差相比,所得的比值。WAZ 是判断儿童近期及长期营养不良的综合性指标,WHO 指出,WAZ < -2 判定为低体重,WAZ < -3 判定为重度低体重。引用 WHO 2006 年年龄别体重标准数值进行判定,见表 2-1、表 2-2。

表 2-1   0~60 月龄(0~5 岁)女孩的年龄别体重 Z 评分 /kg

年龄	Z 评分						
	-3	-2	-1	0	+1	+2	+3
0 周	2.0	2.4	2.8	3.2	3.7	4.2	4.8
1 周	2.1	2.5	2.9	3.3	3.9	4.4	5.1
2 周	2.3	2.7	3.1	3.6	4.1	4.7	5.4
3 周	2.5	2.9	3.3	3.8	4.4	5.0	5.7
4 周	2.7	3.1	3.6	4.1	4.7	5.4	6.1
1 月	2.7	3.2	3.6	4.2	4.8	5.5	6.2
5 周	2.9	3.3	3.8	4.3	5.0	5.7	6.5
6 周	3.0	3.5	4.0	4.6	5.2	6.0	6.8
7 周	3.2	3.7	4.2	4.8	5.5	6.2	7.1
8 周	3.3	3.8	4.4	5.0	5.7	6.5	7.3
2 月	3.4	3.9	4.5	5.1	5.8	6.6	7.5
9 周	3.5	4.0	4.6	5.2	5.9	6.7	7.6
10 周	3.6	4.1	4.7	5.4	6.1	6.9	7.8
11 周	3.8	4.3	4.9	5.5	6.3	7.1	8.1
12 周	3.9	4.4	5.0	5.7	6.5	7.3	8.3

续表

年龄	Z 评分						
	-3	-2	-1	0	+1	+2	+3
13 周	4.0	4.5	5.1	5.8	6.6	7.5	8.5
3 月	4.0	4.5	5.2	5.8	6.6	7.5	8.5
4 月	4.4	5.0	5.7	6.4	7.3	8.2	9.3
5 月	4.8	5.4	6.1	6.9	7.8	8.8	10.0
6 月	5.1	5.7	6.5	7.3	8.2	9.3	10.6
7 月	5.3	6.0	6.8	7.6	8.6	9.8	11.1
8 月	5.6	6.3	7.0	7.9	9.0	10.2	11.6
9 月	5.8	6.5	7.3	8.2	9.3	10.5	12.0
10 月	5.9	6.7	7.5	8.5	9.6	10.9	12.4
11 月	6.1	6.9	7.7	8.7	9.9	11.2	12.8
12 月	6.3	7.0	7.9	8.9	10.1	11.5	13.1
13 月	6.4	7.2	8.1	9.2	10.4	11.8	13.5
14 月	6.6	7.4	8.3	9.4	10.6	12.1	13.8
15 月	6.7	7.6	8.5	9.6	10.9	12.4	14.1
16 月	6.9	7.7	8.7	9.8	11.1	12.6	14.5
17 月	7.0	7.9	8.9	10.0	11.4	12.9	14.8
18 月	7.2	8.1	9.1	10.2	11.6	13.2	15.1
19 月	7.3	8.2	9.2	10.4	11.8	13.5	15.4
20 月	7.5	8.4	9.4	10.6	12.1	13.7	15.7
21 月	7.6	8.6	9.6	10.9	12.3	14.0	16.0
22 月	7.8	8.7	9.8	11.1	12.5	14.3	16.4
23 月	7.9	8.9	10.0	11.3	12.8	14.6	16.7
24 月	8.1	9.0	10.2	11.5	13.0	14.8	17.0
25 月	8.2	9.2	10.3	11.7	13.3	15.1	17.3
26 月	8.4	9.4	10.5	11.9	13.5	15.4	17.7
27 月	8.5	9.5	10.7	12.1	13.7	15.7	18.0
28 月	8.6	9.7	10.9	12.3	14.0	16.0	18.3
29 月	8.8	9.8	11.1	12.5	14.2	16.2	18.7
30 月	8.9	10.0	11.2	12.7	14.4	16.5	19.0
31 月	9.0	10.1	11.4	12.9	14.7	16.8	19.3
32 月	9.1	10.3	11.6	13.1	14.9	17.1	19.6
33 月	9.3	10.4	11.7	13.3	15.1	17.3	20.0
34 月	9.4	10.5	11.9	13.5	15.4	17.6	20.3
35 月	9.5	10.7	12.0	13.7	15.6	17.9	20.6
36 月	9.6	10.8	12.2	13.9	15.8	18.1	20.9
37 月	9.7	10.9	12.4	14.0	16.0	18.4	21.3

续表

年龄	Z 评分						
	−3	−2	−1	0	+1	+2	+3
38 月	9.8	11.1	12.5	14.2	16.3	18.7	21.6
39 月	9.9	11.2	12.7	14.4	16.5	19.0	22.0
40 月	10.1	11.3	12.8	14.6	16.7	19.2	22.3
41 月	10.2	11.5	13.0	14.8	16.9	19.5	22.7
42 月	10.3	11.6	13.1	15.0	17.2	19.8	23.0
43 月	10.4	11.7	13.3	15.2	17.4	20.1	23.4
44 月	10.5	11.8	13.4	15.3	17.6	20.4	23.7
45 月	10.6	12.0	13.6	15.5	17.8	20.7	24.1
46 月	10.7	12.1	13.7	15.7	18.1	20.9	24.5
47 月	10.8	12.2	13.9	15.9	18.3	21.2	24.8
48 月	10.9	12.3	14.0	16.1	18.5	21.5	25.2
49 月	11.0	12.4	14.2	16.3	18.8	21.8	25.5
50 月	11.1	12.6	14.3	16.4	19.0	22.1	25.9
51 月	11.2	12.7	14.5	16.6	19.2	22.4	26.3
52 月	11.3	12.8	14.6	16.8	19.4	22.6	26.6
53 月	11.4	12.9	14.8	17.0	19.7	22.9	27.0
54 月	11.5	13.0	14.9	17.2	19.9	23.2	27.4
55 月	11.6	13.2	15.1	17.3	20.1	23.5	27.7
56 月	11.7	13.3	15.2	17.5	20.3	23.8	28.1
57 月	11.8	13.4	15.3	17.7	20.6	24.1	28.5
58 月	11.9	13.5	15.5	17.9	20.8	24.4	28.8
59 月	12.0	13.6	15.6	18.0	21.0	24.6	29.2
＜ 60 月	12.1	13.7	15.8	18.2	21.2	24.9	29.5

表 2-2　0~60 月龄（0~5 岁）男孩的年龄别体重 Z 评分 /kg

年龄	Z 评分						
	−3	−2	−1	0	+1	+2	+3
0 周	2.1	2.5	2.9	3.3	3.9	4.4	5.0
1 周	2.2	2.6	3.0	3.5	4.0	4.6	5.3
2 周	2.4	2.8	3.2	3.8	4.3	4.9	5.6
3 周	2.6	3.1	3.5	4.1	4.7	5.3	6.0
4 周	2.9	3.3	3.8	4.4	5.0	5.7	6.4
1 月	2.9	3.4	3.9	4.5	5.1	5.8	6.6
5 周	3.1	3.5	4.1	4.7	5.3	6.0	6.8
6 周	3.3	3.8	4.3	4.9	5.6	6.3	7.2
7 周	3.5	4.0	4.6	5.2	5.9	6.6	7.5

续表

年龄	Z 评分						
	−3	−2	−1	0	+1	+2	+3
8 周	3.7	4.2	4.8	5.4	6.1	6.9	7.8
2 月	3.8	4.3	4.9	5.6	6.3	7.1	8.0
9 周	3.8	4.4	5.0	5.6	6.4	7.2	8.0
10 周	4.0	4.5	5.2	5.8	6.6	7.4	8.3
11 周	4.2	4.7	5.3	6.0	6.8	7.6	8.5
12 周	4.3	4.9	5.5	6.2	7.0	7.8	8.8
13 周	4.4	5.0	5.7	6.4	7.2	8.0	9.0
3 月	4.4	5.0	5.7	6.4	7.2	8.0	9.0
4 月	4.9	5.6	6.2	7.0	7.8	8.7	9.7
5 月	5.3	6.0	6.7	7.5	8.4	9.3	10.4
6 月	5.7	6.4	7.1	7.9	8.8	9.8	10.9
7 月	5.9	6.7	7.4	8.3	9.2	10.3	11.4
8 月	6.2	6.9	7.7	8.6	9.6	10.7	11.9
9 月	6.4	7.1	8.0	8.9	9.9	11.0	12.3
10 月	6.6	7.4	8.2	9.2	10.2	11.4	12.7
11 月	6.8	7.6	8.4	9.4	10.5	11.7	13.0
12 月	6.9	7.7	8.6	9.6	10.8	12.0	13.3
13 月	7.1	7.9	8.8	9.9	11.0	12.3	13.7
14 月	7.2	8.1	9.0	10.1	11.3	12.6	14.0
15 月	7.4	8.3	9.2	10.3	11.5	12.8	14.3
16 月	7.5	8.4	9.4	10.5	11.7	13.1	14.6
17 月	7.7	8.6	9.6	10.7	12.0	13.4	14.9
18 月	7.8	8.8	9.8	10.9	12.2	13.7	15.3
19 月	8.0	8.9	10.0	11.1	12.5	13.9	15.6
20 月	8.1	9.1	10.1	11.3	12.7	14.2	15.9
21 月	8.2	9.2	10.3	11.5	12.9	14.5	16.2
22 月	8.4	9.4	10.5	11.8	13.2	14.7	16.5
23 月	8.5	9.5	10.7	12.0	13.4	15.0	16.8
24 月	8.6	9.7	10.8	12.2	13.6	15.3	17.1
25 月	8.8	9.8	11.0	12.4	13.9	15.5	17.5
26 月	8.9	10.0	11.2	12.5	14.1	15.8	17.8
27 月	9.0	10.1	11.3	12.7	14.3	16.1	18.1
28 月	9.1	10.2	11.5	12.9	14.5	16.3	18.4
29 月	9.2	10.4	11.7	13.1	14.8	16.6	18.7
30 月	9.4	10.5	11.8	13.3	15.0	16.9	19.0
31 月	9.5	10.7	12.0	13.5	15.2	17.1	19.3

续表

年龄	Z 评分						
	−3	−2	−1	0	+1	+2	+3
32 月	9.6	10.8	12.1	13.7	15.4	17.4	19.6
33 月	9.7	10.9	12.3	13.8	15.6	17.6	19.9
34 月	9.8	11.0	12.4	14.0	15.8	17.8	20.2
35 月	9.9	11.2	12.6	14.2	16.0	18.1	20.4
36 月	10.0	11.3	12.7	14.3	16.2	18.3	20.7
37 月	10.1	11.4	12.9	14.5	16.4	18.6	21.0
38 月	10.2	11.5	13.0	14.7	16.6	18.8	21.3
39 月	10.3	11.6	13.1	14.8	16.8	19.0	21.6
40 月	10.4	11.8	13.3	15.0	17.0	19.3	21.9
41 月	10.5	11.9	13.4	15.2	17.2	19.5	22.1
42 月	10.6	12.0	13.6	15.3	17.4	19.7	22.4
43 月	10.7	12.1	13.7	15.5	17.6	20.0	22.7
44 月	10.8	12.2	13.8	15.7	17.8	20.2	23.0
45 月	10.9	12.4	14.0	15.8	18.0	20.5	23.3
46 月	11.0	12.5	14.1	16.0	18.2	20.7	23.6
47 月	11.1	12.6	14.3	16.2	18.4	20.9	23.9
48 月	11.2	12.7	14.4	16.3	18.6	21.2	24.2
49 月	11.3	12.8	14.5	16.5	18.8	21.4	24.5
50 月	11.4	12.9	14.7	16.7	19.0	21.7	24.8
51 月	11.5	13.1	14.8	16.8	19.2	21.9	25.1
52 月	11.6	13.2	15.0	17.0	19.4	22.2	25.4
53 月	11.7	13.3	15.1	17.2	19.6	22.4	25.7
54 月	11.8	13.4	15.2	17.3	19.8	22.7	26.0
55 月	11.9	13.5	15.4	17.5	20.0	22.9	26.3
56 月	12.0	13.6	15.5	17.7	20.2	23.2	26.6
57 月	12.1	13.7	15.6	17.8	20.4	23.4	26.9
58 月	12.2	13.8	15.8	18.0	20.6	23.7	27.2
59 月	12.3	14.0	15.9	18.2	20.8	23.9	27.6
< 60 月	12.4	14.1	16.0	18.3	21.0	24.2	27.9

三、HAZ 与生长迟缓

年龄别身长（HAZ）简单地说是儿童身高／身长实测值与同年龄同性别参考儿童身高／身长中位数之间的差值和参考人群标准差相比，所得的比值。HAZ 是儿童长期营养状况指标，主要反映慢性营养不良。WHO 指出，HAZ < −2 判定为生长迟缓，HAZ < −3 判定为重度生长迟缓。引用 WHO 2006 年年龄别身长标准数值进行判定，见表 2-3 至表 2-6。

表 2-3 0~24 月龄（0~2 岁）女孩的年龄别身长 Z 评分 /cm

年龄	Z 评分						
	−3	−2	−1	0	+1	+2	+3
0 周	43.6	45.4	47.3	49.1	51.0	52.9	54.7
1 周	44.7	46.6	48.4	50.3	52.2	54.1	56.0
2 周	45.8	47.7	49.6	51.5	53.4	55.3	57.2
3 周	46.7	48.6	50.5	52.5	54.4	56.3	58.2
4 周	47.5	49.5	51.4	53.4	55.3	57.3	59.2
1 月	47.8	49.8	51.7	53.7	55.6	57.6	59.5
5 周	48.3	50.3	52.3	54.2	56.2	58.2	60.1
6 周	49.1	51.1	53.1	55.1	57.1	59.0	61.0
7 周	49.8	51.8	53.8	55.8	57.8	59.9	61.9
8 周	50.5	52.5	54.6	56.6	58.6	60.6	62.6
2 月	51.0	53.0	55.0	57.1	59.1	61.1	63.2
9 周	51.2	53.2	55.2	57.3	59.3	61.4	63.4
10 周	51.8	53.8	55.9	57.9	60.0	62.1	64.1
11 周	52.4	54.4	56.5	58.6	60.7	62.7	64.8
12 周	52.9	55.0	57.1	59.2	61.3	63.4	65.5
13 周	53.5	55.6	57.7	59.8	61.9	64.0	66.1
3 月	53.5	55.6	57.7	59.8	61.9	64.0	66.1
4 月	55.6	57.8	59.9	62.1	64.3	66.4	68.6
5 月	57.4	59.6	61.8	64.0	66.2	68.5	70.7
6 月	58.9	61.2	63.5	65.7	68.0	70.3	72.5
7 月	60.3	62.7	65.0	67.3	69.6	71.9	74.2
8 月	61.7	64.0	66.4	68.7	71.1	73.5	75.8
9 月	62.9	65.3	67.7	70.1	72.6	75.0	77.4
10 月	64.1	66.5	69.0	71.5	73.9	76.4	78.9
11 月	65.2	67.7	70.3	72.8	75.3	77.8	80.3
12 月	66.3	68.9	71.4	74.0	76.6	79.2	81.7
13 月	67.3	70.0	72.6	75.2	77.8	80.5	83.1
14 月	68.3	71.0	73.7	76.4	79.1	81.7	84.4
15 月	69.3	72.0	74.8	77.5	80.2	83.0	85.7
16 月	70.2	73.0	75.8	78.6	81.4	84.2	87.0
17 月	71.1	74.0	76.8	79.7	82.5	85.4	88.2
18 月	72.0	74.9	77.8	80.7	83.6	86.5	89.4
19 月	72.8	75.8	78.8	81.7	84.7	87.6	90.6
20 月	73.7	76.7	79.7	82.7	85.7	88.7	91.7
21 月	74.5	77.5	80.6	83.7	86.7	89.8	92.9
22 月	75.2	78.4	81.5	84.6	87.7	90.8	94.0
23 月	76.0	79.2	82.3	85.5	88.7	91.9	95.0
＜ 24 月	76.7	80.0	83.2	86.4	89.6	92.9	96.1

表 2-4　24~60 月龄（2~5 岁）女孩的年龄别身高 Z 评分 /cm

年龄	Z 评分						
	−3	−2	−1	0	+1	+2	+3
24 月	76.0	79.3	82.5	85.7	88.9	92.2	95.4
25 月	76.8	80.0	83.3	86.6	89.9	93.1	96.4
26 月	77.5	80.8	84.1	87.4	90.8	94.1	97.4
27 月	78.1	81.5	84.9	88.3	91.7	95.0	98.4
28 月	78.8	82.2	85.7	89.1	92.5	96.0	99.4
29 月	79.5	82.9	86.4	89.9	93.4	96.9	100.3
30 月	80.1	83.6	87.1	90.7	94.2	97.7	101.3
31 月	80.7	84.3	87.9	91.4	95.0	98.6	102.2
32 月	81.3	84.9	88.6	92.2	95.8	99.4	103.1
33 月	81.9	85.6	89.3	92.9	96.6	100.3	103.9
34 月	82.5	86.2	89.9	93.6	97.4	101.1	104.8
35 月	83.1	86.8	90.6	94.4	98.1	101.9	105.6
36 月	83.6	87.4	91.2	95.1	98.9	102.7	106.5
37 月	84.2	88.0	91.9	95.7	99.6	103.4	107.3
38 月	84.7	88.6	92.5	96.4	100.3	104.2	108.1
39 月	85.3	89.2	93.1	97.1	101.0	105.0	108.9
40 月	85.8	89.8	93.8	97.7	101.7	105.7	109.7
41 月	86.3	90.4	94.4	98.4	102.4	106.4	110.5
42 月	86.8	90.9	95.0	99.0	103.1	107.2	111.2
43 月	87.4	91.5	95.6	99.7	103.8	107.9	112.0
44 月	87.9	92.0	96.2	100.3	104.5	108.6	112.7
45 月	88.4	92.5	96.7	100.9	105.1	109.3	113.5
46 月	88.9	93.1	97.3	101.5	105.8	110.0	114.2
47 月	89.3	93.6	97.9	102.1	106.4	110.7	114.9
48 月	89.8	94.1	98.4	102.7	107.0	111.3	115.7
49 月	90.3	94.6	99.0	103.3	107.7	112.0	116.4
50 月	90.7	95.1	99.5	103.9	108.3	112.7	117.1
51 月	91.2	95.6	100.1	104.5	108.9	113.3	117.7
52 月	91.7	96.1	100.6	105.0	109.5	114.0	118.4
53 月	92.1	96.6	101.1	105.6	110.1	114.6	119.1
54 月	92.6	97.1	101.6	106.2	110.7	115.2	119.8
55 月	93.0	97.6	102.2	106.7	111.3	115.9	120.4
56 月	93.4	98.1	102.7	107.3	111.9	116.5	121.1
57 月	93.9	98.5	103.2	107.8	112.5	117.1	121.8
58 月	94.3	99.0	103.7	108.4	113.0	117.7	122.4
59 月	94.7	99.5	104.2	108.9	113.6	118.3	123.1
＜ 60 月	95.2	99.9	104.7	109.4	114.2	118.9	123.7

表 2-5 0~24 月龄（0~2 岁）男孩的年龄别身长 Z 评分 /cm

年龄	Z 评分						
	−3	−2	−1	0	+1	+2	+3
0 周	44.2	46.1	48.0	49.9	51.8	53.7	55.6
1 周	45.4	47.3	49.2	51.1	53.0	54.9	56.8
2 周	46.6	48.5	50.4	52.3	54.3	56.2	58.1
3 周	47.6	49.5	51.5	53.4	55.3	57.2	59.2
4 周	48.6	50.5	52.4	54.4	56.3	58.3	60.2
1 月	48.9	50.8	52.8	54.7	56.7	58.6	60.6
5 周	49.5	51.4	53.4	55.3	57.3	59.2	61.2
6 周	50.3	52.3	54.3	56.2	58.2	60.2	62.1
7 周	51.1	53.1	55.1	57.1	59.1	61.0	63.0
8 周	51.9	53.9	55.9	57.9	59.9	61.9	63.9
2 月	52.4	54.4	56.4	58.4	60.4	62.4	64.4
9 周	52.6	54.6	56.6	58.7	60.7	62.7	64.7
10 周	53.3	55.4	57.4	59.4	61.4	63.4	65.4
11 周	54.0	56.0	58.1	60.1	62.1	64.1	66.2
12 周	54.7	56.7	58.7	60.8	62.8	64.8	66.9
13 周	55.3	57.3	59.4	61.4	63.4	65.5	67.5
3 月	55.3	57.3	59.4	61.4	63.5	65.5	67.6
4 月	57.6	59.7	61.8	63.9	66.0	68.0	70.1
5 月	59.6	61.7	63.8	65.9	68.0	70.1	72.2
6 月	61.2	63.3	65.5	67.6	69.8	71.9	74.0
7 月	62.7	64.8	67.0	69.2	71.3	73.5	75.7
8 月	64.0	66.2	68.4	70.6	72.8	75.0	77.2
9 月	65.2	67.5	69.7	72.0	74.2	76.5	78.7
10 月	66.4	68.7	71.0	73.3	75.6	77.9	80.1
11 月	67.6	69.9	72.2	74.5	76.9	79.2	81.5
12 月	68.6	71.0	73.4	75.7	78.1	80.5	82.9
13 月	69.6	72.1	74.5	76.9	79.3	81.8	84.2
14 月	70.6	73.1	75.6	78.0	80.5	83.0	85.5
15 月	71.6	74.1	76.6	79.1	81.7	84.2	86.7
16 月	72.5	75.0	77.6	80.2	82.8	85.4	88.0
17 月	73.3	76.0	78.6	81.2	83.9	86.5	89.2
18 月	74.2	76.9	79.6	82.3	85.0	87.7	90.4
19 月	75.0	77.7	80.5	83.2	86.0	88.8	91.5
20 月	75.8	78.6	81.4	84.2	87.0	89.8	92.6
21 月	76.5	79.4	82.3	85.1	88.0	90.9	93.8
22 月	77.2	80.2	83.1	86.0	89.0	91.9	94.9
23 月	78.0	81.0	83.9	86.9	89.9	92.9	95.9
＜ 24 月	78.7	81.7	84.8	87.8	90.9	93.9	97.0

表 2-6 24~60 月龄（2~5 岁）男孩的年龄别身高 Z 评分 /cm

年龄	Z 评分						
	−3	−2	−1	0	+1	+2	+3
24 月	78.0	81.0	84.1	87.1	90.2	93.2	96.3
25 月	78.6	81.7	84.9	88.0	91.1	94.2	97.3
26 月	79.3	82.5	85.6	88.8	92.0	95.2	98.3
27 月	79.9	83.1	86.4	89.6	92.9	96.1	99.3
28 月	80.5	83.8	87.1	90.4	93.7	97.0	100.3
29 月	81.1	84.5	87.8	91.2	94.5	97.9	101.2
30 月	81.7	85.1	88.5	91.9	95.3	98.7	102.1
31 月	82.3	85.7	89.2	92.7	96.1	99.6	103.0
32 月	82.8	86.4	89.9	93.4	96.9	100.4	103.9
33 月	83.4	86.9	90.5	94.1	97.6	101.2	104.8
34 月	83.9	87.5	91.1	94.8	98.4	102.0	105.6
35 月	84.4	88.1	91.8	95.4	99.1	102.7	106.4
36 月	85.0	88.7	92.4	96.1	99.8	103.5	107.2
37 月	85.5	89.2	93.0	96.7	100.5	104.2	108.0
38 月	86.0	89.8	93.6	97.4	101.2	105.0	108.8
39 月	86.5	90.3	94.2	98.0	101.8	105.7	109.5
40 月	87.0	90.9	94.7	98.6	102.5	106.4	110.3
41 月	87.5	91.4	95.3	99.2	103.2	107.1	111.0
42 月	88.0	91.9	95.9	99.9	103.8	107.8	111.7
43 月	88.4	92.4	96.4	100.4	104.5	108.5	112.5
44 月	88.9	93.0	97.0	101.0	105.1	109.1	113.2
45 月	89.4	93.5	97.5	101.6	105.7	109.8	113.9
46 月	89.8	94.0	98.1	102.2	106.3	110.4	114.6
47 月	90.3	94.4	98.6	102.8	106.9	111.1	115.2
48 月	90.7	94.9	99.1	103.3	107.5	111.7	115.9
49 月	91.2	95.4	99.7	103.9	108.1	112.4	116.6
50 月	91.6	95.9	100.2	104.4	108.7	113.0	117.3
51 月	92.1	96.4	100.7	105.0	109.3	113.6	117.9
52 月	92.5	96.9	101.2	105.6	109.9	114.2	118.6
53 月	93.0	97.4	101.7	106.1	110.5	114.9	119.2
54 月	93.4	97.8	102.3	106.7	111.1	115.5	119.9
55 月	93.9	98.3	102.8	107.2	111.7	116.1	120.6
56 月	94.3	98.8	103.3	107.8	112.3	116.7	121.2
57 月	94.7	99.3	103.8	108.3	112.8	117.4	121.9
58 月	95.2	99.7	104.3	108.9	113.4	118.0	122.6
59 月	95.6	100.2	104.8	109.4	114.0	118.6	123.2
< 60 月	96.1	100.7	105.3	110.0	114.6	119.2	123.9

四、WHZ 与消瘦

身长别体重（WHZ）简单地说是儿童体重实测值与同性别同身高/身长儿童体重中位数之间的差值和同性别同身高/身长儿童体重标准差相比，所得的比值。WHZ 是儿童近期营养状况的指标，主要反映急性营养不良。WHO 指出，WHZ < −2 判定为消瘦，WHZ < −3 判定为重度消瘦，WHZ > 2 判定为超重，WHZ > 3 判定为肥胖。引用 WHO 2006 年年龄别身长标准数值，将进行判定，见表 2-7 至表 2-10。

表 2-7　0~2 岁女孩的身长别体重 Z 评分 /kg

身长 /cm	Z 评分						
	−3	−2	−1	0	+1	+2	+3
45.0	1.9	2.1	2.3	2.5	2.7	3.0	3.3
45.5	2.0	2.1	2.3	2.5	2.8	3.1	3.4
46.0	2.0	2.2	2.4	2.6	2.9	3.2	3.5
46.5	2.1	2.3	2.5	2.7	3.0	3.3	3.6
47.0	2.2	2.4	2.6	2.8	3.1	3.4	3.7
47.5	2.2	2.4	2.6	2.9	3.2	3.5	3.8
48.0	2.3	2.5	2.7	3.0	3.3	3.6	4.0
48.5	2.4	2.6	2.8	3.1	3.4	3.7	4.1
49.0	2.4	2.6	2.9	3.2	3.5	3.8	4.2
49.5	2.5	2.7	3.0	3.3	3.6	3.9	4.3
50.0	2.6	2.8	3.1	3.4	3.7	4.0	4.5
50.5	2.7	2.9	3.2	3.5	3.8	4.2	4.6
51.0	2.8	3.0	3.3	3.6	3.9	4.3	4.8
51.5	2.8	3.1	3.4	3.7	4.0	4.4	4.9
52.0	2.9	3.2	3.5	3.8	4.2	4.6	5.1
52.5	3.0	3.3	3.6	3.9	4.3	4.7	5.2
53.0	3.1	3.4	3.7	4.0	4.4	4.9	5.4
53.5	3.2	3.5	3.8	4.2	4.6	5.0	5.5
54.0	3.3	3.6	3.9	4.3	4.7	5.2	5.7
54.5	3.4	3.7	4.0	4.4	4.8	5.3	5.9
55.0	3.5	3.8	4.2	4.5	5.0	5.5	6.1
55.5	3.6	3.9	4.3	4.7	5.1	5.7	6.3
56.0	3.7	4.0	4.4	4.8	5.3	5.8	6.4
56.5	3.8	4.1	4.5	5.0	5.4	6.0	6.6
57.0	3.9	4.3	4.6	5.1	5.6	6.1	6.8
57.5	4.0	4.4	4.8	5.2	5.7	6.3	7.0
58.0	4.1	4.5	4.9	5.4	5.9	6.5	7.1
58.5	4.2	4.6	5.0	5.5	6.0	6.6	7.3

续表

身长 /cm	Z 评分						
	−3	−2	−1	0	+1	+2	+3
59.0	4.3	4.7	5.1	5.6	6.2	6.8	7.5
59.5	4.4	4.8	5.3	5.7	6.3	6.9	7.7
60.0	4.5	4.9	5.4	5.9	6.4	7.1	7.8
60.5	4.6	5.0	5.5	6.0	6.6	7.3	8.0
61.0	4.7	5.1	5.6	6.1	6.7	7.4	8.2
61.5	4.8	5.2	5.7	6.3	6.9	7.6	8.4
62.0	4.9	5.3	5.8	6.4	7.0	7.7	8.5
62.5	5.0	5.4	5.9	6.5	7.1	7.8	8.7
63.0	5.1	5.5	6.0	6.6	7.3	8.0	8.8
63.5	5.2	5.6	6.2	6.7	7.4	8.1	9.0
64.0	5.3	5.7	6.3	6.9	7.5	8.3	9.1
64.5	5.4	5.8	6.4	7.0	7.6	8.4	9.3
65.0	5.5	5.9	6.5	7.1	7.8	8.6	9.5
65.5	5.5	6.0	6.6	7.2	7.9	8.7	9.6
66.0	5.6	6.1	6.7	7.3	8.0	8.8	9.8
66.5	5.7	6.2	6.8	7.4	8.1	9.0	9.9
67.0	5.8	6.3	6.9	7.5	8.3	9.1	10.0
67.5	5.9	6.4	7.0	7.6	8.4	9.2	10.2
68.0	6.0	6.5	7.1	7.7	8.5	9.4	10.3
68.5	6.1	6.6	7.2	7.9	8.6	9.5	10.5
69.0	6.1	6.7	7.3	8.0	8.7	9.6	10.6
69.5	6.2	6.8	7.4	8.1	8.8	9.7	10.7
70.0	6.3	6.9	7.5	8.2	9.0	9.9	10.9
70.5	6.4	6.9	7.6	8.3	9.1	10.0	11.0
71.0	6.5	7.0	7.7	8.4	9.2	10.1	11.1
71.5	6.5	7.1	7.7	8.5	9.3	10.2	11.3
72.0	6.6	7.2	7.8	8.6	9.4	10.3	11.4
72.5	6.7	7.3	7.9	8.7	9.5	10.5	11.5
73.0	6.8	7.4	8.0	8.8	9.6	10.6	11.7
73.5	6.9	7.4	8.1	8.9	9.7	10.7	11.8
74.0	6.9	7.5	8.2	9.0	9.8	10.8	11.9
74.5	7.0	7.6	8.3	9.1	9.9	10.9	12.0
75.0	7.1	7.7	8.4	9.1	10.0	11.0	12.2
75.5	7.1	7.8	8.5	9.2	10.1	11.1	12.3
76.0	7.2	7.8	8.5	9.3	10.2	11.2	12.4

续表

身长 /cm	Z 评分						
	−3	−2	−1	0	+1	+2	+3
76.5	7.3	7.9	8.6	9.4	10.3	11.4	12.5
77.0	7.4	8.0	8.7	9.5	10.4	11.5	12.6
77.5	7.4	8.1	8.8	9.6	10.5	11.6	12.8
78.0	7.5	8.2	8.9	9.7	10.6	11.7	12.9
78.5	7.6	8.2	9.0	9.8	10.7	11.8	13.0
79.0	7.7	8.3	9.1	9.9	10.8	11.9	13.1
79.5	7.7	8.4	9.1	10.0	10.9	12.0	13.3
80.0	7.8	8.5	9.2	10.1	11.0	12.1	13.4
80.5	7.9	8.6	9.3	10.2	11.2	12.3	13.5
81.0	8.0	8.7	9.4	10.3	11.3	12.4	13.7
81.5	8.1	8.8	9.5	10.4	11.4	12.5	13.8
82.0	8.1	8.8	9.6	10.5	11.5	12.6	13.9
82.5	8.2	8.9	9.7	10.6	11.6	12.8	14.1
83.0	8.3	9.0	9.8	10.7	11.8	12.9	14.2
83.5	8.4	9.1	9.9	10.9	11.9	13.1	14.4
84.0	8.5	9.2	10.1	11.0	12.0	13.2	14.5
84.5	8.6	9.3	10.2	11.1	12.1	13.3	14.7
85.0	8.7	9.4	10.3	11.2	12.3	13.5	14.9
85.5	8.8	9.5	10.4	11.3	12.4	13.6	15.0
86.0	8.9	9.7	10.5	11.5	12.6	13.8	15.2
86.5	9.0	9.8	10.6	11.6	12.7	13.9	15.4
87.0	9.1	9.9	10.7	11.7	12.8	14.1	15.5
87.5	9.2	10.0	10.9	11.8	13.0	14.2	15.7
88.0	9.3	10.1	11.0	12.0	13.1	14.4	15.9
88.5	9.4	10.2	11.1	12.1	13.2	14.5	16.0
89.0	9.5	10.3	11.2	12.2	13.4	14.7	16.2
89.5	9.6	10.4	11.3	12.3	13.5	14.8	16.4
90.0	9.7	10.5	11.4	12.5	13.7	15.0	16.5
90.5	9.8	10.6	11.5	12.6	13.8	15.1	16.7
91.0	9.9	10.7	11.7	12.7	13.9	15.3	16.9
91.5	10.0	10.8	11.8	12.8	14.1	15.5	17.0
92.0	10.1	10.9	11.9	13.0	14.2	15.6	17.2
92.5	10.1	11.0	12.0	13.1	14.3	15.8	17.4
93.0	10.2	11.1	12.1	13.2	14.5	15.9	17.5
93.5	10.3	11.2	12.2	13.3	14.6	16.1	17.7

续表

身长/cm	Z评分						
	−3	−2	−1	0	+1	+2	+3
94.0	10.4	11.3	12.3	13.5	14.7	16.2	17.9
94.5	10.5	11.4	12.4	13.6	14.9	16.4	18.0
95.0	10.6	11.5	12.6	13.7	15.0	16.5	18.2
95.5	10.7	11.6	12.7	13.8	15.2	16.7	18.4
96.0	10.8	11.7	12.8	14.0	15.3	16.8	18.6
96.5	10.9	11.8	12.9	14.1	15.4	17.0	18.7
97.0	11.0	12.0	13.0	14.2	15.6	17.1	18.9
97.5	11.1	12.1	13.1	14.4	15.7	17.3	19.1
98.0	11.2	12.2	13.3	14.5	15.9	17.5	19.3
98.5	11.3	12.3	13.4	14.6	16.0	17.6	19.5
99.0	11.4	12.4	13.5	14.8	16.2	17.8	19.6
99.5	11.5	12.5	13.6	14.9	16.3	18.0	19.8
100.0	11.6	12.6	13.7	15.0	16.5	18.1	20.0
100.5	11.7	12.7	13.9	15.2	16.6	18.3	20.2
101.0	11.8	12.8	14.0	15.3	16.8	18.5	20.4
101.5	11.9	13.0	14.1	15.5	17.0	18.7	20.6
102.0	12.0	13.1	14.3	15.6	17.1	18.9	20.8
102.5	12.1	13.2	14.4	15.8	17.3	19.0	21.0
103.0	12.3	13.3	14.5	15.9	17.5	19.2	21.3
103.5	12.4	13.5	14.7	16.1	17.6	19.4	21.5
104.0	12.5	13.6	14.8	16.2	17.8	19.6	21.7
104.5	12.6	13.7	15.0	16.4	18.0	19.8	21.9
105.0	12.7	13.8	15.1	16.5	18.2	20.0	22.2
105.5	12.8	14.0	15.3	16.7	18.4	20.2	22.4
106.0	13.0	14.1	15.4	16.9	18.5	20.5	22.6
106.5	13.1	14.3	15.6	17.1	18.7	20.7	22.9
107.0	13.2	14.4	15.7	17.2	18.9	20.9	23.1
107.5	13.3	14.5	15.9	17.4	19.1	21.1	23.4
108.0	13.5	14.7	16.0	17.6	19.3	21.3	23.6
108.5	13.6	14.8	16.2	17.8	19.5	21.6	23.9
109.0	13.7	15.0	16.4	18.0	19.7	21.8	24.2
109.5	13.9	15.1	16.5	18.1	20.0	22.0	24.4
110.0	14.0	15.3	16.7	18.3	20.2	22.3	24.7

表 2-8　2~5 岁女孩的身高别体重 Z 评分 /kg

身高 /cm	Z 评分						
	−3	−2	−1	0	+1	+2	+3
65.0	5.6	6.1	6.6	7.2	7.9	8.7	9.7
65.5	5.7	6.2	6.7	7.4	8.1	8.9	9.8
66.0	5.8	6.3	6.8	7.5	8.2	9.0	10.0
66.5	5.8	6.4	6.9	7.6	8.3	9.1	10.1
67.0	5.9	6.4	7.0	7.7	8.4	9.3	10.2
67.5	6.0	6.5	7.1	7.8	8.5	9.4	10.4
68.0	6.1	6.6	7.2	7.9	8.7	9.5	10.5
68.5	6.2	6.7	7.3	8.0	8.8	9.7	10.7
69.0	6.3	6.8	7.4	8.1	8.9	9.8	10.8
69.5	6.3	6.9	7.5	8.2	9.0	9.9	10.9
70.0	6.4	7.0	7.6	8.3	9.1	10.0	11.1
70.5	6.5	7.1	7.7	8.4	9.2	10.1	11.2
71.0	6.6	7.1	7.8	8.5	9.3	10.3	11.3
71.5	6.7	7.2	7.9	8.6	9.4	10.4	11.5
72.0	6.7	7.3	8.0	8.7	9.5	10.5	11.6
72.5	6.8	7.4	8.1	8.8	9.7	10.6	11.7
73.0	6.9	7.5	8.1	8.9	9.8	10.7	11.8
73.5	7.0	7.6	8.2	9.0	9.9	10.8	12.0
74.0	7.0	7.6	8.3	9.1	10.0	11.0	12.1
74.5	7.1	7.7	8.4	9.2	10.1	11.1	12.2
75.0	7.2	7.8	8.5	9.3	10.2	11.2	12.3
75.5	7.2	7.9	8.6	9.4	10.3	11.3	12.5
76.0	7.3	8.0	8.7	9.5	10.4	11.4	12.6
76.5	7.4	8.0	8.7	9.6	10.5	11.5	12.7
77.0	7.5	8.1	8.8	9.6	10.6	11.6	12.8
77.5	7.5	8.2	8.9	9.7	10.7	11.7	12.9
78.0	7.6	8.3	9.0	9.8	10.8	11.8	13.1
78.5	7.7	8.4	9.1	9.9	10.9	12.0	13.2
79.0	7.8	8.4	9.2	10.0	11.0	12.1	13.3
79.5	7.8	8.5	9.3	10.1	11.1	12.2	13.4
80.0	7.9	8.6	9.4	10.2	11.2	12.3	13.6
80.5	8.0	8.7	9.5	10.3	11.3	12.4	13.7
81.0	8.1	8.8	9.6	10.4	11.4	12.6	13.9
81.5	8.2	8.9	9.7	10.6	11.6	12.7	14.0
82.0	8.3	9.0	9.8	10.7	11.7	12.8	14.1

续表

身高 /cm	Z 评分						
	−3	−2	−1	0	+1	+2	+3
82.5	8.4	9.1	9.9	10.8	11.8	13.0	14.3
83.0	8.5	9.2	10.0	10.9	11.9	13.1	14.5
83.5	8.5	9.3	10.1	11.0	12.1	13.3	14.6
86.5	9.1	9.9	10.8	11.8	12.9	14.2	15.6
87.0	9.2	10.0	10.9	11.9	13.0	14.3	15.8
87.5	9.3	10.1	11.0	12.0	13.2	14.5	15.9
88.0	9.4	10.2	11.1	12.1	13.3	14.6	16.1
88.5	9.5	10.3	11.2	12.3	13.4	14.8	16.3
89.0	9.6	10.4	11.4	12.4	13.6	14.9	16.4
89.5	9.7	10.5	11.5	12.5	13.7	15.1	16.6
90.0	9.8	10.6	11.6	12.6	13.8	15.2	16.8
90.5	9.9	10.7	11.7	12.8	14.0	15.4	16.9
91.0	10.0	10.9	11.8	12.9	14.1	15.5	17.1
91.5	10.1	11.0	11.9	13.0	14.3	15.7	17.3
92.0	10.2	11.1	12.0	13.1	14.4	15.8	17.4
92.5	10.3	11.2	12.1	13.3	14.5	16.0	17.6
93.0	10.4	11.3	12.3	13.4	14.7	16.1	17.8
93.5	10.5	11.4	12.4	13.5	14.8	16.3	17.9
94.0	10.6	11.5	12.5	13.6	14.9	16.4	18.1
94.5	10.7	11.6	12.6	13.8	15.1	16.6	18.3
95.0	10.8	11.7	12.7	13.9	15.2	16.7	18.5
95.5	10.8	11.8	12.8	14.0	15.4	16.9	18.6
96.0	10.9	11.9	12.9	14.1	15.5	17.0	18.8
96.5	11.0	12.0	13.1	14.3	15.6	17.2	19.0
97.0	11.1	12.1	13.2	14.4	15.8	17.4	19.2
97.5	11.2	12.2	13.3	14.5	15.9	17.5	19.3
98.0	11.3	12.3	13.4	14.7	16.1	17.7	19.5
98.5	11.4	12.4	13.5	14.8	16.2	17.9	19.7
99.0	11.5	12.5	13.7	14.9	16.4	18.0	19.9
99.5	11.6	12.7	13.8	15.1	16.5	18.2	20.1
100.0	11.7	12.8	13.9	15.2	16.7	18.4	20.3
100.5	11.9	12.9	14.1	15.4	16.9	18.6	20.5
101.0	12.0	13.0	14.2	15.5	17.0	18.7	20.7
101.5	12.1	13.1	14.3	15.7	17.2	18.9	20.9
102.0	12.2	13.3	14.5	15.8	17.4	19.1	21.1
102.5	12.3	13.4	14.6	16.0	17.5	19.3	21.4

续表

身高 /cm	Z 评分						
	−3	−2	−1	0	+1	+2	+3
103.0	12.4	13.5	14.7	16.1	17.7	19.5	21.6
103.5	12.5	13.6	14.9	16.3	17.9	19.7	21.8
104.0	12.6	13.8	15.0	16.4	18.1	19.9	22.0
104.5	12.8	13.9	15.2	16.6	18.2	20.1	22.3
105.0	12.9	14.0	15.3	16.8	18.4	20.3	22.5
105.5	13.0	14.2	15.5	16.9	18.6	20.5	22.7
106.0	13.1	14.3	15.6	17.1	18.8	20.8	23.0
106.5	13.3	14.5	15.8	17.3	19.0	21.0	23.2
107.0	13.4	14.6	15.9	17.5	19.2	21.2	23.5
107.5	13.5	14.7	16.1	17.7	19.4	21.4	23.7
108.0	13.7	14.9	16.3	17.8	19.6	21.7	24.0
108.5	13.8	15.0	16.4	18.0	19.8	21.9	24.3
109.0	13.9	15.2	16.6	18.2	20.0	22.1	24.5
109.5	14.1	15.4	16.8	18.4	20.3	22.4	24.8
110.0	14.2	15.5	17.0	18.6	20.5	22.6	25.1
110.5	14.4	15.7	17.1	18.8	20.7	22.9	25.4
111.0	14.5	15.8	17.3	19.0	20.9	23.1	25.7
111.5	14.7	16.0	17.5	19.2	21.2	23.4	26.0
112.0	14.8	16.2	17.7	19.4	21.4	23.6	26.2
112.5	15.0	16.3	17.9	19.6	21.6	23.9	26.5
113.0	15.1	16.5	18.0	19.8	21.8	24.2	26.8
113.5	15.3	16.7	18.2	20.0	22.1	24.4	27.1
114.0	15.4	16.8	18.4	20.2	22.3	24.7	27.4
114.5	15.6	17.0	18.6	20.5	22.6	25.0	27.8
115.0	15.7	17.2	18.8	20.7	22.8	25.2	28.1
115.5	15.9	17.3	19.0	20.9	23.0	25.5	28.4
116.0	16.0	17.5	19.2	21.1	23.3	25.8	28.7
116.5	16.2	17.7	19.4	21.3	23.5	26.1	29.0
117.0	16.3	17.8	19.6	21.5	23.8	26.3	29.3
117.5	16.5	18.0	19.8	21.7	24.0	26.6	29.6
118.0	16.6	18.2	19.9	22.0	24.2	26.9	29.9
118.5	16.8	18.4	20.1	22.2	24.5	27.2	30.3
119.0	16.9	18.5	20.3	22.4	24.7	27.4	30.6
119.5	17.1	18.7	20.5	22.6	25.0	27.7	30.9
120.0	17.3	18.9	20.7	22.8	25.2	28.0	31.2

表 2-9 0~2 岁男孩的身长别体重 Z 评分 /kg

身长 /cm	Z 评分						
	−3	−2	−1	0	+1	+2	+3
45.0	1.9	2.0	2.2	2.4	2.7	3.0	3.3
45.5	1.9	2.1	2.3	2.5	2.8	3.1	3.4
46.0	2.0	2.2	2.4	2.6	2.9	3.1	3.5
46.5	2.1	2.3	2.5	2.7	3.0	3.2	3.6
47.0	2.1	2.3	2.5	2.8	3.0	3.3	3.7
47.5	2.2	2.4	2.6	2.9	3.1	3.4	3.8
48.0	2.3	2.5	2.7	2.9	3.2	3.6	3.9
48.5	2.3	2.6	2.8	3.0	3.3	3.7	4.0
49.0	2.4	2.6	2.9	3.1	3.4	3.8	4.2
49.5	2.5	2.7	3.0	3.2	3.5	3.9	4.3
50.0	2.6	2.8	3.0	3.3	3.6	4.0	4.4
50.5	2.7	2.9	3.1	3.4	3.8	4.1	4.5
51.0	2.7	3.0	3.2	3.5	3.9	4.2	4.7
51.5	2.8	3.1	3.3	3.6	4.0	4.4	4.8
52.0	2.9	3.2	3.5	3.8	4.1	4.5	5.0
52.5	3.0	3.3	3.6	3.9	4.2	4.6	5.1
53.0	3.1	3.4	3.7	4.0	4.4	4.8	5.3
53.5	3.2	3.5	3.8	4.1	4.5	4.9	5.4
54.0	3.3	3.6	3.9	4.3	4.7	5.1	5.6
54.5	3.4	3.7	4.0	4.4	4.8	5.3	5.8
55.0	3.6	3.8	4.2	4.5	5.0	5.4	6.0
55.5	3.7	4.0	4.3	4.7	5.1	5.6	6.1
56.0	3.8	4.1	4.4	4.8	5.3	5.8	6.3
56.5	3.9	4.2	4.6	5.0	5.4	5.9	6.5
57.0	4.0	4.3	4.7	5.1	5.6	6.1	6.7
57.5	4.1	4.5	4.9	5.3	5.7	6.3	6.9
58.0	4.3	4.6	5.0	5.4	5.9	6.4	7.1
58.5	4.4	4.7	5.1	5.6	6.1	6.6	7.2
59.0	4.5	4.8	5.3	5.7	6.2	6.8	7.4
59.5	4.6	5.0	5.4	5.9	6.4	7.0	7.6
60.0	4.7	5.1	5.5	6.0	6.5	7.1	7.8
60.5	4.8	5.2	5.6	6.1	6.7	7.3	8.0
61.0	4.9	5.3	5.8	6.3	6.8	7.4	8.1
61.5	5.0	5.4	5.9	6.4	7.0	7.6	8.3
62.0	5.1	5.6	6.0	6.5	7.1	7.7	8.5
62.5	5.2	5.7	6.1	6.7	7.2	7.9	8.6
63.0	5.3	5.8	6.2	6.8	7.4	8.0	8.8

续表

身长 /cm	Z 评分						
	-3	-2	-1	0	+1	+2	+3
63.5	5.4	5.9	6.4	6.9	7.5	8.2	8.9
78.5	8.0	8.7	9.4	10.2	11.1	12.1	13.2
79.0	8.1	8.7	9.5	10.3	11.2	12.2	13.3
79.5	8.2	8.8	9.5	10.4	11.3	12.3	13.4
80.0	8.2	8.9	9.6	10.4	11.4	12.4	13.6
80.5	8.3	9.0	9.7	10.5	11.5	12.5	13.7
81.0	8.4	9.1	9.8	10.6	11.6	12.6	13.8
81.5	8.5	9.1	9.9	10.7	11.7	12.7	13.9
82.0	8.5	9.2	10.0	10.8	11.8	12.8	14.0
82.5	8.6	9.3	10.1	10.9	11.9	13.0	14.2
83.0	8.7	9.4	10.2	11.0	12.0	13.1	14.3
83.5	8.8	9.5	10.3	11.2	12.1	13.2	14.4
84.0	8.9	9.6	10.4	11.3	12.2	13.3	14.6
84.5	9.0	9.7	10.5	11.4	12.4	13.5	14.7
85.0	9.1	9.8	10.6	11.5	12.5	13.6	14.9
85.5	9.2	9.9	10.7	11.6	12.6	13.7	15.0
86.0	9.3	10.0	10.8	11.7	12.8	13.9	15.2
86.5	9.4	10.1	11.0	11.9	12.9	14.0	15.3
87.0	9.5	10.2	11.1	12.0	13.0	14.2	15.5
87.5	9.6	10.4	11.2	12.1	13.2	14.3	15.6
88.0	9.7	10.5	11.3	12.2	13.3	14.5	15.8
88.5	9.8	10.6	11.4	12.4	13.4	14.6	15.9
89.0	9.9	10.7	11.5	12.5	13.5	14.7	16.1
89.5	10.0	10.8	11.6	12.6	13.7	14.9	16.2
90.0	10.1	10.9	11.8	12.7	13.8	15.0	16.4
90.5	10.2	11.0	11.9	12.8	13.9	15.1	16.5
91.0	10.3	11.1	12.0	13.0	14.1	15.3	16.7
91.5	10.4	11.2	12.1	13.1	14.2	15.4	16.8
92.0	10.5	11.3	12.2	13.2	14.3	15.6	17.0
92.5	10.6	11.4	12.3	13.3	14.4	15.7	17.1
93.0	10.7	11.5	12.4	13.4	14.6	15.8	17.3
93.5	10.7	11.6	12.5	13.5	14.7	16.0	17.4
94.0	10.8	11.7	12.6	13.7	14.8	16.1	17.6
94.5	10.9	11.8	12.7	13.8	14.9	16.3	17.7
95.0	11.0	11.9	12.8	13.9	15.1	16.4	17.9
95.5	11.1	12.0	12.9	14.0	15.2	16.5	18.0
96.0	11.2	12.1	13.1	14.1	15.3	16.7	18.2

续表

身长 /cm	Z 评分						
	−3	−2	−1	0	+1	+2	+3
96.5	11.3	12.2	13.2	14.3	15.5	16.8	18.4
97.0	11.4	12.3	13.3	14.4	15.6	17.0	18.5
97.5	11.5	12.4	13.4	14.5	15.7	17.1	18.7
98.0	11.6	12.5	13.5	14.6	15.9	17.3	18.9
98.5	11.7	12.6	13.6	14.8	16.0	17.5	19.1
99.0	11.8	12.7	13.7	14.9	16.2	17.6	19.2
99.5	11.9	12.8	13.9	15.0	16.3	17.8	19.4
100.0	12.0	12.9	14.0	15.2	16.5	18.0	19.6
100.5	12.1	13.0	14.1	15.3	16.6	18.1	19.8
101.0	12.2	13.2	14.2	15.4	16.8	18.3	20.0
101.5	12.3	13.3	14.4	15.6	16.9	18.5	20.2
102.0	12.4	13.4	14.5	15.7	17.1	18.7	20.4
102.5	12.5	13.5	14.6	15.9	17.3	18.8	20.6
103.0	12.6	13.6	14.8	16.0	17.4	19.0	20.8
103.5	12.7	13.7	14.9	16.2	17.6	19.2	21.0
104.0	12.8	13.9	15.0	16.3	17.8	19.4	21.2
104.5	12.9	14.0	15.2	16.5	17.9	19.6	21.5
105.0	13.0	14.1	15.3	16.6	18.1	19.8	21.7
105.5	13.2	14.2	15.4	16.8	18.3	20.0	21.9
106.0	13.3	14.4	15.6	16.9	18.5	20.2	22.1
106.5	13.4	14.5	15.7	17.1	18.6	20.4	22.4
107.0	13.5	14.6	15.9	17.3	18.8	20.6	22.6
107.5	13.6	14.7	16.0	17.4	19.0	20.8	22.8
108.0	13.7	14.9	16.2	17.6	19.2	21.0	23.1
108.5	13.8	15.0	16.3	17.8	19.4	21.2	23.3
109.0	14.0	15.1	16.5	17.9	19.6	21.4	23.6
109.5	14.1	15.3	16.6	18.1	19.8	21.7	23.8
110.0	14.2	15.4	16.8	18.3	20.0	21.9	24.1

表 2-10　2~5 岁男孩的身高别体重 Z 评分 /kg

身高 /cm	Z 评分						
	−3	−2	−1	0	+1	+2	+3
65.0	5.9	6.3	6.9	7.4	8.1	8.8	9.6
65.5	6.0	6.4	7.0	7.6	8.2	8.9	9.8
66.0	6.1	6.5	7.1	7.7	8.3	9.1	9.9
66.5	6.1	6.6	7.2	7.8	8.5	9.2	10.1

续表

身高/cm	Z 评分						
	−3	−2	−1	0	+1	+2	+3
67.0	6.2	6.7	7.3	7.9	8.6	9.4	10.2
67.5	6.3	6.8	7.4	8.0	8.7	9.5	10.4
68.0	6.4	6.9	7.5	8.1	8.8	9.6	10.5
68.5	6.5	7.0	7.6	8.2	9.0	9.8	10.7
69.0	6.6	7.1	7.7	8.4	9.1	9.9	10.8
69.5	6.7	7.2	7.8	8.5	9.2	10.0	11.0
70.0	6.8	7.3	7.9	8.6	9.3	10.2	11.1
70.5	6.9	7.4	8.0	8.7	9.5	10.3	11.3
71.0	6.9	7.5	8.1	8.8	9.6	10.4	11.4
71.5	7.0	7.6	8.2	8.9	9.7	10.6	11.6
72.0	7.1	7.7	8.3	9.0	9.8	10.7	11.7
72.5	7.2	7.8	8.4	9.1	9.9	10.8	11.8
73.0	7.3	7.9	8.5	9.2	10.0	11.0	12.0
73.5	7.4	7.9	8.6	9.3	10.2	11.1	12.1
74.0	7.4	8.0	8.7	9.4	10.3	11.2	12.2
74.5	7.5	8.1	8.8	9.5	10.4	11.3	12.4
75.0	7.6	8.2	8.9	9.6	10.5	11.4	12.5
75.5	7.7	8.3	9.0	9.7	10.6	11.6	12.6
76.0	7.7	8.4	9.1	9.8	10.7	11.7	12.8
76.5	7.8	8.5	9.2	9.9	10.8	11.8	12.9
77.0	7.9	8.5	9.2	10.0	10.9	11.9	13.0
77.5	8.0	8.6	9.3	10.1	11.0	12.0	13.1
78.0	8.0	8.7	9.4	10.2	11.1	12.1	13.3
78.5	8.1	8.8	9.5	10.3	11.2	12.2	13.4
79.0	8.2	8.8	9.6	10.4	11.3	12.3	13.5
79.5	8.3	8.9	9.7	10.5	11.4	12.4	13.6
80.0	8.3	9.0	9.7	10.6	11.5	12.6	13.7
80.5	8.4	9.1	9.8	10.7	11.6	12.7	13.8
81.0	8.5	9.2	9.9	10.8	11.7	12.8	14.0
81.5	8.6	9.3	10.0	10.9	11.8	12.9	14.1
82.5	8.7	9.4	10.2	11.1	12.1	13.1	14.4
83.0	8.8	9.5	10.3	11.2	12.2	13.3	14.5
94.0	11.0	11.8	12.8	13.8	15.0	16.3	17.8
94.5	11.1	11.9	12.9	13.9	15.1	16.5	17.9
95.0	11.1	12.0	13.0	14.1	15.3	16.6	18.1
95.5	11.2	12.1	13.1	14.2	15.4	16.7	18.3

续表

身高 /cm	Z 评分						
	−3	−2	−1	0	+1	+2	+3
96.0	11.3	12.2	13.2	14.3	15.5	16.9	18.4
96.5	11.4	12.3	13.3	14.4	15.7	17.0	18.6
97.0	11.5	12.4	13.4	14.6	15.8	17.2	18.8
97.5	11.6	12.5	13.6	14.7	15.9	17.4	18.9
98.0	11.7	12.6	13.7	14.8	16.1	17.5	19.1
98.5	11.8	12.8	13.8	14.9	16.2	17.7	19.3
99.0	11.9	12.9	13.9	15.1	16.4	17.9	19.5
99.5	12.0	13.0	14.0	15.2	16.5	18.0	19.7
100.0	12.1	13.1	14.2	15.4	16.7	18.2	19.9
100.5	12.2	13.2	14.3	15.5	16.9	18.4	20.1
101.0	12.3	13.3	14.4	15.6	17.0	18.5	20.3
101.5	12.4	13.4	14.5	15.8	17.2	18.7	20.5
102.0	12.5	13.6	14.7	15.9	17.3	18.9	20.7
102.5	12.6	13.7	14.8	16.1	17.5	19.1	20.9
103.0	12.8	13.8	14.9	16.2	17.7	19.3	21.1
103.5	12.9	13.9	15.1	16.4	17.8	19.5	21.3
104.0	13.0	14.0	15.2	16.5	18.0	19.7	21.6
104.5	13.1	14.2	15.4	16.7	18.2	19.9	21.8
105.0	13.2	14.3	15.5	16.8	18.4	20.1	22.0
105.5	13.3	14.4	15.6	17.0	18.5	20.3	22.2
106.0	13.4	14.5	15.8	17.2	18.7	20.5	22.5
106.5	13.5	14.7	15.9	17.3	18.9	20.7	22.7
107.0	13.7	14.8	16.1	17.5	19.1	20.9	22.9
107.5	13.8	14.9	16.2	17.7	19.3	21.1	23.2
108.0	13.9	15.1	16.4	17.8	19.5	21.3	23.4
108.5	14.0	15.2	16.5	18.0	19.7	21.5	23.7
109.0	14.1	15.3	16.7	18.2	19.8	21.8	23.9
109.5	14.3	15.5	16.8	18.3	20.0	22.0	24.2
110.0	14.4	15.6	17.0	18.5	20.2	22.2	24.4
110.5	14.5	15.8	17.1	18.7	20.4	22.4	24.7
111.0	14.6	15.9	17.3	18.9	20.7	22.7	25.0
111.5	14.8	16.0	17.5	19.1	20.9	22.9	25.2
112.0	14.9	16.2	17.6	19.2	21.1	23.1	25.5
112.5	15.0	16.3	17.8	19.4	21.3	23.4	25.8
113.0	15.2	16.5	18.0	19.6	21.5	23.6	26.0
113.5	15.3	16.6	18.1	19.8	21.7	23.9	26.3

续表

身高/cm	Z 评分						
	−3	−2	−1	0	+1	+2	+3
114.0	15.4	16.8	18.3	20.0	21.9	24.1	26.6
114.5	15.6	16.9	18.5	20.2	22.1	24.4	26.9
115.0	15.7	17.1	18.6	20.4	22.4	24.6	27.2
115.5	15.8	17.2	18.8	20.6	22.6	24.9	27.5
116.0	16.0	17.4	19.0	20.8	22.8	25.1	27.8
116.5	16.1	17.5	19.2	21.0	23.0	25.4	28.0
117.0	16.2	17.7	19.3	21.2	23.3	25.6	28.3
117.5	16.4	17.9	19.5	21.4	23.5	25.9	28.6
118.0	16.5	18.0	19.7	21.6	23.7	26.1	28.9
118.5	16.7	18.2	19.9	21.8	23.9	26.4	29.2
119.0	16.8	18.3	20.0	22.0	24.1	26.6	29.5
119.5	16.9	18.5	20.2	22.2	24.4	26.9	29.8
120.0	17.1	18.6	20.4	22.4	24.6	27.2	30.1

第三节 体 质 指 数

体质指数（body mass index，BMI）是一种计算身高别体重的指数，是评价 18 岁以上成年人群体营养状况的常用指标。它不仅能较敏感地反映体型肥胖程度，而且与皮褶厚度、上臂围等营养状况指标的相关性也较高。它的计算公式为：体质指数（BMI）= 体重（kg）/ [身高（m）]^2。

一、不同地区对成年人 BMI 的划分

1. WHO 对成年人 BMI 的划分　BMI < 18.5kg/m^2 为低体重（营养不足），18.5~24.9kg/m^2 为正常范围，$\geqslant 25.0$kg/m^2 为超重，25.0~29.9kg/m^2 为肥胖前状态，30.0~34.9kg/m^2 为一级肥胖，35.0~39.9kg/m^2 为二级肥胖，$\geqslant 40.0$kg/m^2 为三级肥胖。见表 2-11。

表 2-11　WHO 对成年人 BMI 的划分

分类	BMI/kg · m^{-2}
低体重（营养不足）	< 18.5
正常范围	18.5~24.9
超重	$\geqslant 25.0$
肥胖前状态	25.0~29.9
一级肥胖	30.0~34.9
二级肥胖	35.0~39.9
三级肥胖	$\geqslant 40.0$

2. 亚太地区对成年人 BMI 的划分 针对亚太地区人群的体质及其与肥胖有关的疾病特点,国际肥胖研究协会和 WHO 肥胖专家顾问组提出了适合亚洲成年人的 BMI 划分标准:BMI < 18.5kg/m² 为体重过低,18.5~22.9kg/m² 为正常范围,≥ 23.0kg/m² 为超重,23.0~24.9kg/m² 为肥胖前期,25.0~29.9kg/m² 为 I 度肥胖,≥ 30.0 为 II 度肥胖。见表 2-12。

表 2-12 亚太地区对成年人 BMI 的划分

分类	BMI/kg · m⁻²
体重过低	< 18.5
正常范围	18.5~22.9
超重	≥ 23.0
肥胖前期	23.0~24.9
I 度肥胖	25.0~29.9
II 度肥胖	≥ 30.0

3. 中国对成年人 BMI 的划分 依据 WHO 的标准,并根据我国 20 多个地区流行病学数据与 BMI 的关系,国际生命科学学会中国办事处中国肥胖问题工作组提出中国成年人 BMI 的评判标准:BMI < 18.5kg/m² 为体重过低,18.5~23.9kg/m² 为体重正常,24.0~27.9kg/m² 为超重,≥ 28.0kg/m² 为肥胖。为便于与国际资料比较,同时按照 WHO 推荐的标准计算超重和肥胖率,以 25kg/m² ≤ BMI < 30kg/m² 为超重,BMI ≥ 30kg/m² 为肥胖。见表 2-13。

表 2-13 中国对成年人 BMI 的划分

分类	BMI/kg · m⁻²
体重过低	< 18.5
体重正常	18.5~23.9
超重	24.0~27.9
肥胖	≥ 28.0

二、我国对儿童青少年超重、肥胖的筛查

成年人 BMI 的划分标准不适用于处于快速生长发育期的儿童青少年。我国 0~5 岁儿童生长发育状况判定通常采用 WHO 2006 年的生长发育标准。见本章第二节,6 岁儿童采用 WHO 2007 年推荐的分年龄、性别 BMI 超重和肥胖判定标准进行判定,1 < BMI Z 评分(BMI Z)≤ 2 为超重,BMI Z > 2 为肥胖。7~17 岁儿童青少年体重低下(消瘦)按照中华人民共和国卫生行业标准《学龄儿童青少年营养不良筛查6》(WS/T 456—2014)进行评价,见表 2-14、表 2-15。7~17 岁儿童青少年超重、肥胖采用《中国学龄儿童青少年超重和肥胖预防与控制指南》中分年龄、性别的 BMI 超重和肥胖判定标准进行判定,见表 2-16。

表 2-14 6~18 岁男女学龄儿童青少年分年龄 BMI 筛查消瘦界值范围 /kg·m⁻²

龄 / 岁	男生		女生	
	中重度消瘦	轻度消瘦	中重度消瘦	轻度消瘦
6.0~	≤ 13.2	13.3~13.4	≤ 12.8	12.9~13.1
6.5~	≤ 13.4	13.5~13.8	≤ 12.9	13.0~13.3
7.0~	≤ 13.5	13.6~13.9	≤ 13.0	13.1~13.4
7.5~	≤ 13.5	13.6~13.9	≤ 13.0	13.1~13.5
8.0~	≤ 13.6	13.7~14.0	≤ 13.1	13.2~13.6
8.5~	≤ 13.6	13.7~14.0	≤ 13.1	13.2~13.7
9.0~	≤ 13.7	13.8~14.1	≤ 13.2	13.3~13.8
9.5~	≤ 13.8	13.9~14.2	≤ 13.2	13.3~13.9
10.0~	≤ 13.9	14.0~14.4	≤ 13.3	13.4~14.0
10.5~	≤ 14.0	14.1~14.6	≤ 13.4	13.5~14.1
11.0~	≤ 14.2	14.3~14.9	≤ 13.7	13.8~14.3
11.5~	≤ 14.3	14.4~15.1	≤ 13.9	14.0~14.5
12.0~	≤ 14.4	14.5~15.4	≤ 14.1	14.2~14.7
12.5~	≤ 14.5	14.6~15.6	≤ 14.3	14.4~14.9
13.0~	≤ 14.8	14.9~15.9	≤ 14.6	14.7~15.3
13.5~	≤ 15.0	15.1~16.1	≤ 14.9	15.0~15.6
14.0~	≤ 15.3	15.4~16.4	≤ 15.3	15.4~16.0
14.5~	≤ 15.5	15.6~16.7	≤ 15.7	15.8~16.3
15.0~	≤ 15.8	15.9~16.9	≤ 16.0	16.1~16.6
15.5~	≤ 16.0	16.1~17.0	≤ 16.2	16.3~16.8
16.0~	≤ 16.2	16.3~17.3	≤ 16.4	16.5~17.0
16.5~	≤ 16.4	16.5~17.5	≤ 16.5	16.6~17.1
17.0~	≤ 16.6	16.7~17.7	≤ 16.6	16.7~17.2
17.5~18.0	≤ 16.8	16.9~17.9	≤ 16.7	16.8~17.3

表 2-15 6~18 岁男女学龄儿童青少年分年龄身高筛查生长迟缓界值范围 /cm

龄 / 岁	男生	女生
6.0~	≤ 106.3	≤ 105.7
6.5~	≤ 109.5	≤ 108.0
7.0~	≤ 111.3	≤ 110.2
7.5~	≤ 112.8	≤ 111.8
8.0~	≤ 115.4	≤ 114.5
8.5~	≤ 117.6	≤ 116.8
9.0~	≤ 120.6	≤ 119.5
9.5~	≤ 123.0	≤ 121.7

续表

龄 / 岁	男生	女生
10.0~	≤ 125.2	≤ 123.9
10.5~	≤ 127.0	≤ 125.7
11.0~	≤ 129.1	≤ 128.6
11.5~	≤ 130.8	≤ 131.0
12.0~	≤ 133.1	≤ 133.6
12.5~	≤ 134.9	≤ 135.7
13.0~	≤ 136.9	≤ 138.8
13.5~	≤ 138.6	≤ 141.4
14.0~	≤ 141.9	≤ 142.9
14.5~	≤ 144.7	≤ 144.1
15.0~	≤ 149.6	≤ 145.4
15.5~	≤ 153.6	≤ 146.5
16.0~	≤ 155.1	≤ 146.8
16.5~	≤ 156.4	≤ 147.0
17.0~	≤ 156.8	≤ 147.3
17.5~18.0	≤ 157.1	≤ 147.5

表 2-16   中国学龄儿童青少年超重、肥胖筛查 BMI 分类标准 /kg·m^{-2}

年龄组 / 岁	超重（男）	超重（女）	肥胖（男）	肥胖（女）
7~	17.4	19.2	17.2	18.9
8~	18.1	20.3	18.1	19.9
9~	18.9	21.4	19.0	21.0
10~	19.6	22.5	20.0	22.1
11~	20.3	23.6	21.1	23.3
12~	21.0	24.7	21.9	24.5
13~	21.9	25.7	22.6	25.6
14~	22.6	26.4	23.0	26.3
15~	23.1	26.9	23.4	26.9
16~	23.5	27.4	23.7	27.4
17~	23.8	27.8	23.8	27.7
18	24.0	28.0	24.0	28.0

三、BMI 的流行趋势

第四次全国营养调查数据显示，2010—2012 年，我国成年男性和女性的平均 BMI 为 23.6kg/m²，其中城市成年男性和女性的平均 BMI 分别为 24.1kg/m² 和 23.7kg/m²，农村成年男性和女性的平均 BMI 分别为 23.2kg/m^2 和 23.4kg/m^2。与 2002 年的调查数据相比,我国男性和女性的 BMI 均有所增加。

（一）BMI 与超重肥胖

1. **全球范围** 超重肥胖在世界范围内广泛流行,带来的疾病负担也在不断增加,成为全球面临的重大公共卫生问题。1980—2013 年全球肥胖调查研究显示,全球约有 30% 的人口超重或肥胖,人数高达 21 亿;BMI ≥ 25kg/m^2（即超重或肥胖）的成年男性比例由 28.8% 增加至 36.9%;成年女性比例由 29.8% 增加至 38.0%;发达国家儿童和青少年的超重及肥胖率大幅上升,2013 年超重及肥胖的男孩和女孩比例分别为 23.8% 和 22.6%;发展中国家儿童和青少年的超重及肥胖率也有所上升,男孩由 8.1% 上升到 12.9%,女孩由 8.4% 上升到 13.4%。

2. **中国** 全国营养调查数据显示,2010—2012 年,我国 6~17 岁儿童青少年超重和肥胖率为 16.0%,其中男生为 18.7%,女生为 13.0%;我国 18 岁及以上成年居民超重及肥胖率达到 42.0%,其中男性为 42.4%,女性为 41.6%。远远高于 2002 年的调查数据,我国超重和肥胖率呈逐渐增高的趋势。

（二）BMI 与营养不足

1. **全球范围** 在全球范围内,营养不足问题有所改善,但在贫困国家及地区,营养不足仍是最重要的公共卫生问题。2013 年 WHO 报告,全世界死于营养缺乏的儿童占全因死亡儿童的 45%,营养缺乏是全世界儿童死亡的最主要原因。

2. **中国** 全国营养调查数据显示,2010—2012 年,我国 6~17 岁儿童青少年的消瘦率平均为 9.0,其中男孩 10.4%,女孩 7.3%;与 2002 年相比,降低了 4.4 个百分点。我国 18 岁及以上成年人低体重率为 6.0%,其中男性 5.9%,女性 6.0%,与 2002 年相比,下降了 2.5 个百分点。总体来看,我国居民营养不足的状况有所改善,但贫困地区,尤其儿童青少年的营养不足问题仍需要关注。

四、局限性

通常情况下,BMI 能反映身体的肥胖程度,但在有些特殊群体中应用 BMI 时,会错误的估计体内的脂肪含量,有一定的局限性。例如,肌肉发达的运动员尽管并不肥胖,但以 BMI 评价时,结果通常为超重或肥胖;老年人由于体成分的改变（去脂体重下降）,用 BMI 进行评价时,尽管处于正常范围内,实际也可能处于超重或肥胖状态。此外,处于生长发育期的儿童、孕妇等人群用 BMI 标准评判时也会有偏差。因此,对于这些特殊人群并不能单纯依靠 BMI 来确定他们的肥胖程度。

附件 如何运用 Anthro 软件评价生长发育

Anthro 软件是由 WHO 提供的针对 0~60 月龄的婴幼儿进行生长发育评价和监测的软件,其使用十分方便。

首先,登录 WHO 的官方网站,进入网址 http://www.who.int/childgrowth/software/en/,下载 WHO Anthro 软件,并进行安装。安装成功后,打开软件界面如下:

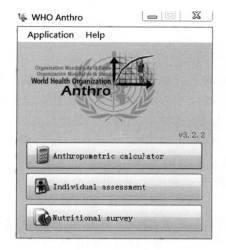

点击 application（应用）→ setting（设置），将 language（语言）的选项改为"中文（简体）"。

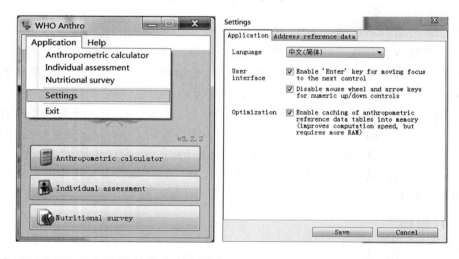

重启后，则可以进入该软件的中文版本如下：

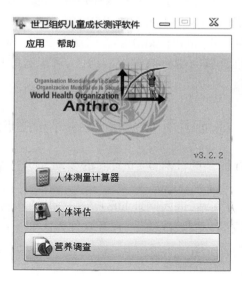

"人体测量计算器"和"个体评估"这两个模块都可以进行健康评价。

应用"人体测量计算器"模块,操作十分方便,评价结果立刻显示,界面如下:

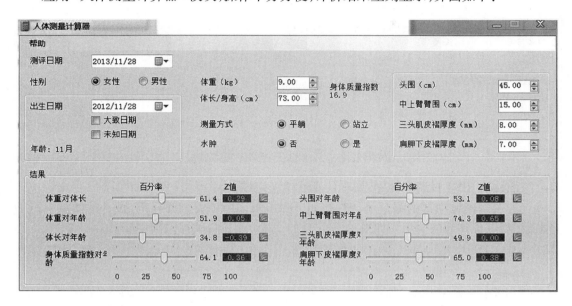

在这个界面输入孩子进行测量的日期、性别和出生日期,如果不知道准确的出生日期,则需要在下边勾选大致日期,或者未知日期。填写测量的体重、体长/身高,如条件允许,还可以测量孩子的头围、中上臂臂围、三头肌皮褶厚度和肩胛下皮褶厚度,分别进行评估。评估的结果直接在界面的下部显示。

"个体评估"模块没有"人体测量计算器"那么方便,但是应用"个体评估"模块,方便把每次评测的数据保存,还可以做纵向的生长发育曲线。打开"个体评估"模块后,会看到这样的界面:

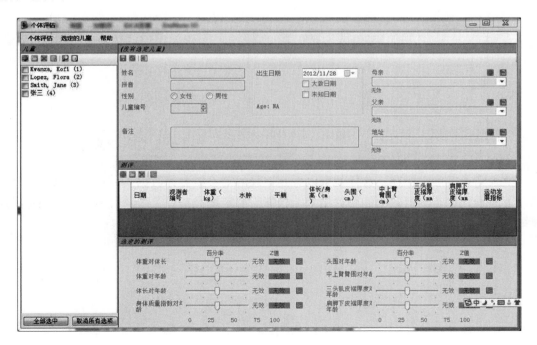

点击左侧区域上部绿色的 ✚ 键,就可以添加个人信息了。

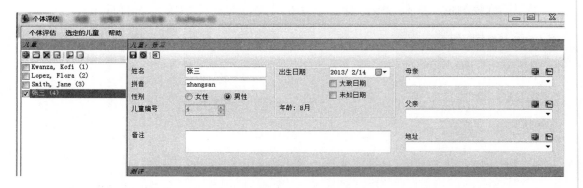

添加姓名、出生日期和性别,基本信息就建立完成了。

点击右侧区域中部的绿色 ✚ 键,在如下弹出页面中填写测评日期,孩子的体重、身长 /身高数值,以及其他的信息。如果孩子小于 24 月龄,测量方式应选择平躺。

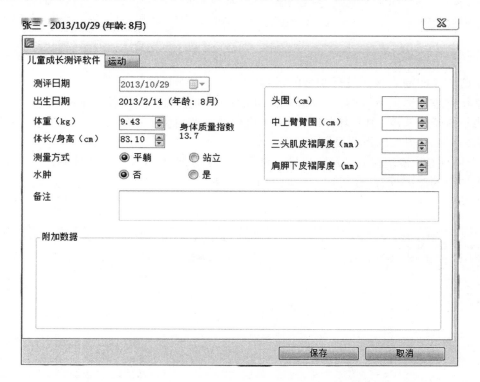

记录完成后点击保存。这样就可以看到记录的第一条测评数据了,点击这个数据,就可以在下面看到这条测评数据的测评结果。根据需要定期点击绿色 ✚ 键,为儿童定期记录测评结果。

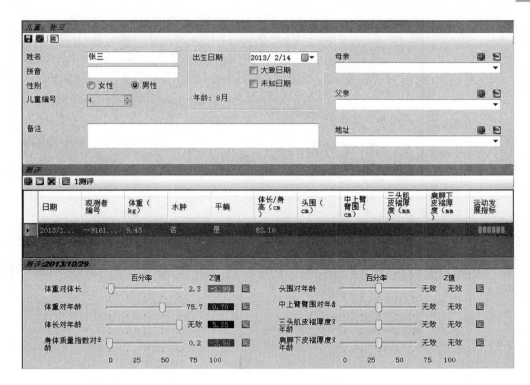

　　如果仅输入身长 / 身高、体重的信息就可以在结果栏看到四项结果依次为：身高别体重、年龄别体重、年龄别身高和年龄别身体质量指数。

　　Z 值中不同颜色提示不同的发育状况：

颜色	Z 值	判断
绿色	−1SD ≤ Z ≤ +1SD	正常
金色	−2SD ≤ Z ≤ −1SD，或者 +1SD ≤ Z ≤ +2SD	Z 为正值略偏高，Z 为负值略偏低
红色	−3SD ≤ Z ≤ −2SD，或者 +2SD ≤ Z ≤ +3SD	Z 为正值偏高，Z 为负值偏低
黑色	Z < −3SD，或者 Z 大于 +3SD	Z 为正值严重高，Z 为负值严重低

　　比如上图应用"人体测量计算器"模块进行测评的 11 月龄女孩，身长 73cm，体重 9kg，身体质量指数 16.9，身高别体重、年龄别体重、年龄别身高和年龄别身体质量指数四项结果 Z 值均为绿色，表示这个女孩发育十分正常。

　　而用"个体评估"模块的男孩张三，体重对年龄的 Z 值为绿色，说明体重发育正常，体长对年龄 Z 值为黑色，且数值为正，表示其体长很长，远远超过该年龄段的其他男孩，相应的体重对体长和身体质量指数就偏低了，但这种偏低是由于体长过分长造成的。

　　年龄别体重 Z 值显示为红色或者黑色，数值为正，那就要注意儿童已经超重或者肥胖了，需要控制能量摄入；如果数值为负，儿童为低体重，需要加强营养。身长别体重 Z 值显示为红色或者黑色，数值为负，则儿童生长迟缓。身高别体重 Z 值显示为红色或者黑色，应注意观察是否由于身高过高或者过低造成，如果不是，数值为负，那么儿童存在营养不良和消瘦的风险，数值为正，则需要控制儿童的体重了。

　　点击 Z-score 方框后面的彩色方块，还可显示各项指标的 Z-score 曲线。

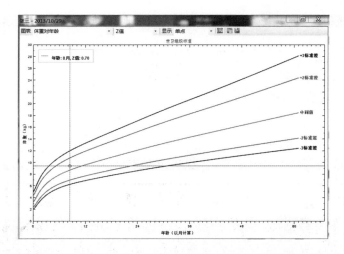

张三小朋友的年龄别体重的 Z 值图,横坐标代表年龄,纵坐标代表体重值,Z 值刚好在绿色的线(中间值)偏上一点,小朋友体重正常。

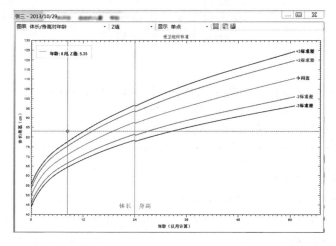

而年龄别体重 Z 值图中,Z 值比黑色的线还要偏上,说明张三小朋友比一般同龄的小朋友高。

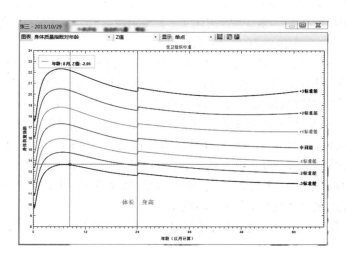

年龄别身体质量指数 Z 值几乎落在 -3 标准差的线上,说明以这个身高来讲,张三的体重就偏轻了,需要加强营养。

(孙 静 李 瑾 公维一)

参 考 文 献

1. GANNON A M, STAMPFLI M R, FOSTER WG, et al. Cigarette smoke exposure leads to follicle loss via an alternative ovarian cell death pathway in a mouse model. Toxicol Sci, 2012, 125 (1): 274-284.

2. 吴春丽, 王雪梅, 喻意, 等. 香烟烟雾诱导下的自噬对卵泡发育的影响. 中国细胞生物学学报, 2016, 38 (7): 879-885.

3. UNICEF. Tracking progress on child and maternal nutrition. http: //www. unicef. org/publications.

4. WEST, KP JR. Extent of vitamin A deficiency among preschool children and women of reproductive age. Nutr, 2002, 132: 2857S-2866S.

5. SOMMER A, WEST KP JR. Vitamin a deficiency: health, survival, and vision. New York: Oxford University Press, 1996.

6. PELLETIER DL. The relationship between child anthropometry and mortality in developing countries: implications for policy, programs and future research. Nutr, 1994, 124: 2047S-2081S.

7. SCHROEDER DG, BROWN KH. Nutritional status as a predictor of child survival: summarizing the associationand quantifying its global impact. Bull World Health Organ, 1994, 72: 569-579.

8. WHO. TheWHO Child Growth Standards. https: //www. who. int/childgrowth/standards/en/

9. Rigby RA, Stasinopoulos DM. Smooth centile curves for skew and kurtotic data modelledusing the Box-Cox power exponential distribution. Statistics in Medicine, 2004, 23: 3053-3076.

10. Cole TJ, Green PJ. Smoothing reference centile curves: the LMS method and penalized likelihood. Statistics in Medicine, 1992, 11: 1305-1319.

11. Ng M1, Fleming T1, Robinson M1, et al. Global, regional, and national prevalence of overweight and obesity in children and adults during 1980-2013: a systematic analysis for the Global Burden of Disease Study 2013. Lancet, 2014, 384 (9945): 766-781.

12. 中华人民共和国卫生部疾病预防控制局. 中国学龄儿童少年超重和肥胖预防与控制指南 (试用)。北京: 人民卫生出版社, 2008.

13. 常继乐, 王宇. 中国居民营养与健康状况监测 2010—2013 年综合报告. 北京: 北京大学医学出版社, 2016.

14. 中华人民共和国卫生行业标准. 人群健康监测人体测量方法, WS/T 424-2013.

15. 中华人民共和国卫生行业标准. 5 岁以下儿童生长状况判断, WS/T 423-2013.

16. 中华人民共和国卫生行业标准. 学龄儿童青少年营养不良筛查, WS/T 456-2014.

17. 葛可佑. 中国营养科学全书. 北京: 人民卫生出版社, 2004.

第三章　临床营养诊断

临床营养学是营养学的特定领域,也是临床医学的重要组成部分。随着临床医学与营养学的不断发展与融合,历经近百年的发展,营养治疗在临床综合治疗中发挥着越来越重要的作用,日益成为整体医疗体系中不可或缺的部分。

住院患者营养不良或医源性营养不良,是目前我国临床营养工作的最主要问题。营养不良使患者胃肠道完整性和功能下降,机体免疫状态受损,增加临床不良结局的发生风险,增加患者住院费用,延长患者住院时间。而营养不良临床诊断是营养治疗的首要环节。理论上对于所有疾病患者,营养治疗之前都应该进行营养评价和营养诊断,评估患者的整体营养状况,判定营养不良的严重程度以及可能发生的营养相关并发症的风险。同时根据患者的病情、疾病与营养素需要的关系以及患者的医疗资源条件,为其制订科学、有效的个体化营养治疗方案。

第一节　临床营养不良的三级诊断

临床营养工作中的营养不良,多数为因疾病或疾病治疗导致的膳食摄入减少或营养素吸收障碍导致的蛋白质-能量营养不良,其诊断需结合患者的临床表现、人体测量学指标、生化及免疫学指标进行综合判定。目前,世界范围内尚没有一个公认、通用的营养不良诊断方法和标准。本书介绍由我国临床营养专家综合现有的营养不良诊断方法,遵循集成创新的原则,于2015年提出推行的营养不良(特指临床营养不良)三级诊断系统。

营养不良的三级诊断是一个由浅入深的连续过程,由简单到复杂的过程,是一个集成创新的营养不良甄别系统。营养筛查、营养评估和综合评定既相互区别又密切联系,三者构成营养不良临床诊断的一个有机系统(图3-1)。

一、一级诊断——营养筛查

营养不良诊断的第一步即为营养风险筛查,是最基本的一步,也是每个住院患者都应该进行的项目。营养筛查是一个在全部患者中快速识别需要营养支持的患者的过程。

对于一般成年住院患者,推荐采用营养风险筛查2002(nutritional risk screening 2002, NRS 2002)进行营养风险筛查。NRS 2002总分≥3分说明患者存在营养风险,初步判定该患者需要营养宣教或制订营养治疗计划,但并不是实施营养治疗的指征。是否需要营养治疗应该进行进一步的营养评估。

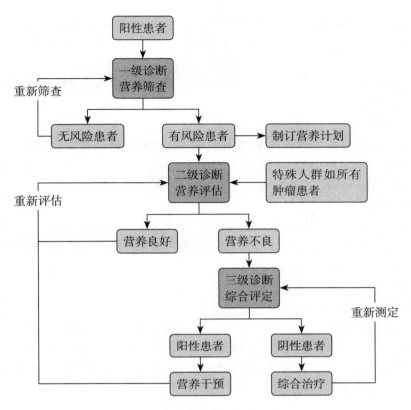

图 3-1　营养不良的三级诊断

二、二级诊断——营养评估

对营养筛查阳性,即有营养风险的患者,应该进行二级诊断,即营养评估。而对特殊患者如全部肿瘤患者、全部危重症患者及全部老年患者(≥65 岁),无论其一级诊断结果如何,均应该常规进行营养评估。营养评估的目的是确定该患者是否存在营养不良并判定其严重程度。

营养评估的方法非常多,目前国际上较为常用的方法有主观整体评估(subjective global assessment, SGA)、患者主观整体评估(patient generated subjective global assessment, PG-SGA)、微型营养评估(mini nutritional assessment, MNA)。针对不同人群实施营养评估时应该选择不同的方法。SGA 适用于一般住院患者,肿瘤患者推荐优先选择 PG-SGA;65 岁以上非肿瘤患者推荐选择 MNA。

三、三级诊断——综合评定

通过营养评估,患者的营养不良及其严重程度已经明确,临床上为了进一步分析营养不良的原因、营养不良类型及营养不良的后果,需要对患者实施进一步的调查,即综合评定。综合评定的内容包括摄食变化、应激程度、炎症反应、能耗水平、代谢状况、器官功能、人体组成、心理状况等方面。

营养综合评定中,通过多维度分析,将营养不良的原因分为需求增加、摄入不足、消化吸收障碍、代谢利用异常、消耗增多 5 类。将营养不良分为 4 型,即高能耗型营养不良与低能耗型营养不良、有应激的营养不良与无应激的营养不良,伴随炎症反应的营养不良与无炎症反应的营养不良,有代谢紊乱的营养不良与无代谢紊乱的营养不良;并从人体组成、体能、器官功能、心理状况、生活质量五个层次对营养不良的后果进行分析。

综合评定采用的方法即一般疾病诊断的常用手段,围绕营养相关问题进行病史采集、体格检查、实验室检查等。

（一）病史采集

1. **膳食史**　包括有无食欲减退、厌食、吸收不良、消化障碍以及能量与营养素摄入量。

2. **病理与营养素影响因素**　包括内分泌疾病、消化系统疾病、肿瘤、其他慢性疾病如肝硬化、肺部疾病和肾衰竭等。

（二）体格检查

体格检查的重点在于发现下述情况,判定其程度并与其他疾病鉴别:①肌肉萎缩;②肝大;③水肿或腹水;④皮肤改变;⑤毛发脱落;⑥维生素缺乏体征;⑦必需脂肪酸缺乏体征;⑧常量和微量元素缺乏体征;⑨恶病质等。

（三）心理调查

可采用医院焦虑抑郁量表,患者健康问卷等工具评估。

营养不良的三级诊断与其治疗密切相关。一级诊断在于发现风险,是早期,患者此时可能只需要营养教育,不需要人工营养;二级诊断是确诊营养不良,是中期,患者此时需要营养支持;三级诊断是营养不良严重阶段,可能已经影响了器官功能,此时需要营养治疗,而且往往是综合治疗（表 3-1）。

表 3-1　营养不良三级诊断

项目	一级诊断——营养筛查	二级诊断——营养评估	三级诊断——综合评定
内容	营养风险	营养不良及其严重程度的评估	营养相关参数、多维度综合评定
时机	入院 24 小时内	入院 48 小时内	入院 72 小时内
实施人员	护士	营养护士、营养医师、医生	不同学科人员
方法	简要营养相关病史 + 体重 /BMI	营养相关病史 + 营养相关体格检查	病史 + 体格检查 + 实验室检查 + 器械检查（上述均为与营养和代谢相关）
结果	定性	半定量	定量数据
目的	初步判断有无营养风险	明确有无营养不良及严重程度	确立营养不良类型及原因,了解营养不良对机体的影响
诊断结论	有、无营养风险	营养良好、营养不良（轻、中、重）	营养不良类型、原因,有无器官功能障碍
阳性患者处理	制订营养计划 实施营养评估	实施营养干预 进行综合评定	综合治疗

第二节　临床营养诊断评价方法及应用

营养不良的三级诊断是一个综合诊断体系,在临床实施的过程中需要应用相应的方法和技术手段,本节将对临床营养诊断中涉及的方法、技术、指标进行全面介绍。

一、营养风险筛查和营养评估量表

营养风险(nutrition risk)是指"现存或者潜在的与营养因素相关的导致患者出现不利临床结局的风险",营养风险是与临床结局密切相关。进行营养风险筛查,及时发现患者可能存在的营养风险,可预测患者可能的临床结局,并可监测患者对临床营养支持的效果。

临床上常用的营养风险筛查量表有营养风险筛查2002(nutritional risk screening 2002, NRS 2002)和营养不良通用筛查工具(malnutrition universal screening tools, MUST)。对于住院患者,最常用的营养风险筛查工具为 NRS 2002。

(一)营养风险筛查2002(NRS 2002)

NRS 2002 是中华医学会肠外肠内营养学分会推荐使用的住院患者营养风险筛查首选方法。它是在对 128 个随机对照研究进行系统分析的基础上确定的评分标准,具有高强度的循证医学基础。NRS 2002 具有简单易行、无创、无医疗耗费、花费时间少、不需过多培训等优势,同时,它将年龄也纳入营养风险因素之一。

1. **适用对象和筛查时机**　《临床营养风险筛查》(WS/T 427—2013)规定 NRS 2002 的适用对象为:年龄 18~90 岁、住院 1 天以上、次日 8 时前未行手术、神志清楚、愿意接受筛查的成年住院患者。适用对象在其入院 24 小时内进行临床营养风险筛查。首次筛查不存在营养风险的患者,可在入院一周后再次进行筛查。

2. **评定内容**　NRS 2002 包括营养状态受损情况、疾病严重程度、年龄三部分内容,见表3-2。

表 3-2　营养风险筛查表(NRS 2002)

类别	分值(分)	内容	评分
营养状态受损评分	0	正常营养状态	
	1	3 个月内体重下降 > 5% 食物摄入量比正常需要量低 25%~50%	
	2	2 个月内体重下降 > 5% 食物摄入量比正常需要量低 50%~75% BMI: 18.5~20.5kg/m^2	
	3	1 个月内体重下降 > 5% 食物摄入量比正常需要低 75%~100% BMI < 18.5kg/m^2 血清白蛋白 < 30g/L(无肝肾功能不全)	
疾病严重程度评分	0	正常营养需要量	
	1	需要量轻度增加:桡骨骨折、踝关节骨折、髋关节骨折、肝硬化、糖尿病、一般肿瘤、血液透析、慢性疾病急性发作或有并发症等虚弱但不需卧床患者	

续表

类别	分值（分）	内容	评分
	2	需要量中度增加：腹部大手术、骨盆骨折、脑卒中、重度肺炎、恶性肿瘤、腰椎手术、关节置换手术等需卧床	
	3	需要量重度增加：颅脑损伤、骨髓移植、ICU 患者（＞APACHE10 分）、机械通气者等重症患者	
年龄评分	0	＜70 岁	
	1	≥70 岁	
总分			

3. 评分及结果判定

（1）NRS 2002 总评分计算方法：每项评分内容的最后得分为该项最高评分分值，将营养状态受损评分、疾病产生程度评分和年龄评分三项相加所得分值即为 NRS 2002 总评分。

（2）NRS 2002 对于疾病严重程度的评分及定义。

1 分：营养需要量轻度增加；慢性疾病患者因出现并发症而住院治疗；患者虚弱但不需卧床；蛋白质需要量略有增加，但可以通过口服补充来弥补。

2 分：营养需要量中度增加；患者需要卧床，如腹部大手术后，蛋白质需要量相应增加，但大多数人仍可以通过肠外或肠内营养支持得到恢复。

3 分：营养需要量显著增加；患者靠机械通气支持，蛋白质需要量增加而且不能被肠外或肠内营养支持所弥补，但是通过肠外或肠内营养支持可以使蛋白质分解和氮丢失明显减少。

（3）结果判定

NRS 2002 总分≥3 分，表明患者存在营养风险，需进行营养评估。

NRS 2002 总分＜3 分，每周复查营养风险筛查。

（二）营养不良通用筛查表

营养不良通用筛查表（MUST）由英国肠外肠内营养学会多学科营养不良咨询小组于2000 年发布。最初是为社区应用而设计的，随后应用范围扩大，目前已成为不同医疗机构的营养风险筛查工具，用于诊断成年人营养不良及其发生风险的筛查。

该工具主要用于蛋白质 - 能量营养不良及其发生风险的筛查，主要包括三方面的内容：①体质指数；②体重下降程度；③疾病所致的进食量减少，见表3-3。

表 3-3　营养不良通用筛查表评分项目及标准

评分项目	标准	得分
BMI	＞20kg/m^2	0 分
	18.5~20kg/m^2	1 分
	＜18.5kg/m^2	2 分
体重下降程度	过去 3~6 个月体重下降＜5%	0 分
	过去 3~6 个月体重下降 5%~10%	1 分
	过去 3~6 个月体重下降＞10%	2 分
疾病原因导致近期禁食时间	≥5 天	2 分

将以上 3 项分数相加,0 分为低营养风险,1 分为中等营养风险,2 分为高营养风险;如得分 > 2 分,表明营养风险较高,需由专业的营养医师制订营养治疗方案。

(三)主观整体评估

主观整体评估(SGA),又称全面临床评估,是一种以详细的病史调查与临床检查为基础,省略人体测量和生化检查的营养评估方法。在重度营养不良时,SGA 与人体成分测定结果有较好的相关性。SGA 是美国肠外肠内营养学会推荐的临床营养状况评估工具,也是目前临床营养评估的"金标准"。此方法简便易行,适于在临床中推广(表 3-4,表 3-5)。

SGA 是一个主观评估工具,体征的评估并非通过测量获得,而是通过调查者的主观评定进行分级,使用者在评估前需要很好的培训才能保证评估的敏感度和特异度。

表 3-4 主观整体评估评分表

A. 历史评估
1. 体重变化和身高
目前身高:_____cm,体重:_____kg
过去 6 个月体重一共减轻_____kg,_____%
过去 2 周体重变化(使用 + 或 –)_____kg,_____%
2. 饮食变化(与平常相比)
无变化
改变持续时间:____天
饮食类型:次优固体饮食　低热量流食　饥饿
营养素补充剂:未使用　维生素补充剂　矿物质补充剂
3. 持续超过 2 周的胃肠道症状
无　恶心　呕吐　腹泻　空腹疼痛　进食疼痛
4. 活动能力
无活动障碍
活动障碍持续时间____天
活动障碍类型:勉强可以工作　可活动但不能工作　卧床
5. 合并疾病及其营养需求
主要诊断:_____
代谢需求:
无营养需要量增加　营养需要量中等幅度增加　营养需要量大幅度增加(烧伤,脓毒症,严重创伤)
B. 体征
(对于每一特定条目:0= 正常,1= 轻度的减少,2= 明确的减少)
皮下脂肪丢失(肱三头肌和腋中线区域)
肌肉萎缩(颞区、三角肌和股四头肌部位)
水肿(在脚踝和骶骨区域)
腹水
粘膜病变
皮肤和头发的变化(毛发的颜色和外观)

续表

SGA 得分_____

A：营养充足

B：中度营养不良 / 疑似营养不良

C：重度营养不良

表 3-5　主观整体评估评定标准

指标	A 级	B 级	C 级
近 2 周体重改变	无 / 升高	减少＜ 5%	减少＞ 5%
饮食改变	无	减少	不进食 / 低热量流食
胃肠道症状（持续 2 周）	无 / 食欲不减	轻微恶心、呕吐	严重恶心、呕吐
活动能力改变	无 / 减退	能下床活动	卧床
应激反应	无 / 低度	中度	高度
肌肉消耗	无	轻度	重度
三头肌皮脂厚度	正常	轻度减少	重度减少
踝部水肿	无	轻度	重度

结果评定：上述 8 项中，至少 5 项属于 C 级或 B 级者，可分别被评定为重度或中度营养不良。

（四）患者主观整体评估

患者主观整体评估（PG-SGA）是由美国学者 Ottery FD 于 1994 年提出，是专门为肿瘤患者设计的营养评估工具，是美国营养师协会用于肿瘤患者营养评估的首选方法。

1. **评估对象**　评估对象为年龄 18 岁以上的成年人，病理确诊为恶性肿瘤，神志清楚，无交流障碍，愿意接受评估，非濒临死亡。

2. **评估时机**　门诊的适用对象在其就诊时进行营养评估，住院的适用对象在其入院后 48 小时内进行营养评估。

3. **实施人员**　接受过培训的临床医师、临床营养师和护师。培训内容包括评估的程序、方法、内容、标准、结果判定及处理。

4. **评估内容**　PG-SGA 由患者自我评估和医务人员评估两部分组成，具体内容包括体重、进食情况、症状、活动和身体功能、合并疾病、应激、体格检查 7 个方面，前 4 个方面由患者自我评估，后 3 个方面由医务人员评估。本书中 PG-SGA 用表参考《中华人民共和国卫生行业标准 - 临床营养风险筛查》（WS/T555-2017），见表 3-6、表 3-7。

表 3-6　肿瘤患者主观整体营养评估表

1　体重			2　进食情况
1 个月内体重下降率	评分	6 个月内体重下降率	在过去的一个月里，我的进食情况与平时情况相比：
≥ 10%　5%~9.9%	4	≥ 20% 10%~19.9%	□无变化（0）
3%~4.9%	3	6%~9.9%	

续表

2%~2.9%	2	2%~5.9%	□大于平常（0）
0~1.9%	1	0~1.9%	□小于平常（1）我目前进食：
2周内体重无变化	0		□正常饮食（0）
2周内体重下降	1		□正常饮食，但比正常情况少（1）
第1项计分			□进食少量固体食物（2）
			□只能进食流质食物（3）
			□只能口服营养制剂（3）
			□几乎吃不下食物（4）
			□只能依赖管饲或静脉营养（0）
			第2项计分：＿＿＿＿＿＿

3 症状	4 活动和身体功能
近2周来，我有以下的问题，影响我的饮食：	在过去的1个月，我的活动：
□ 没有饮食问题（0）	□ 正常，无限制（0）
□ 恶心（1）　　□ 口干（1）	□ 与平常相比稍差，但尚能正常活动（1）
□ 便秘（1）　　□ 食物没有味道（1）	□ 多数时候不想起床活动，但卧床或坐着时
□ 食物气味不好（1）　□ 吃一会儿就饱了（1）	间不超过12小时（2）
□ 其他（如抑郁、经济问题、牙齿问题）（1）	□ 活动很少，一天多数时间卧床或坐着（3）
□ 口腔溃疡（2）　□ 吞咽困难（2）	□ 几乎卧床不起，很少下床（3）
□ 腹泻（3）　　□ 呕吐（3）	
□ 疼痛（部位）（3）	
□ 没有食欲，不想吃饭（3）	第4项计分：＿＿＿＿＿＿
第3项计分：＿＿＿＿＿＿	第1~4项计分（A评分）：＿＿＿＿＿＿

5. 合并疾病

疾病	评分
肿瘤	1
艾滋病	1
呼吸或心脏疾病恶病质	1
存在开放性伤口或肠瘘或压疮	1
创伤	1
年龄	评分
超过65岁	1
第5项计分（B评分）	

6. 应激

应激	无（0）	轻（1分）	中（2分）	重（3分）
发热	无	37.2~38.3℃	38.3~38.8℃	＞38.8℃
发热持续时间	无	＜72小时	72小时	＞72小时

续表

是否用激素（泼尼松）	无	低剂量（＜10mg/d泼尼松或相当剂量的其他激素）	中剂量（10~30mg/d泼尼松或相当剂量的其他激素）	大剂量（＞30mg/d泼尼松或相当剂量的其他激素）
第6项计分（C评分）				
7. 体格检查				

项目	0分	1分	2分	3分
肌肉状况 颞部（颞肌） 锁骨部位（胸部三角肌）肩部（三角肌） 肩胛部（背阔肌、斜方肌、三角肌）手背骨间肌 大腿（四头肌） 小腿（腓肠肌）总体肌肉丢失评分				
第7项计分（D评分）				
总分 =A+B+C+D_____				

表 3-7 肿瘤患者主观整体营养评估表体格检查评分标准

部位	检查要旨	0分	1分	2分	3分
颞部（颞肌）	让患者头转向一边，直接观察	看不到明显的凹陷	轻度凹陷	凹陷	显著凹陷
锁骨部位（三角肌）	看锁骨是否凸出及其凸出程度	青年男性看不到锁骨，女性及成年男性能看到但不凸出	部分凸出	凸出	明显凸出
肩部（三角肌）	手下垂，看肩部是否凸出，形状	圆形	肩峰轻度凸出	介于二者之间	肩锁关节方形，骨骼凸出
骨间肌	观察手背，拇指和食指对捏，观察虎口处是否凹陷	拇指和食指对捏时肌肉凸出，女性可平坦	平坦	平坦和凹陷	明显凹陷
肩胛骨（背阔肌、斜方肌、三角肌）	患者双手前推，看肩胛骨是否凸出	肩胛骨不凸出，肩胛骨内侧不凹陷	肩胛骨轻度凸出，肋、肩胛、肩、脊柱间轻度凹陷	肩胛骨凸出，肋、肩胛、肩、脊柱间凹陷	肩胛骨明显凸出，肋、肩胛、肩、脊柱间显著凹陷
大腿（股四头肌）		圆润，张力明显	轻度消瘦，肌肉较弱	介于二者之间	大腿明显消瘦，几乎无肌张力
小腿（腓肠肌）		肌肉发达	消瘦，有肌肉轮廓	消瘦，肌肉轮廓模糊	消瘦，无肌肉轮廓，肌肉松弛无力
肌肉消耗得分					

结果判定：PG-SGA 分级评估结果判断见表 3-8。分级营养建议为：

0~1 分，营养良好：目前不需要营养支持，在未来治疗中常规再评估。

2~3 分，可疑营养不良：营养医师、护士或其他医护人员对患者进行营养宣教。

4~8 分，中度营养不良：需要营养医师、医师、护士密切配合进行营养支持。

≥ 9 分，重度营养不良：急切需要营养支持来改善营养不良。

表 3-8　肿瘤患者主观整体营养评估表结果判定

总分	评判结果
0~1 分	营养良好
2~3 分	可疑或轻度营养不良
4~8 分	中度营养不良
≥ 9 分	重度营养不良

（五）微型营养评估

微型营养评估（MNA）与传统的人体营养评定方法及人体成分分析有良好的相关性。微型营养评估适用于所有老年人群。新版的 MNA 由 2 部分（2 个表格）构成。第 1 部分筛查由 6 个条目组成，第 2 部分评估由 12 个条目组成。进行评估时，分两步进行。

第 1 部分表格见表 3-9。

表 3-9　微型营养评估表——第 1 部分

	筛查内容	分值
A	既往 3 个月内，是否因食欲下降、咀嚼或吞咽等消化问题导致食物摄入减少？ 0= 严重的食欲减退　1= 中等程度食欲减退　2= 食欲减退	
B	最近 3 个月内体重是否减轻？ 0= 体重减轻超过 3kg　1= 不知道　2= 体重减轻 1~3kg　3= 无体重下降	
C	运动情况如何？ 0= 卧床或长期坐着　1= 能离床或椅子，不能出门　2= 能独立外出	
D	在过去 3 个月内是否受过心理创伤或罹患急性疾病？ 0= 是　1= 否	
E	是否有神经心理问题？ 0= 严重痴呆或抑郁　1= 轻度痴呆　2= 无心理问题	
F	BMI（kg/m^2）是多少？ 0= 小于 19　1=19~21　2=21~23　3= 大于或等于 23	
合计		

结果判定：

得分 ≥ 12 分，无营养不良的风险，不需要继续评估。

得分 ≤ 11 分，可能存在营养不良，需要继续评估，第 2 部分评估表见表 3-10。

表 3-10　微型营养评估表——第 2 部分

筛查内容	分值
G　是否独立生活？（不住在养老机构或医院） 0= 否　1= 是	
H　每日应用处方药超过三种？ 0= 是　1= 否	
I　有压力性疼痛或皮肤溃烂吗？ 0= 是　1= 否	
J　每日几餐？ 0=1 餐　1=2 餐　2=3 餐	
K　蛋白质的摄入量是多少？ 每日至少 1 份奶制品（牛奶、奶酪、酸奶）？　A 是　B 否 每周 2~3 份豆制品或鸡蛋？ 每日吃肉、鱼或家禽？ 0.0=0 或 1 个"是"　0.5=2 个"是"　1.0=3 个"是"	
L　每日能吃 2 份以上蔬菜或水果吗？ 0= 否　1= 是	
M　每日喝多少液体？（水、果汁、咖啡、茶、奶等） 0.0= 小于 3 杯　0.5=3~5 杯　1.0= 大于 5 杯	
N　喂养方式？ 0= 无法独立进食　1= 独立进食稍有困难　2= 完全独立进食	
O　对营养状况的自我评价如何？ 0= 营养不良　1= 不能确定　2= 营养良好	
P　与同龄人相比，你如何评价自己的健康状况？ 0.0= 不太好　0.5= 不知道　1.0= 一样好　2.0= 更好	
Q　上臂围（中点）（MAC）是多少？（cm） 0.0= 小于 21　0.5=21~22　1.0= 大于等于 22	
R　腓肠肌围（CC）是多少？（cm） 0= 小于 31　1= 大于等于 31	
合计	

结果判定：

总分 ≥ 24 分,营养状况良好。

总分 17~24 分,存在营养不良风险。

总分 < 17 分,明确存在营养不良。

二、膳食调查

患者在门诊就诊或临床营养治疗时,一般首先都需要进行膳食调查。调查到的数据可用于个体化分析,对患者进行整体营养状况的评估和个体化饮食方案的制订。调查内容有饮食结构、食物频率、膳食摄入量以计算每天能量和所需要各种营养素的摄入量,以及各种营养素之间的比例。还须了解患者的膳食史、膳食习惯、有无忌食、偏食以及食物过敏等情况。

调查方法:通常采用记录法、回忆法和化学分析法。

1. 记录法　一般用于住院患者肠内营养治疗监测进食情况。要求患者或其家属认真及时记录每日每餐吃、喝的各种食物种类及摄入量。记账法简便、快速、灵活,但对患者及其家属的依从性有较高要求。

2. 回忆法　对调查当日以前的一段时间内所吃的食物及摄入量进行调查。一般采用膳食回顾法,对营养门诊咨询患者以及营养宣传教育的住院患者,在制订饮食指导方案之前进行营养调查时使用。

膳食回顾法是由受试者尽可能准确的回顾调查前一段时间的食物摄入量。成年人在24 小时内对所摄入的食物有较好的记忆,一般认为 24 小时膳食的回顾调查最易取得可靠的资料,简称 24 小时回顾法。该法是目前最常用的一种膳食调查方法,一般采用 3 天连续调查。调查时一般由最后一餐开始向前推 24 小时。食物量可借助量具、食物模型或食物图谱进行估计。询问的方式可以通过面对面询问、使用开放式表格或事先编码好的调查表通过计算机程序等进行。

方法由于只依靠被调查者的记忆描述他们的膳食,因此不适合年龄在 7 岁以下的儿童和超过 75 岁的老年人。24 小时回顾法可用于患者个体的食物摄入状况调查,也可用于评价患者的营养素摄入量。

3. 化学分析法　是通过化学方法分析调查对象每日所摄入食物,测定所要观察的各种营养素及能量的方法。一般采用双份饭法。化学分析法常用于临床营养的科学研究工作。

三、人体测量

(一)身高的测量

1. 临床意义　通过测量患者身高,间接计算体表面积,从而估算基础代谢率。

2. 测量方法　有直接测量法和间接测量法。间接测量法:适用于不能站立者及卧床患者。

(1)上臂距:上臂向外侧伸直与身体呈 90°角,测量一侧至另一侧最长指尖距离。

(2)身体各部累积长度:用软尺测定腿、足跟、骨盆、脊柱和头颅的长度,各部分长度之和为身高估计值。

(3)膝高:屈膝 90°,测量从足跟底至膝部大腿表面的距离,用下述公式计算出身高。

男性身高(cm)=62.59–[0.01× 年龄(岁)]/[2.09× 膝高(cm)]

女性身高(cm)=69.28–[0.02× 年龄(岁)]/[1.50× 膝高(cm)]

(二)体重的测量

1. 临床意义　体重是营养评估中最简单、直接和常用的指标。疾病状态下可反映机体合成代谢与分解代谢的状态,同时受机体水分多少的影响。

2. 测量方法　被测者清晨空腹,排空大小便,穿单衣裤立于体重计中心,读数,以千克为单位。

3. 评估方法

标准体重法：也称理想体重，国外常用 Broca 公式计算标准体重，即标准体重（kg）= 身高（cm）–100。

4. 评估标准

实测体重占标准体重百分数 ±10%，为营养正常；> 10%~20%，为过重；> 20% 为肥胖；< 10%~20%，为瘦弱；< 20% 为严重瘦弱。

我国标准体重多用 Broca 改良公式，即标准体重（kg）= 身高（cm）–105，也可用平田公式，即标准体重（kg）=[身高（cm）–100]×0.9

（三）体重改变

可反映能量与蛋白质代谢状况，提示是否存在蛋白质能量营养不良。每日体重改变大于 0.5kg，往往提示体内水分改变的结果，有些患者出现水肿、腹水等，引起细胞外液相对增加，利尿剂的使用也会造成体重丢失，上述变化均非真正的体重改变。患者出现巨大肿瘤或器官肥大等，可掩盖脂肪组织和肌肉组织的丢失。在排除脂肪和水的变化后，体重改变实际上反映了瘦体群的变化。不同疾病的个体体内脂肪和蛋白质消耗比例不同，所以不同类型营养不良的患者，相同体重的丢失对预后可产生不同影响。评价体重改变时应将体重变化的幅度与速度结合起来考虑（表 3-11）。

表 3-11   体重改变的评价标准

时间	中度体重丧失	重度体重丧失
1 周	1%~2%	> 2%
1 个月	5%	> 5%
3 个月	7.5%	> 7.5%
6 个月	10%	> 10%

（四）体质指数

BMI 是目前最常用的体重 / 身高指数，是评价肥胖和消瘦的良好指标，同时也是反映蛋白质能量营养不良以及肥胖症的可靠指标。临床上体质指数的改变常提示疾病的预后，男性 BMI < 10kg/m² 、女性 BMI < 12kg/m² 者很少能够存活，BMI < 20kg/m² 可能高度提示临床转归不佳和死亡（表 3-12）。

计算公式：

$$BMI = \frac{体重（公斤）}{身高^2（米^2）}$$

表 3-12   我国成年人 BMI 判定标准

等级	BMI 值	等级	BMI 值
重度蛋白质 - 能量营养不良	< 16.0	正常	18.5~23.9
中度蛋白质 - 能量营养不良	16.0~16.9	超重	≥ 24.0
轻度蛋白质 - 能量营养不良	17.0~18.4	肥胖	≥ 28.0

（五）围度测量

围度测量包括上臂围、胸围、腰围、臀围等。

1. **上臂围** 上臂围可反映营养状况，且与体重密切相关。通过测定上臂紧张围与上臂松弛围，计算二者的差值，可反映肌肉的发育状况。一般差值越大说明肌肉发育状况越好，反之说明脂肪发育状况良好。上臂围可反映肌蛋白贮存和消耗程度，是快速而简便的评价指标，也能反映能量代谢的情况。

测量方法：测量时左臂自然下垂，用软皮尺先测出上臂中点的位置，然后测上臂中点周长。

正常值：我国男性为 27.5cm，女性为 25.8cm。

评估：测量值 > 正常值的 90% 为营养正常，90%~80% 为轻度营养不良，80%~60% 为中度营养不良，< 60% 为重度营养不良。

2. **上臂肌围** 上臂肌围是反映肌蛋白量变化的良好指标，也反映体内蛋白储存的情况，臂肌围和血清蛋白含量密切相关，在血清蛋白低于 28g/L 的患者中，87% 的患者臂肌围低于正常值。臂肌围也可作为监测患者营养状况好转或恶化的指标。

计算公式

上臂肌围（cm）= 上臂围（cm）-π × 三头肌皮褶厚度（cm）

正常值：我国男性为 24.8cm，女性为 23.2cm。

评估：测量值 > 正常值的 90% 为营养正常，90%~80% 为轻度肌蛋白消耗，80%~60% 为中度肌蛋白消耗，< 60% 为重度肌蛋白消耗。

3. **腰围** 腰围在一定程度上反映腹部皮下脂肪厚度和营养状态，是间接反映人体脂肪分布状况的指标。国际糖尿病联盟提出用腰围可作为判断代谢综合征的必需危险因子。

测量方法：

（1）被测者自然站立，平视前方，保持自然呼吸状态。

（2）要两名测试员配合，测试员甲选肋下缘最底部和髂前上棘最高点连线中点，以此中点将卷尺水平围绕一周，在被测者呼气末、吸气未开始时读数。测试员乙要充分协助，观察卷尺围绕腰的水平面是否与身体垂直，并记录读数。

评估：男性腰围应 < 85cm，女性 < 80cm

4. **臀围** 臀围是臀部向后最突出部位的水平围度，臀围的大小，不仅可以反映出人的体型特点，同时保持臀围和腰围的适当比例关系，对成年人体质和健康及寿命有着重要意义。

测量方法：

（1）被测者自然站立，臀部放松，平视前方。

（2）要两名测试员配合，测试员甲将卷尺置于臀部向后最突出部位，以水平围绕臀一周测量，测试员乙要充分协助，观察卷尺围绕臀部的水平面是否与身体垂直，并记录读数。

5. **腰臀比** 腰臀比是反映身体脂肪分布的一个简单指标，可预测被测者是否有患心脑血管疾病和糖尿病的风险。脂肪堆积在腰腹部比堆积在大腿和臀部对身体的危害大，腰臀比的理想比值是：男性为 0.85~0.90，女性为 0.75~0.80。我国建议男性 > 0.9，女性 > 0.8 为中心型（或内脏型、腹内型）肥胖。

（六）皮褶厚度

皮褶厚度可以反映人体皮下脂肪的含量，它与全身脂肪含量具有一定的线性关系，通过测量不同部位皮褶厚度来推算全身的脂肪含量,也反映人体皮下脂肪的分布情况。皮褶厚度的测量误差较大,一般要求在同一部位测定三次,取平均值。

皮褶厚度可测量三头肌皮褶厚度、肩胛下部皮褶厚度和腹部皮褶厚度。三头肌皮褶厚度是最常用的评价脂肪贮备及消耗的良好指标。

测量方法:在左上臂背侧中点,即肩峰至尺骨鹰嘴处的中点上约2cm处。测量者立于被测者后方,使被测者上肢自然下垂,测定者以左手拇指将皮肤连同皮下组织捏起,然后从拇指下测量1cm左右处皮褶厚度,应注意皮褶厚度计与上臂垂直。如患者为卧床,则将右前臂舒适的横置在胸部。

评估:所测数据可和同年龄的正常值相比较(表3-13)。40岁以上正常人可与理想皮褶厚度比较,此值男性为12.5mm,女性为16.5mm,测量值>正常值的90%为营养正常,80%~90%为轻度体脂消耗,60%~80%为中度体脂消耗,<60%为重度体脂消耗,若<5mm表示无脂肪可测,体脂消耗殆尽。如果测得数值超过标准值120%以上,则为肥胖。

表 3-13　我国三头肌皮褶厚度 /mm

年龄/岁	10~	20~	30~	40~	50~	60~	70~	80~	90~
10	5.5/7.0	6.5/8.6	7.7/9.7	8.8/10.8	10.0/12.0	11.7/14.0	13.7/16.0	15.1/18.0	19.0/21.5
11	6.5/7.5	7.4/8.6	8.3/9.7	9.1/10.8	10.0/12.0	12.0/14.4	14.0/16.6	16.0/18.8	21.0/24.5
12	6.0/7.5	7.6/9.6	8.7/10.7	9.8/11.8	11.0/13.0	13.3/15.0	15.6/17.0	17.8/19.0	22.5/22.5
13	5.5/8.0	6.6/9.7	7.7/11.1	8.8/12.6	10.0/14.0	12.3/16.6	14.6/19.1	16.8/21.0	21.5/26.5
14	5.5/9.0	6.6/10.7	7.7/12.1	8.8/13.6	10.0/15.0	12.0/17.0	14.0/19.0	16.0/21.0	20.5/25.0
15	5.5/9.5	6.4/11.7	7.3/13.1	8.1/14.6	9.0/16.0	11.8/18.3	14.7/20.6	17.6/22.8	22.5/27.0
16	4.5/9.0	5.6/10.7	6.7/12.1	7.8/13.6	9.0/15.0	12.1/17.3	15.3/19.6	18.4/21.8	23.5/25.0
17	4.5/10.5	5.4/12.6	6.3/13.7	7.1/14.8	8.0/16.0	9.7/18.8	11.4/21.7	13.1/24.6	17.0/28.5
21	4.5/10.5	5.7/12.7	7.1/14.1	8.6/15.6	10.0/17.0	12.3/19.3	14.6/21.6	16.8/23.8	21.5/28.0
30	5.0/10.5	6.7/13.0	8.1/15.0	9.6/17.0	11.0/19.0	13.8/21.8	16.7/24.7	19.6/27.6	24.5/31.5
40	5.0/12.0	6.8/15.1	8.6/17.4	10.3/19.7	12.0/22.0	14.8/24.8	17.7/27.7	20.6/30.6	25.0/35.5

引自:黎介寿主编.肠外瘘.2003.

(七)握力

握力是肌肉总体力量的一个指标。握力评价的是受试者肌肉静力的最大力量状况,主要反映前臂和手部肌肉的力量,因其与其他肌群的力量有关,测量握力,也可反映患者上肢肌力情况,间接体现机体营养状况的变化。握力适用于患者肌力和营养状态变化的评价。连续监测,以评估患者骨骼肌肌力恢复情况。

四、临床检查

临床检查是通过病史采集及体格检查来发现患者是否存在营养不良。

(一)病史采集

1. **膳食史**　包括有无厌食、食欲减退、进食困难、食物禁忌、吸收不良、消化障碍、进食量及能量与营养素摄入量等。

2. **影响营养状况的病史** 消化系统疾病如胃炎、消化性溃疡、胆石症、肠易激综合征、胰腺功能不全、结肠炎、慢性肝脏疾病;循环、呼吸系统疾病如心力衰竭、冠心病、慢性阻塞性肺炎等;感染性疾病如结核、骨髓炎、心内膜炎、肺脓肿、艾滋病等;内分泌代谢性疾病如甲亢、糖尿病等以及神经运动系统疾病如骨关节炎、帕金森病、脑卒中等。

3. **用药史及治疗手段** 包括激素类药物、免疫抑制剂、利尿剂、泻药、透析、放疗与化疗等。

4. 对食物的过敏及不耐受性。

(二)体格检查

通过体格检查,重点发现是否存在下述情况并判定其程度,同时与其他疾病鉴别:①肌肉萎缩;②水肿;③腹腔/胸腔积液;④毛发脱落;⑤皮肤改变;⑥必需氨基酸缺乏体征;⑦维生素缺乏体征;⑧常量和微量元素缺乏体征;⑨恶病质等。WHO专家委员会建议特别注意下列13个方面,即头发、面色、眼、唇、舌、齿、龈、面、皮肤、指甲、心血管系统、消化系统和神经系统(表3-14)。

表 3-14 营养素缺乏表现及其可能因素

部位	临床表现	可能的营养素缺乏
头发	干燥、变细、易断、脱发	蛋白质 - 能量、必需脂肪酸、锌
鼻	皮脂溢	烟酸、维生素 B_2、维生素 B_6
眼	眼干、夜盲症、Bitor 斑	维生素 A
	睑角炎	维生素 B_2、维生素 B_6
舌	舌炎、舌裂、舌水肿	维生素 B_2、维生素 B_6、维生素 B_{12}、叶酸、烟酸
牙	龋齿	氟
口腔	齿龈出血、肿大	维生素 C
	味觉减退、改变	锌
	口角炎、干裂	维生素 B_2、烟酸
甲状腺	肿大	碘
指甲	舟状指、指甲变薄	铁
皮肤	干燥、粗糙、过度角化	维生素 A、必需脂肪酸
	瘀斑	维生素 C、维生素 K
	伤口不愈合	锌、蛋白质、维生素 C
	阴囊及外阴湿疹	维生素 B_2、锌
	癞皮病、皮疹	烟酸
骨骼	佝偻病体征、骨质疏松	维生素 D、钙
神经	肢体感觉异常或丧失、运动无力	维生素 B_1、维生素 B_6
肌肉	萎缩	蛋白质 - 能量
生长发育	营养性矮小	蛋白质 - 能量
	性腺功能减退或发育不良	锌

五、实验室检查

实验室检查可提供客观的营养相关指标结果,并可确定营养素缺乏或过量的种类及程度。营养不良是一个逐渐发展的过程,人体中营养素及其代谢衍生物的含量的下降、组织功能的降低、营养素依赖酶活性的降低等均先于临床或亚临床症状的出现,因此实验室检查对早期发现营养素的缺乏具有重要意义。

(一)血浆蛋白测定

血浆蛋白水平可反映机体蛋白质营养状况。常用的指标包括白蛋白、前白蛋白、转铁蛋白、纤维素结合蛋白和视黄醇结合蛋白(表3-15)。

1. **白蛋白**   在应激状态下,血清白蛋白水平降低,如这种低水平维持一周以上,表示有急性营养不良。血清白蛋白低于35g/L,临床上常提示蛋白质营养不良。在术后或感染状况下,维持内脏蛋白的水平对患者的存活是非常重要的。白蛋白能有效预测手术风险。白蛋白的合成受很多因素的影响,在甲状腺功能减退、血浆皮质醇水平过高、出现肝实质病变及生理上的应激状态下,白蛋白的合成速度下降。白蛋白的半衰期约18~20天。

评价:35~50g/L为正常,28~34g/L为轻度不足,21~27g/L为中度不足,< 21g/L为重度不足。

2. **前白蛋白**   前白蛋白主要由肝脏合成的一种糖蛋白,参与机体维生素A和甲状腺素的转运及调节,具有免疫增强活性和潜在的抗肿瘤效应。前白蛋白迅速的转化速率使它能更加及时的反映营养状况和能量状况。在临床上常作为评价蛋白质-热量营养不良和反映近期膳食摄入状况的敏感指标。

评价:0.2~0.4g/L为正常,0.16~0.20g/L为轻度不足,0.10~0.15g/L为中度不足,< 0.10g/L为重度不足。

3. **转铁蛋白**   转铁蛋白为血清中结合并转运铁的β球蛋白。在高蛋白摄入后,其血浆浓度上升较快。能反映营养治疗后营养状态与免疫功能的恢复,该蛋白的改变较其他参数(血清白蛋白、体重、三头肌皮褶厚度)要快。血清转铁蛋白可反映缺铁性贫血等多种疾病。增多见于缺铁性贫血、急性肝炎、急性炎症、口服避孕药、妊娠后期。减少见于肾病综合征、肝硬化、恶性肿瘤、溶血性贫血、营养不良时。

评价:2.0~4.0g/L为正常,1.5~2.0g/L为轻度不足,1.0~1.5g/L为中度不足,< 1.0g/L为重度不足。

4. **视黄醇结合蛋白**   视黄醇结合蛋白(RBP)是一种低分子量的亲脂载体蛋白,属Lipocalin蛋白超家族成员。其功能是从肝脏转运维生素A至上皮组织,并能特异性的与视网膜上皮细胞结合,为视网膜提供维生素A。RBP可特异的反映机体的营养状况,是一项诊断早期营养不良的敏感指标。RBP与血清胆红素、白蛋白、凝血酶原时间相关,故较前白蛋白有更高的敏感性。在肝脏、肾脏疾病的早期诊断和疗效观察中有重要临床意义。正常值为40~70mg/L。

表 3-15 血浆蛋白的基本特征

血浆蛋白	分子量（D）	合成部位	血清正常值范围	生物半衰期
白蛋白	66 460	肝细胞	45（35~50）	18~20 天
转铁蛋白	79 550	肝细胞	3.3（2.6~4.3）	8~9 天
前白蛋白	54 980	肝细胞	0.3（0.2~0.4）	2~3 天
视黄醇结合蛋白	20 960	肝细胞	0.372 ± 0.0 073	12 小时
纤维结合蛋白	440 000	肝细胞及其他组织	1.82 ± 0.16	4~24 小时

（二）氮平衡

氮平衡可反映摄入氮能否满足体内需要及体内蛋白质合成与分解代谢情况,有助于营养治疗效果判断,是评价蛋白质营养状况的常用指标。每日摄入氮量经体内利用后的剩余部分及体内代谢产生的氮 90% 从尿中排出,其中主要形式是尿素,其余尿酸、肌酐、氨基酸及氨等为非尿素氮,每天丢失量约 2g,每天粪便氮丢失量为 12mg/kg,汗及毛发等氮丢失量为 5mg/kg。

计算公式：B=I–（U+F+S）

其中：B：氮平衡 I：摄入氮 U：尿氮 F：粪氮 S：皮肤等氮损失

一般认为成年人每日经肾脏排出非尿素氮 2g,粪氮丢失约 1g,皮肤丢失氮约 0.5g,故上式可写作：

氮平衡（g/d）= 蛋白质摄入量（g/d）÷ 6.25–（尿中尿素氮 +3.5）

当创伤和某些严重疾病发生时,尿中尿素氮和非尿素氮的排出量明显改变,此时应测总氮排出量,再计算氮平衡。

氮平衡（g/d）= 蛋白质摄入量（g/d）÷ 6.25–（尿总氮 +1.5）

当患者出现消化吸收功能紊乱时应分别检测尿总氮和粪氮,再计算氮平衡

氮平衡（g/d）= 蛋白质摄入量（g/d）÷ 6.25– 尿总氮 – 粪氮

评价：氮平衡为摄入氮和排出氮相等,提示人体代谢平衡；正氮平衡为摄入氮多于排出氮,适于生长发育期儿童；负氮平衡为摄入氮小于排出氮,提示饥饿或消耗性疾病。

24 小时尿氮测定：受试者于晨 6 时排尿并弃去,然后收集 24 小时内全部尿液,用生化分析仪测定。参考值：二乙酰 - 肟显色法为 1.8~6.8mmol/L；尿素酶 - 钠氏显色法为 3.2~6.1mmol/L。

（三）免疫功能

细胞免疫功能在人体抗感染中起重要作用。蛋白质 - 能量营养不良常伴有细胞免疫功能损害,这将增加患者术后感染率和死亡率。

1. 总淋巴细胞计数 总淋巴细胞计数是评定细胞免疫功能的简易方法。但一些原发性疾病,如心力衰竭、尿毒症、霍奇金病以及使用免疫抑制剂、肾上腺皮质激素等,均可使总淋巴细胞计数下降,临床上应结合其他指标综合评价。

计算公式：总淋巴细胞计数 = 淋巴细胞百分比 × 白细胞计数

评价标准：

正常：（2.5~3.0）× 10^9/L

轻度营养不良：（1.2~2.0）× 10^9/L

中度营养不良:$(0.8\sim1.2)\times10^9$/L

重度营养不良:$<0.8\times10^9$/L

2. 皮肤迟发型超敏反应　皮肤迟发型超敏反应是营养评估和细胞免疫功能判定的重要指标。

操作一般为在患者前臂表面不同部位皮内注射 0.1ml 抗原(一般一次用 2 种抗原),24~48 小时后测量接种处硬结的直径。常用的抗原包括链激酶、链道酶、流行性腮腺炎病毒毒素、白色念珠菌提取液、植物血凝素和结核菌素试验。

评价标准:直径大于 5mm 为正常。直径小于 5mm 时,表示细胞免疫功能不良,提示重度蛋白质营养不良。

(四)微量元素测定

1. 锌

临床意义:

增高:常见于不恰当的过多使用锌制剂、甲状腺功能亢进、嗜酸性粒细胞增多症。

降低:常见于酒精中毒性肝硬化、生长停滞、贫血、生殖功能减退、慢性肾病、慢性感染、营养不良和吸收不良等疾病。

测定:采静脉血 2ml,分离血清进行测定。

参考值:$10.7\sim22.9\mu$mol/L。

2. 铁

临床意义:

增高:红细胞破坏过多,如溶血性贫血;铁的利用减少,如再生障碍性贫血、巨幼红细胞性贫血;机体贮存铁释放增加,如急性肝炎、肝坏死;铁吸收增加,如长期反复输血、铁剂治疗等。

降低:体内总铁量不足,膳食中长期缺铁或吸收不良;铁的丢失增加:如急慢性失血(如胃溃疡、钩虫病、月经过多等);铁的需要量增加:如妊娠期、哺乳期妇女,婴儿生长期等;铁的运输机制障碍:如严重感染、恶性肿瘤、肝硬化等,使肝脏合成转铁蛋白减少。

测定:采静脉血 2ml,分离血清测定。

参考值:男性 $11\sim30\mu$mol/L;女性 $9\sim27\mu$mol/L;儿童 $9\sim22\mu$mol/L。

3. 铜

临床意义:

增高:见于甲亢、急慢性感染、结核病、恶性肿瘤、白血病、再生障碍性贫血、风湿及红斑狼疮等结缔组织病。

降低:常见于肝豆状核变性(Wilson 病)、低蛋白血症、肾病综合征、严重营养不良。

测定:采静脉血 2ml,分离血清测定。

参考值:男性 $11.0\sim22.0\mu$mol/L;女性 $12.6\sim24.3\mu$mol/L;儿童 $14.1\sim29.9\mu$mol/L。

(五)维生素测定

1. 维生素 B_1

测定:尿负荷试验:成年人 1 次口服 5mg 维生素 B_1 后,收集服后 4 小时尿。

参考值:$<100\mu$g 为缺乏,$100\sim200\mu$g 为不足,$>200\mu$g 为正常。

2. 维生素 B_2

测定:

（1）尿负荷试验：成年人 1 次口服 5mg 维生素 B_2 后，收集服后 4 小时尿。

（2）随机尿。

参考值：

（1）负荷试验：≤ 400μg 为缺乏，400~799μg 为不足，800~1 300μg 为正常。

（2）任意一次尿维生素 B_2/ 肌酐比值，< 27 为缺乏，27~29 为不足，80~269 为正常。

3. 烟酸

测定：

（1）尿负荷试验：成年人 1 次口服 50mg 维生素 PP 后，收集服后 4 小时尿。

（2）随机尿。

参考值：

（1）负荷试验：< 2.5mg 为不足。

（2）任意一次尿 N^1-MN/ 肌酐比值，< 0.5 为缺乏，0.5~1.59 为不足，1.6~4.2 为正常。

4. 维生素 C

测定：

（1）尿负荷试验：成年人 1 次口服 500mg 维生素 C 后，收集服后 4 小时尿。

（2）血浆维生素 C 含量：采静脉血 2ml 测定。

参考值：

（1）负荷试验：> 10mg 为正常，小于 3mg 为缺乏。

（2）维生素 C 含量：34~43μmol/L。

5. 叶酸

测定：采集静脉血 2ml，分离血清测定。

参考值：> 15nmol/L 为正常，7.5~15nmol/L 为不足，< 7.5nmol/L 为严重不足。

（六）脂肪酸分析

血清游离脂肪酸是脂肪水解的产物，测定血清脂肪酸可以了解脂肪代谢的情况，升高代表脂肪分解增加。

生理性升高：饥饿、运动、情绪激动时升高。

病例性升高：常见于肥胖及肢端肥大症、糖尿病、甲亢、心肌梗死、严重肝病等。

病例性降低：常见于甲减、腺功能低下、艾迪生病、垂体功能不全等。

测定：ACS-ACOD 酶法，参考血清游离脂肪酸试剂盒说明书操作。

参考值：0.3~0.9mmol/L。

（七）氨基酸分析

体液游离氨基酸的水平及改变，与某些疾病，如肝病、肝性脑病、肾病及某些先天性、代谢性疾病有关。特别是必需氨基酸与非必需氨基酸比值、支链氨基酸与芳香氨基酸比值的测定，在临床上具有一定的诊断和判断预后的意义。

测定：采用高效液相色谱法测定。

参考值：

磷酸丝氨酸（Pser）	48.93 ± 35.32	μmol/L
天冬氨酸（Asp）	10.14 ± 4.55	μmol/L
谷氨酸（Glu）	53.93 ± 15.03	μmol/L
羟脯氨酸（Hypro）	18.16 ± 12.09	μmol/L

丝氨酸（Ser）	148.10 ± 31.48	μmol/L
天冬酰胺（Asn）	88.98 ± 17.83	μmol/L
甘氨酸（Gly）	257.20 ± 55.41	μmol/L
β-丙氨酸（β-Ala）	7.11 ± 1.84	μmol/L
牛磺酸（Tau）	116.00 ± 29.42	μmol/L
组氨酸（His）	82.78 ± 9.42	μmol/L
瓜氨酸（Cit）	43.21 ± 10/29	μmol/L
苏氨酸（Thr）	118.30 ± 27.91	μmol/L
丙氨酸（Ala）	421.90 ± 95.19	μmol/L
β-氨基异丁酸（β-Aib）	18.12 ± 15.59	μmol/L
脯氨酸（Pro）	207.80 ± 66.23	μmol/L
精氨酸（Arg）	112.40 ± 29.65	μmol/L
1-甲基组氨酸（1-Mehis）	3.69 ± 1.27	μmol/L
3-甲基组氨酸（3-Mehis）	3.20 ± 1.03	μmol/L
α-氨基丁酸（α-Ab）	21.19 ± 6.53	μmol/L
酪氨酸（Tyr）	68.35 ± 11.03	μmol/L
缬氨酸（Val）	257.10 ± 39.83	μmol/L
蛋氨酸（Met）	32.33 ± 7.34	μmol/L
胱氨酸（Cys）	22.27 ± 9.97	μmol/L
异亮氨酸（Ile）	117.50 ± 87.31	μmol/L
亮氨酸（Leu）	127.70 ± 29.89	μmol/L
苯丙氨酸（Phe）	53.81 ± 8.52	μmol/L
色氨酸（Trp）	3.51 ± 0.93	μmol/L
鸟氨酸（Orn）	112.70 ± 36.48	μmol/L
赖氨酸（Lys）	207.60 ± 38.37	μmol/L
支链氨基酸/芳香氨基酸比值	3.185 ± 0.485	
必需氨基酸/非必需氨基酸比值	0.486 ± 0.054	

（八）生化检查

实验室生化检查常规项目，见表3-16。

表3-16　实验室生化检查常规项目

检测项目	英文缩写	正常值范围	临床意义
钾	K	血清钾 3.5~5.3mmol/L 尿钾 25~125mmol/L	高钾血症：①肾脏疾病；②高钾饮食、输入过多的高钾液体；③挤压伤、溶血、组织缺氧、酸中毒、糖尿病、胰岛素缺乏、洋地黄中毒、先天性高钾性周期性瘫痪 低钾血症：①急性肾衰多尿期、醛固酮增多症、药物作用、呕吐、腹泻、胃肠引流；②碱中毒、糖尿病酸中毒治疗恢复期、低钾性周期麻痹、心功能不全 尿钾增多：见于使用利尿剂，原发性醛固酮增多症

续表

检测项目	英文缩写	正常值范围	临床意义
钠	Na	血清钠 135~145mmol/L 尿钠 130~260mmol/L	高钠血症：①水摄入不足；②水丢失过多；③内分泌疾病 低钠血症：①慢性肾脏病合并酸中毒、使用利尿剂、呕吐、腹泻、出汗、严重烧伤、创伤；②心力衰竭、肝硬化、急慢性肾功能不全少尿期；③尿崩症、低醛固酮血症、肾上腺皮质功能减退；④颈髓损伤 尿钠测定常用于失水的鉴别诊断
钙	Ca	血清钙 成年人 2.1~2.8mmol/L 儿童 2.25~3.0mmol/L	升高：甲状旁腺功能亢进、多发性骨髓瘤、大量应用维生素 D 治疗 降低：原发性或继发性甲状旁腺功能低下、慢性肾功能不全、严重肝病、佝偻病、骨软化症、长期低钙饮食或吸收不良
磷	P	血清磷 成年人 0.8~1.6mmol/L 儿童 1.45~2.1mmol/L	升高：原发性或继发性甲状旁腺功能低下、慢性肾功能不全、维生素 D 摄入过量、多发性骨髓瘤、骨折愈合期 降低：甲状旁腺功能亢进、肾小管变性病变、佝偻病、骨软化症、长期腹泻、吸收不良、体内糖利用增加需大量磷酸盐参与磷酸代谢
镁	Mg	血清镁 成年人 0.67~1.03mmol/L 儿童 0.5~0.9mmol/L	升高：急慢性肾衰竭、甲状腺功能减退、甲状旁腺功能减退、多发性骨髓瘤、肾上腺皮质功能减退和严重脱水、糖尿病昏迷等 降低：摄入不足、丢失过多、内分泌疾病等
总蛋白	TP	60~80g/L	升高：脱水、水分摄入不足、腹泻、呕吐、糖尿病酸中毒、肠梗阻、烧伤、外伤性休克、急性传染病、多发性骨髓瘤、单核细胞性白血病、结核、梅毒、血液原虫病等 降低：出血、溃疡、蛋白尿、大面积烧伤和创伤恢复期、营养不良、低蛋白饮食、恶性肿瘤、恶性贫血、妊娠毒血症等
Γ-谷氨酰基转移酶	GGT	< 50U/L	明显升高：肝癌、阻塞性黄疸、肝硬化晚期、胰头癌 轻度升高：传染性肝炎、肝硬化、胰腺炎
总胆红素	T-BIL	0~18.8μmol/L	升高：肝细胞损害、肝内、肝外胆道阻塞、溶血病、新生儿溶血性黄疸
结合胆红素	D-BIL	0~6.84μmol/L	参考总胆红素
尿素氮	BUN	3.2~7.0mmol/L	升高：见于各种肾脏疾病 降低：进食量少，营养不良，低代谢状态
肌酐	Cr	53.0~106.0μmol/L	升高：见于各种肾脏疾病 降低：长期卧床、进食量少，营养不良，低代谢状态

续表

检测项目	英文缩写	正常值范围	临床意义
血糖	GLU	3.9~6.1mmol/L	升高：糖尿病、腺垂体功能亢进、肾上腺皮质功能亢进、甲状腺功能亢进、嗜铬细胞瘤、胰岛细胞瘤等，另有颅外伤、颅内出血、脑膜炎呕吐、腹泻、高热等
			降低：饥饿、剧烈运动后、注射胰岛素或口服降糖药后、胰岛 β 细胞瘤、脑垂体功能减退、肾上腺皮质功能减退、甲状腺功能减退、长期营养不良、肝炎肝坏死等
淀粉酶	AMY	35~135U/L	升高：急性胰腺炎、胰腺癌、胆道疾病、胃穿孔、肠梗阻
			降低：严重肝脏疾病（肝硬化、肝癌）
脂肪酶	LIP	23~300U/L	升高：急性胰腺炎、应用吗啡及某些胆碱功能药物

六、食物不耐受检测

临床意义：免疫系统对进入人体的某种或多种食物产生的过度保护性免疫反应，产生食物特异性 IgG 抗体。通过检测这种特异性抗体判断是否对该食物存在不耐受以及不耐受程度。

检测：常用的食物不耐受检测包括 14 项常见食物检测：牛肉、牛奶、鸡肉、猪肉、鳕鱼、大米、玉米、虾、蟹、大豆、鸡蛋、西红柿、蘑菇、小麦。

如果这些食物检测结果均为阴性，还可进行更全面的检测，目前最多可对以下 90 种食物进行检测：

龙虾	燕麦	柠檬	莴苣	小米	杏仁
蘑菇	杂色豌豆	麦芽	椰菜	苹果	利马豆
鳄梨	橄榄	香蕉	橘子	牡蛎	牛肉
大麦	越橘	欧芹	马铃薯	芥菜籽	荞麦
花生	黄油	美式乳酪	猪肉	菠萝	蔗糖
卷心菜	大米	桃	胡萝卜	哈密瓜	腰果
黑麦	菜花	红花籽	芹菜	鳟鱼	蛤
干酪	鸡肉	扇贝	芝麻	红辣椒	虾
鳎鱼	肉桂	巧克力	菠菜	大豆	鳕鱼
沙丁鱼	咖啡	南瓜	草莓	可乐豆	玉米
葵花子	青豆	白软干酪	牛奶	甘薯	螃蟹
黄瓜	红茶	烟草	大马哈鱼	茄子	大葱
酸乳酪	西红柿	羊奶	火鸡	葡萄	金枪鱼
柚子	小麦	黑胡桃	嫩豌豆	青椒	大比目鱼
啤酒酵母	蜂蜜	面包酵母	鸡蛋蛋白	鸡蛋蛋黄	瑞士干酪

测定：采集 1ml 外周静脉血，采用酶联免疫吸附法检测。

参考值：

针对检测得到的每种食物特异性 IgG 抗体浓度的不同，可对检测结果进行分级，分为阴性、轻度不耐受、中度不耐受和重度不耐受，见表 3-17。

表 3-17　食物不耐受检测结果分级

检测值	分级	判断
< 50U/ml	0	阴性
50~100U/ml	+	轻度不耐受
100~200U/ml	++	中度不耐受
> 200U/ml	+++	高度不耐受

七、静息能量消耗测定

合理的营养首先需要了解人体每日总能量消耗，以指导每天的能量摄入。静息能量消耗（resting energy expenditure REE）是反映机体能量代谢状况的重要指标，测定方法很多，常用的方法有直接测热法、间接测热法和双标水法。

（一）仪器

间接测热仪（代谢车）是由红外线二氧化碳分析仪、氧气分析仪、计算机、波形分析仪和收集气体装置组成。采用每次呼吸法测量通气量、氧气浓度、二氧化碳浓度，通过计算机辅助，得出机体在一定时间内的氧气消耗量和二氧化碳呼出量，根据 Weir 公式计算出机体的 REE。

（二）测定步骤

1. 于能量测试前一天留取 24 小时尿，并在测试前获得 24 小时尿总氮量。

2. 每日测试前，机器预热 30 分钟，并进行气体校正。而气流发生器的气流常数（flow constant）按操作手册规定每 6 个月校正设备 1 次，RQ 值也每 6 个月测试 1 次。环境湿度为 50%~65%，温度为 18~24℃，大气压为 101~102.4kPa（758~768mmHg），并将这些数据输入计算机，用于机器校正。

3. 测试前 60 分钟内受试者处于静息状态，测试时受试者静卧 30 分钟。事项预设前 5 分钟的数据由机器自动删除，以消除受试者测试开始时不适应所造成的误差。测试中，受试者要求尽量安静不动。

4. 测试时，让受试者戴上装有呼吸活瓣的面罩，受试者一定活动时间内呼出的气体。测试仪中的氧气分析仪和二氧化碳分析仪能自动测出单位时间内的耗氧量（VO_2）和二氧化碳的产生量（VCO_2）。

5. 根据呼气前后 O_2 和 CO_2 的变化，根据 Weir 公式计算机得出 REE。

八、人体成分分析

人体成分分析以其客观、无创、准确等优势在人体健康评估和临床疾病动态监测中得到广泛应用。

（一）仪器功能

人体成分分析仪结合身高、体重、性别、年龄等补偿系数，运用身体导电和绝缘的部分阻抗不同的原理计算身体内各成分的重量和比例,自动分析测试数据后,以图表方式直观表示身体健康状况(图 3-2)。

测量模式:①上半身模式,电流流经上半身,适用于腿部有残疾或不方便脱袜的患者,上半身模式的身体脂肪百分比反映了 94.0% ± 2.2% 的全身模式身体脂肪百分比。②全身模式,电流流经全身。

数据分析程序主要得出以下参数:身体水分总量、细胞内液、细胞外液、脂肪百分比、体脂含量、瘦体组织、体质指数、肥胖率、标准体重等。

(二)操作步骤

1. 测量时首先输入编号、姓名、年龄、身高等基本信息并保存;

2. 清楚测量位置和电极之间的汗水和其他物质;

3. 受试者着轻便装,脱去鞋袜,裸足立于测试仪上;

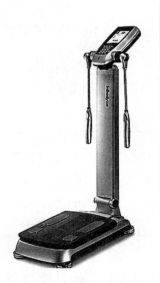

图 3-2　人体成分分析仪

4. 双手握住手部电极,拇指、手心及其余四指分别与相应电极点相接触;双足前掌、后跟分别踏在足部电极上;身体放松,上肢自然下垂;

5. 用拇指按下"开始"按钮 2~3 秒,开始测量;

6. 测试完毕自动打印报告。

为了保证测量结果的准确性,应注意以下问题:

1)受试者空腹或于餐后 2 小时,排空大小便,由专人测定。

2)测试前避免剧烈运动,以避免血液重新分布造成的影响。

3)应尽量穿轻便的衣服,不要随身携带较重的物品及饰品。

4)儿童可以测量,但体重一般不应低于 20kg。

5)截肢患者可以测量,但需要布置一个电极点,并对结果进行解释,作出具体说明。

6)妊娠妇女不宜进行测量,以免电流对胎儿造成不必要的影响,并影响分析结果。

7)安置心脏起搏器的患者不宜进行测量,以免电流影响起搏器功能。

(三)结果评估

1. **身高**　受试者赤足正常站立时身体的高度,由受试者输入。

2. **体重**　受试者直立仅着薄衣测定的身体重量。

3. **体脂百分比**　脂肪重量占身体总体重的百分比。正常范围:男性 15%~20%,女性 20%~30%。

4. **体脂含量**　身体脂肪的千克数,身体的实际脂肪重量。

5. **瘦体组织**　身体瘦体组织主要是水分、肌肉、蛋白质、骨骼、矿物质和重要的器官重量,代表体重中非脂肪部分的重量。

6. **身体水分总量**　由细胞内液及细胞外液组成,正常体内水分约占体重的 50%~70%。细胞内液和细胞外液比例为 2∶1。肾病、高血压、循环系统疾病、心脏病、全身或局部水肿和营养不良患者都存在水分不均衡现象。

7. **体质指数**　也称体重指数,介绍同前文。

8. **肥胖率**　根据标准体重的百分比来判断身体肥胖的程度,肥胖率 =(实测体重 − 标准体重)/ 标准体重 ×100%,标准体重 ±10% 属于正常范围。

9. **评估值**　实际值与标准值之间的差异,评估值 = 实际值 – 标准值,"+"号表示实际测量值高于标准值,要达到标准范围需要减少的量;"–"号表示实际测量值低于标准值,要达到标准范围需要增加的量。除不建议控制瘦体组织外,建议控制其他六项指标在正常范围之内。

10. **标准体重**　根据身高得出的标准体重总体重(kg),是由各个国家大量的数据统计处理结果得出的。

11. **基础代谢率**　每天维持基础代谢所需要的能量数。

12. **电阻抗**　人体电阻值(Ω),跟每个人的身体成分的量和分布有关,脂肪组织的阻抗高,瘦体组织的阻抗低。

13. **蛋白质**　体内蛋白质的重量(kg),蛋白质 = 肌肉重量 – 身体水分含量,占总重的14%~19%。

14. **肌肉重量**　肌肉重量(kg)= 瘦体组织重量 – 矿物质重量。肌肉重量为细胞内液、细胞外液及蛋白质的重量和。正常范围有个体差异。

15. **矿物质**　体内骨组织和电解质的重量(kg)。占体重的5%~6%。

16. **细胞内液**　存在于细胞内的液体(kg)。占体重的33%~47%,占细胞总水分的2/3。

17. **细胞外液**　存在于细胞外的液体(kg)。占体重的17%~23%,占细胞总水分的1/3。

（俞　丹）

参 考 文 献

1. 李增宁,石汉平. 临床营养操作规范. 4 版. 北京:人民卫生出版社,2016.

2. 周芸. 临床营养学. 4 版. 北京:人民卫生出版社,2017.

3. 焦广宇,蒋卓勤. 临床营养学. 3 版. 北京:人民卫生出版社,2010.

4. 石汉平,赵青川,王昆华,等. 营养不良的三级诊断. 肿瘤代谢与营养电子杂志,2015,2(2):31-36.

5. Cederholm T, Bosaeus I, Barazzoni R, et al. 营养不良诊断标准:ESPEN 共识声明. 临床营养学现状,2015,7(1):27-31.

第四章

营养缺乏病表征与诊断

第一节　蛋白质能量营养不良

营养不良包括蛋白质-能量营养不良、维生素或矿物质不足、超重、肥胖以及与饮食相关的非传染性疾病。营养不良在成年人和儿童中都有发生,但处于生长阶段的儿童更加敏感。据 WHO 估计,5 岁以下儿童有 1.55 亿发育迟缓,5 岁以下儿童死亡人数中约 45% 与营养不良有关。其中蛋白质-能量营养不良是临床上最常见的营养不良表现形式。蛋白质能量营养不良在世界各地都有发生,在不发达国家发病比较普遍,特别是在自然灾害与战争时期,食品和粮食供应不足时发病率更高,是影响小儿健康和导致死亡的严重疾病之一。早期识别营养不良可以及时进行干预。

蛋白质能量营养不良症(protein-energy malnutrition;PEM)是指一种因蛋白质和能量长期摄入不足所致的营养缺乏病。原因有以下几种:①摄入不足:饥荒、战争或经济落后造成食品匮乏或不平衡。精神失常、神经性厌食和上消化道梗阻等疾病患者不能如常人正常摄食。②消化吸收不良:伴发于其他疾病如顽固而长期的呕吐、腹泻及消化吸收障碍。③机体需要增加而供给不足:多见于婴幼儿、妊娠及哺乳期妇女。此外,甲状腺功能亢进症、肿瘤、结核、糖尿病等消耗性疾病均增加体内各种营养物质消耗,若补充不足也可发生蛋白质能量营养不良症。轻型的慢性蛋白质能量营养不良症常被忽视,它影响着小儿的生长发育、免疫功能,易患病又不易康复。严重的蛋白质能量营养不良症可直接造成死亡。

一、蛋白质能量营养不良症分型以及临床表现

蛋白质能量营养不良症(PEM)根据临床特征可分为①严重蛋白质缺乏(kwashiorkor);②严重能量摄入不足(marasmus),又称为消瘦衰弱症;③混合型(kwashiorkor marasmus)。

(一)严重蛋白质缺乏

此型热量主要由碳水化合物供给,蛋白质严重缺乏。"kwashiorkor"系非洲加纳语译音,译意为"红小孩",源自该病患儿毛发和皮肤常发红之故,此因食物中蛋白质和必需氨基酸严重不足,导致毛发由黑色变灰色或红色,皮肤粗糙。kwashiorkor 又被称为恶性营养不良综合征(malignant malnutrition syndrome)。恶性营养不良则表现为膳食中蛋白质缺乏突出,而热能的供应还是够的,主要表现为营养不良性水肿。水肿型以全身水肿为其特点。水肿先见于下肢、足背,渐及全身。患者体软无力、表情淡漠、食欲减退,常伴腹泻、肝脾肿大,有腹水。水肿型严重者可并发支气管肺炎、肺水肿、败血症、胃肠道感染及电解质紊乱,常是致死的原因。

(二)严重能量摄入不足

此型以能量缺乏为主,兼有蛋白质缺乏,表现为进行性消瘦、皮下脂肪减少、水肿及各器官功能紊乱。消瘦是由于长期在膳食中缺乏热量、蛋白质以及其他营养素的结果,或患者对食物的消化、吸收和利用有障碍所引起。其特点为消瘦、皮下脂肪消失、皮肤干燥松弛及失

去弹性和光泽,消瘦严重者呈"皮包骨头"样(skin and bones)。头发枯黄稀疏、容易脱落,双颊凹陷呈猴腮状。患者体弱无力,萎靡不振,脉搏细缓,血压、体温偏低,内脏器官萎缩,淋巴结易触及。小儿明显瘦小,烦躁不安,对冷敏感,严重者伴有腹泻、呕吐,并可导致脱水、酸中毒及电解质紊乱,常是死亡的原因。

(三)混合型

混合型营养不良是慢性营养不良发展到晚期的结果。绝大多数患者因蛋白质和能量同时缺乏,故临床表现为上述二型的混合。处在慢性疾病或饥饿状态下的患者,发生急性应激性疾患或经历严重的创伤或手术者,表现为内源脂肪与蛋白质储备均耗竭。混合型营养不良可导致器官功能的损害,感染及并发症的发生率增高,是一种可危及生命的营养不良。

二、蛋白质营养状况评价指标(诊断)

1. **体重**　蛋白质能量营养不良症会影响小儿的生长发育、体重减轻。Gomez 等曾提示:Ⅰ度营养不良的体重是标准体重的 75%~90%,Ⅱ度营养不良为标准体重的 60%~75%,Ⅲ度营养不良 < 60%,具有诊断意义。

2. **身高**　儿童时期身高呈直线上升,蛋白质能量营养不良症者上升连续减慢,一般与本地区平均身高比较为中下或下,才有诊断价值。中下即身高 X–2S~X–S,下指身高 X–2S 以下。但要注意综合分析,因为身高正常也可以发生蛋白质能量营养不良症;反之矮小者也非都是营养不良。

3. **体重 / 身高比值**

(1)适用于学龄前儿童的评价标准:Kaup 指数 = 体重(kg)/ 身高(cm)^2 × 10^4

肥胖 KAUP 指数 > 22.0;优良 KAUP 为指数 22~19;正常 KAUP 指数为 19~15;清瘦 KAUP 指数为 15~13;营养不良 KAUP 指数为 13~10;消耗性疾病 KAUP 指数 < 10。

(2)适用学龄后各年龄的评价标准:Rohrer 指数 = 体重(kg)/ 身高(cm)^3 × 10^7

过度肥胖 ROHRER 指数 > 156;肥胖 ROHRER 指数为 156~140;中等 ROHRER 指数为 140~109;瘦弱 ROHRER 指数为 109~92;过度瘦弱 ROHRER 指数 < 92。

4. **肢体周围长度**　上臂中部肌围长度的测量。上臂肌围(arm muscle circumference,AMC),是评价总体蛋白储存的较可靠的指标。假设上臂为圆筒,上臂骨径不计,测量上臂中点处的围长(arm circumference,AC)和三头肌部皮褶厚度(triceps skin-fold thickness,TSF)。

计算公式:AMC(mm)=AC(mm)–3.14 × TSF(mm)

AMC 评价标准:国际标准 25.3cm(男)、23.2cm(女)。测定值 > 90% 标准值为正常。上臂肌围测算简便,评价结果和其他蛋白质营养状况的评价结果有显著相关。但测量易有误差,由于上臂是纺锤形,即使同一人操作,上臂围和皮褶厚度两处合计测量误差约达10%。评价方法也是计算相当于正常标准值的百分率(%):正常值 > 90%,轻度营养不良80%~90%,中度营养不良 60%~80%,重度营养不良 < 60%。

5. **实验室检查**

(1)血浆白蛋白:正常值 > 35g/L,轻度缺乏为 28~34g/L,中度缺乏为 21~27g/L,重度缺乏时 < 21g/L。当血浆白蛋白浓度低于 28g/L 时,机体会出现水肿。

(2)运铁蛋白:血清运铁蛋白在体内的半衰期为 8~10 天,比白蛋白(约 20 天)短,故评价营养状况比白蛋白灵敏。正常值为 2.0~4.0g/L,轻度缺乏为 1.5~2.0g/L,中度缺乏为1.0~1.5g/L,重度缺乏 < 1.0g/L。

（3）前白蛋白：前白蛋白在体内的半衰期仅 2 天,故以之评价营养状况更灵敏,正常值为 200~400mg/L,轻度缺乏为 160~200mg/L,中度缺乏为 100~150mg/L,重度缺乏 < 100mg/L。

（4）血清氨基酸比值（serum amino acid ratio, SAAR）：在营养缺乏的早期,血清游离氨基酸模式会发生变化。血清氨基酸比值 = 甘氨酸 + 丝氨酸 + 谷氨酸 + 牛磺酸 / 亮氨酸 + 异亮氨酸 + 缬氨酸 + 蛋氨酸。其比值 > 3 时有诊断参考价值。

（5）尿素与肌酐比值：摄入低蛋白饮食时,尿中尿素排出减少,故比值下降。

（6）尿中羟脯氨酸排出量：羟脯氨酸的排出量与生长速率有关,营养不良儿童尿中的排出量减少。可以测定尿中羟脯氨酸和肌酐量,求出羟脯氨酸指数。羟脯氨酸指数 = 羟脯氨酸（μmol/ml）/ 肌酐 [μmol/（ml・kg）]。此指数在 3 岁以内比较恒定,学龄前儿童为 2.0~5.0,< 2 表示生长缓慢。

第二节　维生素 A 缺乏及过量

一、维生素 A 缺乏

维生素 A 缺乏病在亚洲、非洲、拉丁美洲等不发达国家中,因维生素 A 缺乏引起的眼干燥症而致盲的患者高达 1 000 余万。WHO 估计有 150 万儿童患维生素 A 缺乏病,有 7 000 万 ~ 8 000 万儿童患有亚临床的维生素 A 缺乏病,从而增加感染性疾病的发生和夭折的危险性;每年维生素 A 缺乏的儿童人数增加 50 万。维生素 A 缺乏与儿童期常见的感染所致的发病和死亡有关,是全球最主要的、也是可以预防的导致儿童期失明的病因。

维生素 A 缺乏（vitamin A deficiency）是指人体内维生素 A 水平不足以维持正常生理功能,血清（血浆）中视黄醇水平儿童（6 岁及以下）低于 0.35μmol/L,6 岁以上儿童及成年人低于 0.70μmol/L,并可能出现眼、皮肤等的病理改变。维生素 A 是维持一切上皮组织健全所必需的物质,其中以眼、呼吸道、消化道、尿道及生殖系统等上皮影响最显著。维生素 A 缺乏引起的以眼、皮肤改变为主的全身性疾病,其主要病理变化是全身上皮组织显现角质变性。眼部症状出现较早而显著,对暗适应能力降低,继之结膜、角膜干燥,最后角膜软化,甚至穿孔,出现夜盲（night blindness）、干眼症（xerophthalmia）及角膜软化症（keratomalacia）等症状。本病多见于营养不良及长期腹泻的婴幼儿,发病高峰多在 1~4 岁,6 岁以上较少见,亚非发展中国家均多见此病。

（一）维生素 A 缺乏的主要原因

1. **饮食不当**　婴儿初生时其肝脏储存的维生素 A 很少,很快被消耗尽,但初乳中含量极高,人乳和牛奶是婴儿所需维生素 A 的主要来源,其他食物如蔬菜、水果、蛋类和肝等都能供给足够的维生素 A,故适当地饮食能给供足够的维生素 A,不至于引起缺乏。但婴儿时期食品单纯,如奶量不足,又不补给辅食,容易引起亚临床型维生素 A 缺乏症。乳儿断奶后,若长期单用米糕、面糊、稀饭、去脂乳类等食品喂养,又不加富含蛋白质和脂肪的辅食,则可造成缺乏症。

维生素 A 多存在于动物性食品,如乳类及乳制品、蛋类、动物肝脏中,如果此类食品摄入较少,则维生素 A 摄入多半依靠由植物来源的胡萝卜素供应,但胡萝卜素的可利用率是很低的,因此对一些较贫困的地区或素食、偏食者会造成摄入不足。小儿出生后以母乳或牛乳喂养者,以后又及时添加辅助食品,如蔬菜、水果、蛋类、动物肝脏,一般不会引起维生素 A 缺乏。

2. **消化系统疾病**　消化系统的慢性疾病如长期腹泻、慢性痢疾、肠结核、胰腺疾病等可影响维生素 A 的吸收。肝脏是维生素 A 代谢和储存的主要器官,胆汁中的胆酸盐能乳化脂类,促进维生素 A 的吸收,并能加强 β- 胡萝卜素 -15,15' - 加氧酶的活性,促进其转化为视黄醇,故患肝胆系统疾病如先天性胆道闭锁、慢性肝炎时,易致维生素 A 缺乏症。对各种病毒所致的肝炎或并发于感染疾患的中毒性肝炎,也可引起维生素 A 缺乏症,应加以警惕。

慢性消化系统疾病,如长期腹泻、慢性菌痢、慢性结肠炎、肠结核、肝胆系统及胰腺疾病等,会引起胃肠功能紊乱、胆汁和胰酶分泌减少,影响维生素 A 的吸收。肠道寄生虫病也可干扰小肠对维生素 A 的吸收。维生素 A 与胡萝卜素都是脂溶性维生素,所以小肠的吸收与膳食中的脂肪有密切关系,如果脂肪含量低,则会影响维生素 A 的吸收。维生素 A 约 90%储藏在肝脏中,所以肝脏疾病者会减少维生素 A 的储存。

3. **消耗性疾病**　如慢性呼吸道感染性疾病、迁延性肺炎、麻疹等,在维生素 A 摄入不足的基础上,因维生素 A 消耗增加而出现缺乏症状。此外,长期摄入矿物油(如液体石蜡等)、新霉素及氨甲蝶呤等药物也能影响维生素 A 的吸收。恶性肿瘤、泌尿系统疾病可增加维生素 A 的排泄。蛋白质缺乏影响视黄醇转运蛋白的合成,致维生素 A 在血浆中浓度降低,从而发生缺乏症状。

一些消耗性疾病和急慢性感染病,如麻疹、猩红热、肺炎、肺结核等,因高热促使分解代谢增加,再则患者食欲减退及消化吸收不良可使摄入不足。此外恶性肿瘤和泌尿系统疾病,可增加维生素 A 的排出。

4. **甲状腺功能低下和糖尿病**　都能使 β 胡萝卜素转变成视黄醇的过程发生障碍,以致维生素 A 缺乏,而血液与皮肤都累积较大量的胡萝卜素,很像黄疸,但球结膜不显黄色。

5. **锌缺乏**　与维生素 A 结合的前白蛋白及维生素 A 还原酶都降低,使维生素 A 不能利用而排出体外,也可发生维生素 A 缺乏症。近年报道营养状况改变,对维生素 A 的利用也有影响。

(二)维生素 A 的主要功能

1. 构成视觉细胞内的感光物质,维持暗光下的视觉功能。人体视网膜中的杆细胞含有感光物质视紫质(rhodopsin),这是由 11- 顺型视黄醛(11-cis retinaldehyde)和视蛋白(opsin)结合而成,是暗光下视物必需的物质。此种结合是连续反应,需要酶和能量。一个视紫质分子内只有一个视黄醛分子。视紫质经光照后,11- 顺型视黄醛变成全反型视黄醛(all-trans retinol),后者不能与视蛋白结合,而与它分离,这个过程称为漂白。此时在暗处不能看清物体。经过一系列化学反应又变成 11- 顺型视黄醛,再与视蛋白重新结合成视紫质,它是感弱光物质,其合成减少时,人体对弱光敏感度降低,暗适应力减弱,严重者产生夜盲。视紫质需不断再生更新,故需不断补充维生素 A 以维持对暗适应的能力。

2. 维持细胞膜的稳定性,保持皮肤及黏膜上皮细胞的完整与健全;

3. 促进骨骼与牙齿的正常生长;

4. 增强机体免疫功能及屏障系统抗病能力;

5. 维持生殖系统正常功能;

6. β- 胡萝卜素可减轻红细胞卟啉病患儿对光的敏感度,从而使症状减轻。

当维生素 A 缺乏时,上述生理过程不能正常进行,从而导致一系列临床表现。

(三)临床表现

若食物中维生素 A 缺乏或有吸收障碍,可在数星期内出现症状。小婴儿患先天性胆道梗阻、婴儿肝炎综合征,若并发肺炎则可在短时间内出现眼干燥症,应及早注意。

1. **眼部症状** 最早的症状是在暗环境下视物不清、定向困难、出现夜盲,若不仔细检查容易忽略。经数周至数月后,结膜与角膜逐渐失去光泽,稍在空气中暴露,就干燥异常。尤以贴近角膜两旁的结膜出现变化最早,干燥而起皱褶,角质上皮逐渐堆积,形成大小不等的形似泡沫的白斑,称为结膜干燥斑,又称毕脱氏斑(Bitot's spot)。此时泪腺上皮细胞变性,泪液分泌减少,加之泪腺管被脱落的上皮细胞阻塞,眼泪更少。患儿畏光,自觉眼干不适,眼部疼痛,有轧砂感,经常眨眼,或用手搓揉,易致继发感染。角膜渐变干燥、混浊、发生白翳而软化。病情进展,角膜可发生溃疡,在数日至数周内出现坏死、穿孔、虹膜外脱及角膜瘢痕形成,终至失明,视网膜亦有病变,出现眼底干燥,两眼一般同时得病,有时两眼先后发病,单侧发病的仅偶见。眼部症状虽然在大多数病变出现较早,但较大儿童的眼症状常出现于其他症状之后。

2. **皮肤表现** 皮脂腺分泌减少,皮肤干燥(xerosis)、脱屑,在肩部和上臂、大腿的伸侧最明显。角化物充满于毛囊腔内,且突出于表皮,故抚摸时有鸡皮疙瘩或粗沙样感觉,于四肢伸侧及肩部最为显著。4岁以下的婴儿少见此症状。此外,尚有指甲出现纵嵴,指甲多纹,失去光泽,易折裂,毛发干脆易脱落,牙釉发育不良等。毛囊周围出现棘状丘疹。

3. **其他表现** 由于维生素A缺乏时呼吸道及泌尿道上皮增殖和角化以及免疫功能下降,易引起呼吸道继发感染和脓尿。舌味蕾因上皮角化味觉功能丧失,影响食欲,有的患儿可有呕吐。婴幼儿时期可见体格发育迟缓。严重缺乏维生素A时可见血细胞生成不良形成贫血,用足量铁治疗不能纠正贫血。有报道小婴儿可发生呛奶,加用维生素A后症状控制。

由于呼吸道、消化道、泌尿道的上皮增殖和角化,加之分泌型免疫球蛋白SIgA和眼泪、唾液中的溶菌酶含量降低,容易发生继发感染。男性和女性生殖功能下降。

儿童生长发育迟缓,常伴有其他维生素缺乏症。

(四)诊断

根据临床表现和实验室检查即可确诊。

1. **症状及体征** 眼部有明显症状的,结合喂养史,慢性消化系统或消耗性疾病史,诊断并不困难。因维生素A缺乏时常有并发症,故凡营养不良、慢性腹泻、慢性痢疾、或麻疹后长期忌嘴,患儿有畏光、眨眼者应仔细检查眼部。年长儿应注意皮肤的改变。早期及非典型的病例,眼部的变化较轻,特别在婴幼儿期容易忽略。

2. **实验室检查**

(1)血清维生素A含量测定:血清维生素A测定是常用的指标,成年人血清维生素A正常范围为1.5~3μmol/L(430~860μg/L),由于维生素A储存降低者其血清水平可能正常,所以不能作为维生素A营养充足的标准。

(2)尿液检查:计数上皮细胞,如每立方毫米上皮细胞超过3个以上(尿路感染除外)有助于诊断。方法是取新鲜中段尿约10mg加1%龙胆紫溶液数滴,摇匀,做上皮细胞计数。每立方毫米的正常尿至多含上皮细胞3枚;超过3枚以上者除泌尿系炎症外,可表示维生素A缺乏。用高倍显微镜检查尿沉淀,更可测知上皮细胞角质变性的程度。

(3)血浆视黄醛结合蛋白(RBP)测定:它能较好反映维生素A的水平。正常成年人为40~70mg/L。

3. **其他辅助检查**

(1)相对剂量反应试验:当血清中维生素A浓度在正常范围时,肝脏维生素A已有耗尽的可能,因此采用维生素A的相对剂量反应(relative dose reation,RDR)法,间接评价个体体内维生素 A 的贮存量。方法：口服 1 000μg 视黄基酯，分别于口服前和口服后 5 小时测定血清维生素 A 浓度。若服后 5 小时，RDR（%）≥ 20%，表示肝脏内维生素 A 的贮存已处于临界状态。用此方法可以进一步确定亚临床状态维生素 A 缺乏。

（2）生理盲点的测定：生理盲点是判断维生素 A 营养状况的一个较灵敏的指标，缺乏时生理盲点扩大，经治疗该盲点缩小，同时可见视力恢复正常。

（3）视网膜电流图：阈值发生改变，同时 b 波变小。

（4）暗适应测定：选用 Goldman-Weekers 暗适应计、Feldman 暗适应计或 YAZ 型暗适应计均可。缺乏者暗适应能力减退，瞳孔对光反应迟缓。

二、维生素 A 过量

维生素 A 过量（别名：维生素 A 中毒）是由于一次摄入大量的维生素 A，引起急性维生素 A 中毒，表现为在 24 小时内即引起暂时性的颅内压增高，出现恶心、呕吐、嗜睡、前囟隆起等症状。停用后症状可渐消失。如长期摄入较大量的维生素 A 或鱼肝油，也会出现维生素 A 过多症，表现为食欲减退、皮肤痒、毛发脱落、易激动、骨和关节疼痛等症状。

（一）维生素 A 过量的主要原因

曾报道探险家进食北极熊肝、海豹肝和鲨鱼肝而发生急性中毒症状，因这些动物肝维生素 A 含量极高，如北极熊肝每克含维生素 A 高达 13 000~18 000IU。现今多为意外或误用大剂量维生素 A 而致急性中毒。长期大量补充维生素 A，或用大剂量维生素 A 长期治疗皮肤病，如鱼鳞病及一些角化过度性皮肤病，可发生慢性中毒，如每天摄入维生素 A 5 万 ~50 万 IU 以上，可发生中毒症状。

（二）诊断

根据临床表现和实验室检查即可确诊。

1. 症状及体征 成年人急性中毒症状常在食用中毒剂量后数小时发病，出现恶心、呕吐、严重头痛、视物模糊或复视、眩晕、迟钝、嗜睡等，次日起渐出现皮肤脱屑，范围扩展而变得广泛。婴儿急性中毒的表现为嗜睡、呕吐和颅内高压引起的前囟膨出。慢性中毒表现为皮肤干燥、粗厚、脱屑伴瘙痒、口唇干裂、弥漫性脱发、头发变粗，并累及其他终毛和毳毛，而毛囊角化、红斑和紫癜较少见，偶见斑状或弥漫广泛色素沉着。其他有疲劳、困倦、烦躁、头痛、厌食、神经炎，亦可发生类似严重抑郁症或精神分裂症样的改变。骨关节有疼痛、压痛、骨质增生、四肢肿胀、活动受限。因肝损害而有肝脾肿大、门静脉高压和腹水。婴儿慢性中毒尚有体重下降。

2. 实验室检查

（1）血清维生素 A：正常成年人空腹时血清维生素 A 正常范围为 1.5~3μmol/L（430~860μg/L），患者血浆维生素 A 含量明显增高。

（2）X 线：显示长骨骨膜下有新骨形成，软骨破坏。

第三节 维生素 D 缺乏及过量

一、维生素 D 缺乏

维生素 D 主要存在于乳、蛋黄、鱼肝油和肝等动物性食品中，一般成年人的供给量为

400IU（每1IU相当于0.025μg）。引起维生素D缺乏的原因是供给不足；日照不够；消化吸收不良（胃肠疾病和手术，胆汁缺乏，患脂肪痢、吸收不良综合征等）；生理和病理需要量增加（婴幼儿、孕妇、哺乳、骨折或外伤、骨科手术）；肝肾功能不良或有病，维生素D不能转变为活性产物，影响其贮存和再吸收；一些镇静剂、安眠药和抗惊厥药能使1,25-二羟维生素 D_3 失活，甲状旁腺功能减退等引起继发性维生素D缺乏。在机体的钙、磷代谢中，维生素D起重要的调节作用，所以维生素D缺乏病的发生与钙、磷代谢有密切的关系，对机体的影响是全身性的，其突出的表现是佝偻病（rickets）或骨软化症（osteomalacia）的发生。

佝偻病和骨质软化症都是由于膳食中缺乏维生素D或人体缺少阳光照射，体内维生素D的合成减少，造成维生素D缺乏，从而形成骨的钙化异常。前者多见于儿童，后者多发生于成年人，尤其是妇女，特别是怀孕或哺乳的妇女。

（一）维生素D缺乏的主要原因

1. 日光照射不足　如果有充足的紫外线照射，人的皮肤能产生足够的维生素D。产生维生素D的量与紫外线的强度、照射时间和皮肤暴露的面积成正比。在冬春季节因寒冷缺少户外活动或在多雾地区、工业城市空气污染严重、高楼林立都可使紫外线照射不足。

2. 维生素D摄入不足　多见于在2岁前未进食有维生素D强化奶制品的婴幼儿和长期母乳喂养又没有及时补充鱼肝油的小儿。小儿由于生长发育迅速易引起相对缺乏，尤其在早产儿、双胎和低出生体重儿出生时体内维生素D、钙、磷储存少，出生后生长快易患佝偻病。多次妊娠和长期哺乳的母亲体内储备钙大量消耗，若维生素D摄入不足很快出现骨软化病。

3. 维生素D吸收不良及活化障碍　慢性乳糜泻、肝、胆、胰疾病影响维生素D的吸收利用。在老年人由于皮肤合成维生素D的效率降低和肠道维生素D的吸收率下降使骨质疏松症加剧。肝、肾严重病变影响维生素D羟化为活性的1,25-$(OH)_2D_3$ 和1,25-$(OH)_2D_2$。维生素D依赖性佝偻病为常染色体隐性遗传综合征，Ⅰ型25-$(OH)D_3$-1α-羟化酶的功能受损，Ⅱ型系基因突变致1,25-$(OH)_2D_3$ 受体损害。苯巴比妥药物可诱导肝微粒体酶改变，使维生素 D_3-25-羟化酶的活性下降，并促进胆汁分泌，使维生素D降解加快，从而降低血清中维生素D和25-(OH)-D_3 的浓度。

（二）临床表现

佝偻病和骨软化病是维生素D缺乏在临床特有的表现。佝偻病发生于生长发育中的婴幼儿及儿童时期。骨软化症发生于成年人，临床表现存在明显的差别。

1. 佝偻病

（1）症状：精神神经症状见于佝偻病的活动初期和极期。小儿易激惹、烦躁、睡眠不安、夜惊、夜哭、多汗，由于汗水刺激，睡时经常摇头擦枕，以致枕后脱发（枕秃）。随着病情进展，出现肌张力低下，关节韧带松解，腹部膨大如蛙腹。患儿动作发育迟缓，独立行走较晚。重症佝偻病常伴贫血、肝脾肿大、营养不良、全身免疫力减弱，易患腹泻、肺炎，且易成迁延性。患儿血钙过低，可出现低钙抽痉（手足搐搦症），神经肌肉兴奋性增高，出现面部及手足肌肉抽搐或全身惊厥，发作短暂约数分钟即停止，但亦可间歇性频繁发作，严重的惊厥可因喉痉挛引起窒息。

（2）骨骼改变：随着病情进展，出现骨骼改变，多见于佝偻病活动极期。骨骼的改变与年龄、生长速度与维生素D缺乏程度等因素有关：

1）头部颅骨软化多见于3~6个月婴儿，以枕骨或顶骨为明显，手指压迫时颅骨凹陷，去掉压力即恢复原状（如乒乓球感觉）；6个月后颅骨增长速度减慢，表现为骨膜下骨样组织增生，额骨、顶骨隆起成方颅、严重时尚可呈十字颅、鞍状颅。此外尚有前囟迟闭，出牙迟，齿质不坚、排列不整齐。

2）胸部两侧肋骨与肋软骨交界处呈钝圆形隆起称"肋串珠"，以第 7~10 肋为显著；肋骨软化，受膈肌牵拉，其附着处的肋骨内陷形成横沟（称为赫氏沟）；严重佝偻病胸骨前突形成鸡胸；胸骨剑突部内陷形成漏斗胸，由于胸部畸形影响肺扩张及肺循环，容易合并重症肺炎或肺不张。以上畸形多见于 6 个月至 1 岁婴儿。

3）脊柱及四肢可向前后或侧向弯曲。四肢长骨干骺端肥大，腕及踝部膨大似"手镯""脚镯"，常见于 7~8 个月，1 岁后小儿开始行走，下肢长骨因负重弯曲呈"O"形或"X"形腿。"O"形腿两足靠拢时两膝关节距离在 3cm 以下为轻度，3cm 以上为重度。"X"形腿两膝靠拢时两踝关节距离及轻、重判定标准同"O"形腿。

早期轻型佝偻病如能及时治疗，可以完全恢复，不留下骨骼畸形。重型至恢复期可遗留轻重不等的骨骼畸形，如方颅、鸡胸、"O"形或"X"形腿，大多见于 3 岁以后。

2. 骨软化病 常见的症状是骨痛、肌无力、肌痉挛和骨压痛。早期症状可不明显，常见背部及腰腿疼痛，活动时加剧，肌无力是维生素 D 缺乏的一个重要表现，开始患者上楼梯或从座位起立时很吃力，骨痛与肌无力同时存在。患者步态特殊，被称为"鸭步"，最后走路困难，迫使患者卧床不起。体检时患者胸骨、肋骨、骨盆及大关节处，往往有明显压痛。骨骼畸形有颈部缩短、头下沉、脊柱后侧凸；鸡胸、骨盆狭窄，造成分娩困难。不少患者发生病理性骨折。

3. 其他临床分型

（1）先天性佝偻病：多见于北方寒冷地区，发病率为 16.4%。本病多见于早产儿、多胎、低体重儿、冬春季出生婴儿。母孕期有维生素 D 缺乏史，缺少动物性食品，少见阳光；或孕妇体弱多病，患肝肾或其他内分泌疾病。孕妇经常发生手足搐搦，腓肠肌痉挛、骨痛、腰腿痛等症状，重者可有骨软化病。新生儿临床症状可不明显，部分有易惊、夜间睡眠不安、哭闹。体征以颅骨软化，前囟大、直通后囟，颅骨缝宽、边缘软化为主，胸部骨骼改变如肋软沟，漏斗胸较为少见。X 线检查腕部正位片是诊断本病的主要依据，先天性佝偻病显示典型佝偻病变化。血液生化改变仅能供诊断参考。

（2）晚发型佝偻病：多见于北温带地区。好发于冬末春初季节，5~15 岁儿童。日晒不足，维生素 D 摄入不足，与生长速度较快或有身高剧增等因素有关。临床表现行走乏力、下肢疼痛，尤其是膝、踝关节或足跟痛，常诉腓肠肌痉挛。此外，尚有多汗、睡眠不安等症状。病程长者可有下肢变形（"O"形或"X"形腿），少数可见肋外翻或鸡胸等胸廓畸形。实验室检查显示 25-（OH）-D_3 降低（< 72nmol/L），碱性磷酸酶增高（正常 40~150U/L），血钙、血磷降低。X 线腕部摄片可显示轻重不等的维生素 D 缺乏性佝偻病变化。根据实验室与 X 线检查可除外生长痛、风湿病、类风湿病等。

（三）诊断

1. 病史 母亲的饮食习惯，孕期是否补充维生素 D 及钙剂。患儿是否属早产或未成熟儿。出生季节、喂养史及辅助食品添加情况。居住条件、日照、维生素 D 及钙剂添加情况。

2. 症状 早期由于低血钙可见多汗，特别在头部出汗，与室温及季节无关。睡眠时惊悸、易哭、烦躁不安、手足搐搦（血钙下降至 1.996mmol/L，即 80mg/L），贫血，反复呼吸道感染。以上症状多见于 6 个月以内的婴儿。成年人骨软化病，女性多见，可有四肢酸痛，尤以夜间为甚，多在腰背部沿脊神经放射。

3. 体征 面色苍白、肌肉松弛、枕部秃发、乳牙迟出、囟门晚闭、发育延缓。颞枕部由颅骨软化而引起的"乒乓头"；胸部检查在肋骨和肋软骨交界处有肋串珠，有肋骨外翻、肋软沟

（Harrison 沟）和"鸡胸"。四肢的腕踝部有钝圆形隆起的"手镯""脚镯"，两腿踝关节靠拢而两膝关节离开者为"O"形腿；反之膝关节靠拢而踝关节离开者为"X"形腿，离开 3cm 为轻度，3~6cm 为中度，> 6cm 为重度。

4. 血液生化检查   血液生化检查：佝偻病、骨软化病活动期血钙可正常或偏低 [正常 2.2~2.7mmol/L（9~11mg/dl）]；血磷降低 [成年人正常 0.9~1.3mmol/L（2.8~4mg/dl）]、儿童正常 1.3~1.9mmol/L（4~6mg/dl）]，钙磷乘积 < 30（正常 40）。血碱性磷酸酶增高（正常 40~150U/L），此法是诊断佝偻病常用的指标，但缺乏特异性，且受肝脏疾病影响较大。近年来提倡骨碱性磷酸酶测定，正常参考值为 ≤ 200U/L。血清中碱性磷酸酶以骨碱性磷酸酶为主，为成骨细胞所分泌，当维生素 D 缺乏时该细胞活跃，血清中骨碱性磷酸酶升高，升高程度与佝偻病严重程度密切相关，对佝偻病早期诊断敏感性高。血清 25-（OH）D_3 < 10ng/ml（25nmol/L）为严重缺乏，< 20ng/ml（50nmol/L）为缺乏，21~29ng/ml（52~72nmol/L）为不足，≥ 30ng/ml（75nmol/L）为充足，其正常值上限为 100ng/ml，当 > 150ng/ml（374nmol/L）时，可发生中毒；血清 1, 25-（OH）$_2D_3$ 正常 38~144pmol/L（16~60pg/ml），由于 25-（OH）D_3 的浓度比 1, 25-（OH）$_2D_3$ 高三个等级，即使 25-（OH）D_3 处于低水平的维生素 D 缺乏患者也有足够的 25-（OH）-D_3-1α- 羟化酶的基质。因此血清 1, 25-（OH）$_2D_3$ 浓度对评价维生素 D 缺乏几乎没有价值。恢复期血液生化检查均恢复至正常。

5. 其他辅助检查

（1）X 线骨骼检查：佝偻病早期仅表现长骨干骺端临时钙化带模糊变薄，两边磨角消失，典型改变为临时钙化带消失，骨骺软骨增宽呈毛刷样，杯口状改变，骨骺与干骺端距离加大，长骨骨干脱钙，骨质变薄，骨质明显稀疏，密度减低，骨小梁增粗、排列紊乱。可有骨干弯曲或骨折。恢复期临时钙化带重现，渐趋整齐、致密、骨质密度增加。骨软化病早期 X 线可无特殊变化，大部分患者有不同程度骨质疏松、骨密度下降、长骨皮质变薄，有些伴病理性骨折。严重者 X 线表现脊柱前后弯及侧弯，椎体严重脱钙萎缩，呈双凹型畸形，骨盆狭窄变形，假性骨折（亦称 Looser 带）；成年人骨软化病 X 线改变的特征为带状骨质脱钙，在 X 线片上出现长度从几毫米到几厘米不等的透光带，透光带一般与骨表面垂直。这些透光带常为双侧性和对称性，尤以耻骨、坐骨、股骨颈、肋骨和肩胛腋缘处为典型。

（2）骨矿物质含量：目前成为研究骨代谢疾病的各种病理因素所致骨矿化异常的一项重要指标。目前国内较普遍采用有单光子吸收法。用此法测定不同病期佝偻病骨矿含量，发现佝偻病初期和极期骨矿含量均下降，对佝偻病及骨软化病的诊断有较大意义。

二、维生素 D 过量

维生素 D 过量是由于长期大量服用维生素 D，特别是用大剂量来治疗非维生素 D 缺乏性疾病，如银屑病、寻常狼疮、类风湿关节炎等导致的中毒症状。

（一）诊断

1. 症状及体征   主要症状有乏力、头痛、食欲减退、烦渴多尿、体重下降、恶心呕吐、腹痛、便闭、肌张力下降、心动过速和心律不齐、皮肤瘙痒和痤疮样表现，日久出现皮肤、软组织、大血管、心、肺、肾组织钙化和组织破坏，皮肤转移性钙质沉着多位于肢端及关节附近。肾有结石或钙化，可致肾功能受损或尿毒症。严重者可有发热、昏迷甚至死亡。骨有纤维性骨炎。

2. 检查   实验室检查见尿钙增加，血清钙水平在 2.88mmol/L 以上，血清磷在 1.29~1.62mmol/L 以上，ECG 见 Q-T 间期缩短和心律不齐。X 线检查骨纤维性骨炎。

第四节　维生素 K 缺乏

维生素 K 在凝血过程中起重要作用,缺乏时可引起维生素 K 依赖性凝血因子(凝血酶原、因子Ⅶ、Ⅸ或Ⅹ)缺乏,这些因子须由维生素 K 参与在肝合成,通过细胞膜释放至细胞外,严重缺乏时常出现自发性出血。维生素 K 缺乏症是由于维生素 K 缺乏引起的凝血障碍性疾病。本病发生于 1 周内的新生儿称为新生儿出血症,发生于婴儿期者称为迟发性维生素 K 依赖因子缺乏症。临床主要表现为皮肤出血、呕血、便血、穿刺部位长时间出血,常合并颅内出血及肺出血而导致死亡,严重颅内出血常遗留后遗症。维生素 K 缺乏有三个主要原因:①食物摄入不足;②胆盐缺乏所致吸收不良见于完全阻塞性黄疸,胆道手术后引流或瘘管及长期口服抗生素使肠道细菌群受抑制等;③口服与维生素 K 有拮抗作用的抗凝剂,如香豆素类可使环氧化叶绿醌积聚,不能还原为维生素 K。

维生素 K 缺乏时,根据临床表现、实验室检查可确诊。

1. **症状体征**　主要表现为轻重不一的出血症状,常见表浅的皮肤紫癜和瘀斑、鼻出血、齿龈渗血、黑便、月经过多、痔疮出血和创面术后渗血等,深部组织血肿、关节腔出血等罕见,偶有颅内出血,危及生命。

2. **实验室检查**　①凝血因子Ⅱ、Ⅶ、Ⅸ、Ⅹ减少,表现为凝血酶原时间延长,或伴部分凝血活酶时间延长。②凝血酶原纠正试验可鉴别因子Ⅴ及纤维蛋白原缺乏。血浆异常凝血酶原(PIVKA-Ⅱ)增高。③病情严重时,凝血时间、血浆复钙时间亦延长。补充维生素 K 后,上述测定结果可恢复正常。

3. **其他辅助检查**　根据临床表现可做心电图、B 超等检查。

第五节　维生素 B$_1$ 缺乏症

维生素 B$_1$,又叫硫胺素,粗粮、豆类、干果、瘦猪肉、肝、肾、心和酵母中富含维生素 B$_1$。人体内贮存不多,需每日补充。维生素 B$_1$ 与碳水化合物代谢有关,与热量的需要成正比,儿童每日供给量应为 0.4~1.2mg,成年人则为 1.2~1.8mg。引起维生素 B$_1$ 缺乏的原因是饮食不当,如进食精制谷物;淘米和烹煮方法不正确(过度搓洗、用压力锅或在碱性溶液中,易丢失或被破坏);需要量或消耗量增加,如高温环境下工作、神经精神高度紧张、重体力劳动者;患有引起代谢增高的疾病(发热、传染病、甲状腺功能亢进)、输注葡萄糖的患者、青少年、怀孕和哺乳期妇女;慢性酒精中毒、生食含硫胺素酶的淡水鱼和甲贝类,此酶能分解维生素 B$_1$以及叶酸,导致小肠吸收硫胺素缺陷等。

维生素 B$_1$ 缺乏症(vitamin B$_1$ deficiency)又名脚气病,以消化、神经、循环系统症状为主要表现,多见于以米食为主的地区。在世界上祖国医药对脚气病认识最早,唐朝孙思邈《千金方》中已有详细记载。

一、临床表现

(一)干性脚气病

表现为上行性对称性周围神经炎、感觉和运动障碍、肌力下降、肌肉酸痛以腓肠肌为重,部分病例发生足垂症及趾垂症,行走时呈跨阈步态。脑神经中迷走神经受损最为严重,其次为视神经、动眼神经等。重症病例可见出血性上部脑灰质炎综合征或脑性脚气病,表现为眼球震颤、健忘、定向障碍、共济失调、意识障碍和昏迷。还可与 Korsakoff 综合征并存,有严重的记忆和定向功能障碍。

（二）湿性脚气病

表现为水肿、疲劳、心悸、气急。严重时出现心力衰竭,患者出现厌食、恶心、呕吐、尿少及周围性水肿。体检阳性体征多为体循环静脉压高的表现。脉率快速但很少超过 120 次／分,血压低,但脉压增大,周围动脉可闻及枪击音。叩诊心脏相对浊音界可以正常,或轻至重度扩大。心尖部可闻及奔马律,心前区收缩中期杂音,两肺底湿啰音,可查见肝大、胸腔积液、腹腔积液和心包积液体征。

（三）急性暴发性心脏血管型脚气病

表现为急性循环衰竭、气促、烦躁、血压下降、严重的周围型发绀、心率快速、心脏扩大明显、颈静脉怒张。患者可在数小时或数天内死于急性心力衰竭。

二、诊断

根据病史、临床表现及相关检查作出诊断。

1. **实验室检查**

（1）硫胺素负荷试验:口服 5mg 或肌注 1mg 维生素 B_1,收集 4 小时内排出的尿液,测定排出硫胺素的量,正常在 200μg 以上,100~200μg 为不足,< 100μg 为缺乏,脚气病患者则低于 50μg,甚至为零。

（2）测血液中丙酮酸和乳酸含量,脚气病患者皆明显升高,有助确诊,且大多数病例二氧化碳结合力降低明显。

（3）测定红细胞的酮基移换酶活性,脚气病患者该酶活性显著降低。

上述试验中以后两种结果更为可信,因可从硫胺素缺乏导致的代谢紊乱状况估计实际硫胺素缺乏的程度,而负荷试验仅反映硫胺素摄取后的即刻水平,而不反映硫胺素在组织中的存储及分布,更不能表达硫胺素缺乏所致的生化改变。

2. **辅助检查**

（1）X 线检查:显示心脏向两侧扩大,尤以向右扩大为主。

（2）心电图:显示 P 波与 QRS 波振幅增高,T 波低于或倒置,QT 新时期延长,婴儿患者可呈低血压,偶见窦性心律不齐,脉搏图为二重脉。

第六节　维生素 B_2 缺乏症

维生素 B_2 缺乏症又名核黄素缺乏症,是一种由于体内维生素 B_2（核黄素）缺乏,以阴囊炎、唇炎、舌炎和口角炎为主要表现的临床综合征。临床表现主要有口角糜烂或裂沟,口唇发红干燥或糜烂,有舌体肿大、舌面光滑或有裂纹并呈鲜红色等改变,角膜炎、皮炎、阴囊皮炎、外阴湿痒。核黄素（维生素 B_2）不论是作为黄素单核苷酸（FMN）还是黄素腺嘌呤二核苷酸（FAD）,都在三大营养素代谢有关的许多氧化 - 还原反应中起必需的辅酶作用。维生素 B_2 缺乏可引起实验动物的一系列损害,但在人体主要引起皮肤黏膜损害,可引起口腔、眼、皮肤及生殖方面的损害。原发性核黄素缺乏与乳类及其他动物产品的消费不足有关。继发性缺乏则多见于慢性腹泻,肝脏疾病,慢性酒精中毒以及术后的营养输注缺少补充维生素时。

维生素 B_2（核黄素）是黄素辅酶的重要组成成分,在细胞内的正常氧化 - 还原反应中发挥递氢作用,与糖、脂、蛋白质的生物氧化有密切关系,对生长发育、皮肤黏膜的完整性以及视网膜的代谢均有着重要的影响。人体维生素 B_2 的每天需求量约为 1.2~2mg,人体肠道虽然可合成核黄素,但合成量少。维生素 B_2 缺乏症的发生主要与摄入量不足、需求量增加、饮食习惯突然改变、烹调或加工方法不当以及胃肠道吸收障碍等有关,此外口服避孕药或其他药物（尤其是酚噻类、三环类抗抑郁药）可影响维生素 B_2 的代谢或与维生素 B_2 相互作用,也可引起维生素 B_2 缺乏症。

一、临床表现

维生素 B_2 缺乏症的临床症状多为非特异性,但维生素 B_2 缺乏所致的症状常有群体患病的特点,常见的临床症状有阴囊皮炎、口角糜烂、脂溢性皮炎、结膜充血及怕光、流泪等。维生素 B_2 缺乏引起的皮肤、黏膜损伤的发生机制可能是因为核黄素缺乏可引起某些条件下的维生素 B_6 缺乏,两种维生素缺乏均可因影响皮肤胶原成熟过程而导致皮肤、黏膜受损。事实上,缺铁、缺锌及烟酸等营养缺乏病或其他疾病亦可有同样的改变,故完全依靠临床症状来诊断维生素 B_2 缺乏往往不可靠,有人研究了维生素 B_2 缺乏临床症状与维生素 B_2 生化检查之间的关系,发现有上述症状的患者中,只有约 25% 的人维生素 B_2 实验生化检查异常。可见临床症状对维生素 B_2 缺乏的诊断特异性不强。维生素 B_2 缺乏确能引起许多临床症状,但这需待维生素 B_2 缺乏达一定程度后才会出现,而轻微的维生素 B_2 缺乏可无任何临床症状,这就说明了凭临床症状诊断维生素 B_2 缺乏的敏感性较差。

1. **阴囊症状**　阴囊瘙痒为初发的自觉症状,夜间尤为剧烈,重者影响睡眠。阴囊皮损大致分为 3 种类型。

（1）红斑型:表现为阴囊两侧对称分布的片状红斑,大小不等,直径在 2~3cm 以上,红斑发亮,有黏着性灰白色鳞屑、痂皮、无皱纹、无浸润,略高出皮面,故与周围皮肤分界清楚。病程较长者红斑呈暗红色。同样病变可见于包皮末端,即在龟头处包皮上有棕黑色而富黏着性厚痂,边缘明显而整齐。红斑型改变约占阴囊皮炎患者的 2/3。

（2）湿疹型:其症状与一般湿疹无法区别。皮损的特点为干燥、脱屑、结痂并有浸润、肥厚、皱纹深。重的有渗液、糜烂、裂隙或化脓。以手摸之,其硬度似橡皮,边缘为弥漫性或局限性。皮损范围有的仅占阴囊的 1/3,有的累及阴囊及会阴。

（3）丘疹型:皮损特点为散在或密集成群的绿豆至黄豆大的红色扁平丘疹,不对称地分布于阴囊两侧,上覆盖发亮鳞屑。少数表现为苔藓样皮损。

2. **口腔症状**　包括唇干裂、口角炎、舌炎等。唇早期为红肿,纵裂纹加深,后则干燥、皲裂及色素沉着,主要见于下唇。有的唇内口腔黏膜有潜在性溃疡。口角有糜烂、裂隙和湿白斑,多为双侧对称,因有裂隙,张口则感疼痛,重者有出血。结痂和小脓疱也常发生。舌自觉疼痛,尤以进食酸、辣、热的食物为甚。重者全舌呈紫红色或红、紫相间的地图样改变。蕈状乳头充血肥大,先在舌尖部,后波及其他部位。丝状乳头充血者少见。重者伴有咽炎、喉炎,声嘶或吞咽困难。

3. **眼部症状**　有球结膜充血,角膜周围血管形成并侵入角膜。角、结膜相连处可发生水疱。严重核黄素缺乏时,角膜下部有溃疡,眼睑边缘糜烂及角膜混浊等。自觉怕光、流泪、烧灼感。视觉模糊并容易疲劳。

4. **脂溢性皮炎**　多见于皮脂分泌旺盛处,如鼻唇沟、下颌、两眉间、眼外眦及耳后,可见到脂性堆积物位于暗红色基底之上。口角糜烂或裂沟,口唇是发红干燥或糜烂,有舌体肿大、舌面光滑或有裂纹并呈鲜红色等改变。

二、诊断

维生素 B_2 缺乏往往是伴随其他维生素 B 族缺乏共同存在的,根据膳食缺乏病史、临床表现和实验室检验结果,诊断并不困难。集体发生口腔 - 生殖器综合征时要特别注意本病的可能。诊断前应详细询问饮食、烹调习惯,有无慢性胃肠道疾患、妊娠或长期服抗菌药物等情况。

1. 诊断性治疗　由于维生素 B_2 的临床症状缺乏特异性,故很难脱离实验而确诊为该病,但在一些缺乏实验条件的基层医疗单位,对疑有维生素 B_2 缺乏的个体或群体,可试用维生素 B_2 进行诊断性治疗,有效者可确诊。口服维生素 B_2 剂量为 15~30mg/d,阴囊皮炎症状一般可在 1~2 周内缓解或消失,而口腔症状改善则需 2~4 周。

2. 诊断标准　临床上至今尚无维生素 B_2 缺乏病的统一诊断标准,我国仅有维生素 B_2 缺乏流行病调查诊断标准,维生素 B_2 缺乏病诊断标准如下。

(1)体征:包括:①眦性睑缘炎;②口角红肿、口角裂、口角糜烂;③唇红肿、口唇裂、口唇糜烂;④舌紫红、舌溃疡、舌乳头肥大、舌乳头萎缩;⑤阴囊发红、阴囊脱屑、阴囊糜烂、阴囊结痂;⑥脂溢性皮炎。

(2)实验室检查:血浆中游离核黄素、FAD 和 FMN 都较恒定,测定无诊断价值。常以测定尿中维生素 B_2 排出量作为诊断依据。由于收集 24 小时尿液比较困难,目前常采用尿核黄素 / 肌酐测定和尿排泄负荷试验两种方法。此外,红细胞谷胱甘肽还原酶(erythrocyte glutathion reductase,EGR)的活性系数(activity coefficient,AC)测定因其灵敏、准确和简便的优点已广泛用于临床。

1)尿核黄素 / 肌酐测定:收集任意尿样,用每克肌酐相对量表示尿中维生素 B_2 的排出量。结果 < 27μg/g 肌酐者为缺乏,27~79μg/g 肌酐者为不足。

2)尿排泄负荷试验:口服核黄素 5mg 后,收集 4 小时尿液测定排出量。结果 < 400μg/4h 为缺乏,400~799μg/4h 为不足,800~1 300μg/4h 为正常。

3)红细胞谷胱甘肽还原酶(EGR)的活性系数测定:EGR 是一个以 FDA 为辅基的黄素蛋白,维生素 B_2 缺乏时活性下降,如在体外把 FDA 加入含 EGR 的红细胞溶血液中,可使活性回升。回升后活性与原有活性的比值即为 EGR 的活性系数 AC。AC 值 > 1.40 时为缺乏,1.2~1.4 为不足,< 1.2 时为正常。

(3)其他辅助检查

1)可做局部皮肤细胞学检查,必要时做皮肤组织活检。

2)检查有无口角糜烂或裂沟,口唇是否发红干燥或糜烂,有无舌体肿大、舌面光滑或有裂纹并呈鲜红色等改变。

3)注意是否伴有全身其他部位的病变,如角膜炎、皮炎、阴囊皮炎、外阴湿痒等。

第七节　维生素 C 缺乏症

维生素 C 缺乏病(vitamin C deficiency)又称坏血病(scurvy),是指维生素 C 缺乏引起的营养缺乏病,主要表现为毛细血管脆性增加而导致皮下组织、关节腔等处出血。但维生素 C 缺乏不仅能引起坏血病,还与炎症、动脉硬化、肿瘤等多种疾患有关。维生素 C 广泛存在于新鲜蔬菜、水果中,尤以橘、柚、柠檬以及绿叶蔬菜中含量最为丰富;动物性食品中肝、肾、脾中含量较多;谷类及乳类中含量甚少。维生素 C 的性质很不稳定,遇金属(铁、铜离子)等触媒作用易被氧化破坏;在 pH7.6 以上碱性环境中,亦易被氧化分解,所以食物烹调、加工不当,往往导致维生素 C 大量破坏,如果再在膳食调配中,食物选择不当,可致维生素 C 摄入不足。儿童主要表现为骨发育障碍,肢体肿痛,假性瘫痪,皮下出血。成年人表现为齿龈肿胀、出血,皮下瘀点,关节及肌肉疼痛,毛囊角化等。我国人民的膳食中有大量新鲜蔬菜摄入,所以维生素 C 的摄入量基本上可以满足生理需要。因此,很难看到典型的坏血病。但有些地区处于蔬菜、水果供应淡季时,轻度的维生素 C 缺乏,还是时有发生。

一、症状体征

维生素 C 缺乏后数月,患者感倦怠、全身乏力、精神抑郁、多疑、虚弱、厌食、营养不良、面色苍白、轻度贫血、牙龈肿胀、出血,并可因牙龈及齿槽坏死而致牙齿松动、脱落,骨关节肌肉疼痛,皮肤瘀点、瘀斑,毛囊过度角化、周围出血,小儿可因骨膜下出血而致下肢假性瘫痪、肿胀、压痛明显,髋关节外展,膝关节半屈,足外旋,蛙样姿势。

二、诊断

根据膳食缺乏病史、临床表现和实验室检验结果,诊断并不困难。诊断前应详细询问饮食(长期未摄入新鲜水果蔬菜)、烹调习惯,有无慢性消耗性疾病。

1. 实验室检查

(1)血浆维生素 C 测定:它只能反映维生素 C 的摄入情况,而不能反映体内维生素 C 的储存情况。空腹血浆中维生素 C 含量的评价标准(2,4-二硝基苯肼比色法)是< 0.4mg/100ml 为不足,0.4~0.8mg/100ml 为足够,> 0.8mg/100ml 为充裕,1.4mg/100ml 为饱和。

(2)白细胞中维生素 C 含量的测定:它能反映组织中维生素 C 的储存情况,但是该项指标操作烦琐易于造成分析误差。

(3)尿中维生素 C 含量测定:全天尿维生素 C 含量测定(2,4-二硝基苯肼比色法)的评价标准:< 7mg/100ml 为不足,7~12mg/100ml 为足够,> 12mg/100ml 为充裕。

(4)维生素 C 耐量试验:取维生素 C 按每千克体重 20mg,以生理盐水配成 4% 的溶液,静脉注射,4 小时尿液中含量> 85μmol/L,可排除坏血病。或口服维生素 C 500mg,用 2,4-二硝基苯肼比色法测定总维生素 C,4 小时尿维生素 C 排出量< 5mg 为不足,5~13mg 为正常,> 13mg 为充裕。

2. 其他辅助检查

(1)毛细血管脆性试验

压迫法:用两手拇指与食指在患者皮肤上用力夹紧 1 分钟,观察患者皮下有无出血点,并计数出血点的数量。

正压法(量血压法):按测血压的方式,水银柱升至 6.7kPa(50mmHg),维持压力 15 分钟,然后用直径为 60mm 的橡皮圈印在受试者肘窝部,计数圈内出血点< 5 个为正常,> 8 个有诊断价值。

(2)X 线检查:可见长骨干骺端临时钙化带变密、增厚,普遍性骨质稀疏,并可引起骨折及骨骺分离、移位。增生的骨骺盘向两旁凸出,形成骨刺,称为侧刺,为维生素 C 缺乏的特殊表现,具有诊断意义。骨骺中的骨化中心密度降低,呈毛玻璃样,骨小梁结构消失,周围呈细环状致密影,即本病典型的温伯格(wimberger)环。此外,长骨骨骺区骨膜下出血,可使骨皮质与骨膜分离,干骺端可有血肿形成。小儿肋骨前端增宽,顶端圆突如压舌板状,易与佝偻病的肋骨杯状末端相区别。

第八节　叶酸缺乏症

叶酸缺乏症是由于体内叶酸不足所导致的皮肤发生色素沉着、巨幼红细胞性贫血、口腔炎及脂溢性皮炎样皮损等一系列临床表现的营养缺乏病。孕妇、哺乳期女性、青春期和婴儿等都是此病的高危人群。叶酸缺乏可引起巨幼细胞性贫血、白细胞和血小板减少,以及消化道症状如食欲减退、腹胀、腹泻及舌炎等,以舌炎最为突出,舌质红、舌乳头萎缩、表面光滑,俗称"牛肉舌",伴疼痛。叶酸缺乏可引起情感改变,补充叶酸即可消失。孕妇缺乏叶酸,可使先兆子痫、胎盘剥离的发生率增高,患有巨幼红细胞贫血的孕妇易出现胎儿宫内发育迟缓、早产及新生儿低出生体重。怀孕早期缺乏叶酸,还易引起胎儿神经管畸形(如脊柱裂、无脑畸形等)。叶酸缺乏可引起高同型半胱氨酸血症,从而增加心血管病的危险性。小肠疾病能干扰食物叶酸的吸收和经肝肠循环的再循环过程,故叶酸缺乏是小肠疾病常见的一种并发症。

一、临床表现

叶酸缺乏症皮肤损害好发于面部、躯干、四肢伸侧,为鳞屑性丘疹和斑块,呈脂溢性皮炎样改变,暴露部位及掌跖处可见灰褐色色素沉着,可有唇炎、舌炎、舌充血,上有溃疡,丝状乳头和蕈状乳头相继萎缩消失,舌面淡红而平滑,自觉疼痛,亦可有口炎性腹泻等。此病亦可导致巨幼红细胞性贫血,孕妇缺乏叶酸不仅可引起巨幼红细胞性贫血,更可导致胚胎发育迟缓、智力低下及神经管畸形、唇裂(兔唇)等胎儿畸形。中老年人长期缺乏叶酸可引起智力退化性综合征。婴幼儿缺乏叶酸还可出现精神萎靡、发育缓慢等。

二、诊断

根据临床表现及实验室检查,即可确诊。

1. 实验室检查

(1)血清叶酸含量:反映近期膳食叶酸摄入情况。小于6.8nmoL/L(3ng/ml)为缺乏。

(2)红细胞叶酸含量:反映体内叶酸储存情况。小于318nmoL/L(140ng/ml)为缺乏。

2. 其他辅助检查

(1)组氨酸负荷试验:在口服组氨酸负荷剂量8小时或24小时后,尿中亚胺甲基谷氨酸排出量增加,但此指标特异性差,应用不普遍。

(2)血浆同型半胱氨酸测定:当受试者维生素B_6和维生素B_{12}营养适宜而叶酸缺乏时同型半胱氨酸水平增高。血浆同型半胱氨酸水平可作为反映叶酸营养状况的敏感和特异指标,血浆中同型半胱氨酸含量>16μmoL/L时为叶酸缺乏。

第九节　维生素B_{12}缺乏症

维生素B_{12}缺乏症是由于维生素B_{12}缺乏所致的贫血、神经系统和皮肤黏膜病变的疾病。维生素 B_{12} 又名钴胺素，它能提高叶酸的利用率，在细胞代谢中维生素 B_{12} 起辅酶作用，对核酸、核苷酸、蛋氨酸、胆碱等重要物质合成、维护肾上腺功能、保证碳水化合物和蛋白质的代谢、促进红细胞的发育和成熟、维护神经鞘的代谢和功能起重要作用。

一、临床表现

患者有巨幼细胞性贫血，严重者有发热、皮肤巩膜轻度黄染、肝脾肿大，出现贫血性心脏病和心力衰竭。

神经系统症状出现较迟，可伴或不伴贫血，有神经障碍、脊髓变性、脱髓鞘和严重的精神症状，患者有手指和脚对称性麻木和感觉异常，出汗功能障碍，指端和关节突处溃疡，指甲营养不良，肢体无力、行动困难、共济失调、健忘、易激动、抑郁、淡漠，甚至痴呆。年幼患者有精神抑郁、智力减退，头、四肢和躯干震颤，亦可因昏迷而死亡。

消化道症状有呕吐、腹泻和舌炎，舌面初为苍白，继之绛红光滑，舌乳头萎缩，舌面有炎性小疱或浅溃疡，自觉疼痛。

皮肤有广泛对称棕色色素沉着，位于手掌、手背、腕部、前臂和下肢，亦可有出血点或肠病性肢端皮炎样改变。

二、诊断

收集患者病史，包括手术外伤史、饮食习惯等，结合其临床症状如广泛性对称性色素沉着、贫血、神经系统等，以及实验室检查血清维生素 B_{12} 水平下降，希林试验结果异常等可诊断此病。

1. **实验室检查**

（1）血清维生素 B_{12} 水平检测：血清维生素 $B_{12} < 110pmol/L$，提示有维生素 B_{12} 缺乏。

（2）血常规和血涂片检查：中性粒细胞数和血小板数量减少，中性粒细胞变大并有分叶过多。

（3）血清半胱氨酸和甲基丙二酸浓度：血清半胱氨酸和甲基丙二酸浓度升高，肾功能异常者可影响结果判断。

2. **辅助检查**　希林试验 24 小时尿中排出的放射性标记维生素 B_{12} 小于 5% 表明有维生素 B_{12} 缺乏症。此试验可进一步判断导致维生素 B_{12} 缺乏的原因，如注射内因子后结果正常可表明内因子缺乏导致的维生素 B_{12} 缺乏，如仍异常则表示是其他疾病引起的维生素 B_{12} 缺乏。

第十节　钙缺乏症

人体是一个有机的生命体，在所有的生命活动过程中，需要有各种物质的参与，这些物质的种类和数量和地球表面的元素组成基本一致。这些元素除碳、氢、氧以有机物的形式存在外，其余的统称矿物质（无机盐）。目前能测定的人体内无机盐有二十余种。

人体中的钙元素主要以晶体的形式存在于骨骼和牙齿中。我们身体中的矿物质约占体重的 5%，钙约占体重的 2%。身体的钙大多分布在骨骼和牙齿中，约占总量的 99%，其余 1% 分布在血液、细胞间液及软组织中。

钙除了是骨骼发育的基本原料，直接影响身高外，还在体内具有其他重要的生理功能。

这些功能对维护机体的健康,保证正常生长发育的顺利进行具有重要作用。钙能促进体内某些酶的活动,调节酶的活性作用;参与神经、肌肉的活动和神经递质的释放;调节激素的分泌。血液的凝固、细胞黏附、肌肉的收缩活动也都需要钙。钙还具调节心律、降低心血管的通透性、控制炎症和水肿、维持酸碱平衡等作用。

正常人的血钙维持在 2.25~2.75mmol/L(90~110mg/L),如果低于这个范围,则认定为缺钙。但对于 60 岁以上的老年人,由于生理原因,老年人甲状旁腺激素长期代偿性增高,引起了"钙搬家",使血钙增高,则测量结果就不能真实反映体内钙的含量。此时,就应进行骨密度测量。日常生活中,如果钙摄入不足,人体就会出现生理性钙透支,造成血钙水平下降。由于缺钙,导致骨质疏松、骨质增生、儿童佝偻病、手足抽搐症以及高血压、肾结石、结肠癌、老年痴呆等疾病的发生。

一、临床表现

不同年龄表现的缺钙:

1. **儿童** 夜惊、夜啼、烦躁、盗汗、厌食、方颅、佝偻病、骨骼发育不良、免疫力低下、易感染。佝偻病多见于婴幼儿,特别是 3~18 月龄。主要表现为生长最快部位的骨骼改变,并可影响肌肉发育及神经兴奋性的改变,年龄不同,临床表现不同。本病在临床上可分期如下:

(1)初期(早期):见于 6 个月以内,特别是 3 个月以内小婴儿。多为神经兴奋性增高的表现,如易激惹、烦躁、多汗、枕秃等。此期常无骨骼病变,骨骼 X 线可正常,或钙化带稍模糊;血清 25-OH-D$_3$ 下降,甲状旁腺素(PTH)升高,血钙下降,血磷降低,碱性磷酸酶正常或稍高。

(2)活动期(激期):当病情继续加重,出现甲状旁腺功能亢进和钙、磷代谢失常的典型骨骼改变。6 月龄以内婴儿佝偻病以颅骨改变为主,前囟边缘软,颅骨薄,轻按有"乒乓球"样感觉。6 月龄以后,骨缝周围亦可有乒乓球样感觉,但额骨和顶骨中心部分常常逐渐增厚,至 7~8 个月时,头型变成"方颅",头围也较正常增大。骨骺端因骨样组织堆积而膨大,沿肋骨方向于肋骨与肋软骨交界处可触及圆形隆起,从上至下如串珠样突起,以第 7~10 肋骨最明显,称佝偻病串珠;严重者,在手腕、足踝部亦可形成钝圆形环状隆起,称手、足镯。1 岁左右的小儿可见到胸骨和邻近的软骨向前突起,形成"鸡胸样"畸形;严重佝偻病小儿胸廓的下缘形成一水平凹陷,即肋膈沟或郝氏沟。

患儿会坐与站立后,因韧带松弛可致脊柱畸形。由于骨质软化与肌肉关节松弛,1 岁后,开始站立与行走后双下肢负重,可出现股骨、胫骨、腓骨弯曲,形成严重膝内翻("O"形)或膝外翻("X"形)样下肢畸形。可能因为严重低血磷,使肌肉糖代谢障碍,使全身肌肉松弛、肌张力降低和肌力减弱。

此期血生化除血清钙稍低外,其余指标改变更加显著。X 线显示长骨钙化带消失,干骺端呈毛刷样、杯口状改变;骨质稀疏,骨皮质变薄;可有骨干弯曲畸形或青枝骨折,骨折可无临床症状。

(3)恢复期:以上任何期经治疗或日光照射后,临床症状和体征逐渐减轻或消失。血钙、磷逐渐恢复正常,碱性磷酸酶需 1~2 个月降至正常水平。治疗 2~3 周后骨骼 X 线改变有所改善,出现不规则的钙化线,以后钙化带致密增厚,逐渐恢复正常。

(4)后遗症期:多见于 2 岁以后的儿童。因婴幼儿期严重佝偻病,残留不同程度的骨骼畸形,如"O"形腿、"X"型腿、鸡胸等。无任何临床症状,血生化正常,X线检查骨骼干骺端病变消失。

2. **青少年**　腿软、抽筋、体育成绩不佳、疲倦乏力、烦躁、精力不集中、偏食、厌食、蛀牙、牙齿发育不良、易感冒、易过敏。

3. **青壮年**　经常性的倦怠、乏力、抽筋、腰酸背痛、易感冒、过敏。

4. **孕产妇**　小腿痉挛、腰酸背痛、关节痛、水肿、妊娠高血压等。

5. **中老年**　腰酸背痛、小腿痉挛、骨质疏松和骨质增生、骨质软化、各类骨折、高血压、心脑血管病、糖尿病、结石、肿瘤等。

6. **婴幼儿**　①常表现为多汗,与温度无关,尤其是入睡后头部出汗,使小儿头颅不断摩擦枕头,久之颅后可见枕秃圈。②精神烦躁,对周围环境不感兴趣,有时家长发现小儿不如以往活泼。③夜惊,夜间常突然惊醒,啼哭不止。④1岁以后的小儿表现为出牙晚,有的小儿1岁半时仍未出牙,前囟门闭合延迟,常在1岁半后仍不闭合。⑤前额高突,形成方颅。⑥常有串珠肋,是由于缺乏维生素D,肋软骨增生,各个肋骨的软骨增生连起似串珠样,常压迫肺脏,使小儿通气不畅,容易患气管炎、肺炎。

小儿缺钙严重时,肌肉肌腱均松弛。如果腹壁肌肉、肠壁肌肉松弛,可引起肠腔内积气而形成腹部膨大如蛙腹状。如果是脊柱的肌腱松弛,可出现驼背。1岁以后小儿学走路,如果缺钙,可使骨质软化,站立时身体重量使下肢弯曲,有的表现为"X"形腿,有的表现为"O"形腿,并且容易发生骨折。

二、诊断

1. 实验室检查
(1)血清总钙浓度:成年人正常值范围为2.25~2.75mmol/L(90~110mg/L)
(2)血清离子钙浓度:正常值范围为1.10~1.37mmol/L(45~55mg/L)
(3)血清[Ca]*[P] > 30,低于此限为不足。
(4)血清碱性磷酸酶:40~150U/L超过为不足。
(5)24小时尿羟脯胺酸/肌酐比值:正常值为0.060~0.016mg/24h。

2. 辅助检查
(1)钙平衡测定:钙平衡测定是目前实际用于评价人体钙营养状况的最佳方法,并据此制订人体钙需要量。当钙的摄入量与排出量(粪钙+尿钙+汗液钙)的差值为0时为平衡,负值则为负平衡,正值为正平衡。而机体对钙的摄入量有一定的适应能力,故短期平衡试验一般数值偏低,不能反映机体对钙的实际需要。
(2)骨质测量:骨质测量一般采用两种指标。
1)骨矿物质含量(BMC):指在一特定骨骼部位中矿物质的含量,例如股骨颈、腰椎或全身。单位应为g/cm。
2)骨密度(BMD):是BMC除以扫描部位的骨面积。单位应为g/cm^2。

第十一节　铁缺乏症及过量

缺铁性贫血(iron deficiency anemia;IDA)是指体内贮存铁耗竭,血红蛋白合成减少而引起贫血的营养缺乏病。常见的铁缺乏的原因有铁摄入不足(食物中铁的含量不足、偏食或吸收不良等）和铁丢失过多（月经过多、胃肠道小量慢性失血、慢性咯血等）。形态学表现为小细胞低色素性贫血。缺铁性贫血不是一种疾病，而是疾病的症状，症状与贫血程度和起病的缓急相关。

一、临床表现

一般有疲乏、烦躁、心悸、气短、头晕、头痛。儿童表现生长发育迟缓，注意力不集中。部分患者有厌食、胃灼热、胀气、恶心及便秘等胃肠道症状。少数严重患者可出现吞咽困难、口角炎和舌炎。

贫血表现：常见头晕、头痛、乏力、易倦、心悸、气促、耳鸣、食欲减退等。

缺铁的特殊表现：口角炎、舌乳突萎缩、舌炎、异食癖。严重的缺铁可有匙状指甲（反甲）、食欲减退、恶心及便秘。儿童可出现生长发育迟缓或行为异常。

二、诊断

依靠病史、症状与体征及实验室诊断。

1. **病史**　注意饮食习惯，是否有偏食或异食癖；是否有消化系统疾病（萎缩性胃炎、胃溃疡或十二指肠溃疡等）、钩虫病；女性是否有月经过多；是否做过胃肠手术等。男性及绝经妇女应考虑是否为胃肠道肿瘤的首发症状。

2. **实验室检查**

（1）血清铁蛋白：铁蛋白是体内储存铁的一种形式，血清铁蛋白也可以起到运铁的作用，通常 1μg/L 代表体内有储存铁 8mg，故血清铁蛋白的测定是估计骨髓铁贮存状态的一种敏感方法，血清铁蛋白 < 12μg/L 时为缺铁，血清铁蛋白 < 20μg/L 时提示储备铁衰竭，血清铁蛋白 > 300μg/L 时提示铁负荷过度。

（2）血清铁：铁代谢，血清铁降低（< 50μg/dl），总铁结合力增高（360μg/dl），转铁蛋白饱和度降低（< 15%），血清铁蛋白低于 12μg/L。

缺铁性贫血时血清铁常低于 10.74μmol/L（60μg/100ml），总铁结合力增高，高于 64.44μmol/L（360μg/100ml），血清铁饱和度减少，低于 15%。

（3）红细胞游离原卟啉（FEP）：正常为 0.29~0.65μmol/L（16~36μg/dl），缺铁贫血时增高。FEP > 0.9μmol/L（全血）或锌原卟啉 > 0.96μmol/L（全血），即可诊断为贫血。此外，其他血色素合成障碍的疾病，如铅中毒和铁粒幼细胞性贫血时，FEP 亦增加，故 FEP 可做为初筛试验。

小细胞低色素性贫血：男性血红蛋白 < 120g/L，女性血红蛋白 < 110g/L，孕妇血红蛋白 < 100g/L；MCV < 80fl，MCH < 26pg，MCHC < 0.32；形态可有明显低色素表现。血清铁 < 10.7mmol/L，总铁结合力 > 64.44mmol/L，运铁蛋白饱和度 < 0.15。血清铁蛋白 < 14mg/L。骨髓铁染色显示骨髓小粒可染铁消失，铁粒幼红细胞 < 15%。

3. **血象**　典型的血象为小细胞低色素性贫血（MCV < 80fl、MCH < 26pg、MCHC < 32%）。血片中可见红细胞染色浅淡，中心淡染区扩大，大小不一。早期或轻度缺铁可以没有贫血或仅极轻度贫血。晚期或严重缺铁有典型的小细胞低色素型贫血。血细胞比容和血红蛋白浓度降低的程度通过红细胞计数减少的程度。还可见很少的靶形、椭圆形或其他不规则形态的红细胞。网织红细胞计数大多正常，白细胞计数正常或轻度减低。血小板计数高低不一。

4. **骨髓象**　骨髓增生活跃，以红系增生为主。骨髓增生活跃，粒红比例降低，红细胞系统增生明显活跃。中幼红细胞比例增多,体积比一般的中幼红细胞略小,边缘不整齐,胞浆少,染色偏蓝,核固缩似晚幼红细胞,表明胞浆发育落后于核,粒系细胞和巨核细胞数量和形态均正常。

5. **骨髓铁染色** 骨髓红系细胞内及细胞外铁染色均减少或缺如。用普鲁士蓝染色可见骨髓含铁血黄素阴性(正常为 +~++),铁粒幼细胞阴性或减少(正常为 20%~90%)。

第十二节 锌缺乏症及过量

锌(zinc)为人体必需的微量元素之一,作为多种酶的组成成分广泛地参与各种代谢活动。锌缺乏症(zinc deficiency)是锌摄入、代谢或排泄障碍所致的体内锌含量过低的现象。是由于身体无法提供充足锌元素,造成缺乏而引起的各种症状。在不同的动物种属中已发现 70 种酶必须有锌才能发挥其功能。锌又是 DNA、RNA 聚合酶的主要组成成分。有些酶的活性与锌有关。在蛋白质合成和氨基酸代谢过程中,锌也是不可缺少的。孕妇缺锌,胎儿畸形率增高。锌可使细胞膜稳定。是唾液蛋白的基本成分,在味觉方面有重要意义。锌缺乏的原因主要有以下几种:①锌的贮存、摄入减少;②锌的吸收受抑制;③营养不良;④吸收不良综合征和肠炎性疾病妨碍锌的吸收;⑤锌的丢失过多;⑥医源性因素,如长期静脉营养而未补充锌;⑦遗传因素。锌缺乏可致厌食、矮小、性成熟障碍、免疫功能低下,皮疹及脱发等。1961 年 Ananda S.Prasad 等报告"伊朗乡村病",有身材矮小、生殖器官发育不良、缺铁性肝脾大、精神不振、嗜土等症,锌治疗有良效。其后,在埃及发现类似病例。发达国家也陆续有锌营养缺乏经实验证实的报道,并发现锌剂治疗肠病性肢端皮炎有特效。我国 20 世纪70 年代末以来,全国各地有大量关于锌缺乏病的报道,以小儿为多见。

锌缺乏症可分为两大类型:①营养性锌缺乏症。表现生长迟缓、免疫力降低、伤口愈合慢、皮炎、性功能低下、食欲减退、味觉异常、食土癖、暗适应减慢等。男性的第二性征发育和女性生殖系统的发育演变延缓,女性月经初潮延迟或闭经,骨骼发育受影响,影响脑功能,使智商降低。也可出现嗜睡症、抑郁症和应激性症状。②肠病性肢皮炎。为常染色体遗传性疾病,多发生于停止母乳改用人工喂养的婴儿期。主要表现为不易治愈的慢性腹泻、脱发和皮炎。也可有厌食、嗜睡、生长落后及免疫功能低下等表现。

一、临床表现

1. **厌食** 缺锌时味蕾功能减退,味觉敏锐度降低,食欲减退,摄食量减少。含锌消化酶如羧基肽酶 A 的活力降低,消化能力也减弱。

2. **生长发育落后** 缺锌妨碍核酸和蛋白质合成并致纳食减少,影响小儿生长发育。缺锌小儿身高体重常低于正常同龄儿,严重者有侏儒症。国内外报道缺锌小儿补锌后身长体重恢复较快,缺锌可影响小儿智力发育,严重者有精神障碍,补锌皆有效。

3. **青春期性发育迟缓** 如男性生殖器睾丸与阴茎过小,睾丸酮含量低,性功能低下;女性乳房发育及月经来潮晚;男女阴毛皆出现晚等。补锌后数周至数月第二性征出现,上述症状减轻或消失。

4. **异食癖** 缺锌小儿可有喜食泥土、墙皮、纸张、煤渣或其他异物等现象,补锌效果好。

5. **易感染** 缺锌小儿细胞免疫及体液免疫功能皆可能降低,易患各种感染,包括腹泻。

6. **皮肤黏膜表现** 缺锌严重时可有各种皮疹、大疱性皮炎、复发性口腔溃疡、下肢溃疡长期不愈及程度不等的秃发等。

7. 胎儿生长发育落后、多发畸形　严重缺锌孕妇及怀孕动物可致胎儿生长发育落后及各种畸形,包括神经管畸形等。产妇因子宫收缩乏力而产程延长、出血过多。

8. 其他　如精神障碍或思睡,及因维生素 A 代谢障碍而致血清维生素 A 降低、暗适应时间延长、夜盲等。

二、诊断

依靠病史、症状与体征及实验室诊断,必要时锌剂疗效可辅助诊断。

1. 病史　了解喂养史如饮食中含锌量低,或长期吸收不良如慢性腹泻等。味觉灵敏度及食欲降低,生长发育落等上述其他症状与体征。

2. 实验室诊断　评价体内锌的营养状况仍较困难。目前在临床诊断中敏感而特异的锌营养状况的评价标准仍然不充分。测定血清(浆)锌、白细胞锌、红细胞锌、发锌、尿锌及唾液锌,都曾作为锌的营养状况的评价指标,但均未形成一致意见,因为都不是十分理想的评价指标。

(1)血清(浆)锌:临床上血清(浆)锌的测定是比较常用的指标。由于血清锌主要与白蛋白结合,故肝肾疾病、急慢性感染应激状态和营养不良等均可导致锌浓度下降,此外还受环境、近期饮食含锌量的影响;急性缺锌时因组织分解增加血锌水平仍可在正常范围内。因而测定时需排除各种干扰因素。

(2)发锌:发锌可作为慢性锌缺乏的参考指标,具有采样无痛苦、样品易保存和运输、检测方法简便的优点,但受头发生长速度、环境污染、洗涤方法、采集部位的影响,故误诊率和漏诊率可高达 20%~30%,因而并非是判断锌营养状况的可靠指标,且发锌的含量难以反映近期锌的动态。但因该方法简便容易被接受,故可作为群体锌营养状况以及环境污染的检测指标。不能作为判断个体锌营养状况的可靠依据。

(3)尿锌:尿锌可反映锌的代谢水平,参考值为 2.3~18.4mmol/24h,但受尿量及近期膳食摄入锌的影响,有极大的个体差异。如血锌、发锌、尿锌三者同时测定,则具有一定的参考价值。

(4)白细胞锌:虽为反映人体锌营养水平较灵敏的指标但测定时需要的血量较多(至少为 5ml),且操作复杂,故不是临床常用的指标。

(5)碱性磷酸酶活性:因锌参与碱性磷酸酶的活性中心的形成,故血浆碱性磷酸酶活性有助于反映锌营养状况,缺锌时碱性磷酸酶的活性下降。

(6)锌耐量试验:也有人提出以锌耐量试验来评价锌营养状况,测定方法为空腹口服锌 1mg/kg,正常人 2 小时后血锌浓度达高峰(比空腹值高 8~10mmol/L),6 小时后恢复至空腹水平。缺锌患者峰值低下且提前回到原有水平,但锌的吸收、利用及储存三方面因素均影响检测结果,还由于须反复抽血故临床很少采用。

(7)血浆/红细胞金属硫蛋白(metallo thionein, MT)近年来有人研究用放射免疫法测定血浆和红细胞 MT 的合成情况来评价锌的营养状况,如缺锌时,血浆和红细胞的 MT 水平明显降低,红细胞 MT 可能是补锌计划有效的监测指标,血浆 MT 浓度可灵敏地反映人体锌营养状况。但由于其他一些金属元素如铜、铁等也可诱导 MT 合成,所以其实用价值尚待进一步研究。

第十三节　碘　缺　乏　症

碘缺乏症（iodine deficiency disease）是指环境中缺碘引起人体碘摄入不足所致的疾病，主要有地方性甲状腺肿及地方性克汀病。碘缺乏多由于膳食中的碘不足或长期摄入含致甲状腺肿因子的食物。缺碘地区的儿童和青少年，因碘的供应不足可发生甲状腺肿大，称为地方性甲状腺肿大或'地甲病'。肿大的甲状腺除影响美观外，还可能压迫气管和食管，甚至增加甲状腺癌的患病率。甲状腺肿大的患者多有甲状腺功能低下，影响智力发育。含硫氰酸盐、过氯酸盐和硝酸盐较多的食物，能与运碘的载体结合以竞争碘的吸收。在碘摄入不足的条件下，这些因子可影响甲状腺激素的合成而发生甲状腺肿。孕妇缺碘很容易造成胎儿和婴儿甲状腺功能低下和神经系统发育异常。在胚胎脑发育的关键时期（孕6个月至出生后1年）缺碘则主要影响儿童智力发育，并有身体发育和性发育障碍。其表现为生长发育迟缓和智力低下，即为呆小症或克汀病。育龄期妇女缺碘甚至造成生育力下降和在孕期及围生期胎儿死亡率上升。防治碘缺乏的原则是经常进食含碘较多的食物。海产食物的碘含量较高，如海带、海藻或海产鱼、虾类。目前我国已采取措施，在内陆地区的食盐普遍加碘；加上副食品的种类不断丰富，碘缺乏病问题将得到解决。

一、临床表现

临床表现的轻重取决于缺碘的程度，持续时间以及患病的年龄，胎儿期缺碘可致死胎、早产及先天畸形，新生儿期则表现为甲状腺功能低下，儿童和青春期则引起地方性甲状腺肿、地方性甲状腺功能减低症，儿童长期轻度缺碘则可出现亚临床型甲状腺功能减低症，常伴有体格生长落后。

地方性甲状腺肿早期无明显临床症状，甲状腺轻、中度弥漫性肿大，质软，无压痛。极少数明显肿大者可出现压迫症状，如呼吸困难、吞咽困难、声音嘶哑、刺激性咳嗽等。胸骨后甲状腺肿可有食管或上腔静脉受压症状。甲状腺功能基本正常，但有的患者由于甲状腺代偿功能不足出现甲状腺功能减低，影响智力及生长发育。少数地方性甲状腺肿患者由于长期血清TSH水平增高，当补充碘后，甲状腺素合成过多，形成碘甲亢。地方性克汀病可分神经型、黏液水肿型及混合型3种。多数为混合型。

二、诊断

1. **实验室诊断**　①血清总T3、T4或游离T3、T4明显降低，而TSH增高。②尿碘<25μg/g肌酐，是判断个体缺碘的有利佐证。此外，人群尿碘普查结果是判断该地区是否缺碘的一项简便而又有效的方法，若群众尿碘中位数<20（μg/L）为重度缺碘区、20~49（μg/L）为中度缺碘区，50~99（μg/L）为轻度缺碘区，>100（μg/L）为正常。

2. **亚临床型甲状腺功能减低症的诊断标准**

必备条件：

（1）出生后居住于低碘地方性甲状腺肿病流行区。

（2）有智力发育障碍，主要表现轻度智力迟缓。

辅助条件：

（1）神经系统障碍主要表现为：①轻度听力障碍（电测听高频或低频异常）；②极轻度

语言障碍;③精神运动发育障碍。

（2）甲状腺功能障碍主要表现有:①极轻度的体格发育障碍;②极轻度的骨龄发育落后;③甲状腺功能低下（T3、T4降低,TSH升高）。

具有上述必备条件,以及辅助条件中神经系统障碍或甲状腺功能低下中任何1项或1项以上,并能排除其他原因如营养不良、锌缺乏、中耳炎影响便可作出诊断。

3. 辅助检查

（1）尿碘一般很低,碘缺乏病一般发现在严重缺碘地区,居民尿碘水平常为20μg/g肌酐以下。

（2）甲状腺激素检查。

（3）吸碘率。

（4）抗甲状腺抗体。

（5）X线检查。

（6）听力和前庭功能检查。

（7）脑电图检查。

（8）脑CT检查。

（9）甲状腺影像检查。

第十四节   硒 缺 乏 症

硒（selenium）是人体必需微量元素之一,多以氧化态（Se^{2+}、Se^{4+}、和Se^{6+}）存在。谷胱甘肽过氧化物酶（glutathione peroxidase;GSH-Px）等的组成。硒以含硒氨基酸掺入谷胱甘肽过氧化物酶（glutathione peroxidase, GPX）等蛋白肽链的一级结构,参与机体的抗氧化。硒缺乏是克山病发病的重要危险因素。

硒在动物组织中最常以甲硒胺酸（selenomethionine,简称SeMet）和硒半胱胺酸（selenocysteine,简称SeCys）的形态存在,其中甲硒胺酸无法由人体合成,仅能由植物合成后经摄食再经消化代谢而获得,故食材动植物来源组成将决定硒在饮食中的形式,此外,人体中甲硒胺酸可以取代甲硫胺（methionine）;但硒半胱胺酸不能取代半胱胺酸（cysteine）。硒在生理上的功能除了抗氧化外,还调控了甲状腺的代谢和维生素C的氧化还原态,也曾被提出和抗癌相关的可能性。在食物成分含量里,同种植物性食物含硒成分变化相当大,乃因各原植物生长地的土壤中硒的浓度不同,当地的动物也随之反映相应情形,因此硒营养缺乏或过量情形常有地域性关系。氧化硒离子和亚氧化硒离子的毒性非常强,甚至具有类似砷的毒性模式。氧化硒更是具剧毒和腐蚀性的气体。

克山病和大骨节病与缺硒关系密切,是严重威胁居民健康的地方病。另外又与甲状腺肿、呆小症和习惯性流产有关。研究表明,机体硒摄入水平与多种疾病的发生有关,包括癌症、心血管病、糖尿病、艾滋病、白内障、哮喘等17类疾病都和低硒有关。

一、临床表现

1. 克山病典型症状   表现为心力衰竭的症状和体征。根据患者发病缓急、病程长短及心肌代偿情况分为4型:①急型:发病急,以心源性休克为特征。早期症状为头晕、头痛、恶心、胸闷、腹痛,严重者出现面色灰白、肢冷、发绀、血压下降等休克症状。心脏扩大不明显,多见多源性室性早搏,阵发性心动过速。②亚急型:早期有咳嗽、食欲减退、精神萎靡等,约

1周后出现慢性充血性心力衰竭或心源性休克。此型多见于小儿。③慢型：病程缓慢，以慢性充血性心力衰竭为特征。④潜在型：多无特异症状，心脏轻度扩大，心电图主要有 Q-T 间期延长、低电压、右束支传导阻滞以及心律失常。

2. **关节症状（大骨节病）**　以四肢骨关节慢性病变为主，初起时疲乏、骨关节疼痛、继而关节增粗、屈曲困难、渐至肌萎缩、关节挛缩、短肢（指）及身材矮小、X 线发现长骨干骺部发育障碍、骨骺早期融合与骨端变形。

3. 儿童和全静脉营养患者发生硒缺乏时，易导致关节僵硬、肌肉痛、头发和皮肤失去色素颜色、生长迟滞、指甲白化等症状。生长迟滞的现象与硒在甲状腺素的代谢有关。

二、诊断

1. **生化检测**　依据血硒、发硒含量，血硒平均参考值为 2.03~3.29μmol/L。

2. **谷胱甘肽过氧化物酶（GSH-Px）活力测定**　谷胱甘肽过氧化物酶（GSH-Px）是机体内广泛存在的一种重要的过氧化物分解酶。硒是 GSH-Px 酶系的组成成分，它能催化 GSH 变为 GSSG，使有毒的过氧化物还原成无毒的羟基化合物，同时促进 H_2O_2 的分解，从而保护细胞膜的结构及功能不受过氧化物的干扰及损害。GSH-Px 的活性中心是硒半胱氨酸，其活力大小可以反映机体硒水平。谷胱甘肽过氧化物酶可以催化 GSH 产生 GSSG，而谷胱甘肽还原酶可以利用 NADPH 催化 GSSG 产生 GSH，通过检测 NADPH 的减少量就可以计算出谷胱甘肽过氧化物酶的活力水平。在上述反应中谷胱甘肽过氧化物酶是整个反应体系的限速步骤，因此 NADPH 的减少量和谷胱甘肽过氧化物酶的活力线性相关。酶速率法（37℃）：2.96~83U/gHb；比色法：（127.64 ± 12.68）U/L。

3. **其他辅助检查**

（1）心电图检查：本病几乎均有心电图改变，主要表现 ST-T 改变，低电压，Q-T 间期延长。各种类型心律失常，尤以完全性右束支传导阻滞为多见。

（2）X 线检查：心脏普遍扩大，搏动减弱，淤血较轻。

（3）超声心动图：双心室扩大，室壁搏动幅度普遍减弱，室壁无明显增厚，这些改变与扩张型心肌病相似。

硒中毒（selenosis）可能发生在工人以及摄取过多硒的族群。目前制订硒的上限摄取量为 400μg/d；硒的副作用发生最低量（LOAEL）为 910μg。摄食过量时，极易导致毛发异样、指甲脱落、脚趾甲异样等副作用，不过并无饮食硒中毒的案例。

中毒的严重程度与所摄取的硒含量成正比的关系。中毒的症状包含：反胃呕吐、疲劳、腹泻、头发与指甲损坏、异常刺痛感等，也会干扰硫的正常代谢以及抑制蛋白质合成。服用含有高量硒的药物会造成急性硒中毒，严重过量会导致肝硬化（cirrhosis）、肺水肿（pulmonary edema），甚至丧命。治疗硒在体内不平衡所造成的症状目标：①降低关节炎症状；②降低血压；③改善皮肤、毛发及指（趾）甲问题。

硒中毒的生化指标：硒蛋白质含量在硒需要量达到后，即呈现饱和状态，不再随硒摄取量增加而上升，因此无法被用于评估硒的毒性。测量组织（血液、血浆）的硒含量有助于评估硒中毒的危险性。尿液硒排除量在特定控制的条件下，可作为硒中毒的指标。临床症状如毛发、指甲易碎裂脱落等常被报道，是主要的评估终点。硒的甲基化代谢物因测量误差大，且受许多因素影响，不适用于硒中毒指标。

（刘　辉　王宇飞）

参 考 文 献

1. 中华人民共和国国家卫生和计划生育委员会. WS/T 476—2015 营养名词术语.

2. 孙长颢,凌文华,黄国伟. 营养与食品卫生学. 8 版. 北京:人民卫生出版社,2017.

3. 孙秀发,凌文华. 临床营养学. 3 版. 北京:科学出版社,2016.

4. 弗朗西斯·显凯维奇·赛泽(Frances Sienkiewicz Sizer),埃莉诺·诺斯·惠特尼(Eleanor Noss Whitney).
营养学:概念与争论. 第 13 版. 王希成,王蕾,译. 北京:清华大学出版社,2017.

5. 葛可佑. 中国营养师培训教材. 北京:人民卫生出版社,2013.

第五章 营养生化检验

第一节 生物样本的获得、贮运与保藏

一、血液

（一）血液采集

目前多采用"真空血液采集针"采集血液标本，另外还有毛细血管采血法和动脉采血法，血清生化及细菌培养等检验因需要量较多，一般由护理人员协助采血，目前不少生化项目检验已采用微量测定法，故也可采用毛细血管采血法采标本。动脉采血主要用于血气分析。

1. 静脉采血

（1）静脉选择：受试者坐好，前臂水平伸直置于桌面枕垫上，选择容易固定、明显可见的肘前静脉或手臂静脉，幼儿可用颈外静脉采血。

（2）消毒：用 30g/L 碘酊自所选静脉穿刺处从内向外、顺时针方向消毒皮肤，待碘酊挥发后，再用 75% 乙醇以同样方式脱碘，待干。

（3）采血：拔除采血穿刺针的护套，以左手固定受试者前臂，右手拇指和食指持穿刺针，沿静脉走向使针头与皮肤成 30°角，快速刺入皮肤，然后成 5°角向前刺破静脉壁进入静脉腔，见回血后将刺塞针端（用橡胶管套上的）直接刺穿入抗凝真空采血管盖中央的胶塞中，血液自动流入试管内，收集 5ml 左右的全血。采血管应达到采血量后，松压脉带，受试者松拳，拔下刺塞端的采血试管。将消毒干棉球压住穿刺孔，立即拔除穿刺针，受试者继续按压针孔数分钟。

（4）条件允许的情况下应立即进行血液的分离。分离方法参见《临床化学检验血液标本的收集与处理》（WS/T225—2002）《血清样本分离操作规程》《血凝块样本分离操作规程》《血浆样本分离操作规程》和《血细胞样本分离操作规程》。如须转运后再分离，应用血液样本运输箱低温运送。

2. 动脉采血 可由股动脉、桡动脉或肱动脉及足背动脉采血；新生儿可由脐动脉采血，婴幼儿也可选择头皮动脉，动脉血气分析是判断呼吸衰竭最客观的指标。

（1）用注射器抽取 6 250U/ml 肝素钠 0.2ml，转动针栓使整个注射器内均匀附着肝素，针尖向上推出多余液体和注射器内残留气泡。

（2）选动脉穿刺部位，触摸动脉搏动最明显处，用碘伏棉签消毒穿刺部位（5cm）和术者左手食指和中指。

（3）用左手食指和拇指固定动脉（因人而异），右手持注射器与皮肤呈 40~60° 穿刺，若取股动脉穿刺采血则垂直进针，穿刺成功则血自动流入针管内，色鲜红，采血 1~2ml 即可。

（4）取血后立即拔针,将针头斜面刺入橡皮塞内,以免空气进入影响结果,若注射器内有气泡,应尽快排出。将注射器轻轻转动,可用手搓动 1 分钟,使血液肝素充分混合,防止凝血,用无菌干棉签压迫穿刺点,力度以摸不到动脉搏动为准,按压 10~15 分钟。

3. **毛细血管采血**　常用部位为手指或耳垂,1 岁以下婴幼儿多用大趾或足跟部或拇指两侧取血;烧伤或皮肤病患者可根据具体情况选用皮肤完整的肢体末端采血。采血部位应无炎症、水肿等血液循环障碍现象病变,采血前可用温热湿毛巾等温热采血部位,以改善末梢血液循环。

（1）穿刺处先用酒精消毒,再使用消毒干棉球拭净。

（2）采血后用消毒干棉签擦去第一滴血,采血针刺入皮肤深度为 2mm（应 2.5mm）,轻轻加压穿刺点周围部位,尽量使血液自然流出,若血流不畅,不可用力挤压,应重新穿刺,毛细血管血液可用毛细玻璃管或细孔径聚乙烯管收集,毛细管采血适用于仅须微量血液的试验或婴幼儿。

（二）血液储运和保藏

血清或血浆应尽快地、自然地从与细胞接触的全血中分离出来（除非有结论性的证据证明较长时间与细胞接触对结果的准确性没有影响）。从采集标本算起,必须在 2 小时内分离出血清或血浆。标本采集后应立即送检。如受各种条件限制,不能立即送检,应将标本放置于阴凉、稳妥处,避免标本受热、破损,有必要时冷藏放置。

二、尿液

（一）尿液的收集

根据检测项目不同,尿液标本留取方法可分为晨尿、随机尿、24 小时尿、无菌尿。

1. **晨尿**　为住院患者留尿的主要方法,检查尿液的色泽、透明度、比重、尿量、尿蛋白、尿糖定性、细胞和管型等。早晨起床后未进早餐和做运动之前收集第一次尿,可用尿常规、尿肾功能检验,但留取至送检时间不宜超过 2 小时。（尽量留取新鲜尿液为宜）;用清洁容器留取新鲜尿液 100~200ml,但至少要 30~50ml,成年女性留取标本时,应避开月经期,为避免阴道分泌物混入,应留中段尿,特别注意经血、白带、精液、粪便等混入。

2. **随机尿**　多为门诊就诊患者的留尿检验方法。应留取新鲜尿液置清净、干燥容器中立即送检,不得超过 1 小时,以免细菌在尿中生长繁殖。（静脉滴注大剂量青霉素、维生素 C 时可影响尿蛋白、尿糖及尿隐血结果,应尽量避免）。

3. **12 小时或 24 小时尿**　主要用于检查一日尿量及尿内容物,如钠、钾、氯、17- 羟类固醇、17- 酮类固醇、肌酐、肌酸、尿糖、尿蛋白定量及浓缩查结核杆菌等化学组分的测定,亦用于某些需要浓缩检查项目。根据不同检验目的加用合适的防腐剂,例如临床生化项目须添加约 5~10ml 甲苯或其他防腐剂（尼泊金乙酯）防腐;激素检验常以盐酸 10ml 作为 24 小时尿的防腐剂;麝香草酚 0.1g 加于尿 100ml 供抗酸杆菌浓集检查。

12 小时或 24 小时尿液留取方法:

留取 24 小时尿液的实验项目有:尿糖定量,尿蛋白定量,尿肌酐,尿肌酸,尿钾、钠、氯等。

（1）早 7 点时将尿液排出,排空膀胱,弃去尿液不要。

（2）7 点以后的尿液全部收集于一个大的容器内（如干净的痰盂、广口瓶等,容量为 3 000~5 000ml）,并在第一次留取尿液后加入防腐剂（防腐剂到生化室领取）,使之与尿液混合,防止尿变质。

（3）至第二天早 7 点,必须留取最后一次尿液,并排入容器中。留 12 小时尿标本,应从 19 点开始至次晨 7 点止。

（4）将全部标本混合均匀,准确量取全部尿液的尿量,记载于容器中,从中取约 20~50ml 尿液于洁净干燥的容器内尽快送检。（注：如果不能准确量取的尿液总体积,请将全部尿液送到生化室）。

（5）如做尿肌酸、肌酐、17- 羟类固醇、17- 酮类固醇、钾、钠、尿糖定量检查,可测定 24 小时尿总量,记录于检验单上,取出 100ml 尿液送验,其余弃去。也可将 24 小时的尿标本分段留取,即：7-11 时为第 1 次,11-17 时为第 2 次,17-21 时为第 3 次,21 时至次晨 7 时为第 4 次,作为 4 段尿糖定性检查。如浓缩检查结核杆菌或作尿蛋白定量检查,则将 24 小时全部尿液送验。

（6）特定时段内收集的尿标本在收集时注意事项如下：

1）收集计时尿标本时,应告知患者该时段的起始和截止时间；留取前应将尿液排空然后收集该时段内（含截止时间点）排出的所有尿液。

2）如防腐剂有生物危害性,应建议患者先将尿液收集于未加防腐剂的干净容器内,然后小心地将尿液倒入实验室提供的含有防腐剂的收集容器中。

3）对尿标本进行多项检测时,加入不同种类的防腐剂可能有干扰。当多种防腐剂对尿液检测结果有干扰时,应针对不同检测项目分别留取尿标本（可分次留取,也可一次留取分装至不同容器中）。

4）特定时段内收集到的尿液应保存于 2~8℃条件下。对卧床的导尿患者,将尿袋置于冰袋上；如患者可走动,应定期排空尿袋,将尿液存放在 2~8℃条件下。

5）收集时段尿时,收集的尿量超过单个容器的容量时,须用两个容器内的尿液在检测前必须充分地混匀。最常用的做法是在两个尿容器之间来回倾倒尿标本。第二个容器收集的尿量一般较少,故加入防腐剂的量相应减少。

4. **无菌尿** 用于尿培养检测,使用容器必须为无菌容器（由微生物实验室提供）。尿液留取时,前段尿弃用,留取中断尿于无菌容器中送检。

5. 做细菌培养时,应冲洗阴道,并消毒尿道口,用无菌试管留取中段尿。

6. 如做一些特殊检查,如尿蛋白、尿糖等定量检查时,须留取 24 小时全部尿液,并加入适当防腐剂。

（二）尿液的保存与运输

运送尿标本时,容器须有严密的盖子以防尿液渗漏。标本收集后应减少运送环节并缩短保存时间,病房标本的传送应由经过培训的专人负责且有制度约束。如使用轨道传送或气压管道运送时,应尽量避免标本因震荡产生过多泡沫,以防引起细胞破坏。用于微生物学检查的标本如不能立即送达实验室,应将部分尿标本移至含防腐剂的抑菌管内再运送,如何操作应咨询实验室。尿液如不能立即检查,应放冰箱 2~8℃保存。做定量检查的标本,在留尿期间,为避免理化性质或有形成分的改变,应根据检查目的,适当放防腐剂。对计时尿标本和在标本收集后 2 小时内无法进行尿液分析或要分析的尿液成分不稳定时,可根据检测项目采用相应的防腐剂,用于微生物学检查的标本如不能立即送达实验室,可将标本保存于 2~8℃冰箱中,在 24 小时内仍可进行培养。防腐的标本不须置冰箱保存。常用的防腐剂有甲苯、甲醛、盐酸等。尿液的运输时间也不宜过长,一般应在 2 小时内送到,如果超过 2 小时,应保持低温(冰浴)环境下运送。

1. 任意尿,又叫随机尿,即任何时间的一次尿液。

2. 晨尿,早上起床后的第一次尿标本。

3. 餐后尿,通常是午餐后 2 小时收集的尿液。

4. 白昼尿及夜间尿,白天:早八点至晚八点;夜间:晚八点至晨八点的尿液。

5. 24 小时尿,一日内的每一次尿液均收集。

6. 负荷尿,早餐后排光尿,服用药后 4 小时所排出的尿液全部收集。

三、粪便

(一)粪便的收集

排便前先排尽尿液,不要混入尿液或者卫生纸以免尿液污染;将马桶冲洗干净,排便在无水处,然后用取样勺挖取没有接触空气的粪便 5g(似蚕豆大小),拧紧盖子,重复取 3 管,保存于自封袋或有密封盖的容器内;将自封袋放入冰盒,用冰或冰袋或干冰填埋,以制造低温环境,阻止菌群生长,2 小时内保存到 -80℃(如果是干冰填埋,只要在干冰挥发完之前送达即可)。

1. **粪便常规标本**　检查粪便颜色、性状、有无脓血、寄生虫卵等。交代受试者清晨留取标本,用竹签取 5g 大便(似蚕豆大小),放入蜡纸盒中送验。重患者由护士协助留取,如为腹泻患者应取脓、血、黏液等异常部分,如为水样便,可盛于大口玻璃瓶中送验。

2. **粪便培养标本**　用于粪便的细菌标本检测。受试者排便于便盆内,用消毒棉签采取粪便的异常部分于蜡纸盒或试管内,也可用肠拭子蘸等渗盐水,由肛门插入直肠 4~5cm 处,轻轻转动,取出粪便少许,放入无菌培养试管中,盖好送检。用肠拭子直接采取标本进行培养,可提高阳性率。

3. **粪便寄生虫及虫卵标本**　检查寄生虫数、浓缩集卵、孵化血吸虫毛蚴。

(1)寄生虫卵粪便标本:粪便必须新鲜,应用粪便几个不同的部分采集 5~10g。送检时间一般不宜超过 24 小时。如查血吸虫卵,则应采集带血及黏液部分送检;查蛲虫卵,应在23 点左右,感觉肛门周围发痒时,用无菌棉签蘸生理盐水,自肛门周围皱壁处拭取,然后插入试管内,塞好管口送检。

(2)阿米巴原虫粪便标本:收集标本前,应先将便器加温后再排便,便后连同便盆立即送检。

(3)寄生虫体标本:服驱虫药后,应将大便排于清洁便盆中留取全份粪便,检查蛔虫、钩虫、蛲虫的数量。

(4)孵化血吸虫毛蚴标本:留取粪便 50g(鸭蛋大小),必要时留取 24 小时大便,及时送检。

(二)粪便的保存与运输

将包装好的样品放入冰盒,用冰或冰袋或干冰填埋,以制造低温环境,阻止菌群生长,2 小时内保存到 -80℃(如果是干冰填埋,只要在干冰挥发完之前送达即可)。

四、唾液

(一)唾液的收集

在唾液样品收集前,用清水漱口 1~2 次,然后吐掉,漱口后等候至少 5 分钟方可采集唾

液,期间不要进食、引用各种饮料;采集方法大体有如下三种:

1. **EP 管自然流取收集法**　志愿者采取坐位,头稍前倾,眼睛睁开。酸刺激前,将口腔内的唾液通过吞咽排除干净,用 10ml EP 管采集酸刺激前约 2ml 唾液并计时 t1(t1 ≤ 10 分钟),记为酸刺激前唾液样品;再用 1cm×1cm10% 枸橼酸试纸贴于舌尖部 30 秒,吐弃试纸及口中唾液后,立即开始采集约 2ml 唾液并计时 t2(t2 ≤ 10 分钟),记为酸刺激后唾液样品。将此种收集方法称为 A 法,酸刺激前、后唾液样品分别称为 A1 和 A2。

2. **口中转动棉柱法**　志愿者采取 A 法的坐姿和枸橼酸刺激方法,每人取 2 个"唾液棉柱采集管",酸刺激前、后均以该管配备的棉柱放进口腔,每次均用舌头在口腔左右两侧轻轻转动棉柱 1.5 分钟(经预实验得知此时间段可收集约 2ml 唾液,时间波动不超过 30 秒),左右来回循环转动,频率为 6 次 /min,不咀嚼或咬棉柱,吐出棉柱后马上离心(3 000r/min,10 分钟),离心后液体即为酸刺激前、后的唾液样品。将此种收集方法称为 B 法,酸刺激前、后唾液样品分别称为 B1 和 B2。

3. **口中咀嚼棉柱法**　受试者采取 A 法的坐姿和枸橼酸刺激方法,每人取 2 个"唾液采集管",酸刺激前、后分别咀嚼该管的棉柱 25~30 次 /min,持续 1.5 分钟(经预实验得知此时间段可收集约 2ml 唾液,时间波动不超过 30 秒)后吐出,吐出前同 B 法在口腔左右两侧快速转动棉柱各 5 次,以充分收集口中唾液,再同 B 法离心收集酸刺激前、后唾液样品。将此种收集方法称为 C 法,酸刺激前、后唾液样品分别称为 C1 和 C2。

1)要求受试者保持唾液在口中持续至少 1 分钟,然后吐到灭菌后的离心管中,为了保证收集到足够多的唾液(2~5ml),这个过程通常需要重复多次。

2)唾液的产生可通过咀嚼天然原味口香糖进行刺激(1.0~1.5g)。受试者要有规律地咀嚼,当有足够的唾液时,吐到灭菌的离心管中,之后的步骤与同 1。

3)收集好灭菌管后,用自封袋封存,置于冰上,4 小时内运输到实验室,-80° 保存。

4. **唾液 DNA 提取法**　将唾液吐到 5ml 采集管中,直到 2ml 刻度位置。(不可将痰液吐到收集管中,若痰液不足,可做口舌运动,促进分泌。浮在唾液上层的少量泡沫不包括计算在 2ml 唾液采集量内,采集过程必须在 30 分钟内完成);将等体积 2ml 保存液全部倒在 5ml 唾液采集管中,充分颠倒混匀后旋紧盖子。

(二)唾液的保存与运输

唾液中含有很多可以快速降解目标物的酶,一些目标分子,如皮质醇或褪黑激素在室温下要比其他成分更为稳定,但在一般情况下,最好还是在样品收集后立刻放到冰箱中冷藏,同时在冷冻起来之前也需要进行纯化。-80℃冰箱可以长期保存唾液,但是这也是有期限的。

五、毛发

(一)毛发的收集

毛发生长具有一定的规律(1~2cm/ 月),毛发采集部位和采集方法应最大限度反映其生长周期的信息。头顶后部的毛发生长速度变化较小,受年龄和性别的影响较小,处于生长期的数量相对恒定,所代表的整体信息较为一致;人体其他部位的毛发,如腋毛、阴毛、男性胡须等所反映的时间信息不如头发清晰。毛发采集应在无滥用药物污染的环境中进行;毛发采集应由经过训练的人员施行;采集、保存毛发所用的工具、材料(剪刀、镊子、剃须刀、粘贴带、包装袋等)严禁滥用药物污染。对于头发检材,应贴根(紧贴头皮)剪取头顶后部的头发,发根用粘贴带固定成束并标记,平放于清洁纸上,经包裹、折叠后,置于纸袋、铝箔袋或塑料袋中。记录姓名、摄毒（药）史及其头发颜色和长度特征。毛发采集的量应能满足重复分析的需要，并须考虑到毛发洗涤的损耗，一般不应少于200mg。当头发较长时，以发根端起3.5cm段的头发重量为准。（若头发长度为4.5~5.5cm，5mg的毛发数量大约为15~20根，20mg的数量大约在60~65根，毛发质量可根据此规律累加；当无头发可采或个体头发极短时，可采取人体其他部位的毛发，如腋毛、阴毛等，作为头发替代品）。通常采用的毛发清洗方法有以下两种。方法1为在大多数情况下可获得有效的脱污效果，但对毛发中大麻类成分影响较大；方法2为方法1的补充。

1. 取毛发（约100mg）置试管或小烧杯中，依次用10ml二氯甲烷、10ml水、10ml二氯甲烷各浸洗2分钟，自然晾干。收集第三次清洗溶剂二氯甲烷，浓缩后经GC-MS分析，应为阴性结果。

2. 取毛发（约100mg）置试管或小烧杯中，依次用10ml 0.1% 十二烷基磺酸钠（SDS）、10ml 0.1% 洗洁净、10ml 水、10ml 丙酮振荡洗涤2分钟，自然晾干。

（二）毛发的保存与储存

毛发样品可置室温保存，在现场提取的毛发均用与所取检材量相当的、且具有无污染的新塑料袋或者瓶装，注意尽可能保持原形，并在袋口或者瓶口部位加密封条，贴上提取时间、地点、身体部位等事项的专用标签；所有毛发应放在低温、避光无污染的专用容器内，不得向检材中添加任何防腐剂。如不能及时送检，应放在 –10℃ 以下的低温冰箱中储存。

六、指甲

采集受试的指甲游离缘，每8~20mg为1份样本，纸袋包装，室温保存所有生物样本应分装贮存，尽量避免多次反复解冻。长期保存样本的最适保存条件为在液氮或 –135℃ 保存。

生物样本的容器应采用螺口的冻存管，能够在低温下长期储存，玻璃管或弹出式盖子的管子不适合长期储存。

储存样本的标签应采用打印或条形码，储存生物样品的每个容器应有唯一的，清晰明了的识别符号，能够牢固附着在容器上，并能耐受低温储存的条件。所有的相关信息能够和这个唯一的识别符相联系。

要具有自动化的安全保障系统，不间断地监控样本保存设备的运行状况。特别有价值的生物样本，应该考虑至少在两个不同的位置储存。

需要有专业化的工作人员，特别是具有利用生物样本从事过实验研究经验的人员负责此项工作，并要定期进行专业培训和考核。

为了充分、有效利用生物样本资源，在收集标本的同时有必要开展标本的深加工，如DNA、RNA、蛋白质的提取和保存，一方面避免标本的使用不当和浪费，另一方面有利于提高课题研究工作的有效率。

七、精液

（一）精液的收集

采样前应禁欲2~7天，须多次采集每次禁欲时间应尽量一致。3个月内至少检查2次，2次间隔时间应大于7天，但不超过3周。精液标本采集必须完整，使用专用或指定清洁干燥广口带刻度容器收集精液。容器应保持在 20~37℃ 环境中，并尽快送检。

（二）精液的处理

收到标本记录留取时间后,应立即加盖保存于37℃环境观察液化时间。通常的检测步骤如下:

1. 开始5分钟,将标本容器置37℃环境,待精液液化;

2. 30~60分钟,评估精液液化时间、外观、精液量、精液pH、精液活力、精液数量、精子存活率等;

3. 3小时内,标本送至微生物实验室;

4. 4小时后,评估精子形态学等。

八、阴道分泌物

采集容器应清洁,一般采用生理盐水浸湿的棉拭子于阴道深部或阴道后穹隆、宫颈口等处取材,采用生理盐水涂片法观察阴道分泌物,或用生理盐水涂片法观察阴道分泌物,取得标本后应立即送检。

第二节　供能营养素及指标检测与判断

一、人血清中游离脂肪酸组成的测定 GC-SIM-MS 法

1. **范围**　本方法适用于分析血清中游离脂肪酸(free fatty acids, FFAs),不涵盖全血中总脂肪酸(blood of total fatty acids, BTFA),不涵盖血浆、红细胞膜或血清中其他的酯化脂肪酸(esterified fatty acids, EFAs)。

2. **原理**　FFAs 又称非酯化脂肪酸(nonest esterified fatty acid, NEFA),FFAs 仅占脂肪酸总量的一小部分,在血清中微量含有。目前,已经证实 FFAs 水平与代谢综合征、胰岛素分泌、氧化应激、炎症等疾病有关。

加入内标物的血清样品在碱性甲醇条件下,去除甲酯化脂肪酸,余下血清中的非酯化脂肪酸经在酸性甲醇条件下,进行衍生化,生成脂肪酸甲酯,经毛细管柱气相色谱质谱分析,内标法定量测定脂肪酸甲酯含量。DB-23 毛细管色谱柱进行分离,离子监测(SIM)模式用于以下情况游离脂肪酸测定,选取最强烈的片段:饱和脂肪酸 $m/z74$、单不饱和脂肪酸 $m/z55$、双不饱和脂肪酸 $m/z67$、多不饱和脂肪酸 $m/z79$ 作为脂肪酸定量的特征离子。

3. **试剂和材料**

（1）试剂

1）硫酸:纯度大于98%;

2）甲醇:色谱纯;

3）氢氧化钾;

4）n- 正己烷:色谱纯;

5）无水硫酸钠。

（2）试剂配制

5% H_2SO_4/CH_3OH:通过甲醇稀释 H_2SO_4 制得,现配现用。

（3）标准品

1）混合脂肪酸甲酯标准品。

2）顺 -10- 十九烯酸（C19：1 n-9c），纯度＞ 99%。

（4）标准溶液配制

1）十九烯酸 C19：1 n-9c 内标溶液（0.1mg/ml）：准确称取 0.05g（精确至 0.1mg）C19：1 n-9c 至烧杯中，加入 n- 正己烷溶解，移入 500ml 容量瓶后用 n- 正己烷定容，在冰箱中冷藏可保存 1 个月。

2）混合脂肪酸甲酯标准溶液：取出适量脂肪酸甲酯混合标准溶液移至 10ml 容量瓶中，用 n- 正己烷稀释定容，贮存于 –10℃以下冰箱，有效期 3 个月。

3）单个脂肪酸甲酯标准溶液：将单个脂肪酸甲酯分别从安瓿瓶中取出转移到 10ml 容量瓶中，用 n- 正己烷冲洗安瓿瓶，再用 n- 正己烷定容，分别得到不同脂肪酸甲酯的单标溶液，贮存于 –10℃以下冰箱，有效期 3 个月。

4. 仪器和设备

（1）天平：感量 0.01mg。

（2）单极杆质谱 - 气相色谱仪（GC-MS）。

5. 分析步骤

（1）试样制备：FFA 的内标（I.S.）为 C19：1 n-9c。每 50μl（可整除的）血清样品加入内标（10μl，0.1mg/ml C19：1 n-9c/n- 正己烷）和 0.5ml 0.4mol/L KOH/CH$_3$OH，涡旋 30 秒，室温放置 10 分钟。然后加入 0.5ml n- 正己烷两次，每次涡旋 30 秒。每次去除含有酯化脂肪酸甲酯的 n- 正己烷相，将剩余血清相与无水硫酸钠接触，去除微量水分。之后，在剩余血清中加入 0.5ml 的 5% H$_2$SO$_4$/CH$_3$OH，并将混合物置于 70℃的水浴中保存 30 分钟。加入 1ml n- 正己烷两次，每次涡旋 30 秒，合并 n- 正己烷相。在气相色谱 - 质谱分析之前，将含有脂肪酸甲酯的 n- 正己烷相蒸发至干燥，然后用 100μl n- 正己烷溶解。

QC（quality control）质量控制样品是从每个血清样品中收集 10μl（可整除的），涡旋混合（1 分钟），用于监测方法的性能，提高下游数据分析的可信度。

（2）参考气相色谱 - 质谱条件：每批含 12 个研究样品，在批次开始时注入 3 或 5 次 QC 平衡系统。当系统平衡后，在全扫描模式（SCAN）下获得一次 QC 信息。然后，每四次进样之间进一次 QC 对系统进行监控，在批次结束时进两次 QC。其中，QC 是 SCAN 模式，样品和标准品都是 SIM 模式。

1）色谱柱 DB-23 毛细管色谱柱（30m×0.25mm i.d.×0.25mm）或具有同等性能的色谱柱。

2）柱程序升温：初始温度 100℃；

100~160℃，升温速率，20℃/min；

160~180℃，升温速率 6℃/min，保持 3 分钟；

180~230℃，升温速率，20℃/min，保持 5 分钟。

3）溶剂延迟：3.5 分钟。

4）进样体积：2.0μl。

5）流速：1.0ml/min。

6）进样口温度：250℃。

7）质谱条件：传输线温度：250℃，四级杆温度：150℃，离子源温度：230℃，EI 源：70eV。

8）载气：氮气。

9）分流比：5：1。

10）SIM 模式为 m/z55、67、74 和 79；全扫描模式为 m/z35-450。

（3）试样溶液的测定：在上述条件下将脂肪酸标准测定液及试样测定液分别注入气相色谱质谱仪，以特征离子峰峰面积定量。出峰时间和特征离子见表 5-1。

6. 分析结果的表述

用数据处理软件中的内标法，按照式（1）计算试样中单个脂肪酸甲酯含量。

$$X_i = F_i \times A_i \backslash AC_{19} \times \rho C_{19} \times VC_{19} \backslash V_i \tag{1}$$

式中：

X_i —— 试样中脂肪酸甲酯 i 含量，单位为微克每毫升（μg/ml）；

A_i —— 试样中脂肪酸甲酯 i 的峰面积；

AC_{19} —— 试样中加入的内标物 C19：1 n-9c 甲酯峰面积；

ρC_{19} —— C19：1 n-9c 脂肪酸浓度，单位为毫克每毫升（μg/ml）；

VC_{19} —— 试样中加入 C19：1 n-9c 脂肪酸体积，单位为毫升（ml）；

V —— 样液最终定容体积，单位为毫升（ml）；

F_i —— 试样测定液稀释倍数。

注：计算结果保留三位有效数字。

7. 精密度 只保留在 QC 重复性条件下绝对差值不得超过算术平均值的 20% 测量结果。

8. 检出限 以标准溶液得到方法的检出限，各脂肪酸最低的方法的检出限为 0.13μg/ml。

表 5-1 游离脂肪酸谱的定性和定量分析结果

序号	保留时间	FFAs	QC 的 RSD	质谱特性
1	3.971	C12：0	9.51%	m/z 74, 87
2	5.217	C14：0	8.52%	m/z 74, 87
3	5.966	C15：0	8.91%	m/z 74, 87
4	6.832	C16：0	5.45%	m/z 74, 87
5	7.023	C16：1n-9c	9.44%	m/z 55
6	7.103	C16：1n-7c	6.36%	m/z 55
7	7.862	C17：0	6.20%	m/z 74, 87
8	8.184	C17：1n-7c	11.49%	m/z 55
9	9.242	C18：0	5.09%	m/z 74, 87
10	9.601	C18：1n-9c	5.14%	m/z 55
11	9.682	C18：1n-7c	5.33%	m/z 55
12	10.186	C18：2n-6c	5.54%	m/z 67, 81
13	10.452	C18：3n-6c	7.29%	m/z 79, 67
14	10.571	C18：3n-3	6.24%	
15	10.764	C18：3n-3c	6.63%	m/z 79, 67
16	11.315	C20：0	9.18%	m/z 74, 87
17	11.487	C20：1n-9c	5.78%	m/z 55
18	11.822	C20：2n-6c	4.37%	m/z 67, 81
19	12.003	C20：3n-6c	6.79%	m/z 79, 67

续表

序号	保留时间	FFAs	QC 的 RSD	质谱特性
20	12.117	C20：4n-6c	6.40%	m/z 79, 67
21	12.533	C20：5n-3c	5.93%	m/z 79, 91
22	12.622	C22：0	7.76%	m/z 74, 87
23	12.801	C22：1n-9c	7.35%	m/z 55
24	13.588	C22：4n-6c	5.79%	
25	13.702	C22：5n-6c	5.94%	
26	14.119	C22：5n-3c	4.45%	
27	14.257	C22：6n-3c	7.83%	m/z 79, 91
28	14.345	C24：1n-9c	7.53%	m/z 55

二、蛋白质类营养成分及其检测与诊断标准

（一）蛋白质

蛋白质是一切生命的物质基础。每一种生物，包括动物和植物，身体中的每个细胞都是由蛋白质构成的。蛋白质既是构造组织和细胞的基本材料，又与各种形式的生命活动紧密关联。蛋白质在形成体内具有生理功能的活性成分、参与体内物质运输、维持机体内环境稳定、提供能量、维持儿童青少年正常发育、促进疾病的恢复及创伤修复等方面发挥作用。

人体蛋白质丢失超过 20% 时，生命活动就会被迫停止。这种情况常见于贫困人群、长期饥饿人群和久病的恶病质患者中。蛋白质缺乏的临床表现为疲倦、贫血、免疫力下降、营养性水肿。蛋白质 - 能量营养不良主要分为消瘦型、水肿型和混合型。消瘦型主要由能量严重不足导致，表现为皮下脂肪丢失、皮肤干燥松弛、机体消瘦无力；水肿型是指能量摄入基本满足但蛋白质摄入不足，其特征表现为全身水肿，患者生长迟缓，身体虚弱，同时伴有表情淡漠及易感染其他疾病；混合型则是指蛋白质和能量摄入均不足，临床表现综合上述两型。

蛋白质摄入过量也会对机体造成一定危害。长期蛋白质摄入过量会导致胰岛素敏感性下降、尿钙排泄量增加、血浆谷氨酸水平下降等变化。同时，曾有动物实验表明持续半年以上的高蛋白饮食会导致肾小球容积增大、组织性纤维化增加、肾小球硬化增加等肾脏损伤。

（二）肽与低聚肽

肽是一种链状的氨基酸聚合物。两个或以上的氨基酸脱水缩合形成若干个肽键从而组成一个肽，多个肽进行多级折叠就组成一个蛋白质分子。生物体内的肽是机体完成各种复杂的生理活性必不可少的参与者，涉及激素、神经、细胞生长和生殖各领域，在调节体内各个系统器官和细胞功能上起到了重要作用。

通常将由 2~6 个氨基酸构成的分子量小于 1 000Da 的肽称为低聚肽。在物质构成上，肽与蛋白质具有同质性，却具有不同于氨基酸和蛋白质的独特生理功能，尤其是低聚肽。低聚肽转运系统具有速度快、耗能低、不易饱和等特点，比游离氨基酸吸收更快。由于低聚肽与游离氨基酸具有相互独立的吸收机制，因此有助于减轻游离氨基酸相互竞争共同吸收位点而产生的吸收抑制，从而促进肽的吸收。此外，低聚肽在抗氧化、抗疲劳、降血脂、保护肝脏等方面均表现出了良好的作用。

（三）氨基酸

氨基酸是构成蛋白质的基本单位。从结构上讲，氨基酸是羧酸碳原子上的氢原子被氨基取代后的化合物。组成年人体蛋白质的氨基酸主要有二十种，分别为：甘氨酸、丙氨酸、缬氨酸、亮氨酸、异亮氨酸、苯丙氨酸、脯氨酸、色氨酸、丝氨酸、酪氨酸、半胱氨酸、蛋氨酸、天冬酰胺、谷氨酰胺、苏氨酸、天冬氨酸、谷氨酸、赖氨酸、精氨酸和组氨酸。

从营养学角度来讲，氨基酸可分为必需氨基酸、半必需氨基酸 / 条件氨基酸、非必需氨基酸。其中，必需氨基酸是指人体不能合成或合成速度远不适应机体需要，必须由食物蛋白供给的氨基酸，主要包括赖氨酸、色氨酸、苯丙氨酸、蛋氨酸、苏氨酸、异亮氨酸、亮氨酸及缬氨酸；半必需氨基酸 / 条件氨基酸是指人体可以合成，但通常不能满足正常需要的氨基酸，包括精氨酸和组氨酸；非必需氨基酸是指人体可以由简单前体合成，不需要从食物中获得的氨基酸，例如甘氨酸、丙氨酸等。

蛋白质在机体内的消化和吸收是通过氨基酸来完成的。进入机体的氨基酸可以合成组织蛋白质或转变为碳水化合物和脂肪，也可以转变为酸、抗体、肌酸等含氮物质，参与构成酶、激素、部分维生素，还可以通过氧化供能，产生二氧化碳、水及尿素。

（四）蛋白质营养状况检验与评价标准

1. 氮平衡计算法 氮平衡是指氮的摄入量和排出量的关系。I 为摄入氮，通过计算食物中含氮量获得，U 为尿氮，F 为粪氮，S 为通过皮肤或其他途径排出的氮，收集相应排泄物测定其中氮含量。

当摄入氮等于排出氮时为零氮平衡，即 I=U+F+S，此时表明体内蛋白质的分解与合成处于平衡状态，是蛋白质的动态平衡，属于正常人的状态。

当摄入氮大于排出氮时为正氮平衡，表明机体蛋白质合成大于分解，多见于生长发育期的儿童、青少年、孕妇乳母及疾病或创伤恢复期患者。

当摄入氮小于排出氮是为负氮平衡，表明机体蛋白质分解大于合成，常见于蛋白质摄入不足、吸收不良及消耗性疾病患者中。

2. 生化检验法 蛋白质营养情况的评价可以通过血液或尿液样本的生化检测进行。生物样本采集方法参见前文内容。

（1）血清白蛋白 - 溴甲酚绿测定法

1）实验原理：在 pH 为 4.20 的缓冲液中，白蛋白作为一种阳离子会结合阴离子染料溴甲酚绿（BCG）形成蓝绿色化合物，在波长 630nm 处有吸收峰，其吸光度与白蛋白浓度成正比，与同样处理的白蛋白标准液比较可求得血清中白蛋白含量。

2）实验试剂：0.5mol/L 琥珀酸缓冲贮存液：称取 NaOH 10g，琥珀酸 56g 溶解于 800ml 蒸馏水中，用 1mol/L NaOH 调节 pH 至 4.10，加水稀释至 1L，4℃保存。

10mol/L 溴甲酚绿贮存液：称取溴甲酚绿 1.75g，溶于 5ml1mol/LNaOH 溶液中，加蒸馏水至 250ml，置棕色瓶保存。

叠氮钠贮存液：溶解叠氮钠 40g 于 1L 蒸馏水中。

聚氧化乙烯月桂醚贮存液：溶解 2.5g 聚氧化乙烯月桂醚于 80ml 蒸馏水中，加热助溶后加蒸馏水至 10ml。

溴甲酚绿应用试剂：于 1L 容量瓶中加蒸馏水 400ml，琥珀酸缓冲贮存液 100ml，用吸管准确加入溴甲酚绿贮存液 8ml，再加入叠氮钠贮存液 2.5ml 聚氧化乙烯月桂醚贮存液 2.5ml，最后用蒸馏水稀释至刻度，配好的溴甲酚绿试剂 pH 应为 4.10±0.05。

3）试验步骤：波长 630nm 下,以空白管调零。用定量加液器加溴甲酚绿应用液与血清标本混合后立即读取吸光值,加样体积见表 5-2。如果标本浑浊,可做标本空白管（血清 0.02ml 加琥珀酸缓冲液 40ml）。以琥珀酸缓冲液调零测定标本空白管吸光度,测定管吸光度减去标本空白管吸光度后计算结果。

表 5-2 血清白蛋白测定

加入物 /ml	测定管	标准管	空白管
待测血清	0.02		
白蛋白标准液（40g/L）		0.02	
蒸馏水			0.02
溴甲酚绿应用液	4.0	4.0	4.0

4）结果计算与判断标准

血清白蛋白（g/L）= 测定管吸光度 / 标准管吸光度 × 标准管白蛋白浓度。

白蛋白正常值为 35~55g/L,轻度缺乏为 28~34g/L,中度缺乏为 21~27g/L,重度缺乏为 ≤ 21g/L。当白蛋白低于 28g/L 时机体会出现水肿。

（2）血清转铁蛋白 - 免疫比浊法

1）实验原理：血清中转铁蛋白抗原与特异性抗体相结合,形成不溶性免疫复合物,使反应产生浑浊,浊度高低反应血清样品中转铁蛋白的含量。

2）实验样品与试剂：血清转铁蛋白测定须抽取患者空腹静脉血,置于干燥试管或含促凝剂的真空管内。采血后立即分离血清,并于 2~8℃保存。溶血或脂血标本不能进行测定。

本实验目前通常于生化分析仪进行自动测定,因此须采用与设备匹配的转铁蛋白检测试剂盒进行测试。测试前应检查试剂数量、效期、定标等情况,确认无误后方可进行测定。

3）实验步骤：待测样品进行编号,去掉盖子,置于相应试管架中,放入仪器相应的标本位置。测试前对样品位置进行复查,确认无误后方可进行测试。

测定过程中每天应使用仪器匹配的生化校准品至少做一次室内质量控制,即质控物质从冰箱取出后放置至室温,上机进行检测,检测结果与允许值范围进行比对,质控合格后才能进行样品检测。此外,还应定期进行单位组织的室间质量控制。

4）结果分析：血清转铁蛋白正常值为 2.5~3.0g/L,轻度缺乏为 1.5~2.0g/L,中度缺乏为 1.0~1.5g/L,重度缺乏为 ≤ 1.0g/L。转铁蛋白的生物半衰期较短,可及时反映脏器蛋白的急剧变化。

（3）血浆前白蛋白 - 免疫比浊法

1）实验原理：血清或血浆中前白蛋白与相应抗体（羊抗人前白蛋白血清）在液体中相遇,形成抗原 - 抗体复合物,并形成一定浊度。与同样处理的校准血清比较可计算出样品中前白蛋白含量。

2）实验样品与试剂：样品要求为空腹血清或血浆。样品应在低温条件下运输保存,样品中前白蛋白在 2~8℃可稳定保存 7 天,冷冻保存可稳定 3 个月。

本实验目前通常于生化分析仪进行全自动 / 半自动测定,因此须采用与设备匹配的检测试剂盒进行测试。测试前应检查试剂数量、效期、定标等情况,确认无误后方可进行测定。本文介绍一种半自动分析方法,并对实验步骤与参数进行介绍。

3）实验步骤

基本参数：反应温度为 37℃，反应时间为 10 分钟，主波长 340nm，副波长 700nm。

操作步骤：校准血清根据测试范围稀释至不同浓度，建议至少 3 个点。测试样品进行预稀释。测定管加入 0.01ml 样品，校准管加入 0.01ml 稀释后不同浓度的校准血清，空白管加入 0.01ml 生理盐水，所有管加入 1.0ml 测试试剂，混匀后于 37℃恒温 10 分钟，在 340nm 波长下，以空白管调零，测定各管吸光度。以校准管测定结果绘制标准曲线，通过标准曲线计算测试管白蛋白浓度。

4）结果分析：血浆前白蛋白正常值为 160~300mg/L，轻度缺乏为 100~150mg/L，中度缺乏为 50~100mg/L，重度缺乏 < 50mg/L。

（4）血浆视黄醇结合蛋白 - 免疫比浊法

1）实验原理：通常采用羊抗人视黄醇结合蛋白特异性抗体与血清中视黄醇结合蛋白结合成抗原抗体免疫复合物使反应液产生一定浊度，该浊度的高低在一定量抗体存在时与抗原含量成正比。测定吸光度值可计算血清中视黄醇结合蛋白含量。

2）实验样品与试剂：采集人体空腹静脉血，分离血清后于 4℃保存待测。溶血或脂血样本不应进行测试。

目前视黄醇结合蛋白的含量分析通常于生化分析仪进行全自动 / 半自动测定，因此须采用与设备匹配的检测试剂盒进行测试。测试前应检查试剂数量、效期、定标等情况，确认无误后方可进行测定。本文介绍一种适用于全自动分析仪的双试剂分析法。双试剂分别为 R1 磷酸盐缓冲液，pH7.0~7.4，内含聚乙二醇，R2 磷酸盐缓冲液，pH7.0~7.4，内含羊抗人视黄醇结合蛋白抗血清。

3）实验步骤：血清样品 3μl 加试剂 R1 250μl，37℃下恒温 5 分钟，加入试剂 R2 50μl，延迟 20 秒后读取空白吸光度 A1，5 分钟后读取终点吸光度 A2。

4）结果分析

视黄醇结合蛋白浓度 = 样品吸光度（A2–A1）/ 校准品吸光度（A2–A1）× 校准品浓度。

血浆视黄醇结合蛋白正常水平为 40~70μg/L，生物半衰期为 10 小时，可以作为评价蛋白质营养不良急性变化的敏感指标。

（5）尿肌酸酐（肌酐）- 分光光度法（中华人民共和国卫生行业标准 WS/T 97—1996）

1）实验原理：肌酐与过量苦味酸在碱性条件下反应生成橙红色苦味酸肌酐。在波长 490nm 处比色定量。

2）实验样品与试剂

样本收集：用聚乙烯瓶收集尿样约 50ml，冷藏运输，于 4℃下可保存 2 周。

碱性饱和苦味酸溶液：配制 15g/L 过量苦味酸溶液，使用前过滤。饱和苦味酸上清液与 100g/L 氢氧化钠溶液混合配制碱性饱和苦味酸溶液，使用前配制。

标准溶液配制：准确称取 100mg 经 110℃干燥 2 小时的肌酐，加 0.1mol/L 盐酸溶液使其溶解，并稀释至 100ml，配成 1.0mg/ml 肌酐贮存液，再用水稀释成 0.1mg/ml 的标准溶液。于 4℃下可保存 1 个月（表 5-3）。

3）实验步骤：取 0.1ml 尿样置于 10ml 比色管中，加水至 3ml。按照下表配制肌酐标准管。

表 5-3　肌酐标准管的配制

管号	0	1	2	3	4	5
标准溶液 ml	0	0.2	0.4	0.6	0.8	1.0
水 ml	3.0	2.8	2.6	2.4	2.2	2.0
肌酐浓度 g/L	0	0.2	0.4	0.6	0.8	1.0

向各管加入 2.0ml 碱性苦味酸溶液,混匀,于室温下反应 20~30 分钟,加 5ml 水混匀,以 0 号管作为参比,于波长 490nm 下测定吸光度,在 0.5 小时内比色完毕。每个浓度测定 3 次,求平均吸光值。以吸光度为纵坐标,肌酐浓度为横坐标,绘制标准曲线。

4)结果计算与分析:标准曲线中查的肌酐浓度乘以尿样稀释倍数可计算得到尿中肌酐浓度。尿肌酐的数量通过反应肌肉的数量与活动间接反映体内肌肉中蛋白质含量。正常值为男性 20~26mg/(24h·kgbw)(7~18mmol/24h),女性 14~22mg/(24h·kgbw)(5.3~16mmol/24h)。当蛋白质缺乏时,尿肌酐含量降低。尿肌酐超过正常范围时,表明蛋白质摄入过量或肾功能障碍。

(6)尿肌酸酐/身高指数:尿肌酸酐测定方法同上。尿肌酸酐/身高指数是 24 小时尿肌酸酐与同性别、同身高、等年龄人群 24 小时预期尿肌酸酐的比值。3 月龄至 17 岁的正常值为 >0.9;0.5~0.9 为不足;<0.5 为缺乏。

(7)尿羟脯氨酸 - 比色法

1)实验原理:尿中羟脯氨酸主要以多肽形式存在,是体内胶原蛋白的分解产物。先用盐酸加热使结合型羟脯氨酸水解为游离的羟脯氨酸,再用氯胺 T 氧化为吡咯类化合物。后者与对二甲氨基苯甲醛作用生成红色化合物。

2)实验样品与试剂

样品准备:样品收集前,禁止剧烈运动,保持良好的饮食和作息。样品采集时,先排出一部分尿弃去,以冲掉留在尿道口及前尿道的细菌,然后将中段尿留取送检。

羟脯氨酸标准贮存液:称取羟脯氨酸 100mg,用 0.01mol/L 盐酸溶解并稀释至 100ml,得到浓度为 1mg/ml 的羟脯氨酸标准贮存液。置棕色瓶中,冰箱保存。

羟脯氨酸标准应用液:取羟脯氨酸标准贮存液 1ml,用蒸馏水稀释至 100ml,得到浓度为 10μg/ml 的羟脯氨酸标准应用液。保存于冰箱内,可用 2~3 周。

柠檬酸缓冲液:柠檬酸 50g,醋酸钠 120g,氢氧化钠 34g,用 800ml 蒸馏水溶解,加冰醋酸 12ml,调节 pH 为 6.0,用蒸馏水稀释至 1L。

氯胺 T 溶液:氯胺 T1.41g,用少量甲醇溶解,再用甲醇稀释至 100ml,得到浓度为 0.05mol/L 的氯胺 T 溶液。

对二甲氨基苯甲醛溶液:对二甲氨基苯甲醛 10g,用甲醇溶解后定容至 100ml,浓度为 100g/L(现用现配)。

过氯酸溶液:27ml 70% 过氯酸用蒸馏水稀释至 100ml,于暗处保存。

3)实验步骤:取 10ml 玻塞刻度试管,加入混匀的尿液样品 0.5ml,加入 6mol/L 盐酸 1.5ml,混匀后塞紧盖子,于 124~126℃水解 2 小时,自然冷却后加入 10mol/L 氢氧化钠 0.9ml,再用 1mol/L 盐酸或氢氧化钠调节 pH 至 5~7,用蒸馏水稀释至 5ml,过滤。

测定管中加入 1.0ml 尿滤液,标准管中加入 1.0ml 羟脯氨酸标准应用液,空白管中加入 1.0ml 蒸馏水。所有管中加入 1.0ml 蒸馏水和 1.0ml 浓度为 0.05mol/L 的氯胺 T 溶液。混匀后37℃水浴10分钟。各管加入1.0ml 3.15mol/L的过氯酸,室温放置5分钟,各管加入1.0ml10%的对二甲氨基苯甲醛溶液。充分混匀后100℃沸水浴1分钟取出,迅速冷却至室温,560nm下比色。以空白管调零,记录各管光密度值。

4)结果计算与分析

尿羟脯氨酸浓度(mg/L)= 测试管吸光值/标准管吸光值×50。

尿羟脯氨酸是反映机体胶原蛋白合成及代谢的特异氨基酸。1~5岁儿童正常值为0.15~0.49mmol/d,6~10岁为0.27~0.75mmol/d,11~17岁为0.48~1.37mmol/d,18-21岁为0.15~0.42mmol/d,22~25岁为0.11~0.33mmol/d。

三、碳水化合物、多糖、低聚糖、二糖及单糖

碳水化合物亦称糖类化合物,是自然界存在最多、分布最广的一类重要的有机化合物。主要由碳、氢、氧所组成。大多食品营养标签中的碳水化合物是指每克产生能量为17kJ/g(4kcal/g)的部分,数值可由减法或加法获得。其中减法是指食品总质量分别减去蛋白质、脂肪、水分、灰分和膳食纤维的质量,即是碳水化合物的量。而加法是指淀粉和糖的总和即为碳水化合物。随着对碳水化合物的深入研究,总碳水化合物已定义为碳水化合物和膳食纤维的总和。

目前,基于分子结构、理化性质或者生理功能的分类方法有很多,联合国粮农组织/世界卫生组织(FAO/WHO)的专家组将碳水化合物按照聚合程度分为三类:糖(每分子可水解成1~2个单糖分子)、寡糖(每分子可水解成3~9个单糖分子)和多糖(每分子可水解成10个以上单糖分子)。每一类又分为不同的亚组,如表5-4所示。

表5-4　碳水化合物的分类

分类(含单糖分子数)	亚组	组成
糖(1~2)	单糖	葡萄糖、半乳糖、果糖
	双糖	蔗糖、乳糖、麦芽糖、海藻糖
	糖醇	山梨醇、甘露醇、木糖醇
寡糖(3~9)	麦芽低聚寡糖	麦芽糊精
	其他杂寡糖	棉子糖、木苏糖、低聚果糖
多糖(≥10)	淀粉	直链淀粉、变性淀粉
	非淀粉多糖	纤维素、半纤维素、果胶、亲水胶质物

注:摘自FAO/WHO,1998

1. 单糖和双糖　单糖是基本的碳水化合物,是构成多糖的基本单元,是不能水解成更简单糖的糖类。葡萄糖即是一种常见的单糖,它的分子式是$C_6H_{12}O_6$,是碳的水合物$C_n(H_2O)_n$,这也就是其名字的由来。单糖常常会结合成二糖(最普遍的二糖是蔗糖)、低聚糖等。

血糖是指血液中的葡萄糖,主要来源于食物中消化吸收的葡萄糖,以及来自肝糖原酵解和糖异生作用。血糖的正常值和糖代谢异常的诊断切点主要依据血糖值与糖尿病特有的慢性并发症和糖尿病发生风险的关系来确定。目前常用的诊断标准和分类有WHO(1999年)标准和ADA(2003年)标准。详情见表5-5和表5-6。

表 5-5   糖代谢状态分类（WHO 1999 年）

糖代谢分类	静脉血浆葡萄糖（单位：mmol/L）	
	空腹血糖	糖负荷后 2 小时血糖
正常血糖	< 6.1	< 7.8
空腹血糖受损（IFG）	6.1~< 7.0	< 7.8
糖耐量减低（IGT）	< 7.0	7.8~< 11.1
糖尿病	≥ 7.0	≥ 11.1

注：IFG 和 IGT 统称为糖调节受损，也称糖尿病前期

表 5-6   糖尿病的诊断标准

诊断标准	静脉血浆葡萄糖水平
（1）典型糖尿病症状（多饮、多尿、多食、体重下降）加上随机血糖检测	≥ 11.1
（2）空腹血糖检测	≥ 7.0
（3）葡萄糖负荷后 2 小时血糖检测无糖尿病症状者，须改日重复检查	≥ 11.1

注：空腹状态指至少 8 小时未进食热量；随机血糖指不考虑上次用餐时间，一天中任意时间的血糖，不能用以诊断空腹血糖受损或糖耐量减低

　　WHO 标准化的口服葡萄糖耐量试验（OGTT）推荐成年人 75g 葡萄糖，孕妇 100g，儿童每公斤体重 1.75g，总量 ≤ 75g 用 250ml 水溶解，5 分钟内口服。服糖前抽空腹血，服糖后每隔 30 分钟取血，共 4 次。空腹血浆葡萄糖或 75g OGTT 后的 2 小时血糖值可单独用于流行病学调查或人群筛选。但我国资料显示仅查空腹血糖，糖尿病的漏诊率较高，理想的调查是同时检查空腹血糖及 OGTT 后 2 小时血糖值，OGTT 其他时间点血糖不作为诊断标准。保持血糖恒定对于人体健康具有非常重要的生理意义，是维持细胞正常生理功能的重要条件之一。血糖过高或过低都会损伤机体，血糖含量过低时，会引起头晕、心慌、四肢无力等，严重时甚至会导致死亡。血糖含量过高时，会使葡萄糖从肾脏排出，形成糖尿，造成体内营养物质流失，以及感染等并发症的发生。目前，专家提出了食物血糖生成指数（glycemic index，GI）概念，用来衡量食物中碳水化合物对血糖浓度的影响。其高 GI 的食物，进入胃肠后消化快、吸收率高，葡萄糖释放快，葡萄糖进入血液后峰值高，也就是血糖升高；低 GI 食物，在胃肠中停留时间长，吸收率低，葡萄糖释放缓慢，葡萄糖进入血液后的峰值低，下降速度也慢，简单说就是血糖比较低。当血糖生成指数在 55 以下时，可认为是低 GI 食物；当血糖生成指数在 55~70 之间时，该食物为中等 GI 食物；当血糖生成指数在 70 以上时，该食物为高 GI 食物。因此，用食物血糖生成指数，合理安排膳食，对于调节和控制人体血糖有很大好处。一般来说，只要一半的食物从高血糖生成指数替换成低血糖生成指数，就能获得显著改善血糖的效果。

　　双糖是由两个单糖分子缩合失去一分子水形成的化合物，溶于水，但不能直接被人体所吸收，必须经过酸或酶水解作用生成单糖后被人体所吸收。乳糖是双糖中的一种，在母乳或牛乳中大量存在，由一分子葡萄糖和一分子半乳糖组成。当人体缺乏或者自身乳糖酶分泌少时，则表现出不能完全消化分解母乳或牛乳中的乳糖所引起的非感染性腹泻，称之为乳糖酶缺乏症，也叫乳糖不耐受（lactose intolerance，LI）。目前，国内还没有把乳糖酶缺乏的实验

室诊断作为必要的诊断依据,国内仅有少数医院通过检测大便乳糖及大便 pH 来诊断乳糖酶缺乏。常用的诊断方法有:①乳糖奶量实验:该方法需要服用负荷量的乳糖(成年人 50g,儿童 1~2g/kg),分别不同时间段测定血浆葡萄糖浓度,如果血糖上升幅度大于 1.4mmol/L 提示乳糖耐受,反之则考虑乳糖吸收不良。因目前临床上末梢血糖监测较为普遍,因此该方法用于婴幼儿甚至新生儿的 LI 检测较为方便。②大便还原糖及 pH 测定:可用醋酸铅氢氧化氨法或改良班氏试剂法测定大便还原糖,一般认定还原糖(++)即为阳性,大便 pH < 5.5 为 LI 的证据。③血半乳糖测定:空腹进食负荷量乳糖后测定血半乳糖浓度,如果服乳糖后 40 分钟血半乳糖浓度 < 0.3mmol/L 则提示乳糖吸收不良。

针对乳糖不耐受可通过以下途径缓解:①少量多次:每个人的乳糖不耐受程度是不同的,有部分人群通过减少饮用量可减少不适感,对于这部分人群,只需要每天增加饮用次数,使胃肠慢慢适应后,症状会有所减轻或者完全不会再发生任何症状;②将牛乳发酵后形成酸奶,其牛乳在发酵过程中 20%~30% 的乳糖被降解成为单糖,同时,蛋白质和脂肪也分解为小分子物质,使其更利于肠胃的吸收消化;③可以采用乳糖酶水解技术,将其乳糖水解后再进行饮用。

2. 寡糖　寡糖(oligosaccharides)又称低聚糖,是由 2~10 个单糖以直链或分支结构形成的糖类总称。它包括普通低聚糖和功能性低聚糖(functional oligosaccharides)。普通低聚糖有蔗糖、麦芽糖、麦芽三糖等。而功能性低聚糖如低聚果糖、低聚半乳糖、低聚甘露糖等,是一类在人体不被消化,但却具有一定特殊生理功能,特别是有益于肠道健康的一类低聚糖,可以刺激肠道中有益菌群的生长繁殖,抑制有害菌的生长,被称为益生元。测定低聚糖的方法很多,其中以 HPLC 具有快速方便,分辨率高,分离效果好,重现性好和不破坏样品等优点。是目前在检测低聚糖中应用最为广泛的一种方法。

母乳是婴儿最佳的天然食品,可提供婴儿正常生长发育所需的全部营养成分和大量生物活性物质。母乳中母乳低聚糖(human milk oligosaccharides,HMOS)的含量可达到 12~23g/L,作为仅次于乳糖和脂类的第三大固体组分,受到了越来越多的重视。HMOS 由 3~14 个单糖组成,为直链或者支链结构。研究表明,HMOS 具有多种生理功能。在到达大肠的过程中,HMOS 可以竞争性抑制病原微生物与肠道上皮黏膜细胞的表面糖蛋白或糖脂结合,减少病原微生物与肠道上皮黏膜细胞间的亲和力,从而减少感染的发生。同时,HMOS 还可以有效促进肠道有益菌群(如双歧杆菌、乳酸杆菌和拟杆菌)的增殖,间接抑制有害菌群生长,以维持肠道微生态平衡,从而保护婴儿肠道免受致病菌侵袭,而且具有促进婴儿肠道局部和全身免疫系统成熟的作用。另外,还有研究表明,母乳中的低聚糖与神经突触和神经传导关系密切,能促进婴儿的认知发育、增强学习和记忆能力。HMOS 不能被婴幼儿小肠的内源性酶消化,几乎完整的到达小肠。由于母乳中含有大量的脂肪和蛋白质,HMOS 又是复杂的混合物,结构多样,包含多个同分异构体,且没有内在的发色团,使得 HMOS 的定性和定量检测都存在不小的难度。HMOS 通常是亲水的,亲水的程度与组成的单糖有关,相对而言,含有唾液酸的酸性 HMOS 的离子化程度较中性 HMOS 略高。目前,HMOS 的检测方法主要有四种:离子色谱、高效液相色谱、液质联用、毛细管电泳色谱。具体方法如下:①利用飞行时间检测器的液质联用和相应的色谱柱(多孔石墨碳色谱柱较多)可检测多达 300 种 HMOS:加水离心脱脂 - 加乙醇脱蛋白 - 用 NaBH4 还原 -(石墨碳固定相萃取:去离子水洗脱盐)- 洗脱(20% 乙腈水溶液,40% 乙腈和 0.05% 三氟乙酸溶液)- 冷冻干燥 - 去离子水溶解 - 液质联用检测。②毛细管电泳色谱:加水离心脱脂 - 加乙醇脱蛋白 - 石墨碳固相萃取：去离子水水洗脱盐 - 洗脱（20% 乙腈水溶液，40% 乙腈和 0.05% 三氟乙酸溶液）-9 氨基芘 -1，4，6- 三磺酸三钠盐衍生（过夜）- 毛细电泳色谱检测。此外，对于准确度要求更高的定量分析，可采用同位素标记。HMOS 的检测通常需要很长时间，特别是样品的前处理耗费很长时间，对于高通量检测，则可以采用多路复用的毛细管凝胶电泳（CGE）和激发诱导荧光（LIF），以 8- 氨基吡 -1，3，6- 三磺酸（APTS）为荧光标记物，建立母乳中总的碳水化合物碎片（TCF）的数据库和指纹图谱，从而可以实现大量样品的定性和定量分析。

3. 多糖 在自然界中含量丰富且分布广泛，存在于动物、植物、微生物和真菌中，与蛋白质、核酸、脂类构成了最基本的生物大分子。有大量研究表明，有些多糖参与细胞识别与信息传导，对生命活动起着至关重要的作用，被称为生物活性多糖。多糖在性质上与单糖不同，一般不溶于水，无甜味，不形成结晶，按照功能不同可分为存储多糖和结构多糖。结构多糖是构成植物细胞壁的主要成分，包括纤维素、半纤维和果胶等非淀粉多糖。植物细胞里以淀粉作为主要的存储多糖，可分为支链淀粉和直链淀粉，淀粉可在胰淀粉酶作用下降解为单糖。糖原是动物体内多糖的主要存储方式，其主要存在于肝和肌肉中，分别分为肝糖原和肌糖原，二者在维持血糖的过程中发挥重要的作用。

4. 膳食纤维 是一种多糖，它既不能够被胃肠道消化吸收，也不能产生能量。因此，曾被认为是一种"无营养物质"而长期没有得到重视。然而，随着营养学和其他相关学科的深入发展，人们逐渐发现膳食纤维具有重要的生理作用，被营养学界补充认定为第七类营养素，和传统的蛋白质、脂肪、碳水化合物、维生素、矿物质和水并列。膳食纤维能够调节胃肠功能，促进肠道蠕动，改善肠道内细菌菌群，抑制有害物的吸收，有利通便；同时，还具有降低血脂和血清胆固醇的作用等。根据中国居民膳食营养素参考摄入量推荐，建议膳食纤维摄入量为 25~30g/d。膳食纤维的测定方法基本可分为两大类，即重量法和成分（或化学）分析方法。重量法较简单而快速，但仅限于测定膳食纤维的总量或分别测定可溶性或不可溶纤维。成分测定法可分别定量测定其中每种中性糖和总的酸性糖（即糠醛酸）。由于膳食纤维的组成比较复杂，不同食物中膳食纤维的各种组分不同，成分比也不同，故目前没有一个公认的或经典的标准分析方法，对于可测量食品中膳食纤维的营养或化学成分，膳食纤维的分析方法论被总结为三种重要的方法：非酶 - 重量法、酶 - 重量法和酶 - 化学法，具体操作方法可参考《食品安全国家标准 食品中膳食纤维的测定》（GB 5009.88—2014）。

第三节 维生素检验与判断

一、维生素 A

1. 概述 血清维生素 A（视黄醇）的监测方法有液相色谱法，液相色谱质谱联用法和酶联免疫法。根据美国 CDC 的报告显示，在参与外部质量控制的大多数实验室中，使用高效液相色法的实验室数据具有一致性。我国的卫生行业标准《人群维生素 A 缺乏筛查方法》（WS/T 553—2017）中选用液相色谱法作为检测方法。

2. 检测方法

（1）高效液相色谱法测定血清维生素 A

1）试剂和标准品：除非另有规定，本方法所用试剂均为色谱纯试剂和蒸馏水或相当纯度的水（H_2O）。

无水乙醇；

甲醇；

正己烷；

硝酸；

视黄醇标准品；

视黄醇醋酸酯标准品；

高纯氮气。

2）仪器：高效液相色谱仪带紫外分光检测器。

氮吹仪；

离心机：转速≥5 000r/min；

天平：感量为0.1mg；

紫外分光光度计。

本实验中配制标准溶液所用的容器均应经硝酸浸泡24小时，并完全洗净晾干。

3）血液样本采集和保存：参照WS/T 225进行静脉血采集、血清（血浆）分离和血样的保存。

血样的采集和前期处理均须在红光环境下进行，以免血样中视黄醇的含量发生变化。

4）分析步骤

①视黄醇标准储备液的配制：取一定量的视黄醇标准品，放入10ml棕色容量瓶中，用少量无水乙醇充分溶解后定容至10ml，制成视黄醇标准品储备液。

取少量储备液稀释至紫外分光光度计检测范围内后，使用紫外分光光度计在325nm波长处检测标准储备液的含量。按照下方公式计算。

$$X = \frac{A \times 10^4}{E} \times n$$

式中：

X：维生素标准溶液浓度，单位为微克每毫升（μg/ml）；

A：测定溶液的紫外吸光度；

10^4：换算系数；

E：维生素1%比色吸光系数（视黄醇为1835）；

n：测定时储备液的稀释倍数。

视黄醇标准品溶液须在-20℃下避光储存，临用前须用紫外分光光度法标定其准确浓度。

②视黄醇醋酸酯内标的配制：取一定量的视黄醇醋酸酯标准品，放入10ml棕色容量瓶中，用少量无水乙醇充分溶解后定容至10ml，制成视黄醇醋酸酯标准品储备液。

使用高效液相色谱仪在325nm处检测视黄醇醋酸酯内标溶液的峰面积，用无水乙醇稀释至峰面积与视黄醇标准品曲线中间值的峰面积相同，以此稀释液作为内标工作液。

③标准曲线的配制：取相同体积的视黄醇醋酸酯内标工作液置于10ml棕色容量瓶中，再取不同体积经过标定的视黄醇标准储备液分别放入盛有内标工作液的容量瓶中，用乙醇定容至10ml，配成含有视黄醇浓度分别为1.00μg/ml、0.50μg/ml、0.30μg/ml、0.20μg/ml、0.10μg/ml和0.05μg/ml的标准曲线工作液，待测定。

④高效液相色谱参考条件

预柱：C_{18} 预柱，4mm×45cm，10μm；

分析柱：C_{18} 色谱柱，4.6mm×250mm，5μm；

流动相：甲醇：水 =98：2，等度洗脱；

流速：1.0ml/min；

柱温：（28±1）℃；

检测波长：325nm；

进样量：10μl。

⑤标准曲线的绘制：取标准曲线由低到高注入高效液相色谱仪进行测定，以视黄醇浓度为横坐标，以视黄醇峰面积与视黄醇醋酸酯内标的峰面积之比为纵坐标回执标准曲线，进行线性回归（$r^2 \geq 0.999$）。

⑥血样中视黄醇的测定：冻存血清（血浆）血样需要在室温，避光条件下进行自然解冻，并震荡混匀。新鲜血清（血浆）可直接进行下一步操作。

吸取血清（血浆）和内标各 100μl 至 1.5ml 离心管中，震荡混匀 30 秒，加 1ml 正己烷萃取，震荡 1 分钟。

5 000r/min 下离心 5 分钟，取出后吸取上清液 800μl 至另一 1.5ml 离心管中。

氮气吹干后加入 200μl 乙醇溶解，震荡混匀 30 秒，离心 5 分钟，5 000r/min。

吸取 150μl 样本溶液，使用高效液相色谱仪进行检测、根据色谱图中样品视黄醇的峰面积与视黄醇醋酸酯内标峰面积的比值，在标准曲线上求出样品中视黄醇的含量。

（2）液相色谱质谱法测定血清维生素 A（此方法可同时测定血清维生素 E）

1）试剂和标准品：除非另有规定，本方法所用均为色谱纯试剂，水为去离子水。

视黄醇（维生素 A）标准品；

±α- 生育酚（维生素 E）标准品；

视黄醇 -[d_5]；

α- 生育酚 -[环 -5, 7- 二甲基 -d_6]；

甲醇；

乙腈；

甲酸；

甲酸铵；

正己烷。

2）仪器

液相色谱串联质谱仪；

离心机；

氮气吹扫仪。

3）血液样本采集和保存：用无添加的离心管采集血液，之后立刻在 896rcf（相对离心力）条件下离心 10 分钟，分离出血清，在 –20℃条件下保存。

4）标准溶液配制：称取维生素 A 和维生素 E 的标准品，用甲醇配制成 50mM 的标准储备液；称取维生素 A 和维生素 E 的内标，用甲醇分别配制 3.4mM 和 5mM 的内标标准储备液，并保存在液氮（–196℃）中。

定期用甲醇将其稀释成含有 200μM 维生素 A，2 000μM 维生素 E，100μM 维生素 A 内标和 100μM 维生素 E 内标的标准工作液。标准工作液储存在 –20℃环境下。

5）样品处理：取 400μl 血清，加入 400μl 含有 5μM 内标的甲醇溶液，再加入 800μl 纯甲醇溶液。在 4℃下涡旋混匀 10 分钟沉淀蛋白，之后在 13 000rcf 条件下离心 5 分钟。取上清液，加入 1ml 正己烷萃取血清上清液中的脂溶性维生素，此步骤重复三次，合并正己烷层。将合并后的正己烷共 3ml 用氮气吹干，之后用 150μl 甲醇复溶。样品等待上机测定。

6）标准曲线配制：用甲醇将标准工作液稀释成维生素 A 的浓度范围为 0~5μM，维生素 E 的浓度范围为 0~50μM 的一系列标准曲线溶液，每一瓶标准曲线溶液中含有 5μM 相应维生素的内标。标准曲线溶液配制时应经过与样品相同的萃取和干燥程序。

7）质谱条件

毛细管电压（capillary）：1~22V；

透镜电压（tube lens voltages）：60~70V；

喷雾电压（spray voltage）：4kV；

毛细管温度（capillary temperature）：275℃。

所有离子都在 EST+ 模式下检测，使用 SRM 模式（表 5-7）。

表 5-7　维生素 A 和维生素 E 检验质谱条件

维生素	分子量 /Da	前体离子 /m·z^{-1}	碰撞能 /eV	碎片离子 /m·z^{-1}
维生素 A（视黄醇）	286	269	25	213
视黄醇 -[d$_5$]	291	274	25	218
维生素 E（α- 生育酚）	430	429	27	165
维生素 E-[d$_6$]	436	435	27	171

8）色谱条件

保护柱：C$_{18}$ 色谱柱，2.1mm×5mm，3μm；

分析柱：C$_{18}$ 色谱柱，2.1mm×150mm，3μm；

流速：0.2ml/min；

流动相 A：90% 乙腈；

流动相 B：100% 甲醇；

流动相 A 和 B 中都加入 5mM 的甲酸铵。

梯度洗脱条件见表 5-8。

表 5-8　维生素 A 和 E 检验色谱条件

时间 / 分钟	A%	B%
0	100	0
1	100	0
6	0	100
25	0	100

9）标准曲线绘制：取标准曲线由低到高注入高效液相色谱仪进行测定，以视黄醇浓度为横坐标，以视黄醇峰面积与视黄醇醋酸酯内标的峰面积之比为纵坐标回执标准曲线，进行线性回归。

10）样品测定：将样品溶液注入高效液相色谱仪中进行分析，测定相应维生素和其内标的峰面积。以相应维生素和其内标的峰面积的峰面积之比（维生素 A/ 维生素 A 内标，维生素 E/ 维生素 E 内标）带入标准曲线中，计算相应维生素浓度。

维生素 A 缺乏的判定标准：

以血清维生素 A 的含量为依据进行判断（表 5-9）。

表 5-9　维生素 A 状况判断界值

人群	血清（血浆）视黄醇含量（用 x 表示浓度）			
	边缘性缺乏		缺乏	
	μmol/L	μg/ml	μmol/L	μg/ml
儿童（6 岁及以下）	0.35 ≤ x < 0.70	0.10 ≤ x < 0.20	x < 0.35	x < 0.10
6 岁以上儿童及成年人	0.70 ≤ x < 1.05	0.20 ≤ x < 0.30	x < 0.7	x < 0.20

注：转换系数 1mol 视黄醇 =286.45g 视黄醇

人群的血清维生素 A 正常值为 1.05~4μmol/L，即 0.3~1.14μg/ml。

当血清视黄醇浓度低于 0.35μmol/L，即低于 0.1μg/ml 时，此时出现的夜盲症可认为与维生素 A 缺乏有关。

二、维生素 D

维生素 D 是人体必需的营养素，血清维生素水平影响着人体内钙和磷的正常代谢，与心血管疾病、免疫系统疾病、糖尿病、肿瘤、神经系统疾病等密切相关，对人体健康发挥着重要作用。因此，维生素 D 水平的测定对诊断、治疗和预防维生素 D 相关疾病有重要意义。

维生素 D 是维持人类身体健康所必需的脂溶性维生素，但人体自身不能合成维生素 D，阳光照射和食物摄取是人体维生素 D 的主要来源。维生素 D_2 和维生素 D_3 是维生素 D 的主要存在形式，必须在体内经过 2 次羟化才能发挥其生理作用。25-（OH）D 是血液中主要作用形式，其最稳定、浓度最高、半衰期最长，因此，人体血清 25-（OH）D 水平是衡量体内维生素 D 营养状况的最佳指标。一般分别把血清 25-（OH）D 质量浓度 < 20、20~30、> 30ng/ml 定义为维生素 D 缺乏、不足和充足。

1. **维生素 D 检测方法概述**　目前维生素 D 水平的检测获得越来越多人的关注，很多医院和实验室把人体血清维生素 D 质量浓度检测作为一种常规检测，用于诊断和治疗维生素相关疾病。色谱测定方法和免疫测定方法是常用的两种分析方法。免疫分析法不能区分维生素 D 本身和类似物，只能测定 25-（OH）D 总量，无法同时测定 25-（OH）D_2 和 25-（OH）D_3 的质量浓度；色谱分析法包括液相色谱 - 串联质谱法（liquid chromatography-tandem mass spectrometry, LC-MS/MS）和高效液相色谱法（high performance liquid chromatography, HPLC），能够区分 25-（OH）D_2 和 25-（OH）D_3 并测定其含量。

2. **血清 25- 羟基维生素 D_3 液相色谱串联质谱法检测**　检测原理和方法：本标准建立的 25-（OH）VD_3 检测方法以同位素稀释液相色谱串联质谱法为检测原理。方法是以同位素标记的 25-（OH）VD_3 为内标添加至血清中，内标与血清均匀混合后，用液液萃取等方法提取血清中 25-（OH）VD_3。加入饱和硫酸锌溶液和乙腈沉淀蛋白，加入正己烷并提取上清液，氮气吹干后，经 75% 甲醇溶液溶解。利用液相色谱串联质谱分离并检测血清 25-

（OH）VD_3 和内标特异的离子转变。用 25-（OH）VD_3 和内标峰面积比计算 25-（OH）VD_3 浓度。

（1）试剂和配制

1）试剂

可选用的试剂如下：

水：除非有特别说明，应使用 GB/T 6682 定义的一级实验用水；

甲醇：色谱纯；

乙腈：色谱纯；

正己烷：色谱纯；

甲酸：色谱纯；

硫酸锌七水合物（$ZnSO_4 \cdot 7H_2O$）：分析纯，CAS 号：7446-20-0；

四氘代甲醇（d_4- 甲醇）：纯度 ≥ 99.9%，CAS 号：811-93-3；

磷酸氢二钠七水合物（$Na_2HPO_4 \cdot 7H_2O$）：分析纯，CAS 号：7782-85-6；

磷酸二氢钠一水合物（$NaH_2PO_4 \cdot H_2O$）：分析纯，CAS 号：10049-21-5；

氯化钠：分析纯，CAS 号：7647-14-5；

牛血清白蛋白（BSA）：纯度 ≥ 98%，Mr=66kDa，CAS 号：9048-46-8；

氢氧化钠：分析纯，CAS 号：1310-73-2。

2）配制溶液

①空白基质溶液：模拟人血清基质的条件，选择适当离子强度、适当 pH 及蛋白成分的物质进行配制，尽量模拟人血清基质的环境。如获得人血清纯化后无 25-（OH）VD_3 的空白基质，则更佳。适用时，可采用下述方法进行：

称量 2.140g 磷酸氢二钠七水合物（$Na_2HPO_4 \cdot 7H_2O$），0.268g 磷酸二氢钠一水合物（$NaH_2PO_4 \cdot H_2O$），0.900g 氯化钠，5.000g 牛血清白蛋白；

溶解于约 75ml 水中；

用 1mol/L 氢氧化钠溶液调节 pH 到 7.4；

转移到 100ml 容量瓶中；

加水定容至规定刻度。

该溶液 2~8℃稳定性为 1 个月，长期保存可加入防腐剂。

②饱和硫酸锌溶液

适用时，可采用下述方法进行配制：

称量 9.50g 硫酸锌七水合物（$ZnSO_4 \cdot 7H_2O$）；

加入 10ml 水；

充分混匀 5 分钟；

静置 1 分钟；

再次混匀 2 分钟以上，至无大块颗粒不溶物为止。

最终配制的溶液中硫酸锌七水合物（$ZnSO_4 \cdot 7H_2O$）浓度为 0.2mol/L。该溶液 2~8℃稳定性为 1 个月。

③75% 甲醇溶液

适用时，可采用下述方法进行配制：

移取 30ml 甲醇；

加入 10ml 水；

混匀后，加入 40μl 甲酸；

充分混匀。

该溶液 2~8℃稳定性为 1 个月。

④流动相 A：适用时，可采用甲酸水溶液，含 0.1% 甲酸的水溶液配制方法为移取 300ml 水，加入 300μl 甲酸。流动相宜每日新鲜配制，可根据使用量适当调整。

⑤流动相 B：适用时，可采用甲酸甲醇溶液，含 0.1% 甲酸的甲醇溶液配制方法为移取 300ml 甲醇，加入 300μl 甲酸。甲醇为易挥发溶剂，宜根据每日使用量进行配制。

（2）设备

1）液相色谱串联质谱联用系统

液相色谱串联质谱联用系统应满足以下使用要求：

高效液相色谱仪；

三重四级杆串联质谱仪，配有稳定的源，如电喷雾离子源（ESI），质量校正合格，各项参数指标符合正常工作的要求。

2）液相色谱柱

液相色谱柱应满足使用以下要求：

反相 C_{18} 色谱柱，具有良好稳定性和重现性；

规格内径和理论塔板数满足使用要求。

3）天平

万分之一天平（最小分度 0.1mg），应校准合格并在强制检定周期内。

十万分之一天平（最小分度 0.01mg），应校准合格并在强制检定周期内。

4）容量瓶：精度为标称容量 ±0.10ml。

5）离心机：水平转头离心机，离心力应满足 14 000g。

6）涡旋式混合器：适用于尖底离心管、圆底小玻璃瓶等的涡旋式混合装置。

7）吹干装置：可连接氮气源的吹干装置。

8）微量移液器：经校准合格的微量移液器，规格 1 000μl、200μl 和 20μl 移液器各一支。

9）离心管：适用时，可选用规格 1.5ml，离心管材质中无可经有机溶剂萃取出的杂质。

（3）仪器条件

1）液相色谱条件

①液相色谱仪器条件

使用者可以实现目标物与基质干扰物的充分分离，以及实现目标物与其他分析物有效分离并获得良好峰型为原则进行条件优化，包括：

色谱柱：C_{18} 色谱柱；

流动相：流动相 A：含 0.1% 甲酸的水溶液，流动相 B：含 0.1% 甲酸的甲醇溶液，使用前超声 10~15 分钟；

流速：0.5ml/min；

进样量：0.010ml；

柱温：50℃。

②液相色谱洗脱条件：使用者可根据实验需要进行条件优化，见表 5-10。

表 5-10　液相色谱洗脱条件

时间 / 分钟	流动相 A/%	流动相 B/%
0	20	80
2.3	20	80
2.4	2	98
3.9	2	98
4	20	80

2）质谱条件：使用者可以有效提高离子化效率为原则，优化离子源的类型、温度，以及雾化器、干燥器温度和流量等参数；以有效提高离子传输效率为原则，优化锥孔电压，碰撞能量等参数，进而实现提高检测灵敏度的目的，合理选择反应模式，进行条件优化，见表 5-11。

表 5-11　串联质谱检测条件

源	反应模式	化合物	母离子 m/z	子离子 m/z	锥孔电压 V	碰撞能量 eV	驻留时间 s
ESI	多反应监测（MRM）正离子模式	25（OH）VD$_3$	401.3	383.2[a]	106	4	0.1
				159.1	106	24	0.1
		同位素标 25-（OH）VD$_3$	404.4	386.3	106	4	0.1

注：离子用于定量。

（4）操作方法

1）标准溶液和内标溶液的配制

① 2mg/ml 标准品储备液

配制方法如下：

A）称取 25-（OH）VD$_3$ 标准品 1.00mg；

B）加入 500μl 甲醇溶解；

C）充分混匀。

此溶液 –70℃及以下避光至少可保存 6 个月。

② 1mg/ml 内标储备液

配制方法如下：

称取同位素标记的 25-（OH）VD$_3$ 1.00mg；

加入 1 000μl d$_4$- 甲醇溶解；

充分混匀 1 分钟。

此溶液 –70℃及以下避光至少可保存 6 个月。

③内标工作液

配制方法如下：

取 0.01ml 已制备的 1mg/ml 内标储备液，加入 0.990ml 甲醇，配成浓度为 10μg/ml 的基础工作液；

取 0.1ml 已制备的 10μg/ml 基础工作液，加入 0.9ml 甲醇，配成浓度为 1μg/ml 的内标工作液。

此两种溶液 –20℃及以下避光至少可保存 3 个月。

④标准品基础工作液

配制方法如下：

取 0.010ml 已制备的 2mg/ml 标准品储备液，加入 0.99ml 甲醇，充分混匀，得到浓度为 20μg/ml 的标准品基础工作液 1；

取 0.1ml 标准品基础工作液 1，加入 0.9ml 甲醇，充分混匀，得到浓度为 2μg/ml 的标准品基础工作液 2；

将标准品基础工作液 2 按照 1：2：2：2：2：1.25：2：5 配制标准品基础工作液 3~9，溶剂为甲醇。分别得到浓度为 1μg/ml、0.5μg/ml、0.25μg/ml、0.125μg/ml、0.1μg/ml、0.05μg/ml、0.01μg/ml 的标准品基础工作液。

此系列溶液 –20℃及以下避光至少可保存 1 个月。

⑤标准品工作液

配制方法如下：

分别取不同浓度的标准品基础工作液 2~9 各 0.1ml；

加入 0.9ml 空白基质溶液；

充分混匀，得到浓度分别为 0.2μg/ml、0.1μg/ml、0.05μg/ml、0.025μg/ml、0.0 125μg/ml、0.01μg/ml、0.005μg/ml、0.001μg/ml 的标准品工作液。

此系列溶液 2~8℃及以下避光至少可保存 1 周。

2）样品前处理

样品前处理方法如下：

移取血清样本或标准品工作液 0.15ml，加入 0.015ml 内标工作液（浓度为 1μg/ml），充分混匀；

加入硫酸锌溶液 0.15ml；

加入乙腈 0.3ml；

剧烈震荡 30 秒，室温（22~28℃）静置 15 分钟；

加入正己烷 0.75ml；

剧烈震荡 30 秒；

离心 5 分钟，离心力 ≥ 14 000g；

可见样本分为三层，取最上层有机层 0.5ml 于另一离心管中，注意不要触及中间的水层；

室温下氮气吹干；

加入 75% 甲醇溶液 0.2ml；

充分混匀 3 秒。

（5）计算公式

1）工作曲线的建立

①直线拟合：对 25-（OH）VD$_3$ 和同位素标记 25-（OH）VD$_3$ 按表 5-11 分别提取 MRM 离子色谱图，积分得各自的峰面积。以标准品定量离子峰面积与内标峰面积的比值为纵坐标，以标准品浓度与内标物浓度的比值为横坐标进行直线拟合，按式（1）得到工作曲线参数 a，b 值。

$$\frac{A_{std}}{A_{IS}} = a \times \frac{c_{std}}{c_{IS}} + b \tag{1}$$

式中：

A_{std} —— 标准品工作液中 25-（OH）VD$_3$ 定量离子 MRM 积分峰面积；

A_{IS} —— 标准品工作液中内标物 MRM 积分峰面积；

c_{std} —— 标准品工作液中 25-（OH）VD$_3$ 的浓度；

c_{IS} —— 标准品工作液中内标物的浓度，本方案中此浓度为 1μg/ml；

a —— 拟合直线的斜率；

b —— 拟合直线的截距。

直线拟合的相关系数 R2 > 0.99。

②建立工作曲线：将①中拟合得到的参数 a、b 代入式（2），得到工作曲线。

$$\frac{A_{target}}{A_{IS}} = a \times \frac{c_{target}}{c_{IS}} + b \tag{2}$$

式中：

A_{target} —— 血清样本中 25-（OH）VD$_3$ 定量离子 MRM 积分峰面积；

A_{IS} —— 血清样本中内标物 MRM 积分峰面积；

c_{target} —— 血清样本中 25-（OH）VD$_3$ 的浓度；

c_{IS} —— 血清样本中内标物的浓度，本方案中此浓度为 1μg/ml；

a —— 按照 6.1.1 中拟合得到的直线斜率；

b —— 按照 6.1.1 拟合得到的直线截距。

③血清样本中 25-（OH）VD$_3$ 浓度的计算：对血清样本中 25-（OH）VD$_3$ 和同位素标记 25-（OH）VD$_3$ 分别提取 MRM 离子色谱图，积分得各自的峰面积。根据②得到的工作曲线，可计算得到式（2）中 C$_{target}$ 值，即血清样本中 25-（OH）VD$_3$ 的浓度。

三、维生素 E

1. **概述** 血清维生素 E（生育酚）的主要检测方法有液相色谱法，液相色谱质谱联用法，酶联免疫法。根据美国 CDC 的报告显示，在参与外部质量控制的大多数实验室中，使用高效液相色谱法的实验室数据具有一致性。

2. **检测方法** 高效液相色谱法（此方法可同时检测血清维生素 E 和血清维生素 A）：

（1）试剂和标准品

除非另有规定，本方法所用均为色谱纯试剂，水为去离子水；

α- 生育酚标准品；

α- 生育酚醋酸酯标准品；

视黄醇标准品；

视黄醇醋酸酯标准品；

丁基羟基甲苯分析纯；

甲醇；

乙醇；

乙腈；

正己烷。

（2）仪器

高效液相色谱仪带紫外分光检测器；

紫外分光光度计;

氮气吹扫仪;

离心机。

（3）血液样本采集和保存：将获取的静脉血样收集到铝箔覆盖的收集管中，以尽量避免血液样本暴露于日光。血样经过离心（1 700×g，15 分钟，8℃）将血浆从血细胞中分离出来，放入 1.5ml 琥珀色聚丙烯管中并立刻储存在 -80℃环境中。

（4）标准溶液配制：将 α-生育酚和 α-生育酚醋酸酯、视黄醇、视黄醇乙酸酯溶于乙醇中配制成标准储备液。其中 α-生育酚和 α-生育酚醋酸酯约为 1g/L，视黄醇、视黄醇乙酸酯浓度约为 20mg/L。

标准储备液中维生素含量需要通过紫外分光光度法进行测定，按下式计算。

$$X = \frac{A \times 10^4}{E} \times n$$

式中：

X：维生素标准溶液浓度，单位为微克每毫升（µg/ml）；

A：测定溶液的紫外吸光度；

10^4：换算系数；

E：维生素 1% 比色吸光系数（各维生素相应比色吸光系数见表 5-12）；

n：测定时储备液的稀释倍数。

表 5-12　测定波长及百分吸光系数

目标物	测定波长 /nm	E（1% 比色吸光系数）
α-生育酚	292	76
视黄醇	325	1 835

（5）样品处理：所有操作全部需要在暗室中进行。

用 α-生育酚醋酸酯和视黄醇醋酸酯作为内标。

取 10µl α-生育酚乙酸酯内标（约 2mmol/L，945µg/ml）和 10µl 视黄醇乙酸酯内标（约 40µmol/L，13µg/ml）放入 1.5ml 离心管中，加入 200µl 血清，涡旋混合 10 分钟。混匀后加入 200µl 冷乙醇，涡旋混合 60 秒。再加入 500µl 混合了丁基羟基甲苯（1g/L）的正己烷萃取，涡旋混匀 5 分钟。在 22 000×g，4℃条件下离心 5 分钟。将上层正己烷层移入 5ml 琥珀色玻璃管，4℃下氮气吹干。吹干后加入冷乙醇 200µl 复溶并涡旋 60 秒，液体等待进样。

（6）标准曲线配制：将 α-生育酚和视黄醇的标准储备液用乙醇稀释成一系列标准工作液。取 200µl 混合标准工作液，加入 10µl α-生育酚乙酸酯内标（约 2mmol/L，945µg/ml）和 10µl 视黄醇乙酸酯内标（约 40µmol/L，13µg/ml），加入 200µl 去离子水，放入 1.5ml 离心管中，涡旋混合 10 分钟。再加入 500µl 混合了丁基羟基甲苯（1g/L）的正己烷萃取，涡旋混匀 5 分钟。

在 22 000×g，4℃条件下离心 5 分钟。将上层正己烷层移入 5ml 琥珀色玻璃管，4℃下氮气吹干。吹干后加入冷乙醇 200µl 复溶并涡旋 60 秒，液体等待进样。

标准工作液需要临用现配，并且通过紫外分光光度法进行定值。

（7）液相色谱参考条件

预柱：C_{18} 色谱柱，4mm×20mm，5µm；

分析柱：C_{18} 色谱柱，4mm×150mm，5μm；

流动相：甲醇：乙醇 =75：25，等度洗脱；

流速：1.0ml/min；

柱温：40℃；

检测波长：生育酚，α- 生育酚乙酸酯：292nm；视黄醇，视黄醇乙酸酯：325nm；

进样量：10μl。

（8）标准曲线的绘制：将标准工作液注入高效液相色谱仪中进行分析，测定相应维生素和其内标的峰面积。以标准品浓度为横坐标，以相应维生素和其内标的峰面积的峰面积之比（α- 生育酚 /α- 生育酚乙酸酯，视黄醇 / 视黄醇乙酸酯）为纵坐标，绘制标准曲线。

（9）样品的测定：将样品溶液注入高效液相色谱仪中进行分析，测定相应维生素和其内标的峰面积。以相应维生素和其内标的峰面积之比（α- 生育酚 /α- 生育酚乙酸酯，视黄醇 / 视黄醇乙酸酯）带入标准曲线中，计算相应维生素浓度。

3. 维生素 E 缺乏的判定标准　维生素 E 包括 α- 生育酚、β- 生育酚、γ- 生育酚和 δ- 生育酚，以血清中 α- 生育酚的含量为依据进行判断（表 5-13）。

表 5-13　维生素 E 缺乏判定标准

维生素 E 状况	血清 α- 生育酚含量（单位：mg/L），用 x 表示
缺乏	$x < 5$
正常	$5 \leqslant x < 20$

四、维生素 K

1. 概述　维生素 K 是一促进凝血因子活性的促凝血剂，故名为凝血维生素。参与凝血作用。用于维生素 K 缺乏所致凝血酶减少而发生凝血障碍或出血疾病。血管中循环的血液，存在着凝血与抗凝血两个对立统一的机制。正常情况下，在光滑的血管内纤维蛋白在不断地形成，但也在不断地溶解，因而保证了血液的流动性，当血管损伤时，即可在局部凝固，使出血停止。

2. 维生素 K_1 的检测（液相色谱 - 质谱联用法）

（1）原理：利用高效液相色谱 - 质谱联用技术，样品经过乙醇沉淀蛋白，环己烷液液萃取，氮气吹干后复溶，测定血清中维生素 K_1，内标法定量。

（2）材料

维生素 K_1，（对照品），纯度：99.6%；

维生素 K_1-d_7（内标），纯度：99.8%；

甲醇（色谱纯）；

甲酸（色谱纯）。

（3）仪器

SIL-HTC 高效液相色谱仪；

API 3000 三重四极杆串联质谱仪。

（4）操作方法：对照品储备溶液维生素 K_1 系列标准溶液的配制：取维生素 K_1 标准品 10mg，置于 10ml 容量瓶中，并加入甲醇 10ml 溶解，并稀释至刻度，摇匀，即得 1mg/ml 维生素

K_1 储备液。临用时,用甲醇稀释成 2、4、8、10、20、50ng/ml。系列标准溶液。

维生素 K_1 系列标准溶液的配制:将空白血浆低温暴露在装有紫外灯的 Ⅱ 类微生物安全柜里 24 小时,使得血浆中内源性维生素 K_1 降解。取维生素 K 标准溶液 20μl,加入空白血浆 180μl,涡旋混匀,配制成含有维生素 K_1 0.2、0.4、0.8、1.0、2.0、5.0ng/ml 的标准系列样品,按"血浆样本处理"操作后进样。

维生素 K_1-d_7 标准溶液的配制:取维生素 K_1-d_7 标准品 10mg,置于 10ml 容量瓶中,并加入甲醇 10ml 溶解,并稀释至刻度,摇匀,即得 1mg/ml 维生素 K_1-d_7 储备液。临用时,用甲醇稀释至所需浓度。

血浆样本处理:取血浆样品 200μl,加入内标溶液(5ng/ml)20μl,涡旋 30 秒,加入乙醇 600μl 沉淀蛋白,涡旋 1 分钟,加入环己烷 1ml 液液萃取,以 1.20×10^4(r.min)。离心 6 分钟,取上清溶液,放入玻璃小管,40℃氮吹 10 分钟直至吹干,加入甲醇 50μl 复溶,再取上清溶液转入进样小瓶,进行 HPLC-MS/MS 分析,进样 20μl,所有操作在避光条件下进行。

(5)测定条件

色谱条件

色谱柱:Synerd 4u Fusion——RP C^{18}(2.1mm × 100mm,2.5μm);

流动相:0.5% 甲酸水(A)——甲醇(B);

柱温:40℃;

流速:0.3ml/min;

进样量:20μl。

梯度洗脱:0~5.0 分钟,75%B,5.0~5.1 分钟,75%~99.5%B,5.1~8.0 分钟,99.5%B,8.0~8.1 分钟,99.5%~75%B,8.1~12.0 分钟,75%B。

质谱条件用大气压化学电离源(APCI),检测方式为正离子多反应离子监测。

使用者可以有效提高离子化效率为原则,优化离子源的类型、温度,以及雾化器、干燥器温度和流量等参数;以有效提高离子传输效率为原则,优化锥孔电压,碰撞能量等参数,进而实现提高检测灵敏度的目的,合理选择反应模式,进行条件优化,见表 5-14。

表 5-14 维生素 K_1 测定条件

源	反应模式	雾化气压力 kPa	离子化温度 ℃	碰撞气 kPa	化合物	母离子 m/z	子离子 m/z	锥孔电压 V	碰撞能量 eV
ACPI	多反应监测(MRM)正离子模式	68.95	400	62.1	K_1	451.3	187.4	179.1	10.0
					K_1-d_7	458.6	194.4	210.0	8.7

(6)计算公式

1)工作曲线的建立

①直线拟合:对维生素 K_1 和同位素标记维生素 K_1-d_7 按表 2 分别提取 MRM 离子色谱图,积分得各自的峰面积。以标准品定量离子峰面积与内标峰面积的比值为纵坐标,以标准品浓度与内标物浓度的比值为横坐标进行直线拟合,按式(1)得到工作曲线参数 a,b 值。

$$\frac{A_{std}}{A_{IS}} = a \times \frac{c_{std}}{c_{IS}} + b \qquad (1)$$

式中：

A_{std} —— 标准品工作液中维生素 K_1 定量离子 MRM 积分峰面积；

A_{IS} —— 标准品工作液中内标物 MRM 积分峰面积；

c_{std} —— 标准品工作液中维生素 K_1 的浓度；

c_{IS} —— 标准品工作液中内标物的浓度；

a —— 拟合直线的斜率；

b —— 拟合直线的截距。

直线拟合的相关系数 $R^2 > 0.99$。

②建立工作曲线：将拟合得到的参数 a、b 代入式（2），得到工作曲线。

$$\frac{A_{target}}{A_{IS}} = a \times \frac{c_{target}}{c_{IS}} + b \tag{2}$$

式中：

A_{target} —— 血清样本中维生素 K_1 定量离子 MRM 积分峰面积；

A_{IS} —— 血清样本中内标物 MRM 积分峰面积；

c_{target} —— 血清样本中维生素 K_1 的浓度；

c_{IS} —— 血清样本中内标物的浓度；

a —— 按照拟合得到的直线斜率；

b —— 按照拟合得到的直线截距。

2）血清样本中维生素 K_1 浓度的计算：对血清样本中维生素 K_1 和同位素标记维生素 K_1-d_7 按照表 5-14 分别提取 MRM 离子色谱图，积分得各自的峰面积。根据得到的工作曲线，可计算得到式（2）中 C_{target} 值，即样本中维生素 K_1 的浓度。以重复条件下获得的两次独立测定结果的算数平均值表示。

五、人体血清中维生素 B_1、维生素 B_2、维生素 B_6 的测定

1. **适用范围**　本方法仅适用于人血清中维生素 B_1、维生素 B_2 和维生素 B_6 的测定。

2. **原理**　样品中加入少量的氢氧化钠，降低维生素盐酸盐的极性。然后采用乙酸乙酯提取，氮气吹干后复溶。采用高效液相色谱 - 串联质谱法对人血浆中维生素 B_1、维生素 B_2 和维生素 B_6 进行检测。

3. **试剂**　除非另有规定，本方法所用均为色谱纯试剂，水为超纯水。

盐酸（HCL）；

氢氧化钠（NaOH）；

乙酸铵（CH_3COONH_4）；

甲醇（CH_3OH）；

乙酸乙酯（$C_4H_8O_2$）；

乙腈（C_2H_3N）；

人工血清，空白血清（含蛋白）。

（1）试剂配制

0.01mol/L 盐酸：量取 0.9ml 盐酸，用水稀释并定容至 1 000ml。

5mmol/L 乙酸铵：称取 0.1 927g 乙酸铵，加入水溶解后定容至 500ml。超声约 5 分钟，抽滤，滤膜孔径为 0.45μm，现配现用。

（2）标准品

维生素 B_1：硫胺素（$C_{12}H_{17}ClN_4OS \cdot HCl$）），CAS：67-03-8，纯度 ≥ 99.0%。

维生素 B_2：核黄素（$C_{17}H_{20}N_4O_6$），CAS 号：83-88-5，纯度 ≥ 98%。

维生素 B_6：吡哆醇（$C_8H_{12}ClNO_3$），CAS 号：58-56-0，纯度 ≥ 98%。

咖啡因：内标物质。

（3）标准溶液配制

储备液的配制：精密称取维生素 B_1、维生素 B_2、维生素 B_6 标准品均为 0.0 025g，分别置于 50ml 容量瓶中，用 0.01mol/L 盐酸溶解并稀释至刻度，得到浓度均为 50mg/L 维生素 B_1、维生素 B_2、维生素 B_6 标准储备液，置于 4℃冰箱保存。分别吸取维生素 B_1、维生素 B_2、维生素 B_6 的储备液各 1ml、0.6ml、0.4ml，置于 5ml 容量瓶，得到维生素混合标准溶液，然后将维生素混合标准使用液逐级稀释，得到维生素 B_1（10 000~25ng/ml）、维生素 B_2（6 000~15ng/ml）、维生素 B_6（4 000~10ng/ml）系列标准溶液，现配现用。

精密称取咖啡因 0.000 5g 置于 50ml 容量瓶中，用甲醇和水（1：1，v：v）溶解并稀释，得咖啡因内标储备液 10mg/L，置于 4℃冰箱保存。

4. 仪器和设备

高效液相色谱质谱联用仪（LC-MS/MS）；

涡旋混合器；

高速离心机；

氮吹仪；

电子天平，感量 0.1mg；

电热恒温水浴锅。

5. 分析步骤

（1）样品处理：取样品 500μl 置于 EP 管，加入 50μl 1μg/ml 咖啡因内标和 50μl 0.5mmol/L NaOH 溶液，涡旋 30 秒。加入乙酸乙酯 4.0ml，涡旋 5 分钟，4℃ 5 000rpm 冷冻离心 5 分钟，移取上清液，37℃水浴氮气吹干，加流动相 100μl 复溶，待上机分析。

按同一操作方法做空白试验。

注：样品处理过程应避免强光照射。

（2）仪器条件

1）色谱条件

色谱柱：Venusil XBP-C18（150mm × 4.6mm，3μm；100A）。

柱温：30℃。

流动相：5mmol/L 乙酸铵水溶液 - 甲醇（40：60）。

流速：0.5ml/min。

2）质谱条件

离子模式：选择正离子模式，ESI 离子源；

干燥气温度：350℃；

干燥气流速：9.0L/min；

干燥气压力：40psi；

毛细管电压：4 000V；

全扫描设定范围：m/z 150-700；

扫描方式：MRM；

维生素 B_1、维生素 B_2、维生素 B_6 和咖啡因的碎片电压分别为：100V、140V、100V、130V；

维生素 B_1、维生素 B_2、维生素 B_6 和咖啡因的碰撞能分别为：8eV、25eV、11eV、25eV；

维生素 B_1、维生素 B_2、维生素 B_6 和咖啡因用于定量的母离子和子离子对分别为：m/z 265-122、377-243、170-152、195-137.8，EMV 为 200V。

（3）标准曲线的制备：分别吸取标准混合液 50μl，氮气吹干，加入空白血清 500μl，配成维生素 B_1（1 000~2.5ng/ml）、维生素 B_2（600~1.5ng/ml）、维生素 B_6（400~1ng/ml）的血清对照品工作液。按照样品处理方法进行相同的操作，内标加入量与样品相同。

采用内标法峰面积定量，以维生素浓度横坐标，维生素离子色谱图峰面积与咖啡因离子色谱图峰面积的比值为纵坐标作标准曲线，得到拟合直线方程：

$$A_{标}/A_{内}=a \times C_{标}+b$$

$A_{标}$，维生素标准品的离子色谱图峰面积

$A_{内}$，咖啡因内标的离子色谱图峰面积

$C_{标}$，维生素标准品的浓度

a，拟合直线的斜率

b，拟合直线的截距

（4）样品溶液的测定：将处理好的样品溶液注入高效液相色谱质谱仪中，得到维生素 B_1、维生素 B_2、维生素 B_6 和咖啡因内标相应的离子峰面积。

（5）空白实验要求：空白试验溶液离子色谱图不应含有待测组分峰或其他干扰峰。

6. **结果计算** 根据样品中维生素 B_1、维生素 B_2、维生素 B_6 和相应咖啡因内标的离子色谱图峰面积，将维生素峰面积和咖啡因内标的峰面积的比带入上述标准曲线中，可计算相应维生素 B 的浓度。

$$X = \frac{\rho \times V_1}{V_2} \times \frac{1\ 000}{1\ 000}$$

X，人体血清中维生素的含量，ng/ml

ρ，根据标准曲线计算得到的血清中维生素的含量，ng/ml

V_1，血清复溶体积，μl

V_2，血清取样体积，μl

1 000，换算系数

计算结果以重复性条件下两次独立测定结果的算术平均值表示，结果保留三位有效数字。

7. **精密度** 在重复性条件下获得的两次独立测定结果的绝对差值不得超过算术平均值的 10%。

8. **定量限（LOQ）** 本方法中维生素 B_1、维生素 B_2、维生素 B_6 的定量限分别为 1ng/ml、5ng/ml、1ng/ml。

9. **人体维生素判定** 人体内维生素 B_1 参考值在 50~150nmol/L；维生素 B_2 正常范围为＞200μg/L，维生素 B_6 参考值为 14.6~72.9μmol/L。

六、人血、尿液中尼克酸、尼克酰胺的测定

1. **范围** 适用于人血清、尿中烟酸的测定。

2. **判定标准** 烟酸（niacin）又称维生素 B_3、尼克酸（nicotinic acid）等。烟酸的营养状

况评价目前主要依据尿中 N'- 甲基烟酰胺和肌酐含量比值测定。N'- 甲基烟酰胺与肌酐比值：一次尿中 N'- 甲基烟酰胺与肌酐比值＜ 0.5 为缺乏，0.5~1.59 为不足，1.6~4.2 为正常，≥ 4.3 为充足。

3. 液相色谱 - 质谱法同时测定人血浆和尿液中 N'- 甲基烟酰胺和肌酐含量。

（1）原理：烟酸在体内以烟酰胺（尼克酰胺）形式存在，两者总称为维生素 PP，它们在体内具有相同的生理活性。烟酰胺转变途径与烟酸的途径非常相似，未被利用的烟酸可被甲基化，以 N'- 甲基烟酰胺和 2- 吡啶酮的形式由尿排出。以测定尿中 N'- 甲基烟酰胺和肌酐含量比值，来评价烟酸在人体内的营养状况。

利用烟酸易溶于水，在弱酸性条件下离子的响应明显增强，血液样品经稀释后，与 0.2ml 的 10%（w/v）三氯乙酸混合涡旋，静置过滤后进行检测。尿样经稀释后，与血样同样处理。Capcell Pak SCX 阳离子交换色谱柱配 10mm 保护柱 CTO-20A 进行分离，单离子模式用于以下情况 N'- 甲基烟酰胺的 m/z 值：137.15，肌酐的 m/z 值：114.00。

（2）试剂和材料

1）试剂

甲酸：纯度大于 96%；

甲醇：色谱纯；

N'- 甲基烟酰胺；

肌酐；

甲酸铵；

三氯乙酸；

实验用水采用 Milli-Q 纯水仪过滤。

2）试剂配制

10%（w/v）三氯乙酸：吸取 1ml 三氯乙酸至 1 000ml 容量瓶中，加水稀释定容至刻度，混匀。

3）N'- 甲基烟酰胺、肌酐标准溶液

分别配制 N'- 甲基烟酰胺、肌酐标准储备溶液 1mg/ml。

分别配制 N'- 甲基烟酰胺、肌酐标准中间溶液一 100μg/ml：准确吸取标准储备溶液 10ml 于 100ml 容量瓶中，加水定容至刻度。N'- 甲基烟酰胺标准中间溶液二（1μg/ml）：准确吸取中间溶液一 1ml 于 100ml 容量瓶中，加水定容至刻度。肌酐标准中间溶液二（10μg/ml）：准确吸取中间溶液一 10ml 于 100ml 容量瓶中，加水定容至刻度。临用前配制。

4）N'- 甲基烟酰胺、肌酐准工作溶液：取中间液逐级稀释，即得标准溶液和工作溶液。N'- 甲基烟酰胺标准曲线范围 5~50ng/ml，各取中间溶液二 0.5ml、1ml、2ml、3ml、4ml、5ml 于 100ml 容量瓶中，加水定容至刻度，得到浓度分别为 5ng/ml、10ng/ml、20ng/ml、30ng/ml、40ng/ml、50ng/ml 的 N'- 甲基烟酰胺标准工作溶液，临用前配制。

肌酐标准曲线范围 100~400ng/ml，各取中间溶液二 1ml、2ml、2.5ml、3ml、3.5ml、4ml 于 100ml 容量瓶中，加水定容至刻度，得到浓度分别为 100ng/ml、200ng/ml、250ng/ml、300ng/ml、350ng/ml、400ng/ml 的肌酐标准工作溶液，临用前配制。

（3）仪器和设备

1）天平：感量 0.01mg。

2）单极杆质谱 - 快速液相色谱仪（LC-MS）。

（4）分析步骤

1）试样制备：0.1ml 血浆样品用由超纯水稀释 40 倍，使用带刻度的整体移液管和容量瓶，将一部分 1.0ml 稀释样品与 0.2ml 的 10%（w/v）三氯乙酸混合，并涡旋 5 秒。将混合物在室温下静置 20 分钟。然后在 18 790×g 下在 4℃离心 20 分钟。上清液过 0.45m 孔径过滤器过滤。

尿液样品稀释 250 倍，将 N1-甲基烟酰胺 250 倍，将肌酐稀释 4 000 倍，然后以与血浆样品相同的方式进行处理。待 LC-MS/MS 进行分析，根据样品浓度进样 1~5μl。

2）参考液相色谱-质谱条件

色谱柱：Capcell Pak SCX（35mm×2.0mm，5μm）阳离子交换色谱柱配 10mm 保护柱 CTO-20A 或具有同等性能的色谱柱。

柱温：40℃。

流动相：A 为 10mM 甲酸铵水溶液组成，甲酸滴定至 pH2.2，溶剂 B 为 100% 甲醇。

进样量为 1~5μl。

流速：0.4ml/min。

梯度条件：0.0~1.0 分钟，A 和 B；1.0~5.5 分钟，80% B；5.5~8.0 分钟，70% B。

质谱条件：电喷雾电压为 4.5kV，气帘气：60psi，辅助加热气：10psi，温度：220℃，射入电压为 20V。

单离子模式用于以下情况 N'-甲基烟酰胺的定量 m/z 值：137.15，肌酐的定量 m/z 值：114.00。

3）测定

①标准曲线：分别以 N'-甲基烟酰胺或肌酐的浓度（x，mg/ml）为横坐标，对应的峰面积（y）为纵坐标，分别绘制 N'-甲基烟酰胺或肌酐的标准曲线，外标标准曲线法测定血清、尿液中的泛酸量。

②试样溶液的测定：取试样处理液按照液相色谱-质谱条件进行分析，样品中待测物残留量应在标准曲线范围之内，如果残留量超出标准曲线范围，应进行适当稀释。在上述仪器条件下，N'-甲基烟酰胺、肌酐的质量色谱峰保留时间约为 3.9 分钟和 4.8 分钟。

③空白实验：除不加试样外，均按上述测定步骤进行。

（5）分析结果的表述：用数据处理软件中的外标法，或绘制标准曲线，按照式（1）计算样品中 N'-甲基烟酰胺、肌酐量。

$$X = \frac{\rho \times V \times F}{m} \times \frac{100}{1\,000} \tag{1}$$

式中：

X —— 试样中 N'-甲基烟酰胺含量，固态试样单位为毫克每百克（mg/100g），液态试样为毫克每百毫升（mg/100ml）；

ρ —— 由标准曲线而得的样液中 N'-甲基烟酰胺的浓度，单位为纳克每毫升（ng/ml）；

V —— 样液最终定容体积，单位为毫升（ml）；

F —— 试样测定液稀释倍数；

m —— 最终样液所代表的试样质量，单位为克（g）。

$\dfrac{100}{1\,000}$ —— 换算系数。

肌酐以同样步骤求得。

注：计算结果须扣除空白值，测定结果用平行测定的算术平均值表示，保留三位有效数字。

$$X' = \frac{X_{N'-\text{甲基烟酰胺}}}{X_{\text{肌酐}}} \tag{2}$$

X'：N'-甲基烟酰胺和肌酐的比值。一次尿中 N'-甲基烟酰胺与肌酐比值 < 0.5 为缺乏，0.5~1.59 为不足，1.6~4.2 为正常，≥ 4.3 为充足。

（6）精密度：在重复性条件下获得的两次独立测定结果的绝对差值不得超过算术平均值的 5%。

（7）检出限：以标准溶液得到方法的检出限，N'-甲基烟酰胺和肌酐的方法的检出限为 2ng/ml、24ng/ml。

七、人血、尿液中泛酸的测定

1. **范围** 适用于人血清中泛酸的测定。适用于人尿液中泛酸的测定。

2. **判定标准** 泛酸的营养状况评价目前主要依据尿中泛酸排出量和血中泛酸含量等。

尿中泛酸排出量与摄入水平呈正相关，正常膳食的成年人，尿中泛酸排出量约为 2~7mg/d，若排出量 < 1mg/d，一般认为泛酸缺乏或不足。

正常全血泛酸浓度为 2mg/L 左右，如果浓度 < 1mg/L，为泛酸摄入不足或缺乏。

3. **液相色谱 - 串联质谱法测定尿液中的泛酸**

（1）原理：利用泛酸易溶于水，在弱酸性（0.1% 甲酸）条件下 [M+H]+ 离子的响应明显增强，离心提取，经 ACPUITY UPLC SS T3 色谱柱进行分离，电喷雾正离子模式电离，多反应监测模式进行检测，采用的定性和定量离子对的质荷比分别为 m/z 220.3 → 90.1 和 m/z 220.3 → 202.2。

（2）试剂和材料

1）试剂

甲酸：纯度大于 96%；

乙腈：色谱纯；

泛酸：纯度为 95%；

实验用水采用 Milli-Q 纯水仪过滤。

2）试剂配制

0.1% 甲酸水溶液：吸取 1ml 甲酸至 1 000ml 容量瓶中，加水稀释定容至刻度，混匀。

（3）泛酸标准溶液

1）泛酸标准储备溶液（1mg/ml）：准确称取泛酸 1.053g，加水溶解并转入 1 000ml 容量瓶中，定容至刻度，混匀（4℃冰箱中可保存 5 天）。

2）泛酸标准中间溶液一（100μg/ml）：准确吸取标准储备溶液 10ml 于 100ml 容量瓶中，加水定容至刻度。泛酸标准中间溶液二（10μg/ml）：准确吸取中间溶液一 10ml 于 100ml 容量瓶中，加水定容至刻度。临用前配制。

3）泛酸标准工作溶液：取中间液逐级稀释，即得标准溶液和工作溶液。0.036ml、0.06ml、0.3ml、0.6ml、1.2ml、2.4ml、3.6ml 于 100ml 容量瓶中，加水定容至刻度，得到浓度分别为 3.6μg/ml、6μg/ml、30μg/ml、60μg/ml、120μg/ml、240μg/ml、360μg/ml 的泛酸标准工作溶液，临用前配制。

（4）仪器和设备

1）天平：感量 0.01mg。

2）三重四极杆质 - 快速液相色谱仪（LC-MS/MS）。

（5）分析步骤

1）试样制备：尿液在室温下解冻、离心后，移取 100μl 于 10ml 的容量瓶中，用 0.1% 的甲酸溶液定容，混合均匀后，移取约 1ml 放入 1.8ml 的色谱瓶中，待 LC-MS/MS 进行分析。

2）参考液相色谱 - 质谱 / 质谱条件。

3）色谱柱：ACPUITYUPLC SS T3（2.1mm×100mm，1.8μm）或具有同等性能的色谱柱。

4）柱温：35℃。

5）流动相：A 为 0.1% 甲酸水溶液，B 为 0.1% 甲酸乙腈。

6）进样量为 5μl。

7）流速：200μl/min。

8）梯度条件：0~1 分钟，5%B；1~5 分钟，5%~100%B；5~6 分钟，100%B，6~6.3 分钟，100%~5%B；6.3~8 分钟，5%B。

9）离子源：电喷雾离子源。

10）扫描方式：正离子。

11）检测方式：多反应监测（MRM）。

12）质谱条件：电喷雾电压为 5 500V，碰撞气：9psi，气帘气：40psi，辅助加热气：30psi，温度：500℃，射入电压为 10V，驻留时间为 100 毫秒。

13）采用的定性和定量离子对的质荷比分别为 m/z 220.3 → 90.1 和 m/z2 20.3 → 202.2。

（6）测定

1）标准曲线：以泛酸的浓度（x，mg/ml）为横坐标，对应的峰面积（y）为纵坐标，绘制泛酸的标准曲线，外标标准曲线法测定尿液中的泛酸量。

2）试样溶液的测定：试样处理液按照液相色谱 - 质谱 / 质谱条件进行分析，样品中待测物残留量应在标准曲线范围之内，如果残留量超出标准曲线范围，应用空白样品提取液进行适当稀释。在上述仪器条件下，泛酸的质量色谱峰保留时间约为 2.9 分钟。

在相同的实验条件下，样品与标准工作液中待测物质的质量色谱峰相对保留时间在 2.5% 以内，并且在扣除背景后的样品质量色谱图中，所选择的离子对均出现，同时与标准品的相对丰度允许偏差不超过表 5-15 规定的范围，则可判断样品中存在对应的被测物。

表 5-15　使用定性液相色谱 - 质谱 / 质谱时相对离子丰度最大容许误差

相对离子丰度	> 50%	> 20%~50%	> 10%~20%	≤ 10%
允许的最大偏差	± 20%	± 25%	± 30%	± 50%

3）空白实验：除不加试样外，均按上述测定步骤进行。

（7）分析结果的表述：用数据处理软件中的外标法，或绘制标准曲线，按照下式计算样品中泛酸量。

$$X = \frac{\rho \times V \times F}{m} \times \frac{100}{1\ 000}$$

式中：

X —— 试样中泛酸含量,固态试样单位为毫克每百克(mg/100g),液态试样为毫克每百毫升(mg/100ml);

ρ —— 由标准曲线而得的样液中泛酸的浓度,单位为纳克每毫升(ng/ml);

V —— 样液最终定容体积,单位为毫升(ml);

F —— 试样测定液稀释倍数;

m —— 最终样液所代表的试样质量,单位为克(g)。

$\dfrac{100}{1\,000}$ —— 换算系数。

结果如以泛酸钙计量,应乘以 1.087。

注:计算结果须扣除空白值,测定结果用平行测定的算术平均值表示,保留三位有效数字。

（8）精密度:在重复性条件下获得的两次独立测定结果的绝对差值不得超过算术平均值的 5%。

（9）检出限:以 3 倍和 10 倍信噪比(S/N)分别计算方法的检出限和定量下限,得到方法的检出限为 0.46ng/ml,定量下限为 1.54ng/ml。

八、人尿液、血清中胆碱的测定

1. 范围　适用于人血清、尿中胆碱的测定。

胆碱(choline)的化学名为 β- 羟乙基三甲基氢氧化胺,分子式为 $HOCH_2CH_2N+(CH_3)_3$,相对分子质量为 126.16,属季胺碱类物质。胆碱经食用进入人体后,会有一个规律性的代谢曲线变化,最后主要以酯化的磷脂酰胆碱(phosphatidylcholine)形式贮存起来。人体组织中结合胆碱为总胆碱,另外血液里存在游离胆碱,本方法检测的是血液中的游离胆碱。准确分析血清样品中游离的胆碱,对于代谢等医学领域具有很重要的作用。

2. 超高效液相色谱 - 质谱 / 质谱法测定人血浆和尿液中胆碱含量

（1）原理:样品制备时用甲醇沉淀蛋白质,并加入内标物。应用超高效液相色谱 - 串联质谱法对人血浆和尿液中胆碱进行检测。

（2）试剂和材料

乙腈:色谱纯;

甲醇:色谱纯;

氘内部标准(d9- 胆碱氯);

氯化胆碱。

实验用水采用 Milli-Q 纯水仪过滤。

（3）标准曲线

在以下浓度范围内获得校准曲线:0.01~5μg/ml(血浆)和 1~150μg/ml(尿液)分析物。

3. 仪器和设备

（1）天平:感量 0.01mg。

（2）三重四级杆质谱 / 质谱 - 快速液相色谱仪(UPLC-MS/MS)。

4. 分析步骤

（1）试样制备:用甲醇配制 0.500g/ml 的 D9TMAO 和 D9 胆碱内标工作液。向校准、质量控制和未知样品(50μl)中加入 200μl 内标溶液,并涡旋使蛋白质沉淀。离心后(10 000×g,5 分钟),取 20μl 上清液,用 100μl 乙腈:甲醇(75:25, v/v)稀释,涡旋混合。进样 10μl 样品。

（2）参考液相色谱 - 质谱 / 质谱条件

1）色谱柱：BEH Amide（2.1mm×50mm，1.7m）色谱柱或具有同等性能的色谱柱。

2）柱温：10℃。

3）流动相：A 为 10mM 甲酸铵水溶液组成，甲酸滴定至 pH3.5，溶剂 B 为 100% 乙腈。

4）进样量为 10μl。

5）流速：0.4ml/min。

6）梯度条件：0.0~1.0 分钟，15%A 和 85%B；1.0~2.5 分钟，40%B；保持 40%B 0.5 分钟；3.0~5.0 分钟，15%A 和 85%B。

7）质谱条件：电喷雾电压为 3.0kV，气帘气：60psi，辅助加热气：50psi，蒸发器温度：350℃，离子传输管将 300℃，碰撞气体（氩气）压力设置为 1.5mTorr。设扫描宽度为 0.05m/z，扫描时间为设置为 0.05 秒。

8）采用的离子跃迁离子对的质荷比为：m/z 104.0 → 60.2 表示游离胆碱（碰撞能 = 17V），m/z 113.1 → 69.2 表示 D9 胆碱（碰撞能 =17V）。

（3）测定

1）标准曲线

在以下浓度范围内获得校准曲线：0.01~5μg/ml（血浆）和 1~150μg/ml（尿液）分析物，相关系数（R2）均大于 0.995 曲线。用加权线性回归分析法生成了胆碱的校正曲线，并等量加权。内标标准曲线法测定血清、尿液中的游离胆碱量。

2）试样溶液的测定：取试样处理液按照液相色谱 - 质谱条件进行分析，样品中待测物残留量应在标准曲线范围之内，如果残留量超出标准曲线范围，应进行适当稀释。在上述仪器条件下，胆碱的质量色谱峰保留时间约为 2.6 分钟。

3）空白实验：除不加试样外，均按上述测定步骤进行。

5. **分析结果的表述** 用数据处理软件中的内标法，或绘制标准曲线。

（1）胆碱和其同位素内标的相对校正因子，按式（1）计算：

$$R = \frac{A_n \times c_1}{A_1 \times c_n} \tag{1}$$

式中：

R —— 胆碱和其同位素内标的相对校正因子；

A_n —— 胆碱标样的峰面积（峰高）；

A_1 —— 同位素内标的峰面积（峰高）；

c_1 —— 胆碱标样的浓度，单位为纳克每毫升（ng/ml）；

c_n —— 同位素内标的浓度，单位为纳克每毫升（ng/ml）。

（2）试样中胆碱的残留含量，按式（2）计算（计算结果需将空白值扣除）：

$$X = \frac{m_{sl}}{A_{sl} \times R \times m} \tag{2}$$

X —— 试样中胆碱含量，单位为纳克每克（ng/ml）；

R —— 胆碱和其同位素内标的相对校正因子；

A_{sl} —— 实际测定时同位素内标的峰面积（峰高）；

m_{sl} —— 实际测定时同位素内标的量，单位为纳克（ng）；

m —— 样品的质量,单位为克(g)。

6. **精密度**　每个样品之间偏差和相对标准偏差分别在 10.2% 和 13.8% 之间。

7. **定量限(LOQ)**　血浆中胆碱的方法的定量限为 0.01μg/ml,尿液中胆碱的方法的定量限为 1.0μg/ml。

九、叶酸

叶酸(folic acid),也被称为维生素 B$_9$,为淡黄色结晶状粉末,不溶于冷水,稍溶于热水,其钠盐易溶于水,不溶于乙醇、乙醚及其他有机溶剂,在水中易被光破坏,在酸性溶液中不稳定,pH < 4 可破坏,在酸性溶液中温度超过 100℃即分解,在中性和碱性溶液中对热稳定。天然存在的叶酸大多是还原形式的叶酸,即二氢叶酸和四氢叶酸,但只有四氢叶酸才具有生理功能。叶酸重要的生理功能是作为一碳单位的载体参与代谢,它主要携带"一碳基团"(甲酰基、亚甲基及甲基等)参与嘌呤和嘧啶核苷酸的合成。叶酸缺乏会引起 DNA 甲基化异常和尿嘧啶错合,一方面会增加癌症发生风险,另一方面会减少神经系统的髓鞘形成从而导致神经损伤,例如孕早期叶酸缺乏可引起胎儿神经管畸形,人类患结肠癌、前列腺癌及宫颈癌与膳食中叶酸的摄入不足有关。因此评价人群叶酸摄入水平对于营养状况的评估至关重要。

叶酸的分析难度高,其生物活性与叶酸的不同形式相关,叶酸由蝶啶环、对氨基苯甲酸和谷氨酸链结合而成,其中吡嗪环上可被还原成不同形式的取代物,例如二氢叶酸、四氢叶酸、5- 甲酰基四氢叶酸、10- 甲酰基四氢叶酸、5, 10- 次甲基四氢叶酸、5- 甲基四氢叶酸等,并且其邻位氨基苯甲酰谷氨酸部分能结合不同数量的谷氨酸残基,从而产生叶酸的不同形式,形成叶酸分解产物,其中有的不仅缺乏生物活性还会干扰叶酸的营养水平评价的测定。叶酸的测定方法一般采用微生物法(microbiological assay, MA)、化学发光免疫法或液相色谱质谱联用法(liquid chromatography-mass spectrometry, LC-MS)。许多国际机构都将微生物法作为叶酸分析的标准方法或参比方法,但不适用于高通量分析。

NHANES 在 1978 年以前主要用微生物法对血清叶酸水平进行评价,1978 年以后开始引入商业化放射免疫试剂盒测定血清和红细胞裂解液中叶酸水平,1991—1994 年和 1999—2006 年进一步采用二代试剂盒 Bio-Rad Quantaphase Ⅱ procedure 测定人群叶酸水平。研究发现放射免疫法虽然检测稳定,可重复性好,但是与微生物法对比血清中叶酸测定值低了 29%,红细胞裂解液中叶酸水平测定值低了 45%,测定存在准确性的问题,目前已经废除不用;同位素稀释液相色谱质谱联用法测定血清中叶酸水平与 MA 测定值吻合,而红细胞裂解液中叶酸的测定值要比 MA 测定值低了 25%,因此 LC-MS 法用于血清中叶酸水平已被认可,用于红细胞裂解液中叶酸水平评价还尚未完全成熟,因此自 2007 年后 NHANES 采用微生物法和液相色谱质谱联用法共同对人群红细胞裂解液和血清中叶酸水平进行测定评价。

目前我国临床检验中用于贫血患者血清和红细胞中叶酸的测定方法主要采用化学发光试剂盒法,该法采用竞争结合的原理,血清和溶血液经预处理后可将叶酸游离出来,添加叶酸结合蛋白、鼠抗叶酸结合蛋白、叶酸 - 碱性磷酸酶复合物以及包被的羊抗鼠捕获抗体的顺磁性颗粒到反应容器中,在标本中的叶酸与叶酸 - 碱性磷酸酶复合物竞争在叶酸结合蛋白的结合位点。通过鼠抗叶酸结合蛋白结合到固相上。在反应容器中孵育后,结合到固相上的材料固定在磁场,未结合的物质被洗去。随后添加化学发光底物,并对反应产生的光量子进行测量,其与在叶酸中的浓度成反比。

举例:同位素稀释超高效液相色谱 - 串联质谱法内标法测定血清、血浆和红细胞中叶酸及代谢产物

标准溶液制备:六种叶酸及代谢产物标准品分别为四氢叶酸(THF)、5- 甲基四氢叶酸(5MeTHF)、5- 甲酰四氢叶酸(5FoTHF)、5,10- 甲基烯基四氢叶酸(5,10-CH⁺THF)、叶酸(FA)和10- 甲酰叶酸(10FoFA),以 $^{13}C_5$ 标记的同系物作为内标,其中 $^{13}C_5$-FA 作为 FA、5FoTHF 和10FoFA 的内标物,$^{13}C_5$-THF、$^{13}C_5$-5MeTHF、$^{13}C_5$-5,10-CH⁺THF 分别为 THF、5-MeTHF 和5,10-CH⁺THF 的同位素内标物。标准品和内标物分别用甲醇 -50mM 磷酸钠缓冲液 [pH7.5,含 1% 抗坏血酸(AA)和0.5% 二硫苏糖醇(DTT)](50∶50,v/v)溶解配制成叶酸及代谢产物混标溶液及 $^{13}C_5$ 标记叶酸及代谢产物内标溶液。标准溶液工作曲线为 0~100nmol/L 叶酸及代谢产物混标溶液(含内标 3nmol/L)。

血浆样品制备:收集血液样本。300μl 的 EDTA 抗凝静脉血中加入 500μl 磷酸盐缓冲液(PBS)后 1 000×g,4℃离心 5 分钟,吸取 500μl 的上清液,加入 50μl $^{13}C_5$ 标记叶酸及代谢产物内标溶液(3nmol/L),室温孵育 15 分钟,加入 275μl 10% 甲酸溶液,4℃孵育 20 分钟后 11 000×g,4℃离心 15 分钟,吸取 500μl 的上清液加入同体积超纯水(H₂O-MQ)待净化。

红细胞样品制备:收集血液样本。300μl 的 EDTA 抗凝静脉血中加入 500μl PBS 后 1 000×g,4℃离心 5 分钟,吸走 500μl 上清液后,对沉淀物加入 1 000μl PBS 再悬浮后 1 000×g,4℃离心 5 分钟,吸走 1 000μl 上清液重复操作 2 遍清洗后,对沉淀物加入 800μl 裂解缓冲液(168mM 氯化铵 +10mM 碳酸氢钾 +0.1mM 乙二胺四乙酸),室温孵育 10 分钟后 2 500×g,4℃离心 10 分钟,吸取 1 000μl 上清液加入 100μl $^{13}C_5$ 标记叶酸及代谢产物内标溶液,室温孵育 15 分钟后,等分各吸取 500μl,其中一份加入 100μl H₂O-MQ 用于测定叶酸单体代谢产物,另一份加入 100μl 鼠血清用于测定总叶酸含量,37℃孵育 2 小时后分别加入 300μl 10% 甲酸溶液,4℃孵育 20 分钟后 11 000×g,4℃离心 15 分钟,吸取 400μl 的上清液加入同体积超纯水(H₂O-MQ)待净化。

样品净化:96 孔板吸附剂床净化(100mg C₁₈ 吸附剂 / 孔),吸附剂预先用 600μl 甲醇活化 2 次,再用 600μl 平衡缓冲液 [10% AA- 甲酸∶1% DTT∶PBS∶H₂O-MQ(1.67∶3.03∶30.3∶65,$v/v/v/v$)] 平衡 2 次,将待净化样品(150μl 血清、1 000μl 血浆、800μl 红细胞)转移至吸附剂小孔上,用 600μl 平衡缓冲液淋洗 2 次,450μl 洗脱缓冲液(乙腈∶含 1% AA 和 0.1% DTT 的 50mM 磷酸三钠 pH7.3(7.5∶92.5,v/v))洗脱。

仪器分析条件:选择 Waters Acquity 超高效液相色谱仪 -AB Sciex API 4000 三重四级杆质谱仪,配电喷雾离子源(ESI)和 10μl 进样环的自动进样器进行 LC-MS/MS 分析。液相色谱条件:Waters HSS T3 色谱柱(150mm×2.1mm,1.8μm),柱温为 60℃,流速 0.6ml/min,自动进样盘设置 4℃,采用梯度洗脱:流动相 A 为 0.1% 甲酸 /H₂O-MQ,流动相 B 为 0.1% 甲酸 / 乙腈,0~1.6 分钟 100% A,1.6~2.8 分钟 0~10% B,2.8~3.5 分钟 10%~16% B,3.5~5 分钟 95% B,5~8 分钟 100% A。质谱分析条件:用正离子模式(ESI⁺)在多反应监测(MRM)扫描模式下采集数据,喷雾电压为 2 500V,离子源温度为 600℃,氮气用于气帘气、雾化气和辅助加热气,压力分别为 25、75 和 90psi,碰撞气压力为 11psi。定量离子、定性离子、去簇电压、碰撞能量等参数见表 5-16。

表 5-16　叶酸及代谢产物及其同位素内标的质谱条件

化合物	类型	保留时间 / 分钟	离子对 /Da	DP/V	EP/V	CE/V	CXP/V
THF	定量	3.36	446.2 → 299.3	59	4	26	13
	定性	3.36	446.2 → 166.3	59	10	54	12
	内标	3.36	451.1 → 299.3	64	6	27	16
FA	定量	3.97	442.1 → 295.3	54	9	24	22
	定性	3.97	442.1 → 176.2	54	9	60	16
	内标	3.97	447.2 → 295.3	65	3	27	26
5MeTHF	定量	3.45	460.3 → 313.2	52	5	25	20
	定性	3.45	460.3 → 194.2	62	2	54	14
	内标	3.45	465.3 → 313.2	66	6	27	13
5, 10-CH$^+$THF	定量	3.57	456.2 → 412.1	115	9	44	13
	定性	3.57	456.2 → 282.1	113	8	63	16
	内标	3.57	461.0 → 416.2	79	8	45	9
10FoFA	定量	3.84	470.1 → 295.3	76	2	32	16
	定性	3.84	470.1 → 176.2	70	4	66	10
5FoTHF	定量	3.89	474.2 → 299.3	54	12	46	8
	定性	3.89	474.2 → 166.3	52	12	52	14

DP: declustering potential；EP: entrance potential；CE: collision energy；CXP: collision cell exit potential；V: volt.

十、维生素 B$_{12}$

维生素 B$_{12}$ 分子中含金属元素钴,因而又称钴胺素(cobalamin),是化学结构最复杂的一种维生素。维生素 B$_{12}$ 参与细胞的核酸代谢,为造血过程所必需,当其缺乏时红细胞中 DNA 合成障碍可诱发巨幼红细胞贫血,维生素 B$_{12}$ 缺乏还会阻抑甲基化反应而引起神经系统损害,引起斑状、弥漫性的神经脱髓鞘从而引起认知障碍,此外维生素 B$_{12}$ 与叶酸缺乏均会引起高同型半胱氨酸血症,高同型半胱氨酸不仅是心血管疾病的危险因素,而且对脑细胞会产生毒性作用而造成神经系统损害。NHANES 2010 年专家讨论会研究决定以至少一种维生素 B$_{12}$ 形式(血清维生素 B$_{12}$ 或血清全转钴胺素(holo TC))与至少一种反映维生素 B$_{12}$ 水平的生物标记物(甲基丙二酸(MMA)或同型半胱氨酸(hcy))两个指标作为人群维生素 B$_{12}$ 的评价指标。

NHANES 主要采用 Bio-Rad Quantaphase Ⅱ 放射免疫分析试剂盒(radioimmunoassay,RIA)法测定血清维生素 B$_{12}$。目前我国临床检验中用于贫血患者血清维生素 B$_{12}$ 的测定方法采用化学发光法,该法采用竞争结合的原理,血清标本经预处理使维生素 B$_{12}$ 转化为氰钴胺形式,加入内因子 - 碱性磷酸酶复合物、包被羊抗鼠 IgG 的顺磁性颗粒和鼠抗内因子抗体,标本中的维生素 B$_{12}$ 竞争性地与内因子 - 酶复合物结合以阻止后者与鼠抗内因子抗体结合而固相化。在磁性分离区域进行分离和冲洗以去除未与固相结合的游离成分。再将化学发光底物加入反应管中,与反应体系中固相化的内因子标记的碱性磷酸酶进行反应,发出的光量子被光电倍增管检测,光量子的强度与标本中的维生素 B$_{12}$ 含量呈反比。

研究发现当维生素 B_{12} 缺乏时血中 MMA 含量增高,且血中 MMA 测定较血清维生素 B_{12} 更为敏感,可作为维生素 B_{12} 缺乏的早期诊断指标。美国疾病预防控制中心国家环境卫生中心(National Center for Environmental Health, Centersfor Disease Control and Prevention, NCEH)采用气相色谱 - 质谱联用法(GC-MS)测定血浆中 MMA 的含量,同时 NCEH 研究发现多家实验机构正在开展液相色谱 - 串联质谱联用法(LC-MS/MS)测定血浆中 MMA,其数值与 GC-MS 法定值相近,因此 LC-MS/MS 正在逐渐被推荐应用到 MMA 的测定评价。

举例:超高效液相色谱 - 串联质谱法内标法测定血清甲基丙二酸含量

标准溶液和内标的制备:血清中丁二酸(succinic acid, SA)是 MMA 测定中主要干扰物质,它是 MMA 同分异构体,在人体内含量高达 MMA 的 10 倍,其色谱行为、质谱行为和 MMA 相似。标准储备液分别为 100μmol/L MMA 和 SA 的去离子水溶液,内标溶液为 80μmol/L d3-MMA 的去离子水溶液,均使用重量法配制,−70℃保存。使用时以超纯水逐级稀释得到一系列标准工作液,100μl 标准工作液中分别加入 100μl 800nmol/L d3-MMA 内标溶液,MMA 标准工作液终浓度分别为 0nmoL/L、10nmoL/L、25nmoL/L、50nmoL/L、100nmoL/L、200nmoL/L、400nmoL/L、800nmoL/L、1 000nmoL/L,同时 SA 的浓度为 MMA 的 10 倍,模拟人体血清中浓度比例。标准工作液分析前加入 20μl 4% 甲酸。

血清样品制备:空腹静脉取血,离心后分离血清,−70℃冻存备用。取 100μl 待测血清和 100μl 800nmol/L d3-MMA 工作液加入超滤管(3kDa),混匀,1 400×g 离心 30 分钟,吸取滤液 100μl 至样品瓶中,加入 10μl4% 甲酸后待分析。

仪器分析条件:选择超高效液相色谱 - 三重四级杆质谱系统(包括 ACQUITY UPLC 超高效液相色谱仪, Xevo TQ- 三重四级杆质谱仪),采用 HSS T3 色谱柱(2.1mm×100mm, 1.8μm),柱温 40℃;流动相 A 为甲醇(含 0.1% 甲酸),流动相 B 为超纯水(含 0.1% 甲酸和 1mmol/L 甲酸铵);流速 200μl/min;进样体积 10μl。采用梯度洗脱,如表 5-17 所示。离子源为电喷雾离子源(electrospray ionization, ESI),采用负离子模式,选择多反应监测模式(multiple reaction monitoring, MRM);采集时间为 10 分钟,毛细管电压为 1.5kV,脱溶剂温度为 300℃,脱溶剂气流量为 500L/h, MMA、SA、d3-MMA 的定量离子对、对应的锥孔电压以及碰撞能量见表 5-18。

表 5-17　MMA 液相分析梯度洗脱条件

时间 / 分钟	流动相 A/%	流动相 B/%	流速 /μl·min⁻¹
0.00	10.0	90.0	200
1.00	10.0	90.0	200
3.00	5.0	95.0	200
5.00	5.0	95.0	200
5.10	95.0	5.0	400
8.00	95.0	5.0	400
8.10	10.0	90.0	200
10.00	10.0	90.0	200

表 5-18　测定 MMA 的质谱参数

化合物	定量离子对 /Da	锥孔电压 /V	碰撞能量 /V	保留时间 / 分钟
MMA	$117 \rightarrow 73$	25	9	3.17
SA	$117 \rightarrow 73$	25	9	2.67
d3-MMA	$120 \rightarrow 76$	20	9	3.16

十一、生物素

生物素（biotin）又称维生素 H、维生素 B_7，为水溶性维生素，广泛分布于动植物组织中。哺乳动物肠道细菌可产生生物素，人体一般不需要从食物中额外补充，生物素可作为 5 种羧化酶的辅酶，参与三大营养素的代谢，对于维持正常营养素代谢及生理功能发挥重要的作用。

血清和尿样中生物素含量及其代谢产物可作为评价生物素营养状况的潜在指标。生物素的测定可采用亲和免疫色谱柱 - 高效液相色谱分析法测定，利用含有凝胶填料和特异性针对生物素的单克隆抗体的免疫亲和柱吸附提取血清或尿液中的生物素，配合 HPLC 或者 LC-MS/MS 检测生物素含量。举例采用 BIOTIN 生物素免疫亲和柱配合柱前衍生 - 高效液相色谱 - 荧光检测器分析可用于多种样本生物素的测定：生物样本提取液使用缓冲液进行稀释再离心后，取上清液过滤，再让滤液缓慢流过生物素亲和柱，洗柱除去未结合的色素，再使用甲醇溶液将亲和柱上结合的生物素洗脱下来，蒸干洗脱液复溶于 100μl 甲醇中，加入 80μl 0.1% 9-anthryldiazomethane（v/w 溶于乙酸乙酯），混合物于室温涡旋震荡反应 1 小时，用甲醇稀释后过微孔滤膜进行高效液相色谱分析，配 0.1ml 进样环和荧光检测器。配制含 0.7M 氯化钠的 0.1M 磷酸钠缓冲液（pH2.0）2L，取 200ml 加入 200ml 乙二醇，600ml 异丙醇和 12ml 磷酸配制成 1 012ml 溶液作为流动相 B。取 200ml 流动相 B 加入含 0.7M 氯化钠的 1 800ml 磷酸钠缓冲液（pH2.4）作为流动相 A。梯度洗脱条件及流速见表 5-19。柱温 17℃；激发波长 365nm，发射波长 412nm，流通池 20℃。

表 5-19　生物素液相分析梯度洗脱条件

时间 / 分钟	流动相 A/%	流动相 B/%	流速 /ml · min^{-1}
0.00	85.0	15.0	0.38
1.00	85.0	15.0	0.38
16.00	85.0	15.0	0.38
16.01	85.0	15.0	1.00
31.99	85.0	15.0	1.00
32.00	85.0	15.0	0.38
77.00	45.0	55.0	0.38
77.01	1.00	99.00	0.95
84.99	1.00	99.00	0.95
85.00	85.0	15.0	0.95
87.98	85.0	15.0	0.38
88.00	Stop		

十二、维生素 C

1. **概述** 血清维生素 C（L- 抗坏血酸）的检测方法有紫外分光光度法、荧光分光光度发和液相色谱法。尿样中维生素 C 的检测方法有紫外分光光度法和液相色谱法。紫外分光光度法和荧光分光光度法易受到血清中其他蛋白和杂质的影响,液相色谱法可以避免这些杂质的影响。

2. **检测方法**

（1）高效液相色谱法检测血清中维生素 C 含量

1）试剂和标准品：除非另有规定,本方法所用均为色谱纯或其最高纯度等级的试剂,水为去离子水。

L- 抗坏血酸（AA）；

偏磷酸；

磷酸二氢钠。

2）仪器

高效液相色谱仪带紫外分光检测器；

高速离心机；

涡旋混匀器。

3）血液样本采集和保存：采集新鲜血浆后,立刻在 2 500×g,4℃条件下离心 15 分钟。取血清置于棕色离心管,加入 10% 偏磷酸（1：1；v/v）涡旋混匀,之后储存在 −80℃条件下,待处理。

操作需要全程在避光条件下进行。

4）标准曲线的配制：称取 8.6mg L- 抗坏血酸标准品,用新鲜去离子水溶解并定容至 10ml 棕色容量瓶中,配制成浓度为 5mmol/L 的 L- 抗坏血酸标准储备液。

用去离子水将标准储备液逐级稀释成标准曲线工作液,其浓度范围为 0~200（0、5、15、25、50、75、100、150、200）μmol/L。

标准储备液和标准曲线需要每次实验临用现配,需要在避光条件下进行配制。

5）样品处理：取待处理血清在室温下解冻后涡旋混匀,并在 16 000×g,4℃条件下离心 15 分钟。取上清液,待进样检测。

操作需要全程在避光条件下进行。

6）色谱条件

预柱：C_{18} 色谱柱,4.6mm×10mm,5μm；

分析柱：HEMA-BIO 1000 SB 柱,4.6mm×250mm,10μm（或 C_{18} 色谱柱,4.6mm×100mm,5μm）；

流动相：20mmol/L KH_2PO_4,pH=2.4；

流速：0.5ml/min；

柱温：35℃；

检测波长：245nm；

进样量：20μl。

7）标准曲线绘制：将标准工作液注入高效液相色谱仪中进行分析,测定维生素 C 的峰面积。以标准品浓度为横坐标,以维生素 C 的峰面积为纵坐标,绘制标准曲线。

8）样品测定：将样品溶液注入高效液相色谱仪中进行分析,测定维生素 C 的峰面积。以维生素 C 的峰面积带入标准曲线中,计算维生素 C 浓度。

（2）高效液相色谱法检测尿样中维生素 C 含量

1）试剂和标准品：除非另有规定,本方法所用均为色谱纯或其最高纯度等级的试剂,水为超纯水。

甲醇；

乙酸铵；

辛烷磺酸钠 分析纯；

草酸 分析纯；

维生素 C 标准品。

2）仪器

高效液相色谱仪带紫外检测器；

离心机。

3）尿液样本采集和保存

采用尿负荷试验：晨起空腹时被检者口服 500mg 维生素 C（成年人量）,然后临床采集 4 小时内的尿样,经记录体积后摇匀并以每管 1ml 分装冻存于 –60℃冰箱。

4）标准曲线配制：称取维生素 C 对照品 10mg（精确到 0.0 001g）溶于 0.1%（体积分数）草酸水溶液中作为标准品储备液。储备液放置在 4℃冰箱中冷藏备用。取标准品储备液用 0.1%（体积分数）草酸水溶液稀释配制成一系列不同浓度的混合标准液。

标准溶液临用现配,全程避光操作。

5）样品处理：测定前取出冻存的尿液,避光室温水浴 5 分钟,震荡 30 秒,$10\ 000 \times g$,离心 8 分钟,取上清液过滤后立即上机测定。

6）色谱条件

分析柱：Phenomenex Synergi Hydro-RP 80A 柱, 4.6mm×250mm, 4μm（或 C_{18} 色谱柱, 4.6mm× 250mm, 5μm 或同等性能色谱柱）；

流动相：A,甲醇；B, 50mmol/L 乙酸铵溶液（含 5mmol/L 辛基磺酸钠）；线性梯度洗脱,洗脱程序见表 5-20。

流速：0.8ml/min；

柱温：30℃ ；

检测波长：266nm；

进样量：10μl。

表 5-20　线性梯度洗脱程序

时间 / 分钟	流动相 A/%	流动相 B/%
0	0	100
55	55	45
56	0	100
70	0	100

7）标准曲线的绘制：将标准工作液注入高效液相色谱仪中进行分析,测定维生素 C 的峰面积。以标准品浓度为横坐标,以维生素 C 的峰面积为纵坐标,绘制标准曲线。

8）样品测定：将样品溶液注入高效液相色谱仪中进行分析，测定维生素 C 的峰面积。以维生素 C 的峰面积带入标准曲线中，计算维生素 C 浓度。

3. 判定标准

（1）以血清维生素 C 的含量为依据进行判断，见表 5-21。

表 5-21 维生素 C 缺乏判断血清检验标准

维生素 C 状况	血清含量 /mg·L^{-1}，用 x 表示
缺乏	x < 4
正常	4 ≤ x < 15

当血清维生素 C 浓度低于 2mg/L，可能引起坏血病。

（2）以尿样中的为维生素 C 的含量为依据进行判定，见表 5-22。

表 5-22 维生素 C 缺乏判断的尿液检验标准

维生素 C 状况	尿样含量 /mg·（100ml）$^{-1}$，用 x 表示
缺乏	x < 7
正常	12 < x

第四节 矿物质指标检测与判断

矿物质是人体内无机物，是构成年人体组织和维持正常生理功能必需的各种元素的总称，包括宏量元素和微量元素。钙、镁、钾、钠、磷、硫、氯 7 种元素含量较多，约占人体矿物质总量的 60%~80%，称为宏量元素。微量元素指在人体内的含量小于 0.01% 体重的矿物质，已知的微量元素达四十余种，其中研究较多的微量元素分为人体必需的 8 种微量元素铁、碘、锌、硒、铜、钼、铬、钴，人体可能必需的微量元素 5 种锰、硅、镍、硼、钒以及具有潜在毒性，但在低剂量时，对人体可能是有益的 8 种微量元素氟、铅、镉、汞、砷、铝、锂和锡。传统上滴定法、比色法等方法多用于矿物质检验，随着技术的发展，目前原子吸收分光光度法、电感耦合等离子体质谱法（ICP-MS）、电感耦合等离子体发射光谱法（ICP-OES）等普遍使用的检验方法。本节介绍检测范围广泛、检测精度较高的 ICP-MS 法。

一、人体矿物质检验方法

（一）材料

1. 仪器 ICP-MS 仪，微波消解仪，超纯水制备仪，分析天平。

2. 样品制备

（1）血液：取 0.5ml 血液样品，加入 4.5ml 稀释液（含体积分数为 0.01% 曲拉通和 0.5% 硝酸的混合溶液）样品经震荡充分混匀。

（2）尿液：采集的尿液样品分装于 15ml 离心管中，加入硝酸酸化至硝酸的体积分数为 1%，放置于 –18℃冰箱中保存。测定时将冷冻保存的尿液解冻后，用离心机离心，取上清液 1ml，用 4%（体积分数）硝酸溶液稀释 10 倍，摇匀。

（3）头发和指甲：头发：收集枕部距发根 0.2~0.5cm 处毛发，约 0.3g，中性洗涤剂漂洗，自来水冲干净后再用去离子水漂洗三次，90℃烘干备用。指甲：取 0.1g 左右。

（4）唾液：采集唾液前，用超纯水漱口 3 次，将棒状唾液采集器的海绵头放入口中咀嚼 3~5 分钟后采集唾液 3ml，3 000r/min 离心 10 分钟，弃表层泡沫，取中间层清亮唾液 1ml，装入 10ml 比色管中，以 1% 硝酸溶液稀释至 10ml，摇匀待测。

（5）粪便：按照正常人的排便习惯，连续采集 72 小时粪便，将每人三天采集好的粪便混合在一起，称重后搅拌均匀，用冷干机干燥，磨碎成粉末，装瓶，与 -20℃储存。

3. 试剂和标准溶液　硝酸（MOS 级）；过氧化氢溶液（双氧水）（MOS 级）；无机元素混标标准溶液；内标溶液：10μg/L 的钇（Y）和铑（Rh）溶液；标准参考物质：头发粉标准物质，血清标准物质等（国家标准物质研究中心）。

（二）方法

1. 样品前处理　微波消解法：将样品放入耐压、耐高温酸煮过并洗净的聚四氟乙烯消解罐中，分别加入 1ml 浓硝酸和 1ml 过氧化氢溶液。盖好聚四氟乙烯罐盖，并拧紧保护盖，将消解罐放入消解仪的转盘中，按设定的微波消解条件进行消解反应。消解完毕后，冷却至室温，打开密闭消解管，样品消解液转移至干净的 PET 塑料瓶中，以少量超纯水洗涤消解罐与盖子 3~4 次，洗液合并至 PET 瓶中，定溶至一定体积，摇匀待测。

2. 标准曲线的绘制和内标溶液的制备　根据不同样品浓度不同，分别用 1% 的硝酸将标准储备液逐级稀释成系列标准溶液，并以 1% 硝酸溶液作为空白溶液。

3. 样品的测定

（1）原子吸收光谱仪：针对不同元素，可采用火焰法或石墨炉法。

（2）电感耦合等离子体质谱仪（ICP-MS）：是以独特的接口技术将电感耦合等离子体（ICP）的高温电离特性与四极杆质量分析器（MS）的快速灵敏扫描的优点相结合而形成一种元素和同位素技术。

质谱是一个质量筛选和分析器，通过选择不同质核比的离子来检测某个离子的强度，进而分析计算出某种元素的强度。以 10μg/L 的钇（Y）和铑（Rh）溶液为内标，参数设置如下：RF 功率 1 500W，等离子气流速 15L/min，载气流速 0.92L/min，工作气流速冷却气流速 0.25L/min，氦气流速 5.6ml/min，样品深度 9.0mm，雾化器温度为 3℃，样品提升速度为 0.1 次/秒，提升时间 20 秒，样品稳定时间 40 秒。在优化的实验条件下，对空白、标准溶液系列及样品依次进行测定。

（3）生化分析仪：可以检测铁、钙、钾、钠等少量元素，但与微量元素检测意义不同：生化检测的样本是血清，微量元素检测的样本是全血。生化检测的是元素利用状态，反映的是病症的程度，微量元素检测的是体内元素的存量，反映的是病症的病因。

二、人体矿物质生理状况判断

人体矿物质营养水平的判断仍然处于研究阶段，少数元素如铁等，具有明确的营养状况评价阈值。本文给出的元素参考范围反映生理状况，在进行人体营养状况评价时，也会参考。

（一）血液

1. 铝　浓度参考范围（μg/L）< 15。临床意义：升高见于透析患者（血液透析、腹膜透析），肝脏疾病伴黄疸（阻塞性、肝细胞性），锌、锰缺乏的多动症和智商低下儿童。

2. **砷**　浓度参考范围（μg/L）< 23。临床意义：升高见于急性或慢性砷中毒、地方性砷中毒。小儿砷中毒、糖尿病性周围神经病、多灶性运动神经病。

3. **镉**　浓度参考范围 0.003~0.06μmol/L。临床表现：镉会对呼吸道产生刺激，会造成嗅觉丧失症、牙龈黄斑或渐成黄圈，镉经呼吸被体内吸收，积存于肝或肾脏造成危害，尤以对肾脏损害最为明显。还可导致骨质疏松和软化。升高可能有高血压、支气管炎、肺气肿、肺癌、肾功能衰竭和急性镉中毒的风险。镉在人体内的理想含量为零，人体内的镉都是出生后从外界环境中吸取的，主要通过食物、水和空气经呼吸道及消化道进入体内蓄积下来。吸入含镉气体可致呼吸道症状，经口摄入镉可致肝、肾症状。急性中毒：经呼吸道中毒早期表现咽痛、咳嗽、胸闷、气短、头晕、恶心、全身酸痛、无力、发热等症状，严重者可出现中毒性肺水肿或化学性肺炎，有明显的呼吸困难、胸痛、咯大量泡沫血色痰，可因急性呼吸衰竭而死亡。经消化道中毒潜伏期短，通常经 10~20 分钟后，即可发生恶心、呕吐、腹痛、腹泻等症状。严重者伴有眩晕、大汗、虚脱、上肢感觉迟钝，甚至出现抽搐、休克。慢性中毒。引起肾脏损害，主要表现为尿中含大量低分子量蛋白质，肾小球的滤过功能虽多属正常，但肾小管的回收功能却减退，并且尿镉的排出增加。另外可导致肺气肿、贫血、嗅觉丧失、骨质疏松及前列腺癌。

4. **铬**　浓度参考范围（μg/L）< 5。升高见于急性铬中毒，急性肾衰竭。减低见于动脉粥样硬化、冠心病、糖尿病以及原发性血色病等。

5. **钴**　浓度参考范围（μg/L）< 1.8。升高：见于妊娠中毒、出血过多、恶性贫血、癌肿性贫血、急性白血病、骨髓病等。降低：见于慢性粒细胞性白血病、淋巴肉芽肿等。

6. **铜**　浓度参考范围（μg/L）700~1 750。临床意义：铜参与几十种酶的组成和活化，影响机体的生物转化、电子传递、氧化还原、组织呼吸等。铜与机体免疫力及清除自由基也有关系，并参与造血过程，影响铁的吸收，运送和利用。缺铜会出现大脑组织萎缩、神经元减少、运动失调、小细胞低色素贫血、关节炎、嗜睡等。铜可使老年人筋骨强壮，防止心脏病，铜有抗肝脏肿瘤作用，能调节心搏。儿童缺铜出现脸色苍白、长期腹泻、消瘦，发育迟缓，影响智力。婴儿缺铜导致骨、神经组织和肺发育不正常。缺铜会出现皮肤和头发变性、脂溢性皮炎、白癜风、毛发褪色症、牛皮癣等。升高：感染性疾病、恶性肿瘤、白血病、肝硬化、妊娠期。降低：低蛋白血症、肝豆状核变性。

7. **汞**　浓度参考范围（μg/L）< 10。升高：见于急性汞中毒、水俣病、汞中毒、多灶性运动神经病、淀粉样变性周围神经病、汞皮炎、糖尿病性周围神经病。

8. **锌**　浓度参考范围儿童：53~103μmol/L，成年人：76~170μmol/L。锌是细胞生长、蛋白质合成、酶的产生和免疫系统所需的金属矿物质。锌与很多酶的活性有关，参与糖类、脂类、蛋白质、核酸的合成和降解。锌与多种维生素代谢有关。锌可以提高机体免疫力，促进生长发育。临床意义：慢性腹泻和不易愈合的口腔溃疡及消化道溃疡病，易患感冒、发生各种感染。贫血、肾脏病、急性心肌梗死、类风湿关节炎、痤疮、动脉硬化、血栓性脉管炎、冠心病、糖尿病等与缺锌有关。手术刀口及创伤伤口不易愈合。孕妇缺锌易发生流产、早产、胎儿畸形；易导致新生儿先天性锌缺乏。乳母缺锌则受哺婴儿生长缓慢。女性青春期可出现原发性闭经、乳房发育缓慢、成年人继发性闭经。儿童缺锌，味觉功能、消化功能、食欲明显下降，智力下降，嗜睡，发育停滞，吃纸、土、煤等。易患性功能障碍、睾丸萎缩、精子形成和活力失常，引起继发性不育症及第二性特征缺乏。缺锌可导致脱发、皮肤干燥无光、易生粉刺、嘴角溃烂、多发性肢端皮炎、疱疹样皮炎、银屑病等。缺锌视觉减退，甚至造成终生视力障碍等现象。研究证实，患有食管癌、肺癌、前列腺癌、食管癌、乳腺癌、淋巴细胞白血病等癌症患者的血液中,锌的水平都比较低。试验证明,锌对接触化学致癌物的大鼠有抑制癌细胞生长的作用。血锌增高见于:甲亢、嗜酸性粒细胞增多症、溶血性贫血、红细胞增多症、精神分裂症、乳腺癌及接触铅的工人等。锌中毒发生于治疗中过量涂布或服用过量锌剂及锌容器储存食品时,以及工业污染。中毒的表现为恶心、呕吐、急性腹痛、腹泻和发热。

9. **铁** 浓度参考范围儿童: 7.27~9.34mmol/L,成年人: 7.52~11.8mmol/L。临床意义:铁与体内许多酶的活性有关,参与能量代谢、造血及免疫功能。体内的铁约 72% 以血红蛋白、3% 以肌红蛋白、0.2% 以其他化合物形式存在;其余则为储备铁。缺铁可导致贫血、食欲减退,体重增长减慢;肌肉运动能力、消化、吸收功能下降,易患关节炎、十二指肠炎,黏膜萎缩,舌乳头萎缩。还易患上呼吸道和皮肤黏膜感染,且不易康复。妇女由于月经和怀孕(胎儿生长需要大量铁元素)也会造成缺铁,缺铁者面色苍白、虚弱、疲劳、头痛、呼吸急促。儿童缺铁导致贫血、注意力下降。缺铁还对儿童的消化、循环、肌肉、内分泌、皮肤黏膜、免疫等功能,甚至对精神、智力和体格发育都有着不同程度的影响;缺铁婴儿可出现烦躁不安、对周围环境不感兴趣、反应慢、较笨拙、注意力不集中、理解力下降、记忆力下降。易发牛皮、口角炎等。降低:见于缺铁性贫血、感染性贫血、失血过多、妊娠及婴儿生长期、尿毒症、急性病毒性肝炎、肝炎后肝硬化、营养不良、钩虫病、慢性感染、糖尿病,脑血管肌病也可见血清铁含量降低。增高:见于溶血性贫血、再生障碍性贫血、巨幼红贫血、血红蛋白增多症、含铁血黄素沉着症、血色素沉着症、传染性肝炎及肝坏死、铅中毒、维生素 B_6 缺乏导致利用减少等。

10. **锰** 浓度参考范围: 0.029~1.2μmol/L。临床意义:对人体有多种重要的生理作用,不但参与 DNA、RNA 和蛋白质的生物合成,而且对人体的生长、发育、繁殖、遗传信息的传递、内分泌活动及自由基的生成和灭活等方面均发挥重要作用。儿童缺锰可导致生长发育停滞、智力下降。缺锰影响骨骼的生长,出现软骨障碍、骨骼畸形。锰促进生长发育,锰还参与遗传信息和性腺的分泌,缺锰会导致精子减少、性欲减退以致不育、死胎等。锰能保护心血管、抗癌、延缓衰老,改善动脉粥样硬化者脂类代谢,防止进一步硬化,能改善记忆,有助于治疗糖尿病。锰与造血系统有密切关系,贫血患者的血液中,锰的含量降低。缺锰易发食管癌、肝癌。降低:见于侏儒症、贫血、肝炎后肝硬化、肝癌、糖尿病、妊娠、有异常分娩史、老年人等。增高:见于感染性疾病患者,如急性肝炎、坏死性肝硬化、心肌梗死、锰中毒、肿瘤患者可见轻度或中度增高。

11. **钙** 浓度参考范围儿童: 1.6~2.5mmol/L,成年人: 1.5~2.0mmol/L。临床意义:钙是构成年人体骨骼和牙齿的主要成分,并在肌肉应激、神经冲动传递、心动节律维持、血液凝固、细胞黏着等生理过程中有着举足轻重的作用。钙还参与血凝过程,并对一些酶系统起激活作用,此外,钙还是各种生物膜的一部分,是维持细胞内胶质完整性所必需的。缺钙会妨碍铁和其他矿物质的吸收,只有钙供应充足,孕妇体内胎儿钙储存及骨骼钙化和牙才能形成,儿童才能正常发育,成年人才能抗老防衰,老年人才能延年益寿。钙可防止结肠癌、直肠癌、降低血脂、预防血管硬化、抗血管栓塞。

若长期缺钙,儿童易患佝偻病(软骨病);孕妇因满足不了胎儿的需要,易造成新生儿钙质不足,母体易患骨质疏松,甚至牙齿脱落;中老年人易患骨质增生、肩周炎、骨质疏松症。

12. **镁** 浓度参考范围:成年人: 1.24~1.8mmol/L。临床意义:镁对很多酶系统,特别对与氧化磷酸化有关的酶系统的生物活性极其重要,是维持心肌正常功能和结构所必需的。当心脏缺血性损伤时,有维持心脏节律的作用,另外镁有抑制氟中毒的作用,并可控制胆固醇的不正常沉淀。镁在抑制大脑皮层、解除精神紧张、焦虑状态方面及维持正常血压、扩张血管、缓解脑充血和降低高血压、降低血脂、预防血管硬化、抗血管栓塞等方面都有明显效果，并有抗衰老、增强体质、控制周期性偏头痛等作用。

缺乏：厌食、恶心、呕吐、嗜睡以及虚弱是典型的早期症状，继而感觉异常、易怒、注意力下降、抽搐、痉挛、心律不齐；缺镁可导致钙、钾等电解质紊乱。过量：导致低钙血症、神经系统紊乱，甚至发生心脏完全传导阻滞或心搏停止。

13. **铅**　铅毒性主要累及神经、血液、造血、消化、心血管和泌尿系统。对儿童智力产生不可逆的影响。临床诊断：成年人铅中毒静脉血铅水平为 ≥ 400μg/L。儿童高铅血症：连续两次静脉血铅水平为 100~199μg/L，轻度铅中毒：连续两次静脉血铅水平为 200~249μg/L，中度铅中毒：连续两次静脉血铅水平为 250~449μg/L，重度铅中毒：连续两次静脉血铅水平为 ≥ 450μg/L。

铅中毒能使儿童多器官、多系统受损，其临床经过缓慢、隐匿，具有不可逆性。由于儿童血脑屏障不成熟，中枢神经系统相对脆弱，对铅毒特别敏感。因此，常表现容易激动、多动、注意力短暂、攻击行为，或反应迟钝、嗜睡、运动失调，以及学习困难、智力发育落后等。此外，还可表现食欲减退、腹泻、腹痛、便秘、贫血、呼吸道感染、心律失常，以及体格发育障碍等多系统受损症状。铅毒还能导致钙、锌、铁等各类营养素丢失，造成相关酶系统紊乱、失活，引发疾病。急性铅中毒临床表现为恶心、呕吐、口中金属味、腹绞痛、大便带血、剧烈头痛、极度疲乏。

亚急性铅中毒临床表现为显著贫血、头晕、气促、乏力、红细胞及血红蛋白明显降低。可导致泌尿系统炎症、血压变化、死亡、孕妇胎儿死亡等。

慢性铅中毒临床表现以神经系统症状为突出、神经亢奋至衰弱、多发性神经炎、中毒性脑病，其次是消化系统症状，早衰等。

14. **钴**　浓度范围：正常人体含钴为 1.1~1.5mg。临床意义钴是 VB_{12} 的组成部分，因此，其生理功能的发挥也离不开 VB_{12} 的支持，首先它需要合成 VB_{12}，然后发挥其造血功能；并对蛋白质的新陈代谢有一定作用；还可促进部分酶的合成，并有助于增强其活性。此外，它还有助于铁在人体内的储存以及肠道对铁和锌的吸收；促进肠胃和骨髓的健康。钴的缺乏会直接影响到 VB_{12} 生理功能的发挥，易导致贫血症、老年痴呆症、性功能障碍等疾病的生成。并会出现气喘、眼压异常、身体消瘦等症状，易患上脊髓炎、青光眼以及心血管疾病。

15. **钒（V）**　浓度范围在人体含量不足 1mg。临床意义：有助于脂肪和胆固醇的新陈代谢；增强机体的造血功能；维护心血管系统和肾脏功能的发挥，加强心肌的收缩能力；促进骨骼和牙齿的生长发育；并有类胰岛素的作用，能够促进体内糖类的分解和转化，为人们进行正常活动提供所需的能量，等等。缺乏钒会影响到糖类的代谢，有可能患上糖尿病。

16. **镍**　浓度范围：成年人正常值 0.74~0.84μg/g。临床意义：促进人体对同系元素铁的吸收和利用，同时增强红细胞的造血功能，可预防缺铁性贫血症；与另一同系元素铬一样，能够促进胰岛素的分泌，调节体内血糖含量，维护心血管系统正常工作；并且能够提高人体免疫力，等等。缺乏镍时，也会影响到铁的功能的发挥，导致骨髓的造血功能降低，易患上贫血症；同时它又是胰岛素辅酶的组成部分，缺乏时还会影响糖类的代谢，也易导致糖尿病的生成。

17. **钼**　浓度范围：成年人体内约含 9mg。临床意义：钼能够促进碳水化合物和脂肪的代谢，有助于人体的生长发育；合成醛氧化酶、亚硫酸氧化酶等多种酶，可有效清除体内的自由基，解除有害酶的毒性，并且维护智力的发展和神经系统功能正常工作。缺乏钼会导致各种疾病的生成,如贫血症、心血管疾病、肾结石、男子性功能下降等,会出现恶心、头痛、头晕、烦躁不安等症状,严重者会出现昏迷不醒的现象。而孕妇在怀孕初期缺乏钼还会影响胎儿的生长发育等。

18. 碘(Ⅰ)　浓度范围:正常成年人体内含 25~50mg,成年人每日供给量为 0.1~0.15mg。临床意义:碘与甲状腺关系密切,其生理功能也是通过甲状腺的生理作用来显示的。缺乏碘会导致甲状腺激素分泌异常,易患上地方性甲状腺种疾病;并阻碍儿童的智力发展,严重者有可能导致中枢神经受损。孕妇缺乏碘有可能导致肌肉组织无力、胎儿骨骼生长异常等。但是过量地摄取碘也会影响甲状腺的功能,致使甲状腺功能受损,进而产生一些疾病,有损人体的健康。

19. 氟(F)　浓度范围:正常成年人体内含 2~3g,人每日供给量为 1.5~4mg。临床意义:主要作用是维护骨骼和牙齿的健康。氟还有助于神经系统功能的正常发挥;促进肠胃对铁的吸收,帮助造血,预防贫血症;调节胆固醇含量,预防动脉硬化;等等。缺乏氟会导致钙、磷代谢异常,从而影响到骨骼和牙齿对钙和磷的吸收,导致骨质疏松、脆弱,骨骼生长缓慢,并有损牙齿的健康生长,易患上骨质疏松症和龋齿等,会出现牙龈退缩、牙根暴露、牙齿断裂等现象;既令牙齿疼痛难忍,又不美观。

20. 硒　浓度范围:正常成年人体内含 12~21mg。临床意义:能够加强对细胞膜的保护,避免自由基的侵害,促使红细胞和白细胞正常功能的发挥;并且能够抑制致癌物的活性,防止癌细胞的分裂与生成,适量服用还能够减轻癌症患者化疗的痛苦。缺乏硒会导致机体各组织器官功能减退,加速人体的衰老;严重时有可能出现血管弹性降低、心肌受损、心力衰竭等心血管疾病的症状,并且易导致克山病的生成。男性缺乏硒有可能降低生育能力。儿童缺乏硒有可能导致生长缓慢、关节僵硬。而适量地摄取硒不仅可预防上述疾病,还有助于抵抗衰老,维护青春。

21. 钾　浓度范围 3.5~5.3mmol/L。临床意义:人体内的钾主要来源于食物,食物中的钾 90% 以上短时间内在肠道被吸收,吸收入血液的钾在 4 小时内即有 90% 从肾排出体外。钾离子大部分(98%)存在于细胞内,少量存在于细胞外液,且浓度恒定。体内的钾离子经常不断地在细胞内与体液之间相互交换,以保持动态平衡。钾是维持细胞生理活动的主要阳离子,在保持机体的正常渗透压及酸碱平衡、参与糖及蛋白代谢、保证神经肌肉的正常功能等方面具有重要作用。低血钾:摄取减少:长期禁食、厌食、少食;钾向细胞内移行:胰岛素治疗、碱中毒、周期性麻痹(低血钾型)等;尿中钾排泄增加:①盐皮质激素分泌增多:原发性醛固酮增多症、17α- 羟化酶缺乏症、库欣(Cushing)综合征、异位性 ACTH 肿瘤、Bartter 综合征(低醛固酮症和低血钾性碱中毒的肾小球旁器增生综合征)、继发性醛固酮增多症(恶性高血压、肾血管性高血压)、肾小球旁器细胞瘤、大量口服甘草等。②远端肾小管流量增加:利尿剂(排钾)、失钾性肾炎。③肾小管性酸中毒。④ Fanconi 综合征(范可尼综合征);钾从消化道丢失增加:呕吐、腹泻、结肠癌、绒毛腺癌、Zollinger-Ellison 二氏综合征(卓 - 艾综合征胰原性溃疡)、WDHA 综合征(水样腹泻和低血钾症伴有胰岛细胞腺瘤综合征)、服用泻药等;大量发汗。

高血钾:补钾过多:口服(特别是肾功能不全尿量减少时)或静脉补钾过多;钾向细胞外移行:假性高钾血症、酸中毒、胰岛素缺乏、组织坏死、使用大剂量洋地黄、周期性麻痹(高血钾型)、使用琥珀酰胆碱等;尿钾排泄减少:急慢性肾衰竭或细胞外液量减少等;皮质类固醇激素活性降低:艾迪生迪生病、肾素 - 血管紧张素 - 醛固酮系统功能低下、假性醛固酮过低症、药物(螺内酯)等。

22. **钠**　浓度范围：135~145mmol/L。临床意义：增多：临床上较少见，可见于：严重脱水、大量出汗、高热、烧伤、糖尿病性多尿；肾上腺皮质功能亢进、原发或继发性醛固酮增多症、脑性高血钠症（脑外伤、脑血管意外及垂体瘤等）；饮食或治疗不当导致钠盐摄入过多。减少：肾脏失钠，如肾皮质功能不全、重症肾盂肾炎、糖尿病等。尿钠排出增多，因肾小管严重损害，再吸收功能降低，尿中钠大量丢失；胃肠失钠（如胃肠道引流、幽门梗阻、呕吐及腹泻）；应用抗利尿激素过多；心力衰竭、肾衰竭、补充水分过多；高脂血症，由于血清中脂质多，钠浓度下降；心血管疾病，如充血性心功能不全、急性心肌梗死等可致低血钠；脑部疾病如脑炎、脑外伤、脑出血、脑脓肿、脑脊髓膜炎等，因涉及一系列神经体液因素而致血清钠降低。大面积烧伤、创伤、皮肤失钠、出大汗后，体液及钠从创面大量丢失，只补充水而忽略电解质的补充等。

（二）头发

1. 头发中硅（Si）元素

（1）生理功能：可能必需元素，硅参与黏多糖合成，促进骨髓生长，维持上皮组织及结缔组织强度和弹性，维护血管的正常功能，调节血管壁的通透性，促进血管中弹性纤维生长，防治动脉硬化。

正常含量范围：儿童 17.8~243.6μg/g

成年人 22.1~259.4μg/g

（2）过多症状：矽（硅）肺、食管癌

轻度过量：儿童 243.7~316.7μg/g

成年人 259.5~337.2μg/g

中度过量：儿童 316.8~411.7μg/g

成年人 337.3~438.4μg/g

重度过量：儿童 > 411.7μg/g

成年人 > 438.4μg/g

（3）缺乏症状：关节炎、动脉硬化、骨畸形、甲状腺肿、牙齿釉质发育不良、癌症、麻风病、结核、糖尿病、皮炎。

轻度缺乏：儿童 8.90~17.7μg/g

成年人 11.10~22.0μg/g

中度缺乏：儿童 4.45~8.80μg/g

成年人 5.53~11.09μg/g

重度缺乏：儿童 < 4.45μg/g

成年人 < 5.53μg/g

（4）日需求量：儿童 10~50mg

成年人 10~50mg

2. 头发中铝（Al）元素

（1）生理功能：可能必需元素适量的铝对肺、肝、神经、造血正常功能的维持是最重要的。铝在体内能拮抗铅的某些毒害作用，铝在体内能吸附毒素，铝在体内能调节各元素的平衡及相互作用。铝影响细胞分裂，随细胞原纤维退化而增长。

正常含量范围：儿童 20.1~53.4μg/g

成年人 21.3~56.4μg/g。

（2）过多症状：中枢神经系统障碍、精神紊乱、老年性痴呆症、脑病变、贫血、神经性退化、衰老、慢性支气管炎、高血压、肾透析痴呆、儿童智力低下、新生儿畸形、冠心病、肺心病、高脂血症、精神分裂症、精神发育迟缓、抑郁症、癫痫、不育症、胎儿神经管缺陷、精神错乱、脑病、胃病、心脏中毒、皮肤干燥、便秘、失眠、头痛、记忆力上丧失、麻木。

　　轻度过量：儿童 53.5~98.4μg/g

　　　　　　　成年人 56.5~101.5μg/g

　　中度过量：儿童 98.5~143.2μg/g

　　　　　　　成年人 101.6~146.5μg/g

　　重度过量：儿童＞143.2μg/g

　　　　　　　成年人＞146.5μg/g

（3）缺乏症状：肝豆状核变性、慢性肾衰竭、肝癌、肺癌、鼻咽癌、乳腺癌、食管癌、胃癌、肝脏病、胃肠道病、胆结石、甲状腺肿、克汀病、克山病、大骨节病。

（4）日需求量：儿童 10~40mg

　　　　　　　成年人 10~40mg

3. 头发中硼（B）元素

（1）生理功能：可能必需元素，硼参与维生素、酶的作用，影响肾上腺、甲状腺等内分泌的功能，硼可升高血液中雌二醇浓度，预防动脉粥样硬化，硼对神经系统有直接作用，影响人体生化过程，硼对防止骨质疏松和维持心血管的正常运行是最重要的。

　　正常含量范围：儿童 0.58~3.97μg/g

　　　　　　　　　成年人 0.69~5.06μg/g

（2）过多症状：肠炎、胃痉挛、皮肤黏膜青紫、肾小球肾小管损害、不孕、不育、皮炎、恶心、瞌睡、拮抗维生素 B

　　轻度过量：儿童 3.98~4.74μg/g

　　　　　　　成年人 5.07~6.03μg/g

　　中度过量：儿童 4.75~5.51μg/g

　　　　　　　成年人 6.04~6.94μg/g

　　重度过量：儿童＞5.51μg/g

　　　　　　　成年人＞6.94μg/g

（3）缺乏症状：骨质疏松、骨关节炎、记忆力减退、精神不集中、肝癌。

　　轻度缺乏：儿童 0.42~0.57μg/g

　　　　　　　成年人 0.38~0.68μg/g

　　中度缺乏：儿童 0.28~0.41μg/g

　　　　　　　成年人 0.09~0.37μg/g

　　重度缺乏：儿童＜0.28μg/g

　　　　　　　成年人＜0.09μg/g

（4）日需求量：儿童 10~20mg

　　　　　　　成年人 10~20mg

4. 头发中溴（Br）元素

（1）生理功能：可能必需元素，溴具有生物活性和调节机制，溴具有促进生长和促进甲状腺分泌作用，溴对中枢神经系统的活动及功能具有重要的调节作用，能增强抑制过程。具有镇定及催眠作用,溴具有透膜能力,溴具有药理作用,抗肿瘤、抗菌、杀菌。

正常含量范围:儿童 1.03~4.79μg/g

成年人 1.22~8.33μg/g

(2)过多症状:皮疹、呼吸道刺激性炎症、高级神经活动障碍、尿毒症、心力衰竭、嗜睡、智力减退、记忆力降低、运动紊乱、视听及触觉失常、抑郁症及尿毒症、扩张性心肌病、淋巴瘤、慢性支气管炎。

轻度过量:儿童 4.80~5.49μg/g

成年人 8.34~9.82μg/g

中度过量:儿童 5.50~6.19μg/g

成年人 9.83~11.31μg/g

重度过量:儿童＞6.19μg/g

成年人＞11.31μg/g

(3)缺乏症状:骨质疏松、生长受抑、胎儿畸形、奶量减少、受孕率降低、寿命缩短、肾衰竭、乳腺癌、肺癌、结肠癌。

轻度缺乏:儿童 0.54~1.02μg/g

成年人 0.63~1.21μg/g

中度缺乏:儿童 0.07~0.53μg/g

成年人 0.06~0.62μg/g

重度缺乏:儿童＜0.07μg/g

成年人＜0.06μg/g

(4)日需求量:儿童 5.5~7.5mg

成年人 5.5~7.5mg

5. 头发中铷(Rb)元素

(1)生理功能:可能必需元素,铷的生物学作用与钾相似,在新陈代谢过程中和钾发生交换。铷能取代钾离子激活细胞膜 ATP 酶,延长心肌动作电位周期,调节心肌收缩力。铷与高级神经的结构及功能有关。铷是人牙齿正常组成成分,而且与牙齿生长发育有关。

正常含量范围:儿童 0.55~2.48μg/g

成年人 0.64~2.89μg/g

(2)过多症状:大肠癌、乳腺癌、白血病、冠心病、糖尿病、抽搐、惊厥、生长迟缓、生殖损伤、寿命缩短。

轻度过量:儿童 2.49~2.85μg/g

成年人 2.90~3.34μg/g

中度过量:儿童 2.86~3.22μg/g

成年人 3.35~3.9μg/g

重度过量:儿童＞3.22μg/g

成年人＞3.79μg/g

(3)缺乏症状:胃癌、肾癌、尿毒症、白内障、肺部疾病。

轻度缺乏:儿童 0.33~0.54μg/g

成年人 0.41~0.63μg/g

中度缺乏:儿童 0.10~0.32μg/g

　　　　　　成年人 0.20~0.40μg/g

　　重度缺乏：儿童＜0.10μg/g

　　　　　　成年人＜0.20μg/g

　　（4）日需求量：儿童 1.0~3.0mg

　　　　　　　　　成年人 1.0~3.0mg

6. 头发中锗（Ge）元素

　　（1）生理功能：可能必需元素,有机锗的生物活性较广,主要包括诱发机体产生干扰素。增强 NK 细胞活性。活化巨噬细胞,促进抗体产生及抗肿瘤、抗脂质过氧化、抗衰老、调节免疫功能,促进生物生长,调节生理平衡,促进新陈代谢,使衰老或失去功能的细胞恢复正常。

　　正常含量范围：儿童 0.78~5.66μg/g

　　　　　　　　　成年人 0.86~7.04μg/g

　　（2）过多症状：肾衰竭、帕金森病。

　　轻度过量：儿童 5.67~6.76μg/g

　　　　　　成年人 7.05~8.27μg/g

　　中度过量：儿童 6.77~7.86μg/g

　　　　　　成年人 8.28~9.50μg/g

　　重度过量：儿童＞7.86μg/g

　　　　　　成年人＞9.50μg/g

　　（3）缺乏症状：癌症、血管硬化症、肝硬化、脑出血、脑血栓、脑软化症、脑充血后遗症、狭心症、肾脏病、胃溃疡、糖尿病、癫痫、慢性神经痛、关节炎、冠状动脉病、气喘、高血压、额窦炎、流感、肝炎、雷诺综合征、视网膜病、白内障、内分泌症、胃炎、特意反应性皮炎、失眠、抑郁症、贫血、甲亢、新生儿畸形、白血病、肝脏病、消化道癌、上消化道溃疡、白癜风。

　　轻度缺乏：儿童 0.39~0.71μg/g

　　　　　　成年人 0.84~1.25μg/g

　　中度缺乏：儿童 0.10~0.38μg/g

　　　　　　成年人 0.40~0.83μg/g

　　重度缺乏：儿童＜0.10μg/g

　　　　　　成年人＜0.40μg/g

　　（4）日需求量：儿童 1.0~2.5mg

　　　　　　　　　成年人 1.0~2.5mg

7. 头发中钡（Ba）元素

　　（1）生理功能：可能必需元素,钡在体内的代谢与钙相似,均能沉积在骨骼里,钡具有维持肌肉的兴奋作用。钡与脂质代谢有关,参与免疫机制。钡对维护胆囊、肝胆管的光滑及正常功能具有重要作用。

　　正常含量范围：儿童 0.60~5.21μg/g

　　　　　　　　　成年人 0.85~5.87μg/g

　　（2）过多症状：高血压、心功能不全、肾功能障碍、脑出血、脑梗死、脑血管性痴呆、精神分裂症、抑郁症、精神发育迟缓。

　　轻度过量：儿童 5.22~6.22μg/g

　　　　　　成年人 5.88~6.92μg/g

中度过量：儿童 6.23~7.23μg/g

　　　　　成年人 6.93~7.97μg/g

重度过量：儿童＞7.23μg/g

　　　　　成年人＞7.97μg/g

（3）缺乏症状：胆结石、气管炎、过敏性鼻炎、皮肤过敏、再生障碍性贫血、帕金森病、阴虚、阳虚、白血病、肝癌、鼻咽癌、肺癌、乳腺癌、胃癌、食管癌、胃肠道病、阻塞性肺病、结核病、白癜风、银屑病、皮炎、红斑狼疮、痔疮、秃发、地甲病、克汀病、克山病、大骨节病、脾虚、肾虚、血瘀症、舌象异常。

轻度缺乏：儿童 0.32~0.59μg/g

　　　　　成年人 0.43~0.84μg/g

中度缺乏：儿童 0.04~0.31μg/g

　　　　　成年人 0.43~0.85μg/g

重度缺乏：儿童＜0.04μg/g

　　　　　成年人＜0.03μg/g

（4）日需求量：儿童 1.0~2.0mg

　　　　　　成年人 1.0~2.0mg

8. 头发中锂（Li）元素

（1）生理功能：可能必需元素，锂对骨髓细胞生成有明显的刺激作用，锂能使血清结合 VB_{12} 水平增高，促进粒细胞增生，促进血细胞、血小板增殖，刺激造血，改善造血功能。锂对中枢神经活动有调节作用，安抚情绪。

正常含量范围：儿童 0.04~0.13μg/g

　　　　　　　成年人 0.05~0.16μg/g

（2）过多症状：神经系统异常、肌肉震颤、胃肠刺激、甲状腺素含量降低、甲状腺肿、胎儿畸形、智力低下。

轻度过量：儿童 0.14~0.17μg/g

　　　　　成年人 0.17~0.20μg/g

中度过量：儿童 0.18~0.19μg/g

　　　　　成年人 0.21~0.24μg/g

重度过量：儿童＞0.19μg/g

　　　　　成年人＞0.24μg/g

（3）缺乏症状：生长受抑、生育受阻、精神病、再生障碍性贫血、狂郁病、智力低下、神经功能失调、细胞代谢异常、痴呆、聋哑、呆小病、周期性紧张症、帕金森病、白血病、心脏病、暴力犯罪、学习能力阻碍、狂躁病。

轻度缺乏：儿童 0.02~0.03μg/g

　　　　　成年人 0.03~0.04μg/g

中度缺乏：儿童 0.01~0.01μg/g

　　　　　成年人 0.01~0.02μg/g

重度缺乏：儿童＜0.01μg/g

　　　　　成年人＜0.01μg/g

（4）日需求量：儿童 1.0~2.0mg

成年人 1.0~2.0mg

9. 头发中钛（Ti）元素

（1）生理功能：可能必需元素，钛能促进生长发育，促进新陈代谢、细胞更生，抗衰老，促进细胞能量转换和造血功能，预防毛细血硬化和动脉硬化，调节血压，强化心脏功能，强化神经系统、肌肉发育，增进肝、胃功能，刺激吞噬细胞，增强免疫功能。

正常含量范围：儿童 2.67~15.8μg/g

成年人 2.80~16.01μg/g

（2）过多症状：反复上呼吸道感染、鼻咽癌、肝癌、肺癌、乳腺癌、食管癌、胃癌、肝脏病、胃肠道病、胆结石。

轻度过量：儿童 15.9~17.73μg/g

成年人 16.02~18.83μg/g

中度过量：儿童 17.74~20.38μg/g

成年人 18.84~21.62μg/g

重度过量：儿童＞20.38μg/g

成年人＞21.62μg/g

（3）缺乏症状：衰老、免疫力低下、心脏功能异常、不明原因、猝死、阴虚、帕金森病、脑出血、脑梗死、脑血管性痴呆、精神分裂症、精神发育迟缓、抑郁症、痴呆、智力障碍、骨质疏松、类风湿性关节炎、颈椎病、白癜风、银屑病、皮炎、红斑狼疮、乌脚病、硬皮症、脱发、白发、阳虚、气虚。

轻度缺乏：儿童 1.76~2.66μg/g

成年人 1.80~2.79μg/g

中度缺乏：儿童 0.85~1.75μg/g

成年人 0.78~1.79μg/g

重度缺乏：儿童＜0.85μg/g

成年人＜0.78μg/g

（4）日需求量：儿童 0.2~0.4mg

成年人 0.2~0.4mg

10. 头发中铌（Nb）元素

（1）生理功能：非必需元素，铌增强细胞代谢，促进细胞生长。调节体内元素平衡，协助甲状旁腺素分泌功能。调节脂质、糖、氨基酸的分解代谢，铌与钒相似，对机体有促进造血的功能，参与脂质代谢，具有抑脂去脂作用，对癌症的产生、发展和转化有一定的抑制作用。

正常含量范围：儿童 0.10~0.40μg/g

成年人 0.14~0.82μg/g

（2）过多症状：肝脏病、胃肠道病、胆结石、对某些酶有抑制作用。

轻度过量：儿童 0.41~0.46μg/g

成年人 0.83~0.96μg/g

中度过量：儿童 0.47~0.52μg/g

成年人 0.97~1.13μg/g

重度过量：儿童＞0.52μg/g

成年人＞1.13μg/g

（3）缺乏症状：胆结石、贫血、肝癌、肺癌、鼻咽癌、乳腺癌、食管癌、胃癌、消化道溃疡。

　　轻度缺乏：儿童 0.07~0.09μg/g

　　　　　　成年人 0.08~0.13μg/g

　　中度缺乏：儿童 0.04~0.06μg/g

　　　　　　成年人 0.02~0.07μg/g

　　重度缺乏：儿童 < 0.04μg/g

　　　　　　成年人 < 0.02μg/g

（4）日需求量：儿童 0.3~0.6mg

　　　　　　成年人 0.3~0.6mg

11. 头发中银（Ag）元素

（1）生理功能：非必需元素，银留在体内吸收很差、银主要沉积于肾脏、脾脏和肝脏。Ag^+ 以 AgS 形成渗入到组织中，引发溶血作用。银可引起白血病病毒 DNA 聚合酶及某些合成的多核苷的出现，增加非互补核苷酸的渗入率。

　　正常含量范围：儿童 0.63~2.26μg/g

　　　　　　　　成年人 1.06~3.55μg/g

（2）过多症状：高血压、肝豆状核变性、肝硬化、溶血、肝癌、肺癌、鼻咽癌、乳腺癌、食管癌、胃癌。

　　轻度过量：儿童 2.27~2.67μg/g

　　　　　　成年人 3.56~4.17μg/g

　　中度过量：儿童 2.68~3.08μg/g

　　　　　　成年人 4.18~4.79μg/g

　　重度过量：儿童 > 3.08μg/g

　　　　　　成年人 > 4.79μg/g

（3）日需求量：儿童 0.06~0.08mg

　　　　　　成年人 0.06~0.08mg

12. 头发中锆（Zr）元素

（1）生理功能：非必需元素，锆与血浆蛋白形成复合物，使放射性物质由尿中排出量增加，减少在骨骼内沉积，二氧化锆可减慢平滑肌和横纹肌的正常蠕动作用，降低心肌收缩力。硝酸锆对淀粉酶、转化酶、血清碱性磷酸酶有轻微抑制作用。

　　正常含量范围：儿童 0.86~1.51μg/g

　　　　　　　　成年人 1.12~1.81μg/g

（2）过多症状：对淀粉酶、转化酶、血清碱性磷酸酶有轻微抑制作用。

　　轻度过量：儿童 1.52~1.67μg/g

　　　　　　成年人 1.82~1.98μg/g

　　中度过量：儿童 1.68~1.83μg/g

　　　　　　成年人 1.99~2.15μg/g

　　重度过量：儿童 > 1.83μg/g

　　　　　　成年人 > 2.15μg/g

（3）缺乏症状：精神分裂症、抑郁症、精神发育迟缓、痴呆、癫痫、智力障碍、降低心肌收缩力、收缩冠状动脉。

（4）日需求量：儿童 0.05~0.10mg

成年人 0.05~0.10mg

13. 头发中镧（La）元素

（1）生理功能：非必需元素，镧系元素有抗凝血作用，是通过降低凝血酶的活性，抑制血小板的凝集来实现，镧系元素有抗炎作用，与镧系元素 Ca^{2+} 的拮抗作用分不开，镧系元素的抗癌作用，镧系元素与磷酸基的亲和力较大使镧系离子在癌细胞中浓集破坏肿瘤的发展。

正常含量范围：儿童 0.03~0.13μg/g

成年人 0.04~0.22μg/g

（2）过多症状：新生儿畸形、不育症、流产、胎儿神经管缺陷。

轻度过量：儿童 0.14~0.15μg/g

成年人 0.23~0.26μg/g

中度过量：儿童 0.16~0.17μg/g

成年人 0.27~0.30μg/g

儿童＞0.17μg/g

成年人＞0.30μg/g

（3）缺乏症状：帕金森病、白癜风、肝癌、肺癌、鼻咽癌、乳腺癌、食管癌、胃癌、精神分裂症、精神发育迟缓、抑郁症、痴呆、癫痫、智力障碍、银屑病、皮炎、红斑狼疮、痤疮、秃发、乌脚病、硬皮症、白发、偏头痛、克隆病。

轻度缺乏：儿童 0.02~0.03μg/g

成年人 0.03~0.04μg/g

中度缺乏：儿童 0.01~0.02μg/g

成年人 0.02~0.03μg/g

重度缺乏：儿童＜0.01μg/g

成年人＜0.02μg/g

（4）日需求量：儿童 0.005~0.010mg

成年人 0.005~0.010mg

14. 头发中铅（Pb）元素

（1）生理功能：有毒元素。铅是作用全身各系统的毒物，卟啉代谢障碍是铅中毒重要变化之一，铅蓄积在骨与软组织中，特别是在脑中，导致功能下降，进入消化道的四乙基铅在体内被肝脏转化为三乙基铅，对脑中葡萄糖代谢有明显抑制作用，导致脑组织缺氧，产生弥漫性脑损伤。

正常含量范围：儿童 5.37~10.83g/g

成年人 4.13~10.15μg/g

（2）过多症状：失眠、智力低下、易激动、多动症、反应迟钝、贫血、脑炎、高血压、死胎、流产、不孕、不育、免疫力低下、呼吸道感染、过敏体质、佝偻病、高脂血症、冠心病、阴虚、气虚、血瘀、行为异常、感觉运动功能障碍、视觉反应时值减慢、铅脑病、神经炎、多种神经性疾病、癌症动脉硬化、结核性胸膜炎、甲状腺肿、语言障碍、肾虚、肾炎、脑出血、脑梗死、脑血管性痴呆、抑郁症、肝脏病、胃肠道病、胆结石、泌尿结石、肾病综合征、尿毒症、畸胎、类风湿性关节炎、颈椎病、遗尿症、眼病、耳病、鼻炎、口腔病、糖尿病、白癜风、银屑病、皮炎、红斑狼疮、秃发、乌脚病、白发、硬皮症、变态病、骨质疏松、迷乱、便秘、肠痛。

　　　　　　　　轻度过量：儿童 10.84~49.17μg/g

　　　　　　　　　　　　成年人 10.16~44.51μg/g

　　　　　　　中度过量：儿童 49.18~87.33μg/g

　　　　　　　　　　　　成年人 44.52~79.25μg/g

　　　　　　　重度过量：儿童 > 87.33μg/g

　　　　　　　　　　　　成年人 > 79.25μg/g

　　（3）缺乏症状：海洛因依赖症、克汀病、银屑病、食管癌。

　　（4）日需求量：儿童 0.30~0.40mg

　　　　　　　　　　成年人 0.30~0.40mg

15. 头发中镉（Cd）元素

　　（1）生理功能：有毒元素。镉与含疏基蛋白质分子结合，减低或抑制许多酶的活性，抵制生长，并降低蛋白质和脂肪消化，引起高血压和心血管疾病蓄积在肾、肝和生殖器官中。在新陈代谢过程中，镉能不可逆转地取代锌，引起尿蛋白症、糖尿病、癌、水肿病和肺增生及其纤维化。

　　　　　　正常含量范围：儿童 0.05~0.22μg/g

　　　　　　　　　　　　　成年人 0.08~0.42μg/g

　　（2）过多症状：慢性支气管炎、肺气肿、蛋白尿、肾炎、肾结石、高血压、衰老、毒血症、癌症、鼻咽癌、乙型肝癌、风湿病、结肠癌、骨痛病、胃癌、甲状腺癌、乳腺癌、肺心病、高脂血症、胃肠道病、胆结石、肝脏病、克汀病、克山病、大骨节病、肾损伤、贫血、肝损伤、骨质疏松、头痛、高胆固醇、生殖系统紊乱。

　　　　　　　轻度过量：儿童 0.23~1.01μg/g

　　　　　　　　　　　　成年人 0.43~1.12μg/g

　　　　　　　中度过量：儿童 1.02~1.76μg/g

　　　　　　　　　　　　成年人 1.13~1.89μg/g

　　　　　　　重度过量：儿童 > 1.76μg/g

　　　　　　　　　　　　成年人 > 1.89μg/g

　　（3）缺乏症状：帕金森病、食管癌、精神分裂症、精神发育迟缓、抑郁症、痴呆、癫痫、智力障碍。

　　（4）日需求量：儿童 0.20~0.30mg

　　　　　　　　　　成年人 0.20~0.30mg

16. 头发中锑（Sb）元素

　　（1）生理功能：有毒元素。锑能抑制含疏基的酶、干扰蛋白质和碳水化合物的代谢，可引起化学物性肺炎，损害肝脏，锑进入血液后和红细胞中血红蛋白反应造成细胞破坏，锑对神经组织细胞发生直接作用，引起不同程度的衰退。

　　　　　　正常含量范围：儿童 0.04~0.61g/g

　　　　　　　　　　　　　成年人 0.06~0.83g/g

　　（2）过多症状：虚弱、头痛、恶心、呕吐、水样大便、腰背严重疼痛、呼吸次数减少、体温下降、虚脱、血尿、慢性支气管炎、白癜风、红斑狼疮、冠心病、抑制含疏基的酶、干扰蛋白质和糖的代谢、银屑病、痤疮、秃发、可引起化学性肺炎、损害肝脏、阻塞性肺病、结核病、乌脚病、哮喘、泌尿结石、肾病综合征、尿毒症、硬皮症、白发、皮炎、结膜炎、心脏异常。

轻度过量：儿童 0.62~0.75μg/g

成年人 0.84~1.02μg/g

中度过量：儿童 0.76~0.89μg/g

成年人 1.02~1.21μg/g

重度过量：儿童＞0.89μg/g

成年人＞1.21μg/g

（3）缺乏症状：新生儿畸形、精神分裂症、精神发育迟缓、抑郁症、痴呆、癫痫、智力障碍、不育症、流产、胎儿神经管缺陷、偏头痛、克隆病。

（4）日需求量：儿童 0.05~0.10mg

成年人 0.05~0.10mg

17. 头发中铋（Bi）元素

（1）生理功能：有毒元素。铋与体内脂肪酸、糖类维生素、激素等活性物质结合，使其活性降低；与核酸分子中的磷酸发生反应，引起核酸分子立体结构发生变化，使盐基错误配对，影响细胞的遗传，引起肝炎和肾中毒。

正常含量范围：儿童 0.86~1.85μg/g

成年人 1.06~2.33μg/g

（2）过多症状：肝炎、肾中毒、白癜风、银屑病、皮炎、红斑狼疮、痤疮秃发、乌脚病、硬皮病、白发、致畸、致癌、胃肠炎。

轻度过量：儿童 1.86~2.10μg/g

成年人 2.34~2.65μg/g

中度过量：儿童 2.11~2.35μg/g

成年人 2.66~2.97μg/g

重度过量：儿童＞2.35μg/g

成年人＞2.97μg/g

（3）缺乏症状：精神分裂症、精神发育迟缓、抑郁症、痴呆、癫痫、智力障碍、偏头痛、克隆病。

（4）日需求量：儿童 0.03~0.06mg

成年人 0.03~0.06mg

18. 头发中砷（As）元素

（1）生理功能：有毒元素。微量砷有刺激造血、促进细胞生长及促进生殖的功能，但砷仍然是一种原生质毒物，砷干扰酶的活性及细胞呼吸、分裂和繁殖，对蛋白质的疏基（SH）具有巨大的亲和力，使其失去活力，影响细胞的正常代谢。

正常含量范围：儿童 0.28~1.81μg/g

成年人 0.71~2.74μg/g

（2）过多症状：食欲减退、体质量下降、腹泻和便秘、胃肠道障碍、末梢神经炎、结膜炎、皮肤角化症或黑皮症、皮肤癌、黑脚病、慢性支气管炎、哮喘、皮炎、口腔癌、食管癌、喉癌、膀胱癌、抑制含疏基的酶、周围神经病、大细胞症、腹部疼痛、痉挛、腹泻、头痛、肺癌、肝癌、恶心、呕吐。

轻度过量：儿童 1.82~2.19μg/g

成年人 2.75~3.25μg/g

中度过量：儿童 2.20~2.57μg/g

成年人 3.26~3.76μg/g

重度过量：儿童＞2.57μg/g

成年人＞3.76μg/g

（3）缺乏症状：新生儿畸形、冠心病、贫血、高血压、心力衰竭。

（4）日需求量：儿童 0.012~0.025mg

成年人 0.012~0.025mg

19. 头发中汞（Hg）元素

（1）生理功能：有毒元素。汞与巯基结合成巯醇盐，从而抑制了一系列含巯基酶的功能，影响了正常细胞的代谢尤其是甲基汞为亲脂性高毒物质、引发进行性神经麻痹、共济失调、精神障碍和皮肤损害。

正常含量范围：儿童 1.21~4.45μg/g

成年人 1.36~4.69μg/g

（2）过多症状：牙齿发炎、口腔炎、呕吐、腹痛、腹泻、精神系统障碍、兴奋、器质性变化、手指颤抖、知觉障碍、运动失调、步行障碍、视野变狭、语言障碍、听力下降、精神毒性、脑炎、神经炎、神经麻痹、共济失调、精神障碍、皮肤损害、抑郁、震颤、记忆力差、协调性差、肾损伤、皮炎白内障、不育、偏头痛。

轻度过量：儿童 4.46~5.26μg/g

成年人 4.70~5.52μg/g

中度过量：儿童 5.27~6.07μg/g

成年人 5.53~6.35μg/g

重度过量：儿童＞6.07μg/g

成年人＞6.35μg/g

（3）日需求量：儿童 0.01~0.02mg

成年人 0.01~0.02mg

20. 头发中镓（Ga）元素

（1）生理功能：有毒元素。镓的生物学作用和铝相似，对神经的正常功能维持是重要的。镓能引起肾脏管状损伤，使骨髓产生异常损伤，在软组织中的沉积导致神经肌肉中毒，并与肿瘤形成、抑制生长有关。

正常含量范围：儿童 0.07~0.39μg/g

成年人 0.10~0.61μg/g

（2）过多症状：肾脏管状损伤、骨髓产生异常损伤、导致神经和肌肉中毒、形成肿瘤、抑制生长、胃癌、食管癌、乳腺癌、鼻咽癌、肺癌、胆结石、胃肠道病、肝脏病。

轻度过量：儿童 0.40~0.47μg/g

成年人 0.62~0.74μg/g

中度过量：儿童 0.48~0.55μg/g

成年人 0.75~0.87μg/g

重度过量：儿童＞0.55μg/g

成年人＞0.87μg/g

（3）缺乏症状：智力障碍、癫痫、痴呆、抑郁症、精神发育迟缓、精神分裂症、白发、硬皮症、乌脚病、秃发、痤疮、红斑狼疮、皮炎、银屑病、白癜风、偏头痛、克隆病。

（4）日需求量：儿童 0.01~0.02mg

成年人 0.01~0.02mg

21. 头发中铍（Be）元素

（1）生理功能：有毒元素。铍在肺及骨骼中为致癌物质，能引起化学肺炎，损伤皮肤和黏膜。铍不能从体内组织中排泄出去，铍的毒性在于抑制烷基磷酸酶、胸腺嘧啶核苷、聚合酶，与未磷酸化的酶化合，并与镁竞争供酶所用。

正常含量范围：儿童 0.005~0.013μg/g

成年人 0.005~0.014μg/g

（2）过多症状：急性肺炎、肺泡壁慢性进行性疾病、骨肉瘤、佝偻病、肺癌、损伤皮肤和黏膜、抑制烷基磷酸酶、胸腺嘧啶核苷、聚合酶。

轻度过量：儿童 0.014~0.015μg/g

成年人 0.015~0.016μg/g

中度过量：儿童 0.016~0.017μg/g

成年人 0.017~0.018μg/g

重度过量：儿童 > 0.017μg/g

成年人 > 0.018μg/g

（3）日需求量：儿童 0.005~0.01mg

成年人 0.005~0.01mg

22. 头发中钾（K）元素

（1）生理功能：必需元素。钾有维持碳水化合物、蛋白质的正常代谢作用。钾是细胞内重要的电解质，有调节心脏、肌肉、神经系统功能，维持细胞内外液的渗透压和酸碱平衡。提高肝脏、肾脏功能，调节体内解毒、排毒作用。

正常含量范围：儿童 105.4~348.7μg/g

成年人 169.4~815.2μg/g

（2）过多症状：高钾血症、Addison 病、克隆病、高血压、冠心病、肺心病、高脂血症、精神分裂症、精神发育迟缓、抑郁症、痴呆、癫痫、智力障碍、慢性支气管炎、阻塞性肺病、结核病、哮喘、尘肺病、泌尿结石、肾病综合征、尿毒症、不育症、流产、畸胎、胎儿神经管缺乏症、反复上呼吸道感染、多动症、佝偻症、地方性甲状腺肿、糖尿病、遗尿症、白癜风、银屑症、皮炎、红斑狼疮、痤疮、秃发、乌脚病、硬皮症、白发、偏头痛、地甲肿、克山病、大骨病、乳糜泻、焦虑、心律失常、甲状腺功能亢进、麻木（手和脚）、肌肉无力。

轻度过量：儿童 348.8~397μg/g

成年人 815.2~967.2μg/g

中度过量：儿童 397.1~445.7μg/g

成年人 967.3~1 119.1μg/g

重度过量：儿童 > 445.7μg/g

成年人 > 1 119.1μg/g

（3）缺乏症状：低钾血症、神经肌肉应激性减退、软弱无力、遍身疼痛、烦躁不安、精神不振、反应迟钝、心律不齐、心力衰竭、平滑肌兴奋减退、食欲减退、消化不良、肢体麻木、代谢性碱中毒、水肿、肌肉压痛、排尿困难、神经功能紊乱、失眠、头晕、神志不清、肾衰竭、高血压、心脏病、糖脂代谢异常、腹泻、疲劳、肌肉抽筋、虚弱。

　　　　轻度缺乏：儿童 80.2~105.3μg/g

　　　　　　　　　成年人 150.4~169.3μg/g

　　　　中度缺乏：儿童 55.2~80.1μg/g

　　　　　　　　　成年人 131.4~150.3μg/g

　　　　重度缺乏：儿童 ＜ 55.2μg/g

　　　　　　　　　成年人 ＜ 131.4μg/g

　　（4）日需求量：儿童 1 275~3 000mg

　　　　　　　　　　成年人 1 875~5 625mg

23. 头发中氯（Cl）元素

　　（1）生理功能：必需元素。氯主要存在于细胞外液,调节酸碱平衡和维持体内渗透压,氯又是胃液中的主要阴离子,它和氢离子结合形成盐酸。氯离子也有相应的离子泵机制,与钠泵不尽相同。

　　　　正常含量范围：儿童 1 306~3 866μg/g

　　　　　　　　　　　成年人 1 421~5 797μg/g

　　（2）过多症状：慢性支气管炎,慢性支气管炎合并肺心病、新生儿畸形。

　　　　轻度过量：儿童 3 867~4 328μg/g

　　　　　　　　　成年人 5 798~6 718μg/g

　　　　中度过量：儿童 4 329~4 790μg/g

　　　　　　　　　成年人 6 719~7 639μg/g

　　　　重度过量：儿童 ＞ 4 790μg/g

　　　　　　　　　成年人 ＞ 7 639μg/g

　　（3）缺乏症状：生长迟缓、肾脏受损、神经反应异常,慢性支气管炎急发期、单纯型慢性支气管炎。

　　　　轻度缺乏：儿童 950~1 305μg/g

　　　　　　　　　成年人 1 074~1 420μg/g

　　　　中度缺乏：儿童 594~949μg/g

　　　　　　　　　成年人 729~1 073μg/g

　　　　重度缺乏：儿童 ＜ 594μg/g

　　　　　　　　　成年人 ＜ 729μg/g

　　（4）日需求量：儿童 1 400~2 775mg

　　　　　　　　　　成年人 1 700~5 100mg

24. 头发中钠（Na）元素

　　（1）生理功能：必需元素。钠是细胞外的阴离子。是体液的主要成分,对维持体内的渗透压和酸碱平衡起着重要作用。维持细胞正常功能,为神经信号传输作用所必需。

　　　　正常含量范围：儿童 367~1 516.3μg/g

　　　　　　　　　　　成年人 350.4~1 871.6μg/g

　　（2）过多症状：高血压、血液容量增大、心脏负担增加、诱发或加重心力衰竭、冠心病、脑梗死、脑血管性痴呆、胆结石、尿毒症、儿童囊性纤维性变、乳糜泻、甲状腺功能亢进症、易怒、烦躁不安。

　　　　轻度过量：儿童 1 516.4~1 728μg/g

　　　　　　成年人 1 871.7~2 180.1μg/g

　　中度过量：儿童 1 728.1~1 940.6μg/g

　　　　　　成年人 2 180.2~2 488.6μg/g

　　重度过量：儿童＞1 940.6μg/g

　　　　　　成年人＞2 488.6μg/g

　　（3）缺乏症状：生长迟缓、体重减轻、奶量下降、食欲减退、倦怠无神、恶心呕吐、Addison病、痉挛、新生儿畸形、蛋白质营养不良症、甲状腺功能亢进、头晕、头痛、吸收不良、癫痫（慢病）。

　　轻度缺乏：儿童 216.3~366.9μg/g

　　　　　　成年人 206.8~350.3μg/g

　　中度缺乏：儿童 65.6~216.2μg/g

　　　　　　成年人 63.2~206.7μg/g

　　重度缺乏：儿童＜65.6μg/g

　　　　　　成年人＜63.2μg/g

　　（4）日需求量：儿童 750~1 800mg

　　　　　　　成年人 1 100~3 300mg

25. 头发中钙（Ca）元素

　　（1）生理功能：必需元素。是人体骨骼的主要成分。激活各种酶，参与心脏搏动、神经传导、肌肉收缩和血液凝固的调节，控制血液酸碱平衡。

　　正常含量范围：儿童 477.7~1 789.4μg/g

　　　　　　　成年人 526.7~2 597μg/g

　　（2）过多症状：骨质硬化、白内障、胆结石、粥样硬化、慢性支气管炎合并肺心病、哮喘、心肌炎、扩张型心肌病、高血压、克山病、肺炎、海洛因依赖症、抑郁症、皮肤干燥、疲劳、高钙血症、骨关节炎。

　　轻度过量：儿童 1 789.5~2 045.7μg/g

　　　　　　成年人 2 597.1~3 009.6μg/g

　　中度过量：儿童 2 045.8~2 302μg/g

　　　　　　成年人 3 009.7~3 422.2μg/g

　　重度过量：儿童＞2 302μg/g

　　　　　　成年人＞3 422.2μg/g

　　（3）缺乏症状：骨质疏松、软骨病、佝偻病、记忆力下降、生殖能力下降、肌肉痉挛、疲劳、高血压、手足麻木、尿石症、白发、失眠、盗汗、精神异常、抑郁症、肺心病、脑血管意外、脑血栓、银屑病、精神分裂症、颈椎病、男性不育症、阳虚、阴虚、气虚、脾虚、肾虚、血瘀、动脉粥样硬化、冠心病、心肌梗死、贫血、上呼吸道感染、支气管炎、肺结核、胃溃疡、胰腺炎、乙型肝炎、肝硬化、甲状腺肿瘤、重症肌无力、厌食症、多动症、眨眼症、遗尿症、肾脏病、克汀病、畸胎、龋齿、鼻炎、视网膜脱离、结肠炎、胃癌、静脉炎、牙周病。

　　轻度缺乏：儿童 289.3~477.6μg/g

　　　　　　成年人 316.9~526.6μg/g

　　中度缺乏：儿童 131.1~289.2μg/g

　　　　　　成年人 106.9~316.8μg/g

重度缺乏：儿童＜ 131.1μg/g

成年人＜ 106.9μg/g

（4）日需求量：儿童 600~1 000mg

成年人 1 000~2 000mg

26. 头发中磷（P）元素

（1）生理功能：必需元素。磷是机体的能量"仓库"，是构成细胞和酶的重要元素，参与人体物质代谢的全过程。生物合成、能量转换、构成骨骼等需要磷。

正常含量范围：儿童 108.1~300μg/g

成年人 119~324μg/g

（2）过多症状：原发性胆汁肝硬化、酒精性肝硬化、肝癌、肺癌、鼻咽癌、乳腺癌、食管癌、胃癌、高血压、冠心病、心肌梗死、肺心病、高脂血症、脑出血、脑梗死、脑血管性痴呆、精神分裂症、精神发育迟缓、抑郁症、痴呆、帕金森病、肝脏病、胃肠道病、胆结石、不育症、流产、畸胎、胎儿神经管缺陷、口腔病、眼病、耳病、鼻炎、糖尿病、甲状腺肿、白癜风、银屑病、皮炎、红斑狼疮、痤疮、秃发、乌脚病、硬皮症、白发、阴虚、阳虚、血瘀症、舌象异常、焦虑、攻击性行为、情绪波动、肌肉痉挛。

轻度过量：儿童 300.1~334.2μg/g

成年人 324.1~358.6μg/g

中度过量：儿童 334.3~368.4μg/g

成年人 358.7~393.2μg/g

重度过量：儿童＞ 368.4μg/g

成年人＞ 393.2μg/g

（3）缺乏症状：全身虚弱、体重减轻、骨痛、骨软化、关节强直、肾小管功能障碍、慢性肾衰竭、甲亢、佝偻病、食管癌、钙镁和碳酸氢盐代谢紊乱以及酸碱失调等症。缺磷常伴有葡萄糖代谢异常。糖尿病酸中毒者，焦虑、皮肤敏感、颤抖。

轻度缺乏：儿童 80.5~108μg/g

成年人 85.7~118.9μg/g

中度缺乏：儿童 53.1~80.4μg/g

成年人 52.4~85.6μg/g

重度缺乏：儿童＜ 53.1μg/g

成年人＜ 52.4μg/g

（4）日需求量：儿童 1 000~1 500mg

成年人 1 000~1 500mg

27. 头发中镁（Mg）元素

（1）生理功能：是细胞内主要阳离子之一。能激活许多重要的酶。维持神经、血管和心脏系统的正常功能，促进遗传物质的合成。

正常含量范围：儿童 34.2~201μg/g

成年人 39.9~196.8μg/g

（2）过多症状：脑卒中、克山病、新生儿畸形、红斑狼疮、胆结石、胃肠道病、麻木症、癌症、慢性支气管炎、哮喘、肝硬化、风湿病、心肌炎、扩张型心肌炎、急性心肌梗死、地中海贫血、癫痫、食管癌、龋齿、阳虚、阴虚、高血压、呼吸抑制。

轻度过量：儿童 201.1~235.2μg/g

成年人 196.9~227.2μg/g

中度过量：儿童 235.3~269.4μg/g

成年人 227.3~257.6μg/g

重度过量：儿童＞269.4μg/g

成年人＞257.6μg/g

（3）缺乏症状：心血管病、肿瘤、关节炎、糖尿病、听力迟钝、白血病、白内障、高血压、失眠、肥胖症、脑血管意外、脑血栓、脑出血、尘肺病、再生障碍性贫血、男性不育症、慢性支气管炎、肺心病、精神分裂症、动脉粥样硬化、脑血管意外、急性心肌梗死、脑梗死、动脉硬化、冠心病、反复上呼吸道感染、乙型肝炎、肝硬化、风湿性关节炎、甲状腺肿、甲亢、癫痫、海洛因依赖症、佝偻病、青光眼、胃癌、结肠癌、肝癌、脑肿瘤、膀胱肿瘤、高脂血症、妇女痛经、骨质疏散、抑郁症、哮喘病、儿童多动症、胃肝胆肾结石、代谢综合征、脑卒中、免疫力低下、肌肉无力、肌肉震颤、手足抽搐、反射亢进、共济失调、骨变形、膜异常、惊厥、定向力失调、昏迷、精神发育迟缓、痴呆、智力障碍、心律不齐、牙周病、过量出汗、烦躁不安。

轻度缺乏：儿童 19.3~34.1μg/g

成年人 22.3~39.8μg/g

中度缺乏：儿童 4.4~19.2μg/g

成年人 4.5~22.3μg/g

重度缺乏：儿童＜4.4μg/g

成年人＜4.5μg/g

（4）日需求量：儿童 150~350mg

成年人 350~450mg

28. 头发中锌（Zn）元素

（1）生理功能：必需元素。锌与 200 多种酶活性有关，调节核酸和能量代谢，维护免疫功能，促进组织修复和性器官正常发育，杀菌、消炎、抗病毒、抗癌、防衰老。

正常含量范围：儿童 66.1~244.4μg/g

成年人 90.1~381.8μg/g

（2）过多症状：肠胃炎、前列腺肥大、贫血、高血压、冠心病、扩张型心肌病、心肌炎、颈椎病、癫痫、地中海贫血、气虚、血瘀、腹部痉挛、陈旧性心肌梗死、原发性骨症、高脂血症、脑中风、心脏病、克山病、无脑儿、神经管缺损儿、神经管畸形儿、口腔黏膜纤维性变、弱视、高胆固醇血症。

轻度过量：儿童 244.5~274.9μg/g

成年人 381.9~439.4μg/g

中度过量：儿童 275~305.4μg/g

成年人 439.5~497μg/g

重度过量：儿童＞305.4μg/g

成年人＞497μg/g

（3）缺乏症状：食欲减退、生长迟缓、智力低下、关节炎、脑萎缩、口腔溃疡、皮炎、脱发、白发、衰老、免疫力低下、肺心病、肺结核、脑出血、尘肺病、指甲白点、十二指肠炎、流产、不孕症、不育症、病毒干扰、视觉感染、重症肌无力、精神分裂症、舌象异常、骨发育受损、味觉减退、嗅觉异常、侏儒症、脑腺萎缩、生殖系统功能受损、创伤愈合缓慢、容易感冒、早产、视神经萎缩、白内障、老年黄斑变性、青光眼、缺血症、毒血症、肝硬化、急性脑梗死、冠心病、慢性咽炎、心绞痛、心律失常、心肌梗死、无脑儿、先天愚型、龋齿、新生儿畸形、再生障碍性贫血、白细胞减少、反复上呼吸道感染、支气管炎、肺炎、肾炎、肾透析痴呆、尿毒症、再生障碍性骨病、甲状腺肿、白血病、过敏体质、过敏哮喘、结核性胸膜炎、慢性胃炎、特发性耳聋、过敏性鼻炎、膀胱癌、乳腺癌、骨肉瘤、多发性骨髓瘤、系统性红斑狼疮、斑块状白化病、银屑病、白癜风、甲亢、帕金森病、多动症、佝偻病、遗尿症、鳞状毛囊角化症、匙状甲、外阴白斑、小棘苔藓、痤疮、口腔黏膜鳞状癌、鼻咽癌、食管癌、胃癌、结肠癌、直肠癌、肝癌、脑肿瘤、糖尿病。

   轻度缺乏：儿童 38~66μg/g
           成年人 59.6~90μg/g
   中度缺乏：儿童 9.9~37.9μg/g
           成年人 28.9~59.5μg/g
   重度缺乏：儿童 < 9.9μg/g
           成年人 < 28.9μg/g
 （4）日需求量：儿童 5~10mg
             成年人 15~20mg

29. 头发中铁（Fe）元素

（1）生理功能：必需元素。铁是血红蛋白、肌红蛋白和其他含铁酶的组成成分。参与电子传递、氧的运转，参与能量代谢、造血及免疫功能。促进生长发育和生殖活力，维持器官功能。

   正常含量范围：儿童 21.1~69.8μg/g
               成年人 24.3~102.9μg/g

（2）过多症状：心力衰竭、肝硬化、月经过少或无、胰岛萎缩、生殖器官发育不良、皮肤呈棕黑色、脱发、胃癌、斑秃、呼吸道感染、动脉硬化、慢性支气管炎、哮喘、肺结核、糖尿病、胆结石、乙型肝炎、高脂血症、斑块状白化病、青光眼、阳虚、肾虚、睾丸萎缩、性功能减退、乳房发育不良、青春期发育迟缓、心力衰竭、高血压、冠心病、肺炎、慢性支气管炎合并肺心病、甲亢、甲状腺肿、智力低下、麻风病、弱视、慢性肾炎、乌脚病、情绪困扰、偏头痛、多动。

   轻度过量：儿童 69.9~79.2μg/g
           成年人 103~119.1μg/g
   中度过量：儿童 79.3~88.6μg/g
           成年人 119.2~135.3μg/g
   重度过量：儿童 > 88.6μg/g
           成年人 > 135.3μg/g

（3）缺乏症状：贫血、免疫力低下、口腔炎、食欲减退、气短、智力和行为异常、精神分裂症、头痛、心悸、胸闷气短、盗汗、结肠炎、高血压、颈椎病、慢性支气管炎、肺结核、尘肺病、膀胱癌、流产、银屑病、阳虚、阴虚、气虚、脾虚、舌象异常、影响生长发育、四肢无力、精神倦怠、神志淡漠、容易感冒、吞咽困难、脸色苍白、食管癌、肝癌、急性心肌梗死、冠心病、心绞痛、心律失常、间质性肺炎、结核性脑膜炎、胃溃疡、肝硬化、慢性乙型肝炎、单纯性肾病、肾衰竭、痴呆、男性不育症、帕金森病、佝偻病、小儿遗尿症、肾小球炎、畸胎、龋齿、骨肉瘤、膀胱癌、卵巢癌、慢性肠炎、指甲脱落、指甲拱起。

   轻度缺乏：儿童 15.6~21μg/g

成年人 17.1~24.2μg/g

中度缺乏：儿童 9.8~15.5μg/g

成年人 10.6~17μg/g

重度缺乏：儿童＜9.8μg/g

成年人＜10.6μg/g

（4）日需求量：儿童 10~12mg

成年人 12~18mg

30. 头发中锰（Mn）元素

（1）生理功能：必需元素。锰参与酶和骨骼的形成，是许多酶的激活剂。参与蛋白质、维生素 B、维生素 C、维生素 E 的合成，促进新陈代谢，抗衰老。锰有助于癌症、精神分裂症和糖尿病的防治。

正常含量范围：儿童 1.7~12.79μg/g

成年人 2.17~25.46μg/g

（2）过多症状：肌无力、帕金森病、心肌梗死、震颤、锰性癫狂症、精神分裂症、细胞减少症、哮喘、癫痫、白血病、痤疮、食管癌、脑梗死、动作笨拙、运动失调、高脂血症、肺炎、甲状腺肿、智力低下、记忆力障碍、畸形儿、冠心病、厌食、失眠、肌肉疼痛。

轻度过量：儿童 12.8~15.27μg/g

成年人 25.47~0.98μg/g

中度过量：儿童 15.28~17.75μg/g

成年人 30.99~36.42μg/g

重度过量：儿童＞17.75μg/g

成年人＞36.42μg/g

（3）缺乏症状：生长迟缓、脑功能减退、生殖功能受抑、先天畸形、内耳失衡、高血压、头发褪色、癫痫、脂褐斑、贫血、皮肤过敏、过敏性鼻炎、肿瘤、动脉硬化、脑血管意外、关节炎、糖尿病、肝癌、不孕症、流产、精神分裂症、血瘀、营养不良、骨和软骨异常、软骨狼疮、神经紊乱、智力呆滞、糖耐量降低、皮炎、遗传性运动失调、脑梗死、冠心病、心绞痛、心律失常、心肌梗死、胃溃疡、慢性胃功能衰竭、侏儒症、帕金森病、小儿遗尿症、单纯型肾病患儿、原发性青光眼、视网膜脱离、白血病、结肠癌、肺癌、多发性骨髓瘤、早衰。

轻度缺乏：儿童 1.11~1.69μg/g

成年人 1.63~2.16μg/g

中度缺乏：儿童 0.52~1.1μg/g

成年人 1.07~1.62μg/g

重度缺乏：儿童＜0.52μg/g

成年人＜1.07μg/g

（4）日需求量：儿童 1.0~3.0mg

成年人 2.5~5.0mg

31. 头发中锡（Sn）元素

（1）生理功能：必需元素。锡能促进蛋白质及核酸反应，与黄素酶的活性有关、维持某些化合物的三维空间结构、脂肪组织、门齿的色素代谢，催化氧化还原反应，与核黄素相互作用，促进生长效应。

正常含量范围：儿童 0.27~2.18μg/g

　　　　　　　成年人 0.28~2.5μg/g

（2）过多症状：生长迟缓、胃肠炎、贫血、肝脏异常、甲状腺肿、恶心、腹泻、腹部痉挛、食欲减退、口内有金属味、头痛、头晕、狂躁不安、记忆力减退甚至神志丧失、咳嗽、胸闷、气促、肺通气功能降低。

轻度过量：儿童 2.19~2.6μg/g

　　　　　成年人 2.51~2.99μg/g

中度过量：儿童 2.61~3.02μg/g

　　　　　成年人 3~3.48μg/g

重度过量：儿童 > 3.02μg/g

　　　　　成年人 > 3.45μg/g

（3）缺乏症状：生长受抑制、牙齿色素不全、肺癌、蛋白质和核酸代谢异常、发育缓慢、侏儒症。

轻度缺乏：儿童 0.15~0.26μg/g

　　　　　成年人 0.15~0.27μg/g

中度缺乏：儿童 0.03~0.14μg/g

　　　　　成年人 0.02~0.14μg/g

重度缺乏：儿童 < 0.03μg/g

　　　　　成年人 < 0.02μg/g

（4）日需求量：儿童 2.0~3.0mg

　　　　　　　成年人 2.0~3.0mg

32. 头发中铜（Cu）元素

（1）生理功能：必需元素。铜是氧化性酶类的成分，参与合成血红蛋白所需铁的吸收和运输，促进血红蛋白合成、造血，维护骨骼、血管和皮肤正常功能。增强机体防病能力和增加身高，维护毛发正常色泽和结构，抗癌、防衰老。

正常含量范围：儿童 7.56~22.96μg/g

　　　　　　　成年人 7.8~27.68μg/g

（2）过多症状：坏死性肝炎、黄疸、肝硬化、胃肠炎、癌症、过敏性鼻炎、慢性阻塞肺疾患、乙型肝炎、哮喘、肺结核、风湿病、斑秃、青光眼、心肌炎、高血压、男性不育症、直肠癌、胃癌、肺癌、高脂血症、舌象异常、肝豆状核变性、冠心病、心律失常、克山病、反复上呼吸道感染、肺炎、肾衰竭、甲亢、小儿厌食症、肾脏病、克汀病、不孕症、麻风病、口腔黏膜纤维性变、重症肌无力、慢性肾炎、脾虚、直肠癌、肺癌、葡萄胎绒毛癌、卵巢癌、骨肉瘤、多发性骨髓瘤、情绪困扰、疲劳、额头痛、低血糖、甲状腺功能减退症、不孕症、失眠。

轻度过量：儿童 22.97~26.13μg/g

　　　　　成年人 27.69~31.77μg/g

中度过量：儿童 26.14~29.28μg/g

　　　　　成年人 31.78~35.86μg/g

重度过量：儿童 > 29.28μg/g

　　　　　成年人 > 35.86μg/g

（3）缺乏症状：贫血、心血管损伤、溃疡、风湿性关节炎、胆固醇升高、不育、神经衰弱、毛发褪色、白癜风、反应迟钝、过敏皮肤、骨质增生、脑血管意外、脑出血、糖尿病、重症肌无力、膀胱癌、流产、精神分裂症、营养不良、中性粒细胞减少症、中枢神经系统退化、骨骼缺陷、免疫力受损、脑障碍、生长迟缓、情绪容易激动、冠心病、高血压、高脂血症、脑卒中、脑梗死、先天性心脏病、过敏性哮喘、胃溃疡、急性胰腺炎、肝硬化、癫痫、慢性乙型肝炎、甲状腺肿、帕金森病、儿童多动症、佝偻病、智力障碍、记忆力障碍、畸胎、羊膜早破、斑块状白血病、痤疮、系统性红斑狼疮、原发性血小板减少性紫癜、慢性咽喉炎、近视、鼻咽癌、口腔黏膜鳞状癌、食管癌、肝癌、恶性脑肿瘤、抑郁症、牙龈出血、韧带松弛、骨质疏松。

　　轻度缺乏：儿童 6.1~7.55μg/g

　　　　　　　成年人 6.03~7.79μg/g

　　中度缺乏：儿童 4.73~6.09μg/g

　　　　　　　成年人 4.28~6.02μg/g

　　重度缺乏：儿童 < 4.73μg/g

　　　　　　　成年人 < 4.28μg/g

　　（4）日需求量：儿童 1.0~2.5mg

　　　　　　　　　成年人 2.0~3.0mg

33. 头发中氟（F）元素

　　（1）生理功能：必需元素。氟能促进牙齿、骨骼形成及钙、磷代谢,抗酸性腐蚀,抑制嗜酸细菌的活性,防治龋齿,加速骨骼形成,增加骨骼的硬度。促进生长,参与氧化还原和钙磷代谢。

　　正常含量范围：儿童 5.84~43.75μg/g

　　　　　　　　　成年人 11.22~60.19μg/g

　　（2）过多症状：骨质变硬、骨质增生、韧性钙化、椎间管变窄、抑制酶的活性、氟骨病、合并膝外翻、氟斑牙。

　　轻度过量：儿童 43.16~51.28μg/g

　　　　　　　成年人 60.2~71.57μg/g

　　中度过量：儿童 51.29~59.41μg/g

　　　　　　　成年人 71.58~82.95μg/g

　　重度过量：儿童 > 59.41μg/g

　　　　　　　成年人 > 82.95μg/g

　　（3）缺乏症状：龋齿、骨质酥脆、发生骨折。

　　轻度缺乏：儿童 3.45~5.83μg/g

　　　　　　　成年人 9.5~11.21μg/g

　　中度缺乏：儿童 1.06~3.44μg/g

　　　　　　　成年人 7.78~9.49μg/g

　　重度缺乏：儿童 < 1.06μg/g

　　　　　　　成年人 < 7.78μg/g

　　（4）日需求量：儿童 1.0~2.5mg

　　　　　　　　　成年人 1.5~4.0mg

34. 头发中锶（Sr）元素

　　（1）生理功能：必需元素。锶是人体骨骼及牙齿正常组成部分,预防高血压、心血管病与神经及肌肉兴奋有关,使骨骼和牙齿变硬,保护生物细胞膜的稳定性,促进骨折愈合,防治老年骨质疏松,维持血管功能和通透性,合成黏多糖,维持组织弹性。

正常含量范围:儿童 0.96~4.31μg/g

成年人 1.14~11.59μg/g

(2)过多症状:大关节性关节炎、骨骼变形、骨质脆弱、肌肉萎缩、贫血、记忆力减退、食管癌、慢性肾衰竭、智力障碍。

轻度过量:儿童 4.32~4.93μg/g

成年人 11.6~13.94μg/g

中度过量:儿童 4.94~5.55μg/g

成年人 13.95~16.29μg/g

重度过量:儿童＞5.55μg/g

成年人＞16.29μg/g

(3)缺乏症状:骨质疏松、骨折难愈合、白发、龋齿、尿石症、高血压、动脉硬化、过敏体质、骨痛、胃癌、肺癌、再生障碍性贫血、血瘀、冠心病、再生障碍性骨病、甲亢、突眼性甲状腺肿、克汀病、肝癌、原发性青光眼、糖尿病、胃溃疡、心血管病、肝脏病。

轻度缺乏:儿童 0.51~0.95μg/g

成年人 0.62~1.13μg/g

中度缺乏:儿童 0.08~0.5μg/g

成年人 0.1~0.61μg/g

重度缺乏:儿童＜0.08μg/g

成年人＜0.1μg/g

(4)日需求量:儿童 1.0~2.0mg

成年人 1.0~2.0mg

35. 头发中镍(Ni)元素

(1)生理功能:必需元素。镍参与细胞膜的结构和代谢,参与核糖核酸、激素、色素代谢。刺激造血功能,促进红细胞再生,胰岛素分子中的辅酶成分,增强胰岛素的降低血糖的活性,参与尿素酶的形成。

正常含量范围:儿童 0.22~2.35μg/g

成年人 0.48~3.4μg/g

(2)过多症状:皮肤炎症、白血病、癌症、扩张型心肌病、心肌炎、银屑病、鼻咽癌、克山病、肺炎、哮喘、结核性胸膜炎、胃溃疡、儿童智力低下、鼻炎、冠心病、肺癌、皮肤病。

轻度过量:儿童 2.36~2.87μg/g

成年人 3.41~4.4μg/g

中度过量:儿童 2.88~3.36μg/g

成年人 4.41~4.68μg/g

重度过量:儿童＞3.36μg/g

成年人＞4.68μg/g

(3)缺乏症状:肝硬化、慢性尿毒症、慢性肾衰竭、脂肪肝、过敏体质、胃癌、地方性甲状腺肿、食管癌。

轻度缺乏:儿童 0.16~0.21μg/g

成年人 0.31~0.47μg/g

中度缺乏：儿童 0.1~0.15μg/g

成年人 0.12~0.3μg/g

重度缺乏：儿童 < 0.1μg/g

成年人 < 0.12μg/g

（4）日需求量：儿童 0.2~0.5mg

成年人 0.2~0.5mg

36. 头发中钼（Mo）元素

（1）生理功能：必需元素。钼组成氧化还原酶、催化尿酸。钼参与酶类和蛋白质的合成，参与维生素 B_{12} 的代谢，促进红细胞发育和成熟。参与心血管组织代谢，对心肌有保护作用。维持动脉弹性。钼能使亚硝酸氨还原成氨，有预防食管癌的作用。

正常含量范围：儿童 0.17~1.67μg/g

成年人 0.24~2.33μg/g

（2）过多症状：佝偻症、软骨病、贫血、脱发、痛风症、白血病、心肌肥大、体内产生多种病变、生化紊乱、睾丸高度萎缩、性欲减退、骨多孔症、鼻炎、急性单核细胞白血病、关节炎、尿酸增加。

轻度过量：儿童 1.68~2.01μg/g

成年人 2.34~2.82μg/g

中度过量：儿童 2.02~2.35μg/g

成年人 2.83~3.31μg/g

重度过量：儿童 > 2.35μg/g

成年人 > 3.31μg/g

（3）缺乏症状：生长迟缓、尿酸清除障碍、心血管病、胃溃疡、风湿性关节炎、肾结石、痛经、阳痿、龋齿、尿结石、肿瘤、鼻咽癌、肝癌、食管癌、慢性粒细胞性白血病、胃癌、黄嘌呤氧化酶减少。

轻度缺乏：儿童 0.1~0.16μg/g

成年人 0.16~0.23μg/g

中度缺乏：儿童 0.03~0.09μg/g

成年人 0.1~0.15μg/g

重度缺乏：儿童 < 0.03μg/g

成年人 < 0.1μg/g

（4）日需求量：儿童 0.05~0.3mg

成年人 0.15~0.5mg

37. 头发中碘（I）元素

（1）生理功能：必需元素。碘通过甲状腺素促进蛋白质合成。活化多种酶，调节能量转换，加速生长发育。促进体格和智力发育，维持中枢神经系统结构及功能，预防甲状腺肿，防治智力低下及毛发异常，提高生殖功能。

正常含量范围：儿童 0.29~3.18μg/g

成年人 0.27~2.91μg/g

（2）过多症状：高碘甲状腺肿、甲状腺病、慢性支气管炎、肺心病、智力障碍、记忆力障碍、尿毒症。

　　轻度过量：儿童 3.19~3.85μg/g

　　　　　　　成年人 2.92~3.53μg/g

　　中度过量：儿童 3.86~4.53μg/g

　　　　　　　成年人 3.54~4.15μg/g

　　重度过量：儿童＞ 4.52μg/g

　　　　　　　成年人＞ 4.15μg/g

　　（3）缺乏症状：地方性甲状腺肿、生长发育停滞、智力降低、细胞代谢异常、皮肤及毛发结构异常、生殖功能低下、神经功能失调、痴呆、聋哑、呆小病、克汀病、新生儿畸形、囊性纤维性变、甲状腺癌。

　　轻度缺乏：儿童 0.18~0.28μg/g

　　　　　　　成年人 0.18~0.26μg/g

　　中度缺乏：儿童 0.08~0.17μg/g

　　　　　　　成年人 0.1~0.17μg/g

　　重度缺乏：儿童＜ 0.08μg/g

　　　　　　　成年人＜ 0.1μg/g

　　（4）日需求量：儿童 0.05~0.12mg

　　　　　　　　成年人 0.12~0.15mg

38. 头发中铬（Cr）元素

　　（1）生理功能：必需元素。发挥胰岛素作用。铬参与糖、脂肪及蛋白质代谢。三价铬通过与盐酸复合物结合形成葡萄糖耐量因子，有治疗糖尿病作用。铬能增加胆固醇含量，缓解动脉硬化。

　　正常含量范围：儿童 0.58~3.64μg/g

　　　　　　　　　成年人 0.46~4.43μg/g

　　（2）过多症状：损伤肝肾、癌症、鼻中隔穿孔、风湿病、鼻咽癌、食管癌、肺癌、动脉硬化、多发性骨髓瘤。

　　轻度过量：儿童 3.65~4.31μg/g

　　　　　　　成年人 4.44~5.36μg/g

　　中度过量：儿童 4.32~4.98μg/g

　　　　　　　成年人 5.37~6.24μg/g

　　重度过量：儿童＞ 4.98μg/g

　　　　　　　成年人＞ 6.24μg/g

　　（3）缺乏症状：糖尿病、胆固醇增加、血管硬化、肥胖症、冠心病、脑病、胆结石、关节炎、脑血管意外、脑血栓、脑出血、呼吸道感染、银屑病、心肌炎、精神分裂症、鼻咽癌、阳虚、阴虚、舌象异常、胰岛素缺乏辅助元素活性下降、葡萄糖耐量降低、胰岛素功能失常、高血糖症、血脂升高、脑梗死、心肌病、胃溃疡、慢性乙型肝炎、肾衰竭、克汀病、地甲肿、近视、肝癌、卵巢癌。

　　轻度缺乏：儿童 0.36~0.57μg/g

　　　　　　　成年人 0.28~0.45μg/g

　　中度缺乏：儿童 0.15~0.35μg/g

　　　　　　　成年人 0.1~0.27μg/g

重度缺乏：儿童＜0.15μg/g

成年人＜0.1μg/g

（4）日需求量：儿童 0.05~0.2mg

成年人 0.05~0.2mg

39. 头发中硒（Se）元素

（1）生理功能：必需元素。硒参与酶类形成，是谷胱甘肽过氧化物酶的组成部分，抑制自由基反应，参与脂代谢。免疫功能调节和重金属解毒，抑制癌症和心脑血管病，保护好肝脏，抗衰老，提高视力。

正常含量范围：儿童 0.23~2.22μg/g

成年人 0.35~2.48μg/g

（2）过多症状：心肾功能障碍、乏力、脱发、指甲变形、脱指甲、皮疹、腹泻、哮喘、支气管炎、乳腺增生、食欲减退、疲劳、恶心、易怒、周围神经病变。

轻度过量：儿童 2.23~2.68μg/g

成年人 2.49~2.94μg/g

中度过量：儿童 2.69~3.14μg/g

成年人 2.95~3.4μg/g

重度过量：儿童＞3.14μg/g

成年人＞3.4μg/g

（3）缺乏症状：心血管病、克山病、大骨节病、肌肉萎缩症、白血病、免疫力低下、胰腺炎、白内障、肝坏死、肿瘤、关节炎、高血压、衰老、脑血管意外、脑血栓、脑出血、心肌炎、过敏性鼻炎、白癜风、银屑病、流产、胃癌、结肠癌、肺癌、鼻咽癌、乳腺癌、脑梗死、冠心病、心律失常、扩张型心肌病、再生障碍性贫血、间质性肺炎、甲亢、突眼甲状腺肿、骨肉瘤、口腔黏膜纤维性变、近视、新生儿畸形、囊性纤维化、婴儿猝死综合征、结肠炎。

轻度缺乏：儿童 0.16~0.22μg/g

成年人 0.2~0.34μg/g

中度缺乏：儿童 0.09~0.15μg/g

成年人 0.05~0.19μg/g

重度缺乏：儿童＜0.09μg/g

成年人＜0.05μg/g

（4）日需求量：儿童 0.05~0.2mg

成年人 0.05~0.2mg

40. 头发中钒（V）元素

（1）生理功能：必需元素。钒参与脂、运输氧、胆固醇、辅酶 A 和 Na^+-K^+- 三磷酸腺苷酶代谢，刺激骨髓的造血功能，降低血压，钒有利尿、增加血管收缩和心室肌收缩作用，是理想的细胞膜调节剂，对胆固醇的合成有抑制作用。

正常含量范围：儿童 0.03~0.5μg/g

成年人 0.04~0.62μg/g

（2）过多症状：结膜炎、鼻咽炎、持续咳嗽、哮喘、心肾受损、狂躁抑郁症、记忆力减退、皮肤受损、智力障碍、AP 酶及磷酸酶活性下降、胆结石。

轻度过量：儿童 0.51~0.61μg/g

　　　　　成年人 0.63~0.76μg/g

　　中度过量：儿童 0.62~0.72μg/g

　　　　　成年人 0.77~0.9μg/g

　　重度过量：儿童＞0.72μg/g

　　　　　成年人＞0.9μg/g

　　（3）缺乏症状：生长抑制、胆固醇增加、骨骼异常、脂肪代谢改变、生殖功能低下、心肌无力、贫血、脑血管意外、脑血栓、脑出血、甲亢、突眼性甲状腺肿、帕金森病、新生儿畸形、脑血管硬化、冠心病、高血压、高血脂、糖尿病。

　　轻度缺乏：儿童 0.02~0.02μg/g

　　　　　成年人 0.03~0.03μg/g

　　中度缺乏：儿童 0.01~0.01μg/g

　　　　　成年人 0.02~0.02μg/g

　　重度缺乏：儿童＜0.01μg/g

　　　　　成年人＜0.02μg/g

　　（4）日需求量：儿童 0.01~0.06mg

　　　　　　成年人 0.01~0.06mg

41. 头发中钴（Co）元素

　　（1）生理功能：必需元素。钴是维生素 B_{12} 的组成部分，金属酶及酶的激活剂。刺激造血，参与骨髓造血功能，促进红细胞发育和成熟，促进核酸和蛋白质的合成。参与神经组织代谢。与心血管的生长和代谢有关。

　　正常含量范围：儿童 0.03~0.54μg/g

　　　　　　成年人 0.03~0.77μg/g

　　（2）过多症状：心肌受损、心源性休克、红细胞增多症、高脂血症、心肌梗死、精神分裂症、慢性支气管炎、心肌炎、胃癌、心力衰竭、肺心病、酸中毒、高血压、心脑病、冠心病、胆石症、甲状腺功能降低、贫血、皮炎、胸疼、肾损害。

　　轻度过量：儿童 0.55~0.66μg/g

　　　　　成年人 0.78~1.13μg/g

　　中度过量：儿童 0.67~0.78μg/g

　　　　　成年人 1.14~1.48μg/g

　　重度过量：儿童＞0.78μg/g

　　　　　成年人＞1.48μg/g

　　（3）缺乏症状：神经退化、乳汁停止分泌、消瘦、心血管病、脊髓炎、青光眼、气喘、白癜风、肾炎、肾病综合征、关节炎、肺癌、恶性贫血、甲基丙二酸尿、眼压异常、急性期白血病、食管癌、白内障、肝炎、神经功能障碍。

　　轻度缺乏：儿童 0.02~0.02μg/g

　　　　　成年人 0.02~0.02μg/g

　　中度缺乏：儿童 0.01~0.01μg/g

　　　　　成年人 0.01~0.01μg/g

　　重度缺乏：儿童＜0.01μg/g

　　　　　成年人＜0.02μg/g

（4）日需求量:儿童 0.0 009~0.002mg

成年人 0.003~0.005mg

第五节   铁营养状况检测

一、铁缺乏概念及过程

铁缺乏(ID)指人体内铁量不足以维持血液、脑和肌肉等组织的正常生理功能的状态,可能导致贫血,降低认知能力、劳动力等。储存铁是目前没有被组织利用的体内铁。铁耗竭即储存铁缺乏或接近缺乏,但是需要铁的组织仍能够维持正常的生理功能。

评估铁缺乏的实验方法与铁缺乏的三个过程相关。第一个阶段以储存铁的减少为特征,无其他任何可观察到的不正常状况。试验研究中,通过志愿者的反复放血直到明显的缺铁性红细胞生成确定铁储量,铁储量的减少可以通过减少的血红蛋白计算。第二种方法是骨髓的网状内皮细胞存在的可染铁量的组织学检查。这种方法曾被广泛应用于临床研究。第三种方法是检测铁吸收。随着储存铁的减少,就伴随着肠道对铁的吸收增加。第二个阶段铁耗竭后,随着铁进一步减少,限制了血红蛋白的合成。运铁蛋白饱和度(TS)下降,红细胞卟啉浓度增加。第三个阶段就是明显的铁缺乏,血红蛋白合成损坏达到明显的可以测量出的血红蛋白(Hb)浓度的降低。最初,红细胞是正常大小、正常色素,最终伴随着铁缺乏贫血呈现出典型的形态学变化。

判断铁缺乏的常用指标分为两类,一类为筛查试验指标:Hb、红细胞压积(PCV)、平均红细胞体积(MCV)、平均血红蛋白浓度(MCHC)、平均血红蛋白含量(MCH)、红细胞分布宽度(RDW)、网织红细胞浓度(CHr)。原卟啉(FEP)或锌卟啉(ZPP)、血清铁(SI)、总铁结合力(TIBC)、运铁蛋白饱和度(TS)(表5-23)。

表 5-23   常用判断 ID 指标及特点

指标	样品	常用检测方法	单位	意义	优点	缺点
骨髓铁	骨髓穿刺	骨髓细胞染色后显微镜检测	半定量分级	体内铁储存缺乏或耗竭	反映体内铁储存状况且与其他指标相关性好	采样有创伤性、侵入性
Hb	全血	使用比色仪或分光光度计,氰化高铁法或叠氮高铁 Hb 法	g/L	贫血	容易检测;反映功能性和公共健康结果	非缺铁性贫血;界值需要对年龄、性别、怀孕、海拔、吸烟和种族等因素校正
红细胞压积(PCV)	全血	全血在毛细管中离心或者自动流式分析仪	比例或%	全血中红细胞的体积所占比例	容易检测	同 Hb;取决于影响离心的因素
平均细胞体积(MCV)	全血	血液分析仪测得红细胞压积和红细胞(RBC)数量,计算	fl(10^{-12})	平均红细胞大小:低值为小细胞,	红细胞指标。可以反映贫血类型	需要价格高的仪器;地中海贫血和炎症时值也会低

续表

指标	样品	常用检测方法	单位	意义	优点	缺点
		MCV,或使用自动流式细胞仪		高值为大细胞		
平均细胞血红蛋白浓度（MCH）	全血	血液分析仪中测定 Hb 浓度和 RBC 数量,或使用自动流式细胞仪	pg（10^{-9}）	平均红细胞的 Hb 浓度;如果低,是低色素,如正常,是正常色素	同 MCV	需要贵重仪器,ID 响应慢
红细胞分布宽度（RDW）	全血	自动流式细胞仪计算 RDW=MCV 的标准偏差 /MCV	%	RBC 大小的不正常范围 < 11.5% 或 > 14.5%	RBC 的大小分布可确定贫血类型	需要贵重仪器;ID 时高,地中海贫血和炎症时低
网织红细胞浓度	全血	自动流式细胞仪	g/L 网织红细胞	新红细胞中 Hb 浓度	代表 18~36 小时的最新红细胞浓度,因此易受缺乏影响	需要贵重仪器
血清或血浆铁	血清或血浆（不使用 EDTA）	比色	µg/dl µmol/L	血中结合运铁蛋白的铁	检测骨髓和其他组织的铁供应	日间和餐后变化;样品易受其他来源铁污染;慢性疾病低
原卟啉 FEP	全血或干血斑	常用 ZPP,与 Hb 浓度比值表示	µg/dl 全血或红细胞	限制铁供应以发育红细胞	儿童有用;全血或干血斑可分析	ID、炎症、铅暴露增高
锌卟啉（ZPP）	全血或干血斑	荧光比色或便携 Aviv® 血细胞荧光分析仪	µmol/mol Hb	缺乏铁发育成红细胞	儿童有用;全血或干血斑可分析	ID、炎症、铅暴露增高
铁蛋白	血清或血浆	免疫分析,例如酶联免疫（ELISA）或免疫比浊	ng/ml	铁储量的大小	反映铁状态	铁蛋白是急性时相蛋白,存在炎症或亚临床感染时会增高
总铁结合力（TIBC）	血清或血浆	比色法分析可以结合到未饱和的铁蛋白的铁量;免疫法确定运铁蛋白浓度	µg/dl µmol/L	循环铁蛋白结合铁的能力	ID 增加,炎症低	ID 和正常值很大重叠
运铁蛋白饱和度（TS）	血清或血浆	血清铁除以总铁结合力	%	TS < 15%,同时伴随高 TIBC 说明 ID	运铁蛋白结合铁的比例	同血清铁

续表

指标	样品	常用检测方法	单位	意义	优点	缺点
转铁蛋白受体	血清或血浆	免疫分析,例如酶联免疫(ELISA)或免疫比浊	ng/ml	反映了铁需要量和供应之间的平衡	半定量方法测定 ID 的严重性	受红细胞生成速率影响
体内铁储存(BI)	血清或血浆	$-\dfrac{\log(TfR/SF)-2.822\,9}{0.120\,7}$	mg/kg	检测体内铁量状态,包括 ID、储存铁和铁过量	测量铁状态的全部范围,通过成年人志愿者的放血试验验证	与铁蛋白、运铁蛋白受体的限制相同
铁调节素	血清或血浆,尿	免疫分析,例如:酶联免疫	ng/ml	调节来自肠的铁吸收	当铁储存耗竭时不产生铁调节素	分析方法和结果解释仍在研究中

二、铁缺乏筛查方法

由于每个指标诊断铁缺乏都有它的局限性,所以实际研究中常将几个指标联用诊断铁缺乏,目前铁缺乏筛查主要有以下几种方法:

(一)铁蛋白结合炎症指标

血清铁蛋白(SF)是反应铁贮存情况的最好指标,正常情况下,SF 可反映机体贮存铁状况。根据 WHO 推荐的 SF 界值以 12μg/L 或 15μg/L 判定,此时已为铁耗竭状态,可以肯定小于此界值的人群为铁缺乏,但是此界值保证了指标的特异性,敏感性却较低。WHO 在 2001年《缺铁性贫血评估、预防和控制》报告中也提到 SF 为 12~24μg/L 为存在潜在铁缺乏。我国学者对于 SF 判定铁缺乏的界值进行了 Meta 分析,结论认为以 SF 诊断铁缺乏以 25μg/L或 30μg/L 为界值其诊断准确性和综合效能较高。

在感染或炎症广泛发生的地区,很难通过 SF 来判定铁缺乏。如果感染性疾病持续存在,同时测定两种急性期反应蛋白,C-反应蛋白(CRP)和 α_1-酸性糖蛋白(AGP)将有助于解释SF 值。虑及炎症使 SF 值升高而采用的一种方法是提高 SF 界值。另外一种方法是在基于 SF计算患病率时,排除 CRP 或 AGP 浓度升高的个体。CRP 和 AGP 均为急性时相蛋白,与 CRP相比,AGP 对炎症反应的时间稍晚,但其持续时间长。在感染初期,CRP 浓度可能适于反映SF 的变化,在感染后期适于用 AGP 反映 SF 的变化。故同时测定 CRP 和 AGP 更利于全面反映炎症状态,也更利于了解 SF 所反映的铁状况。Thurnham 等对炎症影响情况下 SF 判定铁缺乏的界值进行校正,克服了炎症影响 SF 判定铁缺乏的弊端。采用 CRP 和 AGP 筛查是否有炎症,根据 CRP 和 AGP 判定值的不同组合,分别参考相应的 SF 判定值。Meta 分析后,结论认为当 CRP 和 AGP 两个指标任何一个高于判定值时,炎症对于 SF 的影响增加 26%,如果两个指标同时高于判定值,则炎症对于 SF 的影响增加 83%,所以在无炎症情况下,< 5 岁人群 SF判定铁缺乏的判定值为 12μg/L,则在 CRP 和 AGP 两个指标任何一个大于判定值时,SF 判定值变为 12×(1+26%)=15μg/L,如果 CRP 和 AGP 两个指标同时大于判定值,SF 判定值变为12×(1+83%)=22μg/L。≥ 5 岁人群 SF 判定铁缺乏的判定值为 15μg/L,则在 CRP 和 AGP 两个指标任何一个大于判定值时,SF 判定值变为 15×(1+26%)=19μg/L,如果 CRP 和 AGP 两个指标同时大于判定值,SF 判定值变为 15×(1+83%)=27μg/L。

（二）铁蛋白和可溶性转铁蛋白受体两指标模型

SF 和 sTfR 两指标模型结合评估铁缺乏是基于 WHO 和美国 CDC 于 2004 年《评估人群铁营养状况》中对于评估铁营养状况的指标进行综述分析后，结论认为 SF 和 sTfR 结合评估人群的铁营养状况是最好的方法，其中 sTfR 含量与红细胞生成速率及体内铁贮存状况密切相关，是反映缺铁性红细胞生成的可靠指标，并可度量贮存铁耗竭后继续铁缺乏的严重程度。sTfR 无性别差异、生理波动范围小、日间测量差距小，稳定性和可靠性好，不易受炎症和肝脏疾病等影响，而且 sTfR 是可在缺铁性红细胞生成期识别早期铁缺乏的指标。如果排除了溶血性贫血、巨幼红细胞贫血和地中海贫血等能使红细胞生成增加的疾病，sTfR 的测定对诊断机体铁缺乏比诊断铁营养状况的其他常规检查项目更敏感、更特异。sTfR 由于其独特的优势被 WHO 推荐作为铁缺乏的判断指标。由于之前国际上无统一的 sTfR 标准，无法校准各种检测方法及试剂盒，导致 sTfR 无统一推荐的判定界值，WHO 建议采用各个试剂盒的推荐值，但各试剂盒推荐判定铁缺乏界值各异。且 SF 与 sTfR 的联合应用研究主要基于 sTfR/SF、sTfR/logSF 等比值关系的研究，其中 sTfR/logSF 又被称作铁蛋白指数，它与体内铁状态成负相关，且覆盖了从铁充盈到功能铁缺乏的整个范围，但无统一铁缺乏判定值推荐，且有研究报道 sTfR/logSF 在老年人中应用诊断铁缺乏比其他指标更敏感。

（三）三指标或多指标模型

因为人体内主要有三个铁池：储存铁（铁蛋白测定）、转运铁（铁饱和度测定）、红细胞中的铁（血红蛋白或红细胞大小或铁含量测定），不同铁指标反应铁缺乏不同阶段的铁状况，所以诊断铁缺乏另一种较常用的方法是三指标模型或多指标模型，这种方法可以克服单个指标诊断铁缺乏的局限性。最常用三指标模型为铁蛋白模型即 SF、TS、FEP（或 ZPP）三个指标。由于 ZPP 测定方法更容易、直接，且测定结果以 ZPP 与 Hb 的比值表示，所以 ZPP/Hb 常代替 FEP 诊断铁缺乏，其敏感度和特异度更高。还有一些研究将其中的指标用其他指标替换，比如采用不易受炎症影响的 sTfR 替换 TS。三指标模型或多指标模型由于检测指标多，采血量和多指标测定费用比较高，不适合在经济不发达地区应用。

（四）铁储量模型

铁储量是 COOK 等使用 14 名健康成年人反复放血试验直到血红蛋白下降到贫血状态，通过血红蛋白下降计算铁丢失量，同时测定 SF 与 sTfR 浓度，计算 SF、sTfR 和铁储量（BI）三个指标之间的关系，得到 BI 方程式为：$BI = -\dfrac{\log(TfR/SF) - 2.8229}{0.1207}$。公式中代表的 sTfR 浓度需要按下述公式转换成等同于 Flowers assay 中的 sTfR 浓度：Flowers sTfR=1.5*Roche sTfR+0.35mg/L。

铁储量模型的优势为：第一，须测定的指标较其他模型明显减少。第二，由于减少指标，采血量明显减少，通过微量的血可以确定连续铁量值，范围可以从正常到组织铁缺乏到铁缺乏贫血。第三，这种方法以每公斤体重的铁储量表示，而非使用不同指标的绝对值，且消除了体重的影响。第四，此研究是首次通过试验确定健康男女的铁储量。

（五）与新指标结合判定

近年来，铁缺乏诊断出现了一些新指标。

1. **网织红细胞血红蛋白含量** 网织红细胞血红蛋白含量（CHr 或 Ret-Hb）是近年来铁缺乏诊断的一个新指标。CHr 或 Ret-Hb 含量是功能铁缺乏的实时反映指标，因为网织红细胞仅存在 1~2 天，网织红细胞的含量可以通过全自动血细胞分析仪测定。近年来，CHr（或

Ret-Hb）作为一个新的判定铁缺乏指标,研究发现它与骨髓铁有很好的相关性。它的重要优势在于直接反映了与红细胞血红蛋白的铁的结合,间接反映了骨髓中铁的功能性可得性,说明了是早期铁缺乏,先于其他铁营养指标的变化。功能铁缺乏的诊断界值在很多文献中都有报道,判定铁缺乏的界值 CHr 为 23~29pg。

2. 低色素红细胞百分率　低色素红细胞百分率（%HYPO）是近年来铁缺乏诊断的另一个新指标。红细胞的生命周期为 120 天,%HYPO 能够提供几个月的信息,是一个反映铁缺乏的平均时间的指标,现代血液分析仪能够测量 %HYPO。%HYPO 小于 0 并结合 SF 就可以推断出骨髓的铁足以供应维持正常的红细胞,即使体内铁储量可能已经完全耗竭。

3. 血清或尿的铁调节素　铁调节素（Hepc）是一种循环的铁调节激素,由肝脏合成,已经显示出作为全身铁平衡的一种关键性调节剂。Hepc 抑制自肠吸收食物中的铁及来自巨噬细胞由红细胞释放的铁。Hepc 水平的变化可以调整体内铁贮存的总量及为红细胞生成可利用的铁。目前对铁调节素的研究还不够成熟,因此还需要更深入的探讨。

（六）检测方法

1. 血清（血浆）铁蛋白检测

（1）化学发光免疫分析法

1）原理:是把免疫反应与发光反应结合起来的一种定量分析技术,既具有发光检测的高度灵敏性,又具有免疫分析法的高度特异性。

2）试剂及仪器:专用商品试剂盒、电化学发光仪。

3）操作

①血清（血浆）标本必须达到室温,混合均匀后进行测定,确保样品杯中无气泡,每管血清（血浆）量: ≥ 150μl。

②分别按检测方法测试仪器操作说明和试剂盒使用说明准备仪器、标准品、质控品、试剂等。

③为了防止液体挥发影响结果,所有样品、标准品、质控品上机后都应在 2 小时内测定。

④严格按仪器和试剂盒操作说明要求进行标准品、质控品及样品的测定,并读取、保存或打印检验结果。

（2）免疫比浊法

1）原理:用透射比浊仪或散射比浊仪检测可溶性抗原抗体复合物在液相中形成的浊度从而测定抗原的含量。

2）试剂及仪器:专用商品试剂盒、生化分析仪。

3）操作

①血清（血浆）标本必须达到室温,混合均匀后进行测定,确保样品杯中无气泡。

②分别按血清（血浆）铁蛋白检测方法测试仪器操作说明和试剂盒使用说明准备仪器、标准品、质控品、试剂等。

③为了防止液体挥发影响结果,所有样品、标准品、质控品上机后都应在 2 小时内测定。分批测定时保证试剂盒的相同批次,定人定机检测,保证标准曲线的准确度和实时监测质控样品的测定值以评估检测系统的稳定性和准确性。SF 检验质控包括试剂盒质控、日内控制及外部质控。

④严格按仪器和试剂盒操作说明要求进行标准品、质控品及样品的测定,并读取、保存或打印检验结果。

2. **血清转铁蛋白受体检测**

（1）免疫比浊法

1）原理：人可溶性转铁蛋白受体与包被有可溶性转铁蛋白受体抗体的乳胶微粒产生凝集反应,比浊测定凝集物。

2）试剂及仪器：专用商品试剂盒、生化分析仪。

3）操作同铁蛋白检测。

（2）ELISA 法

1）原理：酶联免疫双抗体夹心法。包被血清转铁蛋白受体特异的多克隆抗体,与血清中转铁蛋白受体进行反应,形成抗原抗体复合物,再加入酶标记的对转铁蛋白受体具有特异性的多克隆抗体,使之与抗原抗体复合物进行特异性结合,洗去未结合物后,加入底物和显色剂,其颜色的深浅与转铁蛋白受体的量成正比。

2）试剂及仪器：专用商品试剂盒、酶标板、酶标仪。

3）操作：按照试剂盒说明书操作。

3. **C 反应蛋白检测**

（1）免疫比浊法

1）原理：人 CRP 与包覆单克隆抗 CRP 抗体的胶乳微粒产生凝结反应,比浊测定凝结物。

2）试剂及仪器：专用商品试剂盒、生化分析仪。

3）操作同铁蛋白检测。

（2）ELISA 法

1）原理：采用双抗体夹心 ELISA 法。用抗人 CRP 单克隆抗体包被微孔板,加待测样本或标准品,再加入酶标记多克隆抗体,使特异性地形成“固相抗体 - 抗原 - 酶标抗体”复合物,洗去未结合物后,加入底物和显色剂,其颜色的深浅与 CRP 的量成正比。

2）试剂及仪器：购买专用商品试剂盒、酶标板、酶标仪。

3）操作：按照试剂盒说明书操作。

4. **α1- 酸性糖蛋白**

（1）免疫比浊法

1）原理：抗 -α_1- 酸性糖蛋白抗体与样本中的抗原反应形成抗原 / 抗体复合物,通过形成沉淀,进行比浊测定。

2）试剂及仪器：专用商品试剂盒、生化分析仪。

3）操作同铁蛋白检测。

（2）ELISA 法

1）原理：采用双抗体夹心 ELISA 法。用人 α1- 酸性糖蛋白单克隆抗体包被微孔板,加待测样本或标准品,再加入酶标记多克隆抗体,使特异性地形成“固相抗体 - 抗原 - 酶标抗体”复合物,洗去未结合物后,加入底物和显色剂,其颜色的深浅与 α1- 酸性糖蛋白的量成正比。

2）试剂及仪器：购买专用商品试剂盒、酶标板、酶标仪。

3）操作：按照试剂盒说明书操作。

5. **网织红细胞血红蛋白含量检测**

流式细胞术

1）原理：RNA 经碱性荧光处理后,根据荧光强度反映细胞内 RNA 含量。

2）试剂及仪器：全自动血液分析仪。

3）操作

①全自动血液分析仪使用前要求进行参数设定，按仪器要求准备试剂。

②对全自动血液分析仪进行仪器校准。

③严格按仪器要求进行，并读取、保存或打印检验结果。

6. 铁调节素检测

ELISA 法

1）原理：采用双抗体夹心 ELISA 法。用铁调素单克隆抗体包被微孔板，加待测样本或标准品，再加入酶标记多克隆抗体，使特异性地形成"抗体 - 抗原 - 酶标抗体"复合物，洗去未结合物后，加入底物和显色剂，其颜色的深浅与样品中的铁调素的量成正比。

2）试剂及仪器：购买专用商品试剂盒、酶标板、酶标仪。

3）操作：按照试剂盒说明书操作。

7. 血红蛋白检测

（1）氰化高铁法

1）原理：血红蛋白与铁氰化钾作用生成高铁血红蛋白，与氰化钾作用生成氰化高铁血红蛋白，此化合物呈红色，极为稳定。在 540nm 波长下，用分光光度法测其光密度，以测得的光密度与标准品的光密度比较而得出样品血红蛋白含量。

2）试剂及仪器：文齐氏液、氰化血红蛋白标准液、分光光度计。

3）操作

毛细管血液取血方法：轻轻按摩采血部位，使其自然充血，用 75% 乙醇棉球消毒局部皮肤，待干。操作者用左手拇指和食指紧捏刺血部位两侧，右手持无菌采血针，自指尖内侧迅速穿刺，穿刺深度一般为 2.0~2.5mm 为宜。用消毒干棉球擦去第一滴血，用微量吸管或毛细管吸取定量血液，用干棉球按压穿刺部位。

全血样品的检测用量可为：10~100μl。

检测时文齐氏液用量：按体积计，为检测全血样品用量的 251 倍。

允许使用 1cm 和 0.5cm 比色杯，结果计算应进行相应调整。

采用 WS/T341-2011 血红蛋白测定参考方法或标准品比对法计算血红蛋白含量。

（2）改良叠氮化高铁血红蛋白法

1）原理：改良叠氮化高铁血红蛋白（azidmethemoglobin）法，血红蛋白与亚硝酸钠生成高铁血红蛋白，高铁血红蛋白与叠氮化钠生成叠氮化高铁血红蛋白，在 570nm 和 880nm 波长下，用分光光度法测其光密度。

2）试剂及仪器：血红蛋白分析仪、微型比色杯及专用采血针。

3）操作

①分析仪使用温度范围为 18~30℃。

②取血：采用专用采血针，迅速穿刺左手无名指指尖，弃去前两滴血液，使用微型比色杯取第三滴血液，不得有气泡，直至其比色杯空腔内充满血液，取血要一次连续完成。擦去微型比色杯端部外侧多余的血液，确保在此过程中不会从微样品池流出血液。微型比色杯保存温度 15~30℃。

③测定：必须在取血 10 分钟内完成。整个测定过程应严格按照仪器要求和操作程序进行。

（3）血细胞分析仪法

1）原理：分光光度法，血液中血红蛋白与氰化高铁或十二烷基硫酸钠（SDS-Hb）反应，所形成的血红蛋白衍生物在特定波长下产生吸光，从而可用比色定量。

2）试剂及仪器：血细胞分析仪。

3）操作

①血细胞分析仪使用前要求进行参数设定，按仪器要求准备试剂。

②按 WS/T 347-2011 血细胞分析的校准指南进行仪器校准。

③严格按仪器要求进行，并读取、保存或打印检验结果。

第六节　人体成分和骨密度检测

人体约由 60 多种化学元素组成，这些构成年人体的化学物质被称为体成分（body composition）。体成分是反映人体内在结构比例特征的重要指标，保持体成分的均衡是保证机体健康状态的最基本条件。人体成分研究属于人体生物学的一个重要分支，主要研究人体内各组成成分的含量和分布、数量关系和测量方法，以及在外界因素影响下各组分的变化规律。因体成分检测能判别出体重的来源是脂肪组织还是其他组织，因此在营养状况评价、能量代谢、预测健康风险、评价体质和健康、评价生长发育等方面具有重要的意义。通过测定体成分，可较准确地反映人体内肌肉、脂肪以及骨骼等的含量，进而判定人体的身体组成是否合理，有助于疾病诊断，防治因营养不良引发的各种疾病，包括骨量减少、骨质疏松、肌肉萎缩、肌肉衰减综合征和肥胖等。

骨质疏松症（osteoporosis）是一种以骨量减少，骨组织显微结构退化为特征，导致骨脆性增加及骨折危险性增加的一种全身代谢性骨病（WHO，1994）。20 世纪 90 年代，随着人口老龄化日趋严重，骨质疏松症已经成为全球常见慢性病之一，严重威胁着老年人的健康，成为全球性公共卫生问题。骨密度检测是目前通用的骨质疏松症诊断指标，它通过扫描的方式，对受检者骨矿物含量进行测定，对判断和研究骨骼生理、病理和人的衰老程度，以及诊断全身各种疾病对骨代谢的影响具有重要的作用。

一、人体成分检测

随着现代科学技术的发展以及对人体组成研究的深入，体成分的测量方法也在不断完善和丰富。测量方法可以从原子、分子、细胞、组织 - 器官 - 系统和整体五个不同水平进行。在不同水平，每种测量方法又是基于不同的模型评估法。包括最常用的两组分模型，以及在此基础上发展形成了多组分模型（三组分模型、四组分模型、五组分模型和六组分模型）。针对体脂率和去脂体重的测定方法可分为直接测量法和间接测量法。直接测量法即化学分析法，采用乙醚对体脂进行直接萃取，通过称重获得体脂重量，根据体脂重量占体重的比例推测体脂率。此方法具有科学性强和准确性高的特点，但是在实际工作中无法应用于检测人体的体脂率，一般只应用于动物体。间接测量法包括水下称重法、密度法、体格测量法、生物电阻抗法和双能 X 线吸收法等。各种方法均有优缺点，至今仍然没有一种既简单又准确测量体成分的方法。在实际工作中，可以根据不同的目的，选择不同的测量方法。

传统的水下称重法对脂肪的测量较为精确，是目前公认的体成分测量的"黄金标准法"，在实际中被用作标准来校验其他方法。但设备复杂、技术操作繁琐、难度大，只能进行小样本研究。体格测量指标包括身高、体重、标志物长度、身体宽度、皮褶厚度、围度（上臂围、腰围、臀围和小腿围等）以及相关指数（体质指数、效力指数、体型指数和腰臀比等）。这些指标能够综合反映脂肪、蛋白质、能量及其他营养素摄入、利用和储备的情况，是评价群体和个体营养状况的重要指标，能反映人体的总体脂、局部或腹部体脂。而且收集这些指标既简单又廉价，因此在大规模流行病学调查和临床医学实践中得到广泛应用。其中最确定和公认的肥胖测量方法是 BMI，但是其可能高估了高瘦体重人群（如运动员）的脂肪含量，或低估了低瘦体重人群（如老年人）的脂肪含量。腰臀比（WHR）可以估计腹部脂肪量，但不能区分内脏脂肪组织（VAT）。这些简单、廉价、快速的测量方法的主要缺点是不能区分是脂肪还是肌肉，更不能区分是皮下脂肪组织（SCAT）和内脏脂肪组织（VAT）。由于，人体脂肪含量及分布与代谢性疾病发生风险密切相关，容易引起心血管疾病、糖尿病和代谢综合征等慢性病。所以，测量人体脂肪含量和分布是非常重要的。

目前临床和科研中最常采用的是体格测量法、生物电阻抗法（bioelectric impedance analysis, BIA）和双能 X 线吸收法（dual-energy X-ray abosorptiometry, DXA）。体格测量方法见本书前面相关章节。

（一）BIA 法

可以较准确估计全身的脂肪含量，是最常用的技术。BIA 法快速、无创、操作简便、成本低廉，适用于大规模的流行病学调查。BIA 法是利用生物组织及器官的电学特性来提取生理信息的检测技术。人体体成分分析仪在工作时，将微弱的交流电信号导入人体，脂肪组织因水分含量低而不导电，电阻抗较高，肌肉等细胞组织因含水量高而导电性能好，电阻抗较低，根据人体的电阻抗可推定脂肪和非脂肪组织的比例。BIA 分为三种类型，包括单频四极生物电阻抗分析、多频生物电阻抗分析和身体总导电技术。目前常用的是多频生物电阻抗分析，在可靠的频率范围内（1~500kHz）利用极高和极低频率下的阻抗值来推算总水分及细胞内水分，计算出细胞外水分，再根据含水量和系数等计算得出人体瘦体重和脂肪组织的量。虽然 BIA 法安全性已得到美国食品药品管理局的认可，但由于模型为理想假设，有研究指出 BIA 检测结果欠准确，使用 BIA 测量体脂率时须进行校正。目前市面上许多人体体成分仪，是以西方人群的研究数据制订的相应电阻抗和人体成分的推算公式。目前尚缺乏针对中国人群大样本数据的推算公式及相关体成分仪。

BIA 操作方法如下：以四电极八点接触式电极为例，一般由踏板和手柄为主要部件。踏板有四个接触式电极，两个手柄各有两个接触式电极。

（1）测量方法（图 5-1）

1）选择光线较好的室内，根据说明书组装测量仪，并将其放置放在坚硬平整的地面上。

2）接通电源或装入电池，开机后，设置测量仪的时间。

3）根据提示输入受试者信息，包括出生日期、身高、体重、性别。

4）令受试者脱掉鞋袜，赤脚自然站立于踏板上，两只脚分别通过前脚掌踩踏接触前脚掌电极，通过脚后跟踩踏接触后脚跟电极。

5）双手手指对准电极，使得电极充分接触皮肤。

6）保持胳膊伸直，胳膊与身体的侧面不要相互触碰，两条大腿不要相互触碰。膝盖不能弯曲。

7）保持正确站姿，直至测量结束，令受试者离开测量踏板。

8）读取体成分仪的测量数据。

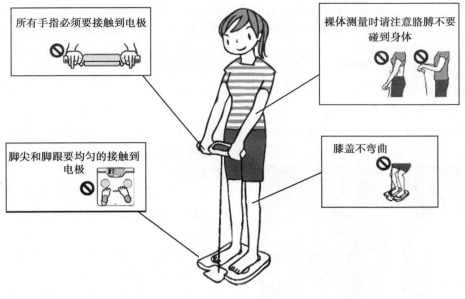

所有手指必须要接触到电极

裸体测量时请注意胳膊不要碰到身体

脚尖和脚跟要均匀的接触到电极

膝盖不弯曲

图 5-1　BIA 测量方法

（2）注意事项

1）禁忌测量人群：①身体内部嵌入心脏起搏器等医疗植入设备或其基础配套器械（如病人监护系统）的人不能进行 BIA 测量。在测试过程中会有安全的低电流流经人体，可能会导致此类设备发生故障或对生命安全构成威胁。②儿童、截肢患者或老年人可能会因为无法握住手部电极或无法静止不动地站立于脚踏电极上而导致测试困难。

2）测量前：①尽可能早上进行测量。因为过了午后，体液会倾向流向人体下半身，从而影响测试结果的准确性。②测试之前应站立五分钟。长时间卧姿或立即测试会导致测试结果发生轻微变化。③应排大小便，或餐后两小时进行测量。④调查对象随身携带的手机、钥匙、手表、佩戴首饰或其他金属物品等，应摘下。尽可能脱去可能会影响体重测量的过多衣服和饰品。⑤彻底清洁手掌和脚底，受试者手掌和脚底太过干燥或角质过厚，会增加测试难度。可以在测量脚部电极和手部电极的八个接触式电极表面滴上极少量（小于 0.5ml）75%的医用酒精，擦拭清洁电极。⑥请勿进行锻炼。剧烈运动会导致人体成年人发生短暂的变化。即使是轻微的运动，也会短暂性地改变人体成分。

3）测量中：①受试者上下测量踏板时动作要轻。②保持正确站姿。四肢与躯干之间不能有直接的皮肤接触。必要时需要用毛巾或轻薄衣物隔开。③测试时，调查员与受试者不要交谈。

（二）DXA 法

最早应用于骨密度测量，目前已广泛应用于体成分测量。DXA 在评价骨密度方面已经成为 WHO 认定的金标准，还被广泛应用于测量骨形态及骨结构，在测量人体脂肪组织和瘦体组织的同时，还能得到骨骼肌质量和分布。其原理是采用 X 线为放射源，人体不同组织有不同的 X 线衰减信号，经过计算机软件的处理，可计算出人体全身脂肪的分布及脂肪的总重量，从而计算出体脂率。其辐射量小，可以应用于除孕妇、儿童以外的其他各年龄组人群。虽然 DXA 法准确性较高,但是测试费用较高,设备精细、昂贵,不适用于大规模的流行病学调查。DXA 已应用于许多临床和科学研究中,同时将该法与其他方法进行比较,有助于进行其他方法的准确性评估及校准。目前,大部分研究使用 DXA 代替水下称重法直接应用于测量身体脂肪含量。

DXA 操作方法如下:

（1）测量方法（图 5-2）

1）接通电源,开机后,首先将体模（phantom）置于指定位置进行日常质控,质控通过后方可进行操作。当未开机时间超过一周,需要进行射线照相的均匀性测试。

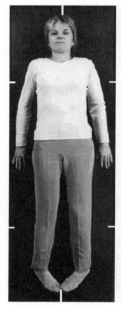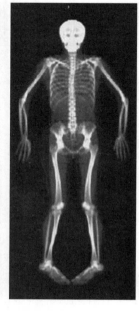

图 5-2　DXA 测量方法

2）按提示输入受试者信息,包括出生日期、身高、体重、性别（如为女性是否绝经）等并确认。

3）令受试者按照标准姿势平躺于检查台表面。受试者将两手垂直放在侧位,并且将五根手指放在工作台衬垫上。双手紧挨但不接触大腿,确保双手和上臂在工作台范围内。

4）保持平静呼吸。选择扫描全身,并启动仪器。整个过程大约持续 7 分钟。

5）当扫描停止时,测量结束。令受试者离开检查台。

6）分析扫描结果时,根据仪器说明,需要通过"整体模式"和"行模式"调整水平线、垂直线、下骨盆分割线和 VAT 区域。

7）读取体成分结果。包括头部、躯干、四肢以及全身的脂肪和肌肉含量。

8）体脂率结果的标准。WHO 关于体脂含量百分比切点值通常以 BF% ≥ 25%（男性）,BF% ≥ 35%（女性）为肥胖,是以西方人群的研究数据制订的。我国目前尚没有相应的判断标准。

（2）注意事项

1）禁忌测量人群:儿童、孕妇或乳母及其他不能接触放射性的情况,严禁做 DXA 测量。

2）测量前:①受试者需在空腹状态下接受测试。②在接受测试前,应将金属物品取下,如手机、磁卡、钥匙、膏药、项链、耳环、皮带等。③尽量穿轻薄衣物,不要穿带拉链,纽扣等衣服。

3）测量中:①保持正确姿势。确保受试者身体所有部位位于检查台表面,避免夹点。②测试时,调查员与受试者不要交谈。受试者全程保持静止,直到扫描完成。

（三）其他

除上述方法外,还有超声、计算机断层扫描（CT）和磁共振成像（MRI）。超声是一种非侵入性、快速、相对便宜且在临床实践和一些研究环境中可用的估计肥胖的工具。它不使患者暴露于电离化风险,使该方法成为评估体成分和后续研究的较理想方法。脂肪组织厚度的几个参数和指标已经被引入和测试,并与临床和实验室参数相关。此外,超声波还可以间接地在细胞分子水平上对脂肪组织和细胞内脂肪进行评估。然而,标准化的程序和参数需要提高准确性和再现性,目前还不成熟,并且无法获取肌肉和骨量。CT是一种切片选择方法,因此可以鉴别 SCAT 和 VAT。然而,全身 CT 测量伴随着高辐射暴露,因此不建议用于健康受试者的科学目的。因此在大多数研究中,CT 只能局限于某些特殊部位的研究。磁共振成像(MRI)和光谱学(MRS)提供了全身脂肪及其分布的量化方法,以及在骨骼肌、肝脏、胰腺或心脏等正常情况下脂肪含量非常低的器官的脂肪评估方法。磁共振是在强磁场下工作的,受试者没有受到电离辐射。核磁检查肥胖受试者的一个限制是成像器相对较小的开孔,大多数设备的开孔约为 60cm(限制为受试者体重为 150kg),因此可能不适合重度肥胖受试者,并且,由于设备昂贵、体积巨大、辐射剂量过大、需要专业人员操作等问题,限制了其大规模流行病学调查使用。

二、骨密度检测

骨密度全称骨骼矿物质密度,是指单位体积(体积密度)或单位面积(面积密度)所含的骨量。骨密度是骨骼强度的主要指标,是反映骨质疏松程度,预测骨折危险性的重要依据。骨密度的检测方法较多,不同方法对于骨质疏松的诊断、疗效监测及骨折危险性评估中的作用有所不同。目前临床和科研常用的骨密度测量方法有双能 X 线吸收检测法(DXA)、定量计算机断层照相术(quantitative computed tomography, QCT)、外周 QCT(peripheral quantitative computed tomography, pQCT)和定量超声(quantitative ultrasound, QUS)等。目前多国指南公认的骨质疏松诊断标准是基于 DXA 检测的结果。

(一)DXA 法

DXA 的检测原理是 X 射线管球经过一定的装置后获得两种能量——低能和高能光子峰,这种光子峰穿透身体后,扫描系统根据所接受的信号得出骨矿物质含量。DXA 检测的骨密度用面积骨密度来表示,单位为 g/cm^2。DXA 骨密度测量精确度高,对人体危害较小,检测一个部位的放射剂量相当于一张胸片的 1/30, QCT 的 1%,并且不存在放射源衰变的问题,是临床和科研最常用的骨密度测量方法,可用于骨质疏松症的诊断、骨折风险性预测和药物疗效评估,也是流行病研究常用的骨骼评估方法。

骨密度检测的主要测量部位是中轴骨,包括腰椎和股骨近端。如腰椎和股骨近端测量受限,可选择非优势侧桡骨远端 1/3 进行测量(也就是右手为主的人测量左前臂,“左撇子”测量右前臂)。DXA 正位腰椎测量感兴趣区包括椎体及其后方的附件结构,故其测量结果受腰椎的退行性改变(如椎体和椎小关节的骨质增生硬化等)和腹主动脉钙化影响。DXA 股骨近端测量感兴趣区分别为股骨颈、大粗隆、全髋和 wards 三角区的骨密度,其中用于骨质疏松症诊断感兴趣区是股骨颈和全髋。

1. 检测方法

(1)接通电源,开机后仪器自动启动系统,首先进行质量控制程序,将厂家提供的标准校准模块置于指定位置进行质量控制测试,质量控制测试结果通过后方可进行操作。

(2)受试者信息输入:按提示输入受试者信息,包括出生日期、体重、性别(如为女性是否绝经)等并确认。

(3)体位确定:令受试者平躺于检查台表面,选择需要检测的部位,如腰椎、股骨近端或者非优势侧桡骨远端 1/3,根据检测部位确定受试者的体位。

1)腰椎定位:使用腰定位辅助装置使受试者大腿与躯干部垂直,并将激光十字线定位于图 5-3 所示位置。

　　2）髋部定位：使用脚定位辅助装置定位股骨位置（以左髋为例），并将激光十字线定位于图 5-4 所示位置。

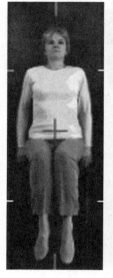
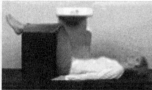
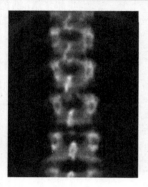
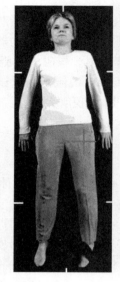
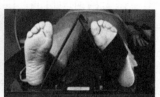
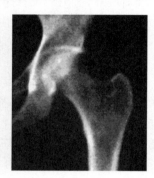

图 5-3　腰椎定位图　　　　　　　　　　　　　图 5-4　左髋定位图

　　3）前臂定位：将受试者前臂置于检查台上（以右前臂为例），并将激光十字线定位于图 5-5 所示位置。

　　（4）骨密度检测：定位结束后，点击开始扫描。

　　（5）骨密度分析：扫描结束后，按照仪器的说明书调整确定相应的感兴趣区（ROI），进行骨密度分析。腰椎、股骨近端、非优势侧桡骨远端 1/3 的 ROI 分别如图 5-6 至图 5-8 所示。

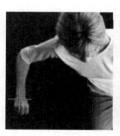
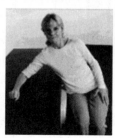
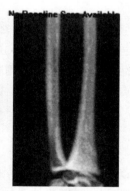
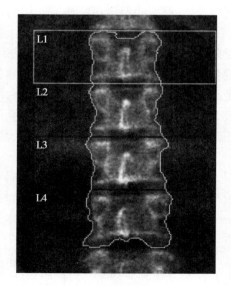

图 5-5　前臂定位　　　　　　　　　　　　　图 5-6　腰椎 ROI

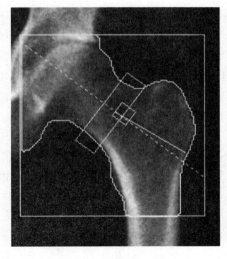

图 5-7 股骨近端 ROI

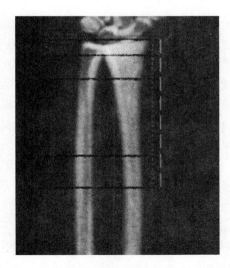

图 5-8 桡骨远端 1/3 ROI

（6）骨密度结果判断。对于不同的人群,其结果判断不同:

对于绝经后女性、50 岁及以上男性,骨密度值低于同性别、同种族健康成年人的骨峰值 1 个标准差及以内属正常;减低 1~2.5 个标准差为骨量低下（或低骨量）;降低等于或超过 2.5 个标准差为骨质疏松;骨密度降低程度符合骨质疏松诊断标准,同时伴有一处或多处脆性骨折为严重骨质疏松。骨密度通常用 T- 值表示（表 5-24）, T- 值 =（实测值 – 同种族同性别正常青年人峰值骨密度）/ 同种族同性别正常青年人峰值骨密度的标准差。

表 5-24 基于 DXA 测定骨密度分类标准

分类	T- 值 *
正常	T- 值 $\geq$ –1.0
低骨量	–2.5 $< T$- 值 $<$ –1.0
骨质疏松	T- 值 $\leq$ –2.5
严重骨质疏松	T- 值 $\leq$ –2.5+ 脆性骨折

* 注: T- 值 =（实测值 – 同种族同性别正常青年人峰值骨密度）/ 同种族同性别正常青年人峰值骨密度的标准差; DXA: 双能 X 线吸收检测法

对于儿童、绝经前女性和 50 岁以下男性,其骨密度水平的判断建议用同种族的 Z 值表示, Z- 值 =（骨密度测定值 – 同种族同性别同龄人骨密度均值）/ 同种族同性别同龄人骨密度标准差。将 Z- 值 $\leq$ –2.0 视为"低于同年龄段预期范围"或低骨量。

2. **注意事项**

（1）扫描时提示受试者随身不能有金属物品,扫描过程中受试者不能动。

（2）DXA 进行骨质疏松诊断时,一定要核对该 DXA 仪器所选用的数据库,建议采用认可的中国人群数据。

（3）不同 DXA 仪器的测量结果如未行横向质控,不能相互比较。

（二）定量 CT 法

QCT 是在 CT 设备上,应用已知密度的体模和相应的测量分析软件测量骨密度的方法。该方法可分别测量松质骨和皮质骨的体积密度,可以较早地反映骨质疏松早期松质骨的丢失情况。QCT 通常测量的是腰椎和（或）股骨近端的松质骨骨密度。QCT 腰椎测量结果预测绝经后妇女椎体骨折风险的能力类似于 DXA 腰椎测量的评估。QCT 可以敏感地反映骨质疏松情况，适合中国的国情，尤其是 QCT 通常是和临床 CT 扫描同时进行，可以利用现有 CT 数据来诊断骨质疏松。最近中国老年学和老年医学学会骨质疏松分会根据国内 QCT 的多中心大样本数据提出了可以用于中国人群骨质疏松的诊断的 QCT 诊断标准：QCT 低于 80mg/cm³ 为骨质疏松，80~120mg/cm³ 为低骨量、高于 120mg/cm³ 为正常。

（三）外周骨定量 CT 法

pQCT 测量部位多为桡骨远端和胫骨。该部位测量结果主要反映的是皮质骨骨密度，可用于评估绝经后妇女髋部骨折的风险。因目前无诊断标准，尚不能用于骨质疏松的诊断及药物临床疗效判断。

（四）定量超声法

QUS 定量超声所用的仪器为超声骨密度仪，检测原理是通过测定超声波传导速度、超声振幅衰减系数和硬度指数的变化来反映 BMD。该方法的优点是操作简便、安全无害、价格便宜。QUS 定量超声主要是测量感兴趣区包括软组织、骨组织、骨髓组织等，通常测量部位为跟骨。QUS 测量结果不仅与骨密度有不同程度的相关，还可提供有关骨应力、结构等方面的信息。目前主要用于骨质疏松风险人群的筛查和骨质疏松性骨折的风险评估，但还不能用于骨质疏松症的诊断和药物疗效判断。目前国内外尚无统一的 QUS 筛查判定标准，可参考 QUS 设备厂家提供的信息，如结果怀疑骨质疏松，应进一步行 DXA 测量。

（五）其他方法

除上述方法外，骨密度的检测方法还有指骨放射吸收法（RA）、单光子吸收测定法（SPA）等，RA 方法一般用于骨质疏松筛查等，SPA 方法一般以前臂中下 1/3 为测量点，不能测量腰椎及髋骨，并且灵敏度低，在临床上应用中受到很大限制。

（陈　頔　马　妍　王　鸥　唐艳斌　陈　曦　刘婷婷　程家丽
沈　菕　王同蕾　任　硕　王丽娟　欧阳一非　李　岩）

参 考 文 献

1. 尚红,王毓三,申子瑜. 全国临床检验操作规程. 第 4 版. 北京:人民卫生出版社,2014.

2. 王丽辉,林传权,张磊. 3 种唾液采集方法对唾液分泌的影响. 上海口腔医学,2015,10（24）:563-568.

3. 沈敏. 体内滥用药物分析方法. 中国司法鉴定,2004,30-35.

4. 张弘,陈虹帆,安宇,等. 指甲游离缘及毛发中核 DNA 抽提方法的探讨,中国循证儿科杂志,2009,4（5）:431-435.

5. Ling Dai, Carlos M. Vicente Gonçalves, Zhang Lin, et al. Exploring metabolic syndrome serum free fatty acid profiles based on GC-SIM-MS combined with random forests and canonicalcorrelation analysis. Talanta, 2015, 135:108-114.

6. Liangxiao Zhang, Binbin Tan, Maomao Zeng, et al. Establishment of reliable mass spectra and retention indices library:Identification of fatty acids in human plasma without authentic standards . Talanta, 2012, 88:311-317.

7. 孙长颢,凌文华,黄国伟. 营养与食品卫生学. 8 版. 北京:人民卫生出版社,2017.

8. 中华人民共和国卫生部. 1996. 尿肌酐分光光度测定方法. 中华人民共和国卫生行业标准 WS/T 97-1996.

9. 蔡木易. 食源性肽研究进展. 北京工商大学学报（自然科学版）,2012:30（5）:1-10.

10. 杜小华. 视黄醇结合蛋白的检测方法及临床应用. 中国卫生标准管理,2018:9（10）,109-111.

11. 白秀珍,汪敏,高淑贤. 尿总羟脯氨酸的简便快速测定法. 中国地方病学杂志,1994:13(5):295-297.

12. Xu. Absolute Quantitation of Human Milk Oligosaccharides Reveals Phenotypic Variations during Lactation. Journal of Nutrition,147(1):117-124.

13. FAO/WHO. 2007. FAO/WHO Scientific update on carbohydrates in human nutrition: conclusions; European Journal of Clinical Nutrition 61(Suppl 1):S132-S137.

14. Englyst H N. The classification and measurement of dietary carbohydrates. Food chemistry,1996,57(1): 15-21.

15. Newburg DS. Recent advances in human milk glycobiology. Pediatric research,2014,75(5):675-679.

16. Macfarlance G T. Bacterial metabolism and health related effects of galacto oligosaccharides and other prebiotics. Journal of Applied Microbiology,2008,104(2):305-344.

17. 任向楠. 人乳中低聚糖的含量及其常用分析方法的研究进展. 中国食品卫生杂志,2015,27(2):200-204.

18. Lowe J B. A genetic approach to mammalian glycan function. Annual Review of Biochemistry. 2003,72(1): 643-691.

19. 中华医学会糖尿病学分会. 中国2型糖尿病防治指南(2013年版). 中国医学前沿杂志(电子版). 2015,7(3):26-89

20. 中华医学会糖尿病学分会. 中国血糖监测临床应用指南. 中华糖尿病杂志,2011,3:13-21.

21. Champ M. Advance in dietary fibre characterization Ⅱ. Consumption,chemistry,physiology and measurement of resistant starch: implications for health and labeling. Nutrition Research Reviews,2003,16:143-161.

22. 龚芳红. 功能性低聚糖及其检测方法研究的现状. 中国微生态学杂志,2009,21(2):177-180.

23. 李洋洋. 婴幼儿乳糖不耐受研究进展. 中国生育健康杂志,2019,30(2):192-195.

24. Ficicioglu C. Monitoring of biochemical status in children with Duarte galactosemia: utility of galactose, galactitol, galactonate, and galactose 1-phosphate. Clinical Chemistry,2010,56:1177-1182.

25. 中华人民共和国卫生部. GB 5009. 88-2014 食品安全国家标准 食品中膳食纤维的测定. 北京:中国标准出版社,2014.

26. 冯新昌. 高效液相色谱法测定血清中的维生素A和维生素E. 中国卫生检验杂志,2001,11(1):57-58.

27. Karppi J,Nurmi T,Olmedillaalonso B,et al. Simultaneous measurement of retinol, alpha-tocopherol and six carotenoids in human plasma by using an isocratic reversed-phase HPLC method. Journal of Chromatography B, 2008,867(2):226-232.

28. Kand' Ár R,Novotná P,Drábková P. Determination of Retinol, α-Tocopherol, Lycopene, and β-Carotene in Human Plasma Using HPLC with UV-Vis Detection: Application to a Clinical Study. Journal of Chemistry, 2013,2012,2013(3).

29. Demirkaya Miloglu F,Senol O,Kadioglu Y,et al. Determination of retinol and beta-carotene after beta-carotene administration in patients with stomach cancer via HPLC-DAD method in human plasma. LATIN AMERICAN JOURNAL OF PHARMACY,2017,36(4):740-749.

30. Khaksari M,Mazzoleni L R,Ruan C,et al. Determination of water-soluble and fat-soluble vitamins in tears and blood serum of infants and parents by liquid chromatography/mass spectrometry. Experimental Eye Research, 2016,155:54-63.

31. Khaksari M,Mazzoleni L R,Ruan C,et al. Data representing two separate LC-MS methods for detection and quantification of water-soluble and fat-soluble vitamins in tears and blood serum. Data in Brief,2017,11(C):

316-330.

32. Hrvolová B, Martínez-Huélamo M, Colmán-Martínez M, et al. Development of an advanced HPLC-MS/MS method for the determination of carotenoids and fat-soluble vitamins in human plasma. International journal of molecular sciences, 2016, 17(10): 1719.

33. 贾妍, 战思恩, 翟燕红, 等. 液相色谱串联质谱法测定血清维生素 A、E 含量. 标记免疫分析与临床, 2018, 25(4): 574-579.

34. 耿春梅, 江沛, 郭玉金. 维生素的 D 及其代谢产物水平测定研究的进展. 中国医院用药评价与分析, 2017, 17(4): 433-435.

35. 中华人民共和国卫生行业标准. 血清 25- 羟基维生素 D3 检测操作指南 同位素稀释液相色谱串联质谱法. WS/T 478-2015.

36. Karppi J, Nurmi T, Olmedillaalonso B, et al. Simultaneous measurement of retinol, alpha-tocopherol and six carotenoids in human plasma by using an isocratic reversed-phase HPLC method. Journal of Chromatography B, 2008, 867(2): 226-232.

37. Kand'Ár R, Novotn á P, Drábková P. Determination of Retinol, α-Tocopherol, Lycopene, and β-Carotene in Human Plasma Using HPLC with UV-Vis Detection: Application to a Clinical Study. Journal of Chemistry, 2013, (2012-11-5), 2012, 2013(3).

38. Khaksari M, Mazzoleni L R, Ruan C, et al. Determination of water-soluble and fat-soluble vitamins in tears and blood serum of infants and parents by liquid chromatography/mass spectrometry. Experimental Eye Research, 2016, 155: 54-63.

39. Khaksari M, Mazzoleni L R, Ruan C, et al. Data representing two separate LC-MS methods for detection and quantification of water-soluble and fat-soluble vitamins in tears and blood serum. Data in Brief, 2017, 11(C): 316-330.

40. Hrvolová B, Martínez-Huélamo M, Colmán-Martínez M, et al. Development of an advanced HPLC-MS/MS method for the determination of carotenoids and fat-soluble vitamins in human plasma. International journal of molecular sciences, 2016, 17(10): 1719.

41. 李静娜, 朱其明, 肖永华. 二极管阵列反相高效液相色谱法测定人血清中维生素 E 含量. 中国卫生检验杂志, 2008, 18(2): 259-260.

42. 马经野, 许蕴, 付林. 反相高效液相色谱法测定血清中维生素 E 的含量. 中国卫生检验杂志, 2006, 16(2): 159-160.

43. 李岩, 陈刚, 袁雅文. 建立 HPLC-MS/MS 测定人血浆中维生素 K$_1$ 浓度的方法及其临床应用, 中国临床药理学杂志, 2017, 1(33): 61-64.

44. 刘俊杰, 耿春梅, 郭曦, 等. 人血清水溶性维生素 B$_1$、B$_2$、B$_6$ 和 B$_9$ 高效液相色谱串联质谱联用技术测定方法的建立和验证. 中国医院药学杂志, 2017, 37(7): 617-620.

45. 蒲玲玲, 韦京豫, 刘晋, 等. 高效液相色谱法测定血清中 4 种 B 族维生素的含量. 营养学报, 2017, 39(6): 599-603.

46. Yuji Nobuoka, Ryuichi Ogawa, Hirotoshi Echizen, et al. Simultaneous determination of N1-methylnicotinamide, l-carnitine, and creatinine in human plasma and urine by liquid chromatography with mass spectrometry for assessing the activities of multiple renal cationic transporters. Journal of Chromatography B, 2014, 967: 240-244.

47. Andrew J. Ocque, Jason R. Stubbs, Thomas D. Nolin. Development and validation of a simple UHPLC-

MS/MS method for the simultaneous determination of trimethylamine N-oxide, choline, and betaine in human plasma and urine. Journal of Pharmaceutical and Biomedical Analysis, 2015, 109: 128-135.

48. Elizabeth A Yetley, Christine M Pfeiffer, Karen W Phinney, et al. Biomarkers of folate status in NHANES: a roundtable summary. AmJ Clin Nutr, 2011, 94(suppl): 303S-12S.

49. 丁晓琛,王秀伟,董艳婷,等. 超高效液相色谱 - 串联质谱法测定血清中叶酸代谢物. 分析试验室,2015, 34(9): 993-997.

50. Filip Kiekens, Jeroen Van Daele, Dieter Blancquaert, et al. A validated ultra-high-performance liquid chromatography-tandemmass spectrometry method for the selective analysis of free and totalfolate in plasma and red blood cells. J Chromatogr A, 1398(2015): 20-28.

51. Zia Fazili, Ralph D. Whitehead Jr, Neelima Paladugula, et al. A high-throughput LC-MS/MS method suitable for population biomonitoring measures five serum folate vitamers and one oxidation product. Anal Bioanal Chem, 2013, 405(13): 4549-4560.

52. Elizabeth A Yetley, Christine M Pfeiffer, Karen W Phinney, et al. Biomarkers of vitamin B-12 status in NHANES: a roundtable summary. Am J Clin Nutr, 2011, 94(suppl): 313S-21S.

53. 毛宏梅,宋爽,李岩,等. 超高效液相色谱 - 串联质谱法测定血清甲基丙二酸含量及在维生素 B$_{12}$ 营养状况评估中的初步应用. 解放军预防医学杂志,2018,36(6): 699-702.

54. Hans-Åke Lakso, Patrik Appelblad, Jörn Schneede. Quantification of Methylmalonic Acid inHuman Plasma with Hydrophilic InteractionLiquid Chromatography Separationand Mass Spectrometric Detection. Clinical Chemistry, 2008, 54(12): 2028-2035.

55. Kou Hayakawa, Noriyuki Katsumata, Masahiko Hirano, et al. Determination of biotin(vitamin H)by the high-performance affinitychromatography with a trypsin-treated avidin-bound column. J Chromatogr B, 2008(869): 93-100.

56. Vidailhet M, Rieu D, Feillet F, et al. Vitamin A in pediatrics: An update from the Nutrition Committee of the French Society of Pediatrics. Archives de Pédiatrie, 2017, 24(3): 288-297.

57. 李静娜,朱其明,肖永华. 二极管阵列反相高效液相色谱法测定人血清中维生素 E 含量. 中国卫生检验杂志,2008,18(2): 259-260.

58. 马经野,许蕴,付林. 反相高效液相色谱法测定血清中维生素 E 的含量. 中国卫生检验杂志,2006,16 (2): 159-160.

59. 杨宇民,沈毅. 催化分光光度法测定生物样品中维生素 C. 中国卫生检验杂志,2000,10(5): 566-567.

60. 陈晓英,李芳,沈茂,等. 基于 KMnO-4 修饰的硒化镉量子点关 - 开型荧光探针法测定尿样中的抗坏血酸. 科学技术与工程,2011,11(21): 4969-4971.

61. 陈秀云,李湘鸣. 两种维生素 C 测定方法的比较. 现代预防医学,2004,31(3): 448-449.

62. Matsuoka Y, Yamato M, Yamasaki T, et al. Rapid and convenient detection of ascorbic acid using a fluorescent nitroxide switch. Free Radical Biology and Medicine, 2012, 53(11): 2112-2118.

63. Ferin R, Pavão M L, Baptista J. Rapid, sensitive and simultaneous determination of ascorbic and uric acids in human plasma by ion-exclusion HPLC-UV. Clinical biochemistry, 2013, 46(7-8): 665-669.

64. 刘华东. 血清中的维生素 C 含量的高效液相色谱测定法. 职业与健康,2010,26(22): 2608-2610.

65. 段淑娥,张常虎,刘蓉园,等. 高效液相色谱法快速测定血清中的维生素 C. 应用化工,2012,41(4): 716-718.

66. 焦建杰,张文军,朱学慧,等. 高效液相色谱——电化学检测法测定人血浆中维生素 C 的浓度. 天津医科大学学报, 2003, 9（3）: 343-345.

67. 吴晓娜, 黄承钰, 孙爱民, 等. 用高效液相色谱（HPLC）法测定血清维生素 C 含量. 营养学报, 2002, 24（3）: 301-303.

68. 杨静, 吴晓娜. 高效液相色谱（HPLC）法测血清维生素 C 含量. 现代检验医学杂志, 2007, 22（5）: 44-47.

69. 刁娟娟, 孟磊, 孙炜, 等. RP-HPLC 法测定人血清中维生素 C 的含量. 药物分析杂志, 2011（1）: 55-58.

70. 陆金芳, 张新明, 金作衡, 等. 固蓝盐 B 比色法测定负荷尿中维生素 C. 现代预防医学, 2003, 30（3）: 393-394.

71. 罗红军, 李慧, 罗文鸿. 高效液相色谱法测定尿样中维生素 C、B_1 和 B_2. 汕头大学医学院学报, 2012, 25（2）: 65-66.

72. 郑元龙. 高效液相色谱法测定人尿中维生素 C 与肌酐. 营养学报, 1991（1）: 74-77.

73. 李增禧, 劳志华, 欧慧欢, 等. 头发微量元素分级诊断（2）. 广东微量元素科学, 2013, 20（8）: 44-70.

74. 熊婵, 蒋学慧, 田亚平, 等. ICP-MS 法测定采血管中的 20 种微量元素光谱学与光谱分析. 光谱学与光谱分析, 2016, 36（11）: 3676-3682.

75. 解清, 欧阳荔, 王京宇. 电感耦合等离子体质谱法测定人全血、膳食、尿样和粪便中轻稀土元素及相关性分析. 质谱学报, 2012, 33（6）: 353-356.

76. 张丹. 头发中无机元素分析方法及应用的研究进展. 中国无机分析化学, 2014, 4（3）: 19-25.

77. 刘小立, 谢尉, 谭洪兴, 等. 深圳居民尿液中 24 种元素的分布. 中华预防医学杂志, 2014, 48（2）: 114-118.

78. 王丽娟, 霍军生. 铁缺乏筛查方法研究进展. 卫生研究, 2015, 44（3）: 516-522.

79. Clark SF. Iron deficiency anemia: diagnosis and management. Curr Opin Gastroenterol, 2009, 25: 122-128.

80. WHO. Assessing the iron status of populations: report of a joint World Health Organization/ Centers for Disease Control and Prevention technical consultation on the assessment of iron status at the population level. 2nd ed., Geneva: World Health Organization, 2007.

81. Cook JD. Diagnosis and management of iron-deficiency anaemia. Best Pract Res Clin Haematol. 2005, 18（2）: 319-332.

82. Lynch S. Case studies: iron. Am J Clin Nutr, 2011, 94: 673S-678S.

83. Michael BZ, Luciano M, Franziska SA, et al. Serum transferrin receptor and zinc protoporphyrin as indicators of iron status in African children. Am J Clin Nutr, 2005, 81: 615-623.

84. 俞丹, 霍军生, 解立斌, 等. 血清铁蛋白诊断铁缺乏临界值研究的 Meta 分析. 卫生研究, 2013, 2: 228-235.

85. Thurnham DI, McCabe GP. Influence of infection and inflammation on biomarkers of nutritional status with an emphasis on vitamin A and iron. In: World Health Organization. Report: Priorities in the assessment of vitamin A and iron status in populations, Panama City, Panama, 15-17 September 2010. Geneva: World Health Organization, 2012.

86. Markovic M, Majkic-Singh N, Ignjatovic S, et al. Reticulocyte haemoglobin content vs. soluble transferring receptor and ferritin index in iron deficiency anemia accompanied with inflammation. Int J of Lab Haematol, 2007, 29: 341-346.

87. Beguin Y. Soluble transferrin receptor for the evaluation of erythropoiesis and iron status. Clin Chim Acta, 2003, 329: 9-22.

88. Baillie FJ, Morrison AE, Fergus I. Soluble transferrin receptor: a discriminating assay for iron deficiency. Clin Lab Haematol, 2003, 25: 353-357.

89. Zimmermann MB, Hurrell RF. Nutritional iron deficiency. Lancet, 2007, 370: 511-520.

90. Malope BI, MacPhail AP, Alberts M, et al. The ratio of serum transferrin receptor and serum ferritin in the diagnosis of iron status. Br J Haematol, 2001, 115, 84-89.

91. Mei Z, Parvanta I, Cogswell ME, et al. Erythrocyte protoporphyrin or hemoglobin: which is a better screening test for iron deficiency in children and women? Am J Clin Nutr, 2003, 77: 1229-1233.

92. Cook JD, Flowers CH, Skikne BS. The quantitative assessment of body iron. Blood, 2003, 101: 3359-3364.

93. Pfeiffer CM, Cook JD, Mei Z, et al. Evaluation of an automated soluble transferrin receptor (sTfR) assay on the Roche Hitachi analyzer and its comparison to two ELISA assays. Clin Chim Acta, 2007, 382: 112-116.

94. Lynch S. Improving the assessment of iron status. Am J Clin Nutr, 2011, 93: 1188-1189.

95. Franck S, Linssen J, Messinger M, et al. Clinical utility of the RET-Y in iron-restricted erythropoiesis. Clin Chem, 2004, 50: 1240-1242.

96. Bakr AF, Sarette G. Measurement of reticulocyte hemoglobin content to diagnose iron deficiency in Saudi children. Eur J Pediatr, 2006, 165: 442-445.

97. 金旭红, 陈玲, 任小英, 等. 网织红细胞血红蛋白含量在小儿营养性缺铁性贫血筛查中的价值. 国际检验医学杂志, 2012, 33(2): 172-175.

98. URRECHAGA E. The new mature red cell parameter, low haemoglobin density of the Beckman-Coulter LH750: clinical utility in the diagnosis of iron deficiency. Int Jnl Lab Hem, 2010, 32: e144-e150

99. Bijlsma AY, Meskers CC, Westendorp RG, et al. Chronology of age-related disease definition: osteoporosis and sarcopenia. Ageing Res Rev, 2012, 11(2): 320-324.

100. Curry SJ, Krist AH, Owens DK, et al. Screening for osteoporosis to prevent fracture: US preventive services task force recommendation statement. JAMA, 2018, 319(24): 2521-2531.

101. Cosman F, de Beur SJ, LeBoff MS, et al. Clinician's guide to prevention and treatment of osteoporosis. Osteoporos Int, 2014, 25(10): 2359-2381.

102. 王京钟. 现代体成分研究进展和方法. 国外医学 - 卫生学分册, 2003, 30(5): 307-312.

103. Machann J, Horstmann A, Born M, et al. Diagnostic imaging in obesity. Best Practice & Research Clinical Endocrinology & Metabolism, 2013, 27(2): 261-277.

104. Bazzocchi A, Filonzi G, Ponti F, et al. Ultrasound: Which role in body composition? European Journal of Radiology, 2016, 85: 1469-1480.

第六章　血液营养生物标志物和细胞因子

第一节　蛋白质代谢

一、白蛋白

白蛋白（albumin，Alb）亦称清蛋白，为含 580 个氨基酸残基的单链单纯蛋白质，分子量 66.3kD，分子中含 17 个二硫键，在 pH7.4 体液中为每分子可以带有 200 个以上负电荷的负离子。Alb 由肝实质细胞合成分泌，是血浆中含量最多的蛋白质，约占血浆总蛋白的 57%~68%，血浆中半衰期约为 15~19 天。Alb 为体内重要营养蛋白，并参与维持血浆胶体渗透压、酸碱平衡等内环境稳定，也是血浆中多种物质的主要转运蛋白。

目前医学实验室测定 Alb 的方法有电泳法、免疫法和染料结合法，以染料结合法和免疫法常用。染料结合法是利用 Alb 可与溴甲酚绿、溴甲酚紫等阴离子染料快速结合显色的特性，直接测定血清 Alb。免疫法则是利用制备的抗人 Alb 单或多克隆抗体，以各种定量免疫学方法测定血清 Alb 浓度。

（一）检测方法

1. 染料结合法（溴甲酚绿法）

原理：人 Alb 等电点（pI）为 4.0~5.8，在 pH4.2 的缓冲液中带正电荷，在非离子型表面活性剂存在时，可与阴离子染料溴甲酚绿（BCG）快速结合，生成在 628nm 处有吸收峰的蓝绿色复合物，复合物的吸光度与 Alb 量呈正比关系，据此可计算样本中 Alb 含量。

操作：自动生化分析仪测定过程为血清样品与试剂混合，读取特定波长下的吸光度 A_1，反应时间 30 秒后测定吸光度 A_2，根据计算公式得到测定结果。

不同厂家试剂盒及自动生化分析仪的参数设置可能不同，应坚持选用有正式批文、可溯源至参考物质 CRM470 的产品，严格按照试剂说明书操作。

（1）分析性能：本法测定 Alb 的最低检测限为 2g/L，线性范围为 2~60g/L，批内变异系数 ≤ 4.0%，批间变异系数 ≤ 6.5%。

（2）试剂要求

1）BCG 为酸碱指示剂，其变色区域为 pH3.8（黄色）~pH5.4（蓝绿色），因此保证试剂中缓冲体系的准确 pH 及足够缓冲容量，以控制反应体系 pH 是本法的关键。琥珀酸缓冲液校正曲线通过原点，并且线性范围较宽、灵敏度好，故推荐采用。

2）BCG 试剂中的聚氧化乙烯月桂醚（Brij-35）为非离子型表面活性剂，可促进 Alb 和 BCG 快速完全反应，亦可用其他非离子型表面活性剂替代。

3）方法学特点：在本法反应条件下，BCG 不仅和 Alb 反应显色，也和血清中其他一些蛋白质反应，但 BCG 和 Alb 显色反应迅速，而与其他蛋白的显色反应缓慢，需要 1 小时才完全完成。血清与 BCG 试剂混合后 30 秒即进行测定,则主要反映 Alb 所致快速显色反应,因此,应严格控制反应时间,以减少其他蛋白的干扰。

4)干扰因素:血红蛋白< 10g/L、胆红素< 1 026μmol/L 对本法无明显干扰,但脂血浑浊标本须加做标本空白管。

2. 溴甲酚紫法　溴甲酚紫(BCP)也为阴离子染料,在 pH4.9~5.2 的醋酸缓冲液中呈黄色,在非离子型表面活性剂存在下,可与人 Alb 快速结合后生成 603nm 处有吸收峰的绿色复合物,其吸光度与 Alb 浓度成正比,计算可得血清 Alb 浓度。该方法反应体系的 pH 接近 α-球蛋白和 β- 球蛋白的等电点,能一定程度减少这两种球蛋白的正电荷形成,抑制它们与阴离子染料 BCP 的非特异性反应,故对测定白蛋白有相对较高的特异性。但 BCP 与动物血清 Alb 的反应性较差,因此本法要求 Alb 标准品和质控血清均应使用人源性。

3. 免疫比浊法

(1)原理:人 Alb 具完全抗原性,可制备多克隆或单克隆抗体。将抗人 Alb 抗体加入样本血清中,可通过抗原 - 抗体反应与血清中 Alb 特异性结合,形成 Alb- 抗 Alb 抗体复合物微粒,导致浊度增加。在一定的条件下,如合适的抗原、抗体浓度,一定的免疫复合物微粒直径 / 入射光波长比值等,浊度的增加与免疫复合物微粒数相关,因此可定量得到样本中 Alb 的浓度。

(2)操作:不同厂家试剂盒及上机参数设置可不同,应选用有正式批文,可溯源至人血清蛋白参考物 CRM470 的质量可靠产品,严格按照试剂说明书和仪器要求操作。

1)方法学特点:血清 Alb 定量免疫学检测方法有透射浊度法、散射浊度法和酶联免疫吸附法等。透射浊度法可在自动生化分析仪上完成,较多应用,散射浊度法灵敏度高,但干扰因素较多,需特殊的散射光检测仪器,酶联免疫吸附法操作较繁琐且检测性能较差。但由于血清 Alb 浓度较高,成本较低的染料结合法已可完全满足检测要求,故 Alb 定量免疫学检测主要用于含量较低的尿和脑脊液标本测定。

定量免疫比浊法常采用的是微粒增强免疫浊度法,将抗体吸附或交联于一定粒径的乳胶或聚苯乙烯等微粒上,较均一地增加免疫复合物粒径,从而增强其正向折射光,提高检测灵敏度,特别是对分子量较小的抗原更适用。

2)干扰因素:样本浑浊、灰尘污染、存在微小凝血块等微粒对免疫浊度法干扰大,需要注意避免。试剂有任何可见的混浊,也必须弃去不用。

(二)参考区间

成年人血清 Alb 浓度(溴甲酚绿法):40~55g/L。摩尔浓度按 g/L × 15.2=μmol/L 换算。

(三)意义

1. 血清 Alb 浓度可以受饮食中蛋白质摄入量影响,在一定程度上可以作为个体营养状态的评价指标,营养不良或吸收减少时可降低;

2. 血清 Alb 增高较少见,严重脱水时可见;

3. 血清 Alb 降低的临床意义较大,可以由以下几方面引起:白蛋白合成降低、分解代谢增加、丢失或异常分布、消耗性疾病及遗传性疾病等。

二、前白蛋白

前白蛋白(prealbumin, PA)又称前清蛋白,分子量约为 55kD,为肝脏细胞合成的糖蛋白。因电泳时迁移在白蛋白之前而得名。血浆半衰期为 1.9 天,短于其他肝脏表达释放的血浆蛋白,可以准确、敏感地反映机体内蛋白的合成情况。PA 的生理功能为组织修补材料和运载蛋白,主要运输甲状腺素和维生素 A。PA 可结合大约 10% 的 T4 和 T3,对 T3 亲和力更大;此外,脂溶性维生素 A 以视黄醇形式存在于血浆中,先与视黄醇结合蛋白形成复合物,再与 PA 以非共价键形成视黄醇 -RBP-PA 复合物运输,该复合物一方面可避免视黄醇氧化,另一方面可防止小分子的视黄醇 -RBP 复合物从尿中丢失。

血清前白蛋白可用电泳和免疫学方法测定。电泳法操作较繁杂耗时,准确性和重复性差,不适合常规检验。测定 PA 的免疫学方法包括免疫电泳法、放射免疫法、酶联免疫法、化学或电化学发光免疫法、荧光免疫法和免疫浊度法等。目前较为常用的检测方法为免疫浊度法,可在自动生化分析仪上完成。

（一）检测方法

1. 免疫比浊法

原理:抗人 PA 抗体加入样本血清中,通过抗原 - 抗体反应与血清中 PA 特异性结合,形成 PA- 抗 PA 抗体复合物微粒,导致浊度增加。在一定的条件下,如合适的抗原、抗体浓度、一定的免疫复合物微粒径 / 入射光波长比值等,浊度的增加与免疫复合物微粒数即 PA 数相关,得以定量 PA 浓度。

操作:不同实验室具体反应条件会因所用仪器和试剂而异,在保证方法可靠的前提下,应按仪器和试剂说明书设定测定参数,进行定标品、质控样品和样品分析。

（1）方法学特点:本法的最低检测限为 15mg/L,可报告范围为 30~800mg/L,批内及批间 CV 均 ≤ 2.0%。超过检测上限的样本须用生理盐水稀释后重测,结果乘以稀释倍数。

（2）干扰因素:黄疸、中度溶血及类风湿因子 < 100IU/ml 标本对本法无显著干扰,但脂浊及高甘油三酯血脂对本法有负干扰。

2. 其他定量免疫学方法,包括散射免疫比浊法和透射免疫比浊法的参考区间会有所不同,建议实验室应根据使用方法建立本实验室参考区间。

（二）参考区间

成年人血清 PA 浓度（透射比浊法）为 250~400mg/L（4.55~7.28μmol/L）,儿童约为成年人水平的一半,青春期急剧增加至成年人水平。两种单位的换算公式为 mg/L × 0.018 2=μmol/L。

（三）意义

1. 可用于评价营养不良。PA 在 200~400mg/L 为正常,100~150mg/L 为轻度营养不良,50~100mg/L 为中度营养不良,< 50mg/L 为严重营养不良。

2. 可用于评价肝功能,也是较为敏感的负性急性时相反应蛋白,在急性炎症、恶性肿瘤和创伤等急需合成蛋白质的情况下,血清 PA 均迅速下降。

三、尿素

尿素（urea）是机体蛋白质代谢的终末产物,受蛋白质摄入量的影响。分子量小且不与血浆蛋白结合,可自由滤过肾小球。进入原尿中的尿素约 50% 被肾小管和集合管重吸收,肾小管有少量排泄。通过测定血清中尿素的含量可观察肾小球滤过功能和蛋白质代谢状况。

尿素的测定方法大致可以归纳为两类:间接测定法和直接测定法。现在常用的间接比色法有酶耦联速率法、脲酶 - 波氏比色法、酶电极法等。间接测定法先用尿素酶将尿素分解成铵离子（NH_4^+）和碳酸根,然后用 Berthelot（波氏）反应或谷氨酸脱氢酶（GLDH）法,测定反应过程中 NH_4^+ 的生成量。直接测定法为化学法,较为常用的是二乙酰一肟法,在强酸加热条件下,尿素与二乙酰发生 Fearon 反应,生成红色的原二嗪（diazine）,颜色深浅与尿素含量成正比。因二乙酰不稳定,常用二乙酰一肟代替,二乙酰一肟遇酸水解成二乙酰。该方法所用试剂易得、成本低,但在操作时须加热煮沸,且线性范围狭窄,所用试剂具有毒性和腐蚀性,易污染环境,现已逐步淘汰。

(一)检测方法(酶法)

1. 酶耦联速率法

(1)原理:尿素在尿素酶催化下,水解生成 NH_4^+ 和二氧化碳。NH_4^+ 在 α-酮戊二酸和还原型辅酶 I(NADH)存在下,经 GLDH 催化,生成谷氨酸,同时 NADH 被氧化成 NAD^+,可在 340nm 波长处监测吸光度下降的速率,计算样品中尿素的含量。

(2)操作:自动生化分析仪测定过程为血清样品与试剂 1 混合,温育一定时间读取特定波长下的吸光度 A_1,加入试剂 2,迟滞一定时间后测定吸光度 A_2,根据计算公式得到测定结果。

不同实验室具体反应条件会因所使用的仪器和试剂而异,在保证方法可靠的前提下,应按仪器和试剂说明书设定测定参数,进行定标品、质控样品和血清样品分析。

(3)干扰因素:在测定过程中,各种器材和蒸馏水应无 NH_4^+ 污染,否则结果会偏高。溶血标本对测定有干扰。检测标本推荐使用血清。高浓度的氟化物可抑制尿素酶,引起结果假性偏低。使用铵盐抗凝剂,可引起结果偏高。

2. 脲酶-波氏比色法

(1)原理

本法测定分两个步骤:首先用尿素酶水解尿素,产生 2 分子 NH_4^+ 和 1 分子二氧化碳;然后 NH_4^+ 在碱性介质中与苯酚及次氯酸反应,生成蓝色的吲哚酚。此过程须用亚硝基铁氰化钠催化。蓝色吲哚酚的生成量与 urea 含量成正比,波长 560nm 比色测定。

(2)操作:自动生化分析仪测定过程为血清样品与试剂 1 混合,温育一定时间后加入试剂 2,再温育一定时间后测定吸光度 A,根据计算公式得到测定结果。

不同实验室具体反应条件会因所使用的仪器和试剂而异,在保证方法可靠的前提下,应按仪器和试剂说明书设定测定参数,进行定标品、质控样品和血清样品分析。

(3)干扰因素:空气中氨气可污染试剂或玻璃器皿,或使用铵盐抗凝剂,均可引起结果偏高。高浓度的氟化物可抑制尿素酶,引起结果假性偏低。

3. 酶电极法　基于脲酶水解尿素产生 NH^+,NH^+ 使溶液的电导率发生改变,利用特定电极测定电导率的变化来测定样本中尿素含量的酶电导法。在方法学上未采用比色分析,因此,其他许多潜在干扰物质对测定的影响也大大减少。本法反应时间仅需 11.5 秒,是目前测定尿素方法中最快的方法,保养简单,更适合现场快速检测分析。

(二)参考区间

成年人:男(20~59 岁)3.1~8.0mmol/L

男(60~79 岁)3.6~9.5mmol/L

女(20~59 岁)2.6~7.5mmol/L

女(60~79 岁)3.1~8.8mmol/L

(三)意义

血液尿素浓度受多种因素的影响,分生理性因素和病理性因素。生理性因素:增高见于高蛋白饮食后,减低多见于妊娠期。病理性因素:增高可分为肾前性、肾性、肾后性。多见于脱水、梗阻、长期腹泻、肾炎、尿路结石、膀胱肿瘤等;严重肝病可引起尿素病理性减低。

第二节　糖　代　谢

一、葡萄糖

血液葡萄糖（glucose，Glu）是评估机体糖代谢状态，诊断糖代谢紊乱相关疾病的重要基本指标。血液葡萄糖常称为血糖，血糖测定包括空腹血糖和随机血糖测定，可以测血浆、血清和全血葡萄糖，一般来说血浆或血清测定结果更为可靠。血糖测定还受饮食、取血部位和测定方法影响，餐后血糖升高，静脉血糖＜毛细血管血糖＜动脉血糖。血糖测定有化学法和酶法，酶法是目前血糖测定最常用的方法，包括葡萄糖氧化酶 - 过氧化物酶（GOD-POD）耦联法、己糖激酶（HK）法和葡萄糖氧化酶 - 氧速率（GOD-OR）法。酶法采用特定的酶促生化反应步骤，因此具有高度特异性和灵敏度，适用于全自动生化分析仪。

血糖测定一般为清晨空腹静脉取血，取血后如全血在室温放置，血糖浓度每小时可下降5%~7%（约 0.4mmol/L 或 10mg/dl）左右；如立即分离血浆或血清，则可稳定 24 小时。如不能立即检查而又不能立即分离血浆或血清，就必须将血液加入含氟化钠的抗凝瓶，以抑制糖酵解途径中的酶，保证测定准确。氟化钠通过抑制烯醇化酶而防止糖酵解，使血糖在室温下稳定 3 天。

（一）检测方法

1. 化学法

（1）氧化还原法：血糖测定最早是采用无机化学方法，它是利用葡萄糖的还原性而建立的一类测定方法。葡萄糖可使二价铜离子还原为一价铜离子，然后一价铜离子又可和某些化合物显色，最有代表性的是 Folin-Wu 法。氧化还原法操作较繁琐，一般都须制备无蛋白血滤液。该法灵敏度低，有的试剂有毒，现已被操作简便、特异性高的方法所取代。

（2）缩合法：有机化学法，利用芳香胺类在酸性环境中可与葡萄糖醛基缩合成葡萄糖基胺，后者脱水成 Schiff 碱，再经结构重排，生成有色物质。其中邻甲苯胺法在临床上曾广泛使用。缩合法采用单一试剂显色，操作简便，可以直接用血浆或血清进行测定，灵敏度高，特异性较氧化还原法高，故测定结果与真糖值接近。本法的主要缺点是试剂腐蚀性大，邻甲苯胺被怀疑有致癌性，因此有碍于健康又易损坏机器。

应注意以上非酶法均为非特异性方法，由于非糖还原物质，如谷胱甘肽、维生素 C、肌酸、肌酐、尿酸等也都能参与反应，可使结果比酶法偏高 0.3~0.6mmol/L。

2. 酶法

（1）葡萄糖氧化酶 - 过氧化物酶耦联法（GOD-POD 法）：是在葡萄糖氧化酶的作用下葡萄糖被氧化为葡萄糖酸并产生一分子氢，过氧化物酶使过氧化氢分解产生新生态氧，氧化无色的还原型色原（如氧化 4 氨基安替比林耦联酚生成有色化合物）。其生成量与葡萄糖浓度成正比，在 505nm 有吸收峰。

$$葡萄糖 + O_2 \xrightarrow{\text{GOD}} 葡萄糖酸 + H_2O_2$$

$$H_2O_2 + 4AA + 酚 \xrightarrow{\text{POD}} 醌亚胺类 + 4H_2O_2$$

该反应第一步特异,只有葡萄糖反应,反应第二步不特异,如血中有还原性物质,如尿酸、维生素 C、胆红素和谷胱甘肽等可使 H_2O_2 还原为 H_2O,可致结果偏低。该法是目前应用最广泛的常规方法。

(2)葡萄糖氧化酶 - 氧速率法(GOD-OR 法):葡萄糖氧化酶每氧化标本中一分子葡萄糖便消耗一分子氧,用氧敏感电极测定氧消耗速率,便可知葡萄糖含量。此法准确性和精密度很好,但只能用于特殊的分析仪。

(3)己糖激酶法(HK 法):在己糖激酶催化下,葡萄糖和 ATP 发生磷酸化反应,生成葡萄糖 -6- 磷酸与 ADP。前者在葡萄糖 -6- 磷酸脱氢酶催化下脱氢,生成 6- 磷酸葡萄糖酸,同时使 NADP 还原为 NADPH,在 340nm 吸光度上升的速率与葡萄糖浓度成正比。

$$葡萄糖 +ATP \xrightarrow{\text{HK}} G\text{-}6\text{-}P+ADP$$

$$G\text{-}6\text{-}P+NADP \xrightarrow{\text{G-6-PD}} 6\text{-}GP+NADPH+H^+$$

该反应第一步不特异,任何己糖均可参与。但第二步特异,只有 G-6-P 才能反应。是目前公认的参考方法。

(二)参考区间

$3.9\sim6.1$mmol/L($70\sim110$mg/dl)。

(三)意义

高血糖症:血糖浓度 > 7.0mmol/L;

低血糖症:血糖浓度 < 2.8mmol/L。

二、糖化血红蛋白

成年人红细胞中的血红蛋白有 HbA(占 95%~97% 以上)、HbA2(占 2.5%)、HbF(占 0.5%),HbA 可分为 HbA1a、HbA1b、HbA1c、HbA1d,其中最重要的是 HbA1c。HbA1c 浓度相对恒定,临床常用 HbA1c 代表总的糖化血红蛋白水平,能直接反映机体血糖水平,是临床监控糖尿病患者血糖控制水平的较好指标,可以反映测定前 8 周左右体检者的平均血糖水平。

糖化血红蛋白的检测方法包括 HPLC 法、亲和层析法、免疫比浊法等,其中 HPLC 法是国际临床化学联合会(IFCC)推荐的测定糖化血红蛋白的参考方法。

(一)HPLC 法

1. **原理**　用偏酸性的缓冲液处理 Bio-Rex 阳离子交换树脂,使之带负电荷,与带正电荷的 Hb 有亲和力。HbA 与 HbA1 均带正电荷,但 HbA1 的两个 β 链的 N 末端正电荷被糖基消除,正电荷较 HbA 少,造成二者对树脂的附着力不同。用 pH6.7 的磷酸盐缓冲液可首先将带正电荷较少、吸附力较弱的 HbA1 洗脱下来,用紫外可见分光光度计测定洗脱液中的 HbA1 占总 Hb 的百分数。

HPLC 法是基于高效液相层析法原理,使用阳离子交换柱通过与不同带电离子作用来将血红蛋白组分离。利用 3 种不同盐浓度所形成的梯度洗脱液使得包括 HbA1c 在内的血红蛋白中的多种成分很快被分离成 6 个部分,并用检测器对分离后的各种血红蛋白组分的吸光度进行检测。分析结束后,以百分率表示各种血红蛋白组分结果。

不同实验室具体反应条件会因所使用的仪器和试剂而异,在保证方法可靠的前提下,应按仪器和试剂说明书设定测定条件,进行定标品、质控品和样品分析。

2. **参考区间**　成年人糖化血红蛋白:

HbA1(%)5.0%~8.0%

HbA1c(%)3.6%~6.0%

3. **注意事项**

(1)环境要求:层析时环境温度对结果有较大影响,规定的标准温度为 22℃,需要严格控制温度。

(2)标本类型及稳定性:抗凝剂 EDTA 和氟化物不影响测定结果,肝素可使结果增高。标本置于室温超过 24 小时,可使结果增高,于 4℃冰箱可稳定 5 天。

(3)干扰因素:溶血性贫血患者由于红细胞寿命短,HbA1c 可降低。HbF、HbH、Hb BartS 可与 HbA1 一起洗脱下来,使结果假阳性;有 HbC 和 HbS 的患者,结果可偏低。

(二)亲和层析法

1. **原理**　用于分离糖化和非糖化 Hb 的亲和层析凝胶柱,是交联间 - 氨基苯硼酸的琼脂糖珠。硼酸与结合在 Hb 分子上葡萄糖的顺位二醇基反应,形成可逆的五环化合物,使样本中的糖化 Hb 选择性地结合于柱上,而非糖化的 Hb 则被洗脱。再用山梨醇解离五环化合物以洗脱糖化 Hb,在波长 415nm 处分别测定解析液的吸光度,计算糖化血红蛋白的百分率。

2. **结果计算**

HbA1c(%)=$3.0A_B/5.55A_{NB}+3.0A_B \times 100\%$;

B:结合或糖化部分;

NB:非结合部分;

参考区间:成年人糖化血红蛋白:5.0%~8.0%。

3. **注意事项**

(1)方法学特点:环境温度对本法影响小。不受异常血红蛋白的影响。不稳定的 HbA1 干扰可以忽略不计。

(2)标本类型及稳定性:抗凝剂选择 EDTA 和肝素均可,于 4℃冰箱可保存 1 周。

(三)免疫比浊法

1. **原理**　利用 TTAB(四癸基三甲胺溴化物)作为溶血剂,用来消除白细胞物质的干扰(TTAB 不溶解白细胞)。血液样本不需要去除不稳定 HBA1 的预处理,用浊度抑制免疫学方法测定。

先加入抗体缓冲液,样本中的糖化血红蛋白(HbA1c)和其抗体反应形成可溶性的抗原抗体复合物,因为在 HbA1c 分子上只有一个特异性的 HbA1c 抗体结合位点,不能形成凝集反应,然后加入多聚半抗原缓冲液,多聚半抗原和反应液中过剩的抗 HbA1c 抗体结合,生成不溶性的抗体 - 多聚半抗原复合物,再用比浊法测定。

同时在另一通道测定 Hb 浓度,溶血液中的血红蛋白转变成具有特征性吸收光谱的血红蛋白衍生物,用重铬酸盐作标准参照物,进行比色测定 Hb 浓度。

根据 Hb 含量和 HbA1c 含量,计算出 HbA1c 的百分比。

2. **结果计算**

2.1　IFCC 计算方案:HbA1c(%)=HbA1c/Hb×100%

2.2　DCCT/NGSP 计算方案(糖尿病控制和并发症试验 / 美国糖化血红蛋白标准化方

案）：HbA1c（％）=87.6×HbA1c/Hb+2.27

3. **参考区间**　成年人 HbA1c：

IFCC 计算方案：2.8%~3.8%；

DCCT/NGSP 计算方案：4.8%~6.0%。

4. **注意事项**

（1）定标：当更换试剂批号、更换比色杯和质控结果失控时需要重新定标。

（2）不需用溶血试剂预处理。

（3）干扰因素：胆红素浓度＜ 855μmol/L，甘油三酯＜ 9.12mmol/L，类风湿因子＜ 750U/ml，抗坏血酸＜ 2.84mmol/L 时对本法无干扰。

（四）酶法

1. **原理**　用直接酶法测定样本中 HbA1c 的百分比，而不须另外检测总血红蛋白，处理后的样本与氧化还原剂反应，去除小分子和高分子干扰物质，变性后的全血样本在蛋白酶作用下分解出氨基酸，其中包括糖化血红蛋白 β 链上的缬氨酸，糖化的缬氨酸作为果糖缬氨酸氧化酶（FVO）的底物，被特异地清除 N- 末端缬氨酸，并且产生 H_2O_2，在过氧化物酶的作用下氧化色原底物而呈色，进行比色法测定。

2. **结果计算**　HbA1c（％）=A 测定 /A 标准 × 标准液浓度

3. **参考区间**　成年人 HbA1c：3.6%~6.0%（此参考区间引自《临床生物化学检验》第 5 版）。

4. **注意事项**　总胆红素＜ 450μmol/L，甘油三酯＜ 7.6mmol/L，葡萄糖＜ 75.2mol/L 时对本法无明显干扰，高 HbF（＞ 10%）可能致测定结果不准确。

第三节　脂　代　谢

一、总胆固醇

胆固醇是合成肾上腺皮质激素、性激素、胆汁酸及维生素 D 等生理活性物质的重要原料，也是构成细胞膜的主要成分。其血清浓度可作为脂代谢的指标。血清胆固醇（total cholesterol，TC）是指血液中各脂蛋白所含胆固醇之总和，分为酯化型胆固醇（又称胆固醇酯，CE）和游离型胆固醇（FC），其中 CE 占 60%~70%，FC 占 30%~40%，健康个体两种类型的比例保持稳定，FC 在卵磷脂胆固醇酯酰转移酶（LCAT）的作用下形成 CE。TC 测定的参考系统比较完善，其决定性方法为放射性核素稀释 - 质谱法，参考方法为正己烷抽提 L-B 反应显色法（ALBK 法），常规方法为酶法。目前，国内外均推荐酶法作为常规测定方法，国内外生产的试剂盒亦采用此法。

（一）检测方法

1. **酶法（COD-PAP 法）**

（1）原理：CE 被胆固醇水解酶（CEH）水解成游离脂肪酸（FFA）和游离胆固醇（FC），后者被胆固醇氧化酶（COD）氧化成胆甾烯酮，并产生过氧化氢（H_2O_2），再经过氧化物酶（POD）催化，4- 氨基安替比林（4-AAP）与酚（三者合称 PAP）反应，生成红色醌亚胺色素（trinder 反应）。醌亚胺的最大光吸收位于 500nm 左右，吸光度与标本中 TC 含量成正比。

目前各商品试剂可分为单试剂、双试剂，试剂组成及各成分浓度存在一定差异。不同实验室具体反应条件会因所使用的仪器和试剂而异，在保证方法可靠的前提下，应按仪器和试剂说明书设定测定参数,进行定标品、空白样品和血清样品分析。

（2）注意事项

1）定标品:酶法测定血清 TC 时,由于血清中大部分是 CE,而且血清基质对这项酶促反应有明显影响,故不宜采用纯胆固醇结晶配制的溶液作为定标品,应以准确定值的血清作为标准物质。如用参考方法（ALBK 法）定值血清作为定标品,则酶法的测定结果与 ALBK 法的结果一致。如用胆固醇水溶液做校准,结果比 ALBK 法略低。

2）标本类型及稳定性:血清和血浆（EDTA-Na$_2$ 作抗凝剂）均可供 TC 测定,但后者结果比前者低 3%。国内习惯用血清测定,如用血浆标本应注明。血清或血浆置密闭瓶内 2~8℃保存,TC 至少稳定 1 个月,–20℃保存至少稳定 1 年。

3）干扰因素:胆红素 < 410μmol/L,血红蛋白 < 7g/L,TG < 28.5mmol/L 时,对结果无明显干扰。

2. 正己烷抽提 L-B 反应显色法（美国 CDC 参考方法） 本法原为 Abell 等（1952 年）设计,由美国 CDC 的脂类标准化实验室协同有关学术组织进行评价和实验条件的优化,称之为 ALBK 法,已被公认为参考方法。除非使用特殊仪器分析,本法是目前化学分析法中最准确的方法。

（1）原理:用氢氧化钾（KOH）乙醇液使血清蛋白变性,并使 CE 水解为胆固醇。加水后用正己烷分别抽提,可从碱性乙醇液中定量地提取胆固醇（达 99.7%）。提取的胆固醇溶液中除少量其他固醇以外,基本上不含干扰物。故测定结果与放射性核素稀释 - 气相色谱 - 质谱法（决定性方法）接近。

抽提液挥发干后,以 Liberman-Burchard（L-B）试剂与胆固醇显色。试剂中醋酸与醋酸酐分别是胆固醇的溶剂与脱水剂,浓硫酸既是脱水剂又是氧化剂,生成的绿色产物主要是五烯胆固醇正离子,最大吸收峰位于 620nm 处,但随后可变成黄色产物,故须严格控制显色条件。

（2）试剂

1）5.9mol/L（33%W/V）KOH 溶液:称取 165g 干燥 KOH,迅速溶于 400ml 水中,冷却后稀释至 500ml,混合均匀,贮存在抗化学腐蚀的聚乙烯瓶中,螺旋盖也用同样材料制作。每月新鲜配制。

2）KOH 乙醇液（约 0.35mol/L）此试剂易变色,应在临用前配制。若配 100ml KOH 乙醇溶液,则用 10ml 刻度吸管吸取 5.9mol/L KOH 溶液 6.0ml,放入 100ml 量筒中,以无水乙醇稀释至刻度,混匀,倒入具塞三角瓶中备用。

3）L-B 试剂:醋酸酐（V1）、浓硫酸（V2）、冰醋酸（V3）按 V1：V2：V3=20：1：10 的比例混合,应在冰水浴中缓慢混匀。用前放入 25℃水浴中平衡。L-B 试剂应无色,在波长 620nm 处,1.0cm 光径比色杯,以蒸馏水调 "0" 时,吸光度应不超过 0.0 030。

3. 标准液

（1）贮存液:取无水乙醇约 150ml,在水浴上加温至约 55℃,胆固醇结晶先在真空干燥器中 55℃过夜,称取（1.9 334 ± 0.0 002）g（配制 25.0mmol/L）,以乙醇溶解,转移到 200ml 容量瓶内至约 150ml 时,在 25℃水浴中冷却,用无水乙醇加至 200ml（25℃）,混匀。

（2）应用液:以容量吸管分别吸取 5ml、10ml、20ml、30ml、40ml、50ml 的贮存液,分别用 25℃无水乙醇稀释至 100ml,配制的应用液浓度则分别为 1.25、2.50、5.00、7.50、10.00、12.50mmol/L。应用液分装至有螺旋管的试管中,标记后放入干燥器内。应用液须当天配制。

4. **操作**

标本准备

1）标准应用液及标本放在25℃水浴中约20分钟，冷冻标本放置时间延长。

2）在试管架上排列所需洁净试管（带有聚四氟乙烯盖）。设空白管4支（只用 L-B 试剂），第一管为空白，其余三支空白管间隔排列在标本管间。标本管前后各列一组（6支）标准管。各标本管还以高、低值质控管（各2支）间隔。各管中分别加入标准液、质控血清或标本500μl。

3）各管加入5ml新鲜配制的 KOH 乙醇溶液，尽量使血清分散，放入50℃水浴中1小时，使 CE 及其他可皂化物水解，水解后加入5ml试剂级水，在25℃水浴中放置约15分钟，从水浴中取出，准确加入10ml正己烷（已平衡至室温），加盖颠倒之，涡旋混匀7秒，重复2次，在两次混匀之间至少放置1分钟，吸取上层正己烷液4ml至另一组洁净试管中，将正己烷液完全挥发，颜色反应即在此管中进行。

5. **分析步骤** 准备好各项用具，25℃水浴并放入试管架、L-B 试剂和加液器预温至25℃，然后按一定时间次序添加试剂，比色。程序是先计时，加5.0ml L-B 试剂至第一管中，加盖，涡旋混合数秒溶解残渣，放入25℃水浴内试管架第一位置上，间隔30秒加5.0ml L-B 试剂于第二管，同第一管操作，依次进行。每管水浴时间是30分钟整。

6. **读取吸光度值** 分光光度计波长620nm，比色杯光径1.0cm，先用水调零，读取 L-B 试剂空白吸光度，应不超过1.003A。然后以 L-B 试剂调零点，各管依次间隔30秒读取吸光度值。

7. **注意事项**

（1）方法学特点：本法与美国国家标准与技术研究院（NIST）的决定性方法的测定值间比较偏差不超过1%；目前本法主要用于参考血清或定标品的定值，方法学评价、试剂鉴定及其他准确度评定的需要。

（2）分析性能：按 CDC 手册及所规定的仪器操作时，熟练的分析工作者能在一定时期内达到精密度0.02g/L；CDC 组织14个合作单位进行"可转移性"研究时，应用胆固醇含量为1.33~3.59g/L的混合血清时，所得室内 CV < 1.5%，室间 CV < 3.0%；该方法还可用于测定血清、血浆或其他体液中的 TC。

（3）试剂要求：L-B 试剂必须无水，浓硫酸与醋酸酐的质量十分重要，胆固醇结晶可采用我国的一级标准 GBW 09203a（纯度99.8% ± 0.1%）。

（二）参考区间

我国《中国成年人血脂异常防治建议》提出的标准（2007）为：

理想范围：< 5.18mmol/L；

边缘升高：5.18~6.19mmol/L；

升高：≥ 6.22mmol/L。

美国胆固醇教育计划（NCEP），成年人治疗组（adult treatment panel，ATP）1994年提出的医学决定水平：

理想范围：< 5.1mmol/L；

边缘增高：5.2~6.2mmol/L；

升高：≥ 6.21mmol/L。

（三）意义

影响 TC 水平的因素有：

1. **年龄与性别**　新生儿 TC 水平极低,哺乳后快速上升,接近成年人水平,之后随着年龄增加而上升,至 70 岁以后不再上升,甚至会下降；

2. 长期进食高胆固醇、高饱和脂肪酸和高热量饮食,可使 TC 增高；

3. 遗传因素；

4. 其他,如缺少运动、脑力劳动、妊娠、精神紧张等可能使 TC 升高。

高 TC 血症是冠心病的主要危险因素之一。病理状态下继发的高 TC 血症可见于肾病综合征、甲状腺功能减退、糖尿病等；继发的低 TC 血症可见于甲亢、营养不良、慢性消耗性疾病等。

二、甘油三酯

血清三酰甘油(triglyceride, TG)又称甘油三酯,它构成脂肪组织,参与 TC、CE 合成及血栓形成。其甘油骨架上分别结合了 3 分子脂肪酸、2 分子脂肪酸或 1 分子脂肪酸,分别成为甘油三酯、甘油二酯、甘油一酯,血清中 90%~95% 是甘油三酯。TG 测定的决定性方法为放射性核素稀释 - 质谱法,参考方法为二氯甲烷抽提、变色酸显色法,常规方法为国内外均推荐的酶法(GPO-PAP 法)。生产商试剂盒大多数采用此法。

检测方法

1. **酶法**

（1）GPO-PAP 法：采用脂蛋白酯酶(LPL)水解血清中甘油三酯成甘油与脂肪酸,将生成的甘油用甘油激酶(GK)及三磷酸腺苷(ATP)磷酸化。以磷酸甘油氧化酶(GPO)氧化 3- 磷酸甘油(G-3-P),然后以过氧化物酶(POD),4- 氨基安替比林(4-AAP)与 4- 氯酚(三者合称 PAP)反应显色,测定所生成的 H_2O_2。

（2）去游离甘油的甘油三酯测定（二步酶法）

1）原理：将 GPO-PAP 法的试剂分成两部分,其中脂蛋白酯酶(LPL)和双色原中的 4-AAP 组成试剂 2,其余部分为试剂 1。血清加试剂 1,37℃孵育,因无 LPL,TG 不能水解。游离甘油在 GK 和 GPO 作用下反应,生成 H_2O_2。但因体系中不含 4-AAP,Trinder 反应不能够完成。然后加入试剂 2,TG 反应,生成红色苯醌亚胺,进行比色测定。

2）测定：血清样品与试剂混合,温育一定时间后测定特定波长下的吸光度。不同实验室具体反应条件会因所使用的仪器和试剂而异,在保证方法可靠的前提下,应按仪器和试剂说明书设定测定参数,进行定标品、质控样品和血清样品分析。

3）注意事项

①干扰因素：胆红素 < 205μmol/L,血红蛋白 < 6g/L,抗凝用量的 EDTA、肝素对结果无明显干扰。

②标本类型及稳定性：血清和血浆均可用于 TG 测定,但后者结果比前者约低 3%,国内多用血清样本。血清或血浆贮存于密闭瓶内 2~8℃,1 周内 TG 水平保持稳定,置于 –20℃数月内稳定。

③酶法测定 TG：未经抽提步骤,血清中存在的游离甘油会干扰测定。二步酶法去除了游离甘油的干扰,LPL 除水解 TG 外,还能水解甘油一酯和甘油二酯(血清中后两者约占 TG 的 3%),故测定结果包括后两者。

（3）变色酸显色法（CDC 参考方法）

1）原理：用二氯甲烷抽提血清 TG，同时加入硅酸去除磷脂、游离甘油、甘油一酯、部分甘油二酯及蛋白。TG 经氢氧化钾皂化生成甘油，酸化后以过碘酸氧化甘油产生甲醛，用亚砷酸还原过剩的过碘酸后，甲醛与变色酸在硫酸溶液中加热产生紫红色反应，进行比色测定。

2）试剂

①抽提试剂

二氯甲烷（HPLC 级）；

生理盐水；

硅酸：用去离子水洗 3 次，去除细颗粒，然后用甲醇洗 2 次，用布氏漏斗过滤，空气干燥。用前置 65℃干燥箱烘干至少 72 小时，干燥器内贮存。

②皂化试剂

0.25%KOH 乙醇液：制备 5%KOH 水溶液 100ml，取 5ml 用无水乙醇稀释至 100ml，临用当天配制，超声波去除气泡。

0.1mol/L H_2SO_4：6.0ml 浓 H_2SO_4 用蒸馏水稀释至 1L。

③氧化、还原、显色试剂

过碘酸钠（$NaIO_4$）：将 1.34g $NaIO_4$ 溶于 1L 蒸馏水中。

亚砷酸钠（As_2O_3）：将 11.25gNaOH 溶于约 100ml 蒸馏水中，未冷却前加入 25g As_2O_3，最后用蒸馏水稀释成 250ml。

④变色酸显色剂

4mol/L H_2SO_4：将浓 $H_2SO_4$444ml 慢慢加入 1 500ml 蒸馏水中，在冰水浴中配制，待完全冷却后，加水至终体积 2L。

⑤显色剂：5g 变色酸加入 400ml 蒸馏水中，加入 4mol/L H_2SO_4 至 2L。

⑥标准液：标准物质为三油酸酯及三软脂酸酯。

⑦贮存液（含 2mg/L）

称三油酸酯 200mg，溶于二氯甲烷至 100ml。

称三软脂酸酯 100mg，溶于二氯甲烷至 50ml。

将上述两液按 2∶1 的比例充分混合，此液含 TG 2.327mmol/L。

⑧工作液

由二氯甲烷稀释贮存液至下列浓度：S1 0.465mmol/L、S2 0.931mmol/L、S3 1.862mmol/L、S4 2.792mmol/L、S5 3.723mmol/L。

3）剂量响应曲线：工作液（S1~S5）各 10ml，分别加入硅酸 2g、生理盐水 0.5ml 后，与标本同样处理，绘制剂量响应曲线。线性范围超过 3.723mmol/L 则结果不可靠，标本值高于此水平须稀释后再测。

4）稳定性：标准贮存液与工作液应密闭放置于 4℃冰箱中，可稳定 6 个月。

5）操作

①抽提吸附去除磷脂：准备 20~150mm 有盖玻璃试管 6 支，分别标记"测定管""标准管""空白管"各 2 支，每管中加入硅酸约 2g。"测定管"中加入血清标本 0.5ml 及二氯甲烷 10ml，加盖，立即混合；"标准管"中分别加入标准工作液（S1~S5）10ml 及生理盐水 0.5ml，加盖，立即混合；"空白管"中加入二氯甲烷 10ml 和生理盐水 0.5ml，加盖，立即混合。以上加

液后混匀用涡旋式混匀器,直至上层液中看不见水珠。

放在水平式振荡器上振荡 30 分钟,然后静置 10 分钟。

吸取上层液 2ml(相当于血清 0.1ml),以 0.1ml 二氯甲烷洗吸管。

②挥发与皂化

将二氯甲烷抽提液置于真空炉内挥发至干,45℃逐渐抽真空 1 小时,继续留在真空干燥器中 1 小时;

用吸管在每管中加入 0.5ml 0.25% KOH 乙醇液,混合后置 70℃电热架上 30 分钟;

各管移至室温后,准确加入 2.5ml 0.1mol/L H_2SO_4,放置冰箱中过夜。次日上午使各管达到室温,吸取溶液 0.5ml,加 0.1ml 过碘酸钠,氧化 10 分钟后,加入亚砷酸钠 0.1ml,混匀,然后加入变色酸显色剂 5ml,在 100℃水浴中加温 30 分钟,取出冷却后比色(570nm)。

结果计算:依据三油酸酯 - 三软脂酸酯的剂量响应曲线。

2. 参考范围   不同地区、人种的 TG 参考值因环境与遗传因素而异,不能笼统地制定所谓的"正常值及正常范围"。我国人群低于欧美人群,成年后随年龄上升。TG 水平的个体间差异比 TC 大,呈现明显的正偏态分布。

我国《中国成年人血脂异常防治建议》提出的标准(2007)为:

理想范围:< 1.7mmol/L;

升高:> 1.7mmol/L;

NCEP 成年人治疗组第三次报告(ATP Ⅲ)提出的医学决定水平:

理想范围:< 1.7mmol/L;

边缘增高:1.7~2.25mmol/L;

增高:2.26~5.64mmol/L;

很高:≥ 5.65mmol/L。

3. 意义   饮食方式、年龄、性别等生理性因素对 TG 水平影响均较大。高脂饮食后 TG 升高,一般餐后 2~4 小时达到高峰,8 小时后基本恢复空腹水平,运动不足、肥胖可使 TG 升高;成年后随年龄上升,中青年男性高于女性,50 岁后女性高于男性。人群中血清 TG 水平呈现明显正偏态分布。原发性升高见于家族性高 TG 血症与家族性混合型高脂血症等;继发性升高多见于糖尿病、妊娠、口服避孕药、酗酒等。原发性降低见于无 β- 脂蛋白血症和低 β- 脂蛋白血症。继发性降低多见于继发性脂质代谢异常、内分泌疾病、癌症晚期等。

三、高密度脂蛋白胆固醇

高密度脂蛋白(high density lipoprotein, HDL)主要由肝脏和小肠合成,是颗粒直径最小、密度最大的脂蛋白,其中脂质和蛋白质部分几乎各占一半,HDL 中的载脂蛋白以 appoA I 为主。HDL 是一类异质性的脂蛋白,不同亚组分在形状、密度、颗粒大小、电荷和抗动脉粥样硬化特性等方面均不相同。HDL 将胆固醇从周围组织转运到肝脏进行再循环或以胆酸的形式排泄,此过程称为胆固醇逆转运。大量流行病学资料表明,血清高密度脂蛋白胆固醇(HDL-C)水平与冠心病发病呈负相关,具有抗动脉粥样硬化作用。但最新研究显示血清 HDL-C 水平已不足以作为 HDL 功能效应的度量指标,近年研究 HDL 异质性受到广泛重视,以寻找更加有效地反映 HDL 的功能指标,其中最受关注的是前 $β_1$- 高密度脂蛋白,它不仅与 HDL 成熟过程有关,而且在外周细胞胆固醇外流、酯化以及转运中起着重要作用。

HDL-C 测定没有决定性方法,参考方法为超速离心结合肝素 - 锰(Mn)沉淀法。第一代的直接测定法,有肝素 -Mn 法、磷钨酸 - 镁(PTA-Mg)法、硫酸右旋糖酐 -Mg(DS-Mg)法和聚乙二醇(PEG)法等,其操作相对简便,其中 DS 50 000-Mg 法为 CDC 指定的比较方法;PTA-Mg 法也常作为比较方法使用,此两种方法曾在医学实验室中广泛应用。沉淀法的主要缺点是标本需要预处理,不能直接上机测定,且高 TG 标本中 VLDL 沉淀不完全而影响测定结果。第二代的测定方法是磁性硫酸葡聚糖法。第三代测定方法是匀相测定法,由于匀相测定法免去了标本预处理步骤,可以直接上机测定,目前被医学实验室广泛采用。中华医学会检验分会血脂专业委员会推荐匀相测定法作为临床实验室测定 HDL-C 的常规方法。

(一)检测方法

1. 匀相测定法

(1)原理

基本原理有以下几类

1)PEG 修饰酶法(PEG 法);

2)选择性抑制法(SPD 法);

3)抗体法(AB 法);

4)过氧化氢酶法(CAT 法)。

(2)试剂:不同方法的试剂成分亦各不相同,不同实验室具体反应条件会因所使用的仪器和试剂而异,在保证方法可靠的前提下,应按仪器和试剂说明书设定测定参数,进行定标品、质控样品和血清样品分析。

(3)注意事项

1)匀相测定法的精密度均较好:PEG 法、SPD 法、AB 法和 CAT 法的总 CV% 分别为 0.6~3.1、1.1~2.7、1.4~1.8 和约 2.0。

2)干扰因素:胆红素 < 500mg/L,血红蛋白 < 10g/L 均对以上方法测定结果无明显干扰。

3)标本稳定性:标本贮存于密闭瓶内 2~8℃,可稳定数天,–20℃可稳定数周,–70℃可长期保存。

2. 超速离心结合选择性沉淀法(CDC 参考方法)　美国 CDC 采用本法测定参考血清的靶值,并用于评价常规方法的准确性,被认为是目前测定 HDL-C 最准确的方法。

(1)原理:超速离心去除 VLDL,然后用肝素 -Mn 沉淀 LDL,上清中的 HDL-C 用 ALBK 法测定。

(2)操作

1)超速离心:血清 5ml 在 1.006kg/L 密度液中分离 CM 和 VLDL,40 000r/min 离心 18.5 小时,设置温度 18℃,最高温度达 25℃。用切割法去除上层的 VLDL,将下层 LDL 与 HDL 定量转移至 5ml 容量瓶中。

2)测定:选择性沉淀试剂为肝素(5 000 美国药典单位 /ml)及 1mol/L 氯化锰(试剂级 $MnCl_2 \cdot 4H_2O$ 197.91g 溶于 1L 水中)。取超速离心后标本 2ml,加入肝素 80μl,混合,再加入氯化锰 100μl,混合,放入冰水浴中 30 分钟,4℃、1 500×g 离心 30 分钟,上层液供 HDL-C 测定。

3. 硫酸葡聚糖 -Mg 沉淀法(CDC 指定的比较方法)　由于 HDL-C 测定的参考方法难以推广,此法经详细评价证明与参考方法具有可比性,以由 CDC 的 CRMLN(胆固醇参考方法实验室网络)标准化组织指定为对比方法,但最后一步胆固醇测定要用参考方法(ALBK 法)。

(1)原理:以硫酸葡聚糖 DA50(MW=50 000 ± 5 000)与 Mg^{2+} 沉淀血清中含 ApoB 的脂蛋白 [LDL、VLDL、Lp(a)] 后,测定上清中的 HDL-C。

（2）试剂

DS 沉淀试剂：称取 DS50 1.0g，$MnCl_2 \cdot 6H_2O$ 10.16g 及叠氮钠（NaN_3）50mg，溶于去离子水中，定量至 100ml，室温放置至少可稳定 1 年。

胆固醇测定试剂：同 ALBK 法 TC 测定。

（3）操作：血清 0.5ml 与 DS 沉淀剂 50μl 混合，放置室温 5~30 分钟，12 000×g 离心 5 分钟或 1 500×g 离心 30 分钟，上清液供 ALBK 法测定胆固醇。如离心后上层血清混浊，表示含 ApoB 的脂蛋白沉淀不完全，可用 0.22μm 孔径滤膜过滤后测定。

（二）参考区间

成年男性 HDL-C 为 1.16~1.42mmol/L；女性为 1.29~1.55mmol/L。正常人 HDL-C 约占 TC 的 25%~30%。

我国《中国成年人血脂异常防治建议》提出的标准（2007）为：

理想范围：＞ 1.04mmol/L；

升高：≥ 1.55mmol/L；

降低：＜ 1.04mmol/L。

NCEP ATP Ⅲ 提出的医学决定水平：

1. ＜ 1.03mmol/L 为降低，CHD 发生风险增高；

2. ≥ 1.55mmol/L，CHD 发生风险降低。

（三）意义

影响血清 HDL-C 水平的因素很多，主要有：年龄、性别、种族、饮食、肥胖、饮酒、吸烟、运动、药物和疾病。HDL-C 与冠心病呈负相关，HDL-C 低于 0.9mmol/L 是冠心病发生的危险因素。

四、低密度脂蛋白胆固醇

低密度脂蛋白（low density lipoprotein，LDL）由极低密度脂蛋白（VLDL）转化而来，LDL 颗粒中含胆固醇酯 40%、游离胆固醇 10%、TG6%、磷脂 20%、蛋白质 24%，是血液中胆固醇含量最多的脂蛋白。根据颗粒大小和密度高低不同，可将 LDL 分为不同的亚组分。LDL 将胆固醇运送到外周组织，大多数 LDL 是由肝细胞和肝外的 LDL 受体进行分解代谢。低密度脂蛋白胆固醇（LDL-C）水平升高是独立的致动脉粥样硬化危险因素，其中小而密的 LDL 易于氧化，具有更强的致动脉粥样硬化作用。

LDL-C 测定没有决定性方法，LRC（脂类研究所）和 CDC 的参考方法是超速离心结合沉淀法，称 β 定量法。1972 年，Friendewald 等介绍一个简单的，可根据 TC、HDL 和 TG 含量来计算 LDL-C 的公式（F 公式），该公式是建立在 TG（mg/dl）÷5=VLDL-C 的基础上，该公式计算简便，曾在医学实验室广泛使用，但在实际应用中此公式计算也有不少限制。20 世纪 80 年代发展的选择性沉淀法，称第一代直接测定法，加入相对特异的试剂，如肝素、聚乙烯硫酸盐（PVS）等沉淀 LDL，离心后测定上层液中的胆固醇含量，和 TC 之差即为 LDL-C。该方法在精密度、准确度或特异性方面较差，有待改进。第二代方法是 20 世纪 90 年代初发展的免疫分离法和肝素磁珠法，这两种方法只是在沉淀法的基础上对标本处理采用新的方法，取代了离心步骤，并无实质性的改进，在我国并未推广。第三代方法是 1998 年首先由日本学者报道，适合自动分析仪使用的匀相测定法。由于匀相测定法免去了标本预处理的步骤，可直接上机测定，很快得到了普及。中华医学会检验分会已推荐匀相测定法作为医学实验室测定 LDL-C 的常规方法。

（一）检测方法

1. 匀相测定法

（1）原理

基本原理有以下几类：

1）增溶法（Sol 法）；

2）表面活性剂法（SUR 法）；

3）保护法（PRO）；

4）过氧化氢酶法（CAT 法）。

5）紫外法（CAL 法）

（2）操作：方法不同，试剂成分亦各不相同。自动生化分析仪测定过程为血清样品与试剂 1 混合，温育一定时间读取特定波长下的吸光度 A1，加入试剂 2，迟滞一定时间后测定吸光度 A2，根据计算公式得到测定结果。

不同实验室具体反应条件会因所使用的仪器和试剂而异，在保证方法可靠的前提下，应按仪器和试剂说明书设定测定参数，进行定标品、质控样品和血清样品分析。

（3）注意事项

①标本稳定性：标本贮存密闭瓶内 2~8℃可稳定 7 天，−70℃可稳定 30 天，EDTA 抗凝血浆测定值会偏低。

② LDL-C 测定的参考方法和化学沉淀法实际上均包括中密度脂蛋白（IDL）和 Lp（a）中胆固醇，以前流行病学的基础资料也都基于上述测定方法。

③干扰因素：胆红素＜ 500mg/L，血红蛋白＜ 10g/L，维生素 C ＜ 500mg/L 对结果无明显干扰。

2. 超速离心结合沉淀法（β 定量法，CDC 参考方法）

（1）原理：本法为超速离心结合选择性沉淀法，即用超速离心除去＜ 1.006kg/L 的组分（含 VLDL 和 CM）后，再用肝素 -Mn 沉淀分离，同时测定去 VLDL 和 CM 的组分 [含 HDL、LDL、IDL 和 Lp（a）] 和沉淀后的上清液（含 HDL）中的胆固醇含量，二者之差即为 LDL[包含 IDL 和 Lp（a）] 胆固醇含量。

（2）操作：超速离心、选择性沉淀二步骤与 HDL-C 参考方法相同，只是胆固醇测定时除测定沉淀后上层的 HDL-C 外，还同时测定超离心后下层液（含 HDL 和 LDL）胆固醇。

注意事项：所得 LDL-C 值包括 IDL-C 和 Lp（a）-C。

3. 聚乙烯硫酸盐（PVS）沉淀法

（1）原理：血清中聚乙烯硫酸盐 - 聚乙二醇甲醚（PVS）选择性地沉淀 LDL，离心后上层液中含 HDL、VLDL 和 CM，用胆固醇测定酶试剂分别测定上层液和血清 TC 含量，二者之差即 LDL-C 含量。

（2）注意事项

1）本法沉淀物中包括 IDL-C 和 Lp（a）-C。

2）干扰因素：血清 TG 水平很高时，部分样本会因 VLDLA 沉淀不完全，而导致结果偏低。故当血清严重混浊时，用生理盐水将血清稀释 1 倍后测定。

3）血清与沉淀剂混合后，放置时间不得超过 1 小时。

4. Friendewald 公式计算法

（1）结果计算：Friendewald 公式如按旧单位 mg/dl 计算，假设血清中 VLDL-C 为血清 TC

量的 1/5 计（以重量计），则：LDL-C=TC–HDL-C–TG/5。如按法定计量单位 mmol/L 计算，则应为 LDL-C=TC–HDL-C–TG/2.2。

（2）注意事项

1）公式使用条件：只有 TC、TG、HDL-C 三项测定都准确，符合标准化要求，才能计算得出 LDL-C 准确值。公式假设 VLDL-C 与 TG 之比是固定不变的。在高 TG 血症时，VLDL-C/TG 比例变化较大，其他脂蛋白中 TG 含量也增多。

2）下列情况下不应采用公式计算

血清中存在乳糜颗粒时；

血清 TG 水平＞ 4.52mmol/L 时；

血清中存在异常 β- 脂蛋白时（Ⅲ型高脂蛋白血症）。

（二）参考区间

LDL-C 水平随年龄上升，中、老年人平均约为 2.7~3.1mmol/L。

我国《中国成年人血脂异常防治建议》提出的标准（2007）为：

理想范围：＜ 3.7mmol/L；

边缘升高：3.37~4.12mmol/L；

升高：＞ 4.14mmol/L。

NCEP，ATP Ⅲ提出的医学决定水平：

理想水平：＜ 2.58mmol/L；

接近理想：2.58~3.33mmol/L；

边缘增高：3.64~4.11mmol/L；

增高：4.13~4.88mmol/L；

很高：＞ 4.91mmol/L。

（三）意义

增高：多见于高脂蛋白血症、糖尿病、冠心病、肾病、神经厌食、孕妇等。

降低：见于营养不良、慢性贫血、创伤、严重肝病等。

此外，LDL-C 水平与缺血性心脏病发生危险上升趋势及程度等与 TC 相似。

五、脂蛋白（a）

脂蛋白（a）[Lp（a）] 的脂质成分和 LDL 结构相似，其所含的载脂蛋白部分除 ApoB 100 外，还含有载脂蛋白 Apo（a），二者以二硫键共价结合。目前认为 Lp（a）是直接由肝脏产生的，是一类独立的脂蛋白。血清高 Lp（a）作为心脑血管动脉粥样硬化性疾病的独立危险因素已得到公认。

Lp（a）的免疫化学定量方法包括 RID、免疫电泳测定（IEA）、ELISA、RIA、荧光免疫测定（FIA）、INA、ITA 和乳胶凝集免疫透射比浊法（LAITA）。目前医学实验室测定血清 Lp（a）最常用的方法是 ITA。IFCC 规定 Lp（a）测定的参考方法为双抗体夹心 ELISA 法，分别采用单克隆抗体 a-6（识别 Kringle Ⅳ -2）和 a-40（识别 Kringle Ⅳ -9）为包被、检测抗体。

1. **原理** 血清 Lp（a）与试剂中的特异性抗人 Lp（a）抗体相结合，形成不溶性免疫复合物，使反应液产生浊度，在波长 340nm 测吸光度，浊度高低反映血清标本中 Lp（a）的含量。

2. **操作** 自动生化分析仪测定过程为，血清样品与试剂 1 混合，温育一定时间后读取特定波长下的吸光度 A_1，加入试剂 2，迟滞一定时间后测定吸光度 A_2，根据计算公式得到测定结果。

不同实验室具体反应条件会因所使用的仪器和试剂而异，在保证方法可靠的前提下，应按仪器和试剂说明书设定测定参数，进行定标品、质控样品和血清样品分析。

3. 注意事项

（1）干扰因素：胆红素＜200mg/L，血红蛋白＜5g/L，TG＜6mmol/L 时，对结果测定无明显干扰。

（2）Lp（a）测定的标准化问题：国际临床化学学会（IFCC）Lp（a）测定的国际标准化工作已取得了系列进展。2004 年二级定标品 SRM2B 被 IFCC 正式接受为 Lp（a）的国际参考物质。Apo（a）具有多种多态性，其分子大小的不均一性对免疫化学测定 Lp（a）的结果有不同程度的影响，同时对不同测量程序测定结果的影响程度亦不同，导致结果的可比性出现差异，因此，不同测量程序、商品试剂盒间的测定结果存在着差异。

4. 参考区间　人群中血清（血浆）Lp（a）水平呈偏态分布，个体差异较大。近 80% 的正常人群在 200mg/L 以下。一般将 Lp（a）参考值定位在 300mg/L 以下，高于此水平者冠心病危险性明显增高。

5. 意义　Lp（a）水平主要由遗传因素决定，基本不受性别、年龄、饮食、营养及环境影响。同一个体的 Lp（a）水平相当恒定，不同个体的差异很大。高 Lp（a）水平是动脉粥样硬化性疾病的独立危险因素。

六、游离脂肪酸

游离脂肪酸为非酯化的脂肪酸，是类脂代谢物的重要组成部分，主要来源于脂肪酶水解 TG 或 TC 而产生的脂肪酸，根据分子链中是否有不饱和双键及不饱和双键数量多少，可分为饱和脂肪酸、单不饱和脂肪酸和多不饱和脂肪酸。外源性的脂肪一方面通过血浆转运，以游离脂肪酸的形式进入脂肪细胞，再合成脂肪储存，同时机体内的内源性脂肪主要在肝脏中合成，也通过血浆转运而进入脂肪细胞储存；另一方面，储存的脂肪不断降解，以游离脂肪酸的形式进入各组织被氧化利用，使脂肪代谢处于动态平衡。

正常人血清中游离脂肪酸（free fatty acid, FFA）含量较低，但其代谢活性较高，易受脂肪代谢、糖代谢及内分泌代谢的影响，因此 FFA 可作为评价机体脂肪酸摄入和能量代谢的重要指标。FFA 还可通过多种方式干扰胰岛素的作用，影响葡萄糖代谢，与血脂代谢异常、胰岛素抵抗、代谢综合征以及糖尿病、心血管疾病的发病有密切关系。

血清（或血浆）FFA 测定以前多采用气相色谱法或高效液相色谱法，但这些方法技术要求较为严格，检测成本高。近年来发展起来的酶学比色法（简称酶法）具有检测方便、成本低廉的优点而在医学实验室得到广泛应用。

1. 检测方法　酶法（ACS-ACOD 法）

（1）原理：游离脂肪酸在 ATP、辅酶 A（coenzyme A, CoA）的存在下，经酯酰辅酶 A 合成酶（acyl CoA synthetase, ACS）作用，生成酯酰辅酶 A，再被酯酰辅酶 A 氧化酶（acyl CoA oxidase, ACOD）氧化，生成 2，3-trans- 烯酰辅酶 A 和过氧化氢，生成的过氧化氢在过氧化物酶（peroxidase, POD）存在下，与 Trinder 色原及 4- 氨基安替比林（4-AAP）生成有色物质，通过测定其吸光度即可得到样品中游离脂肪酸的浓度。

（2）操作：自动生化分析仪测定过程为血清样品与试剂 1 混合，温育一定时间后加入试剂 2，再温育一定时间后测定吸光度 A，根据计算公式得到测定结果。

不同实验室具体反应条件会因所使用的仪器和试剂而异,在保证方法可靠的前提下,应按仪器和试剂说明书设定测定参数,进行定标品、质控样品和血清样品分析。

（3）注意事项

1）酶法测定的血清 FFA 浓度为总脂肪酸含量;

2）标本可用血清、血浆,肝素可干扰实验,须使用除肝素外的抗凝剂;

3）干扰因素:血红蛋白 < 2g/L、胆红素 < 20mg/dl、甘油三酯 < 900mg/dl 对本法无明显干扰。

2. 参考区间　空腹:0.1~0.9mmol/L。

3. 意义　血液中游离脂肪酸的浓度能反映人体脂肪代谢情况。FFA 在健康状态下处于相对平衡状态,餐后可引起生理性降低。增高多见于肥胖、糖尿病、心肌梗死、甲状腺功能亢进、肢端肥大症、严重肝病和饥饿等;降低见于甲状腺功能减退、脑垂体功能不全、艾迪生病。

七、人血浆中固醇的测定

固醇（英文:sterol）又称甾醇,是类固醇的一类,是含有羟基的类固醇。本方法用甲醇与二氯甲烷提取体脂,水解样品,用固相萃取分离固醇类化合物,HPLC-MS/MS 检测。HPLC-MS/MS 法主要检测人血浆中非胆固醇类固醇。

1. 范围　本方法适用于分析血浆中非胆固醇类固醇。

2. 原理　固醇均以环戊烷多氢菲为基本结构,含有羟基。人体中的固醇类以胆固醇的含量最丰富,是许多固醇类激素的母体。7- 脱氢胆固醇在皮肤中经紫外线的照射可转变成维生素 D_3（胆钙化醇）,后者在体内又可转变成调节钙磷代谢的激素——1, 25- 二羟胆钙化醇。由于本书中已单独介绍胆固醇、维生素 D 族的检测方法,所以本检测方法仅包括人血浆中非胆固醇类、非维生素 D 族类固醇。

方法采用甲醇与二氯甲烷提取体脂,经水解样品后固相萃取分离,HPLC-MS/MS 进样检测。

3. 试剂和材料

（1）试剂

1）二氯甲烷:色谱纯;

2）己烷:色谱纯;

3）甲醇:色谱纯;

4）氯仿:色谱纯;

5）乙腈:色谱纯;

6）乙酸铵（NH4OAC）:分析级;

7）丁羟基甲苯（BHT）:分析级;

8）氢氧化钾（KOH）:分析级;

9）铵碘化物（NH4I）:分析级。

（2）商品化衍生化试剂:1%N-（叔丁基二甲硅烷基）-N- 甲基三氟乙酰胺 w/ 1% 叔丁基二甲基氯硅烷（MSTFA w/1% TMCS）。

（3）标准品

1）混合固醇标准品。

2）固醇相对应的氘代内标定量。

4. 仪器和设备

（1）天平：感量 0.01mg。

（2）岛津 LC-10advp 系统，带有柱式烘箱和 CTC LC PAL 自动采样器，配制 AB Sciex 4000QTrap 质谱仪。

5. 分析步骤

（1）试样制备

提取：从冷冻人血浆样品（储存于 80℃）中提取、水解和分离固醇，使其平衡至室温约 30 分钟。为了确保均匀性，用 1ml 空气置换移液管（配备 1ml 一次性屏障尖端）将每个样品移液三次。然后将 200μl 血浆逐滴添加到 3ml 1∶1 DCM∶甲醇中，将其置于 16mm×100mm 玻璃管中 30℃超声水浴。用氮气冲洗管子几秒钟以置换氧气，用带聚四氟乙烯内衬的螺丝帽密封，30℃超声水浴 10 分钟。之后，样品在 25℃下以 3 500rpm 离心 5 分钟，得到颗粒蛋白和其他不溶物。将每个样品的上清液倒入 16mm×100mm 的玻璃螺旋盖管中并放在一边。将 1∶1 DCM∶甲醇溶液（3ml）添加到颗粒材料中，然后盖上管涡旋。25℃下样品 3 500rpm 离心 5 分钟，然后将上清液合并。

水解：向每根管中添加 300μl 10N 氢氧化钾并用氮气冲洗数秒，放置于 35℃水浴中 1.5 小时。水解后，向每一试样中添加 3ml DPBs，盖上盖，涡旋数秒。样品在 25℃下 3 500rpm 离心 5 分钟。用巴斯德移液管去除有机（下）层，转移到 16mm×100mm 玻璃管中。将 DCM（3ml）加到剩余样品中，然后盖上盖，涡旋几秒，25℃下 3 500rpm 离心 5 分钟。使用巴斯德移液管，去除有机层（下层），合并样品。为了最大限度地提高提取效率，对每个液 - 液步骤使用相同的移液管，并且在步骤之间将移液管放置到单独的玻璃培养管中。然后使用 27 号干燥管氮吹干燥水解样品。

分离：使用 200mg，3ml 氨基丙基 SPE 柱（Biotage；Charlotte，NC）分离固醇。用 2ml 己烷淋洗小柱，并重复 2 次。提取和干燥的血浆样品溶解在约 1ml 己烷中，轻轻涡旋几秒钟。然后，使用 6 号巴斯德移液管将样品（以及任何不溶性材料）转移至 SPE 柱，弃去洗脱液。用 1ml 己烷冲洗提取管并轻轻涡旋，然后将冲洗液转移到柱上，弃去洗脱液。同样，为了尽量减少样品损失，在每个步骤中使用相同的巴斯德移液管。加入样品后，用 1ml 己烷冲洗柱，洗脱非极性化合物。然后用 4.5ml（1.5 柱体积）23∶1 CHCL3∶甲醇从柱中洗脱固醇，到一个新的 16mm×100mm 玻璃培养管。氮吹干燥洗脱样品。

为制备供仪器分析用的样品，加入 400μl 加温（37℃）90% 甲醇，并将试管置于 30℃超声水浴 5 分钟。然后将样品转移到有 500μl 失活内插管的进样小瓶中。羟胆固醇为内标。如果在溶解过程中观察到样品中有微粒物质，则使用细尖镊子将小瓶插入物小心地转移到标准的微量离心管中，并在室温下以 6 000rpm 的速度在微量离心管中离心 5 分钟。然后小心地将小瓶插入物转移回进样器小瓶，并在室温下保存，直到分析。

（2）参考液相色谱 - 质谱条件：APCI 模式下，固醇对质子化加合物 $[M+H]^+$ 或水 $[M+H-H_2O]^+$ 损失的 -OH 进行了优化。包括极低质量碎片：m/z 81、95、109，详见表 6-1。

1）色谱柱 Poroshell 120 SB-C18（150mm×2.1mm，2.7μM）或具有同等性能的色谱柱。

2）流动相：A96% 甲醇，0.1% 乙酸（AA），B 为甲醇，0.1% AA。

3）进样量为 5μl。

4）流速：0.4ml/min。

5）梯度条件：0~7.5分钟，100% A；8分钟，100% B；8~14分钟，100%B；14分钟，100%A；14~20分钟，100%A。柱温保持在30℃。

6）离子源：大气压化学电离 APCI；

7）扫描方式：正离子；

8）检测方式：多反应监测（SMRM）；

9）APCI 模式下的固醇对质子化加合物 [M+H]+ 或水 [M+H-H$_2$O]+ 的 -OH 损失进行了优化。

（3）试样溶液的测定：在上述条件下将脂肪酸标准测定液及试样测定液分别注入液相色谱质谱仪，以特征离子峰的峰面积定量。出峰时间和特征离子见表6-1。

6. **分析结果的表述**　定量值计算采用同位素稀释和单点法校准，即通过一个相对响应因子（RRF）计算。

$$f=(As/ms)/(Ar/mr) \tag{1}$$
$$mi=f \times Ai/(As/ms) \tag{2}$$

式中：

f —— 内标与对照品的校正因子；

mi —— 待测组分的含量，单位为毫升（ng/ml）；

As —— 内标物的峰面积；

Ar —— 对照品的峰面积；

ms —— 加入内标的量，单位为毫升（ng/ml）；

mr —— 加入对照品的量，单位为毫升（ng/ml）；

Ai —— 待测组分的峰面积。

注：计算结果保留三位有效数字。

7. **精密度**　只保留在 QC 重复性条件下绝对差值不得超过算术平均值的 20% 的测量结果。

8. **检出限与线性范围**　每种化合物的仪器检测限（IDL）估计为 ≤ 50pg。每种化合物的方法检测限（MDL）估计为 ≤ 1ng/ml。线性范围：检测器响应≥仪器检测限以上至少四个数量级。

表 6-1　固醇类化合物质谱条件

化合物	中文名称	保留时间	Mass/ng	Q1 Mass/Da	Q3 Mass/Da	TOF 参数 DP/CE/CXP
Zymosterol	酵母固醇	7.79	57.000000	367.301	95.100	80.00/48.00/6.00
Desmosterol	链固醇	8.20	181.000000	367.302	81.200	80.00/55.00/4.00
7-Dehydrocholesterol	脱氢胆固醇	9.00	492.000000	367.304	159.200	80.00/30.00/4.00
Brassicasterol	菜籽固醇	9.65	427.000000	381.301	81.300	80.00/62.00/4.00
Lanosterol	羊毛固醇	10.04	95.000000	409.302	95.300	80.00/49.00/6.00
Campesterol	菜油固醇	10.36	52.000000	383.401	81.000	80.00/65.00/4.00
Stigmasterol	豆固醇	10.36	1295.000000	395.302	83.100	80.00/40.00/4.00
d6 Des	氘代链固醇	8.10	181.440000	373.301	81.200	80.00/55.00/4.00

八、人血中磷脂的测定

磷脂(PL)并非单一的化合物,其分子内含有磷酸基的多种脂质,磷脂是这一类物质的总称。血中PL包括:①卵磷脂占60%和溶血卵磷脂占2%~10%;②磷脂酰乙醇胺等,占2%;③鞘磷脂占20%。

血清PL定量方法包括酶法和试剂盒法两大类。

1. 酶测定法 可分别利用磷脂酶A、B、C、D等4种酶作用,加水分解,测定其产物,对PL进行定量。一般多采用磷脂酶D(PL-D)进行定量。PL-D可作用于含有卵磷脂、溶血卵磷脂和鞘磷脂以及含胆碱的磷脂,这三种磷脂约占血清总磷脂的95%。本法快速准确,便于自动生化分析仪器进行批量检测。

2. 人总磷脂(TPL)酶联免疫分析(ELISA)

(一)酶法

1. 原理 磷脂酶D因特异性不高,能水解血清中卵磷脂、溶血卵磷脂和神经磷脂(三者占血清总磷脂的95%),释放出胆碱,胆碱在胆碱氧化酶作用下生成甜菜碱和H_2O_2,在过氧化物酶作用下,H_2O_2、4-氨基安替比林、酚发生反应生成红色醌亚胺化合物,其颜色深浅与这三种磷脂的含量成正比,在500nm波长下比色计算结果。

2. 试剂

(1)酶应用液(参考配方):每100ml Tris-His缓冲液(50mmol/L,pH7.8)中含量见表6-2。

表6-2 酶应用液配方

磷脂酶D	45U
胆碱氧化酶	100U
过氧化物酶	220U
4-氨基安替比林	12mg
酚	20mg
$CaCl_2 \cdot 2H_2O$	8mg
TritonX-100	0.2g

(2)标准液:纯卵磷脂,临用前配制,5mg/2.5ml蒸馏水(含TritonX-1000.5%)

3. 操作

(1)标本采集:空腹12小时抽静脉血,不抗凝,分离血清或抗凝血分离血浆。

(2)在3.0ml酶应用液中加入血清(浆)20μl,标准管加标准液20μl,空白管加水20μl,放置37℃水浴10分钟后,波长500nm,比色,空白管液调零。

4. 计算

血清磷脂(mg/dl)=TA/SA×200

血清磷脂(mmol/L)=血清磷脂(mg/dl)×0.01 292

(二)人总磷脂(TPL)酶联免疫分析(ELISA)

1. 范围 此试剂盒方法仅供研究使用,不用于临床检测。此方法适用于分析人血清、血浆及相关液体样本中总磷脂(TPL)的含量。

2. 原理 试剂盒应用双抗体夹心法测定标本中人总磷脂(TPL)水平。用纯化的人总磷脂（TPL）抗体包被微孔板，制成固相抗体，往包被单抗的微孔中依次加入总磷脂（TPL），再与 HRP 标记的总磷脂（TPL）抗体结合，形成抗体 - 抗原 - 酶标抗体复合物，经过彻底洗涤后加底物 TMB 显色。TMB 在 HRP 酶的催化下转化成蓝色，并在酸的作用下转化成最终的黄色。颜色的深浅和样品中的总磷脂（TPL）呈正相关。用酶标仪在 450nm 波长下测定吸光度（OD 值），通过标准曲线计算样品中人总磷脂（TPL）浓度。

3. **试剂盒组成**　人总磷脂（TPL）酶联免疫分析（ELISA）试剂盒组成见表 6-3。

表 6-3　人总磷脂（TPL）酶联免疫分析（ELISA）试剂盒组成

试剂盒组成	48 孔配制	96 孔配制	保存
说明书	1 份	1 份	
封板膜	2 片（48）	2 片（96）	
密封袋	1 个	1 个	
酶标包被板	1 × 48	1 × 96	2~8℃保存
标准品：8 000μg/L	0.5ml × 1 瓶	0.5ml × 1 瓶	2~8℃保存
标准品稀释液	1.5ml × 1 瓶	1.5ml × 1 瓶	2~8℃保存
酶标试剂	3ml × 1 瓶	6ml × 1 瓶	2~8℃保存
样品稀释液	3ml × 1 瓶	6ml × 1 瓶	2~8℃保存
显色剂 A 液	3ml × 1 瓶	6ml × 1 瓶	2~8℃保存
显色剂 B 液	3ml × 1 瓶	6ml × 1 瓶	2~8℃保存

注：标准品依次稀释为：4 000、2 000、1 000、500、250μg/L。

4. **样本处理**

（1）血清：室温血液自然凝固 10~20 分钟，离心 20 分钟左右（2 000~3 000 转 / 分）。仔细收集上清，保存过程中如出现沉淀，应再次离心。

（2）血浆：应根据标本的要求选择 EDTA 或柠檬酸钠作为抗凝剂，混合 10~20 分钟后，离心 220 分钟左右（2 000~3 000 转 / 分）。仔细收集上清，保存过程中如有沉淀形成，应该再次离心。

（3）尿液：用无菌管收集，离心 20 分钟左右（2 000~3 000 转 / 分）。仔细收集上清，保存过程中如有沉淀形成，应再次离心。胸腹水、脑脊液参照实行。

（4）细胞培养上清：检测分泌性的成分时，用无菌管收集。离心 20 分钟左右（2 000~3 000 转 / 分）。仔细收集上清。检测细胞内的成分时，用 PBS（pH7.2~7.4）稀释细胞悬液，细胞浓度达到 100 万 /ml 左右。通过反复冻融，以使细胞破坏并放出细胞内成分。离心 20 分钟左右（2 000~3 000 转 / 分）。仔细收集上清。保存过程中如有沉淀形成，应再次离心。

（5）组织标本：切割标本后，称取重量。加入一定量的 PBS，pH7.4。用液氮迅速冷冻保存备用。标本融化后仍然保持 2~8℃的温度。加入一定量的 PBS（pH7.4），用手工或匀浆器将标本匀浆充分。离心 20 分钟左右（2 000~3 000 转 / 分）。仔细收集上清。分装后一份待检测，其余冷冻备用。

（6）标本采集后尽早进行提取，提取按相关文献进行，提取后应尽快进行实验。若不能马上进行试验，可将标本放于 –20℃保存，但应避免反复冻融。

（7）不能检测含 NaN₃ 的样品，因 NaN₃ 抑制辣根过氧化物酶（HRP）的活性。

5. 操作步骤

（1）加样：标准品设定 5 个浓度点 10 个孔，每个浓度设定平行孔，加入 50μl 不同浓度的标准品，空白孔设定 1 个孔加入 50μl 蒸馏水（空白对照孔不加样品及酶标试剂，其余各步操作相同）、待测样品孔，在酶标包被板上待测样品孔中先加样品稀释液 40μl，然后再加待测样品 10μl（样品最终稀释度为 5 倍）。加样将样品加于酶标板孔底部，尽量不触及孔壁，轻轻晃动混匀。

（2）温育：用封板膜封板后置 37℃温育 30 分钟。

（3）配液：将 30（48T 的 20 倍）倍浓缩洗涤液用蒸馏水 30（48T 的 20 倍）倍稀释后备用。

（4）洗涤：小心揭掉封板膜，弃去液体，甩干，每孔加满洗涤液，静置 30 秒后弃去，如此重复 5 次，拍干。

（5）加酶：每孔加入酶标试剂 50μl，空白孔除外。

（6）温育：操作同（2）。

（7）洗涤：操作同（4）。

（8）显色：每孔先加入显色剂 A50μl，再加入显色剂 B50μl，轻轻震荡混匀，37℃避光显色 15 分钟。

（9）终止：每孔加终止液 50μl，终止反应（此时蓝色立转黄色）。

（10）测定：以空白孔调零，450nm 波长依序测量各孔的吸光度（OD 值）。测定应在加终止液后 15 分钟以内进行。

（11）注意事项

1）试剂盒从冷藏环境中取出应在室温平衡 15~30 分钟后方可使用，酶标包被板开封后如未用完，板条应装入密封袋中保存。

2）浓洗涤液可能会有结晶析出，稀释时可在水浴中加温助溶，洗涤时不影响结果。

3）各步加样均应使用加样器，并经常校对其准确性，以避免试验误差。一次加样时间最好控制在 5 分钟内，如标本数量多，推荐使用排枪加样。

4）请每次测定的同时做标准曲线，最好做复孔。如标本中待测物质含量过高（样本 OD 值大于标准品孔第一孔的 OD 值），请先用样品稀释液稀释一定倍数（n 倍）后再测定，计算时请最后乘以总稀释倍数（×n×5）。

5）封板膜只限一次性使用，以避免交叉污染。

6）底物请避光保存。

7）严格按照说明书的操作进行，试验结果判定必须以酶标仪读数为准。

8）所有样品，洗涤液和各种废弃物都应按传染物处理。

9）本试剂不同批号组分不得混用。

6. 计算　以标准物的浓度为横坐标，OD 值为纵坐标，在坐标纸上绘出标准曲线，根据样品的 OD 值由标准曲线查出相应的浓度；再乘以稀释倍数；或用标准物的浓度与 OD 值计算出标准曲线的直线回归方程式，将样品的 OD 值代入方程式，计算出样品浓度，再乘以稀释倍数，即为样品的实际浓度。

7. 线性回归与精密度

（1）样品线性回归与预期浓度相关系数 R 值为 0.99 以上。

（2）批次内与批次间应分别小于 9% 和 11%。

8. 检出限（LOD）　60μg/L~4 200μg/L。

第四节　血清酶及其他代谢产物

一、碱性磷酸酶

碱性磷酸酶（ALP）是一组在碱性条件下水解磷酸单脂类化合物或转移磷酸单脂的磷酰基至其他物质的酶。广泛分布于人体各器官组织中，各器官 ALP 的理化性质都有区别。其中以肝脏最多，其次为肾脏、胎盘、小肠、骨骼等。主要用于骨骼和肝胆系统疾病的诊断和鉴别诊断。血清 ALP 总催化活性浓度测定出现过多种方法，其中以苯酚磷酸酯为底物的比色法（金氏法）曾得到较广泛应用，后来以连续监测法（速率法）为主。1983 年 IFCC 对速率法的底物、缓冲液等进行优化，提出 ALP 测定建议方法，虽非正式推荐方法，但产生广泛影响，目前绝大多数采用此法原理。2011 年 IFCC 在原建议基础上提出 ALP 测定参考方法，用于 ALP 测定标准化。

检测方法（连续监测法）

1. 原理　以磷酸对硝基酚为底物，2- 氨基 - 甲基 -1- 丙醇或二乙醇胺为磷酸酰基的受体。在碱性条件下，ALP 催化 4-APP（4- 氨基安替比林）水解产生游离的对硝基酚，对硝基酚在碱性溶液中转变成黄色，在 405nm 波长处有较强吸收峰，而 NPP（对硝基苯酚磷酸酯）无色。在底物过剩的情况下，对硝基苯氧离子的生成速率与血清 ALP 浓度成正比，因而可通过监测对硝基苯氧离子升高测定血清 ALP 活性浓度。

反应式

$$NPP+H_2O \xrightarrow{\text{ALP}} \text{对硝基苯氧离子} + \text{磷酸盐}$$

$$NPP+AMP \xrightarrow{\text{ALP}} \text{对硝基苯氧离子} +AMP\text{-}\text{磷酸}$$

2. 注意事项

（1）定标品要求：ALP 测定需用定值可溯源至 IFCC 参考方法的定标品校准。

（2）缓冲体系：合适的锌离子和镁离子浓度是其发挥最佳活性的重要条件。

（3）试剂要求：血清 ALP 测定反应在碱性条件下进行，开封试剂可因吸收空气中的 CO_2 而使 pH 降低，影响测定结果，因此应注意开封试剂的使用时间，采用合适的校准计划，尤其对缓冲物质（AMP）浓度较低的试剂。

（4）标本类型：除血清外可用肝素血浆，分离血清后应尽快进行分析，各种条件下贮存可能会造成 ALP 活性改变。

3. 参考区间

成年男性：45~125U/L

女性 20~49 岁：35~100U/L，50~79 岁：50~135U/L

上述参考区间引自 WS/T404.1——2012《临床常用生化检验项目参考区间》，各实验室应建立自己的参考区间。

4. 意义

升高：见于 Paget 病、胆道梗阻、恶性肿瘤骨或肝转移、佝偻病、骨软化、甲亢等。

降低：主要见于呆小病、磷酸酶过少症、维生素 C 缺乏症、甲状腺功能减低、恶性贫血等。

二、肌酐

肌酐（creatinine Cr）是肌酸代谢产物，部分来自食物摄入，部分在体内生成。血清肌酐几乎全部经肾小球滤过进入原尿，并且不被肾小管重吸收，机体内 Cr 每日生成量几乎保持恒定，因此血中 Cr 浓度恒定，测定 Cr 浓度可反映肾小球的滤过功能。

Cr 测定方法有化学方法和酶法，大多数化学法应用苦味酸速率法，酶学法主要有 3 种类型：肌酐氨基水解酶法、肌氨酸氧化酶法、肌酐亚氨基水解酶法。酶法虽成本较高，但方法特异性高、结果准确，适用于各种自动分析仪。

（一）肌氨酸氧化酶法

1. 原理

样本中的 Cr 在肌酐酶的催化下水解生成肌酸，在肌酸酶的催化下肌酸水解产生肌氨酸和尿素，肌氨酸在肌氨酸氧化酶的催化下氧化成甘氨酸、甲醛和 H_2O_2，最后耦联 Trinder 反应，比色法测定，反应形成的色素与肌酐的浓度成正比。

2. 注意事项

（1）方法学特点：Cr 酶法分析中以肌酐酶耦联肌氨酸氧化酶法较为常用，为了消除样品中肌酸的干扰，利用自动分析中双试剂法的特点，在第一试剂中加入肌酸酶，两步反应可以消除内源性肌酸的干扰。肌酐酶法分析特异性高，其参考值略低于苦味酸速率法，建议各实验室建立本地区的参考区间。

（2）色原物选择：肌酐酶耦联肌氨酸氧化酶法，以 Trinder 反应为指示系统。引用不同的色原物质可导致不同方法间灵敏度存在较大差异。目前常用的色原物质有 3,5- 二氯 -2 羟基苯磺酸钠（DHBA）、N- 乙基 -（2- 羟 -3- 磺丙基）-3、5- 二甲氧基 -4- 氟苯胺（F-DAOS）、N-（2- 羟 -3- 磺丙基）-3,5 二甲氧苯胺（HDAOS）等。

（3）干扰因素：Trinder 反应受胆红素和维生素 C 的干扰，可在试剂 1 中加入亚铁氰化钾（或者亚硝基铁氰化钾）和抗坏血酸氧化酶消除。肝素、枸橼酸、EDTA 等在常规用量下对本测定无干扰。

（二）苦味酸速率法

1. 原理

根据 Cr 与苦味酸反应，生成橘红色的苦味酸 Cr 复合物，且 Cr 的反应速度与浓度成正比。在碱性反应环境中，样品中的 Cr 和干扰物质与苦味酸的反应速度不同。选择适宜的速率监测时间，可有效避开干扰物质对 Cr 与苦味酸反应的干扰，提高特异性。

2. 注意事项

（1）干扰物：Jaffe 反应并非仅对 Cr 特异，非 Cr 色原性干扰物质有两类：一类为快速反应假 Cr 物质，测定时设置 20 秒延迟期可排除此类干扰；另一类为慢反应假 Cr 物质，为提高测定特异性，测定时间应选择在 25~60 秒。有学者对速率法严格评价后发现此"窗口期"速率法，仍受到 α- 酮酸的正干扰和胆红素的负干扰。

（2）线性范围：可达 2 000μmol/L，血样本测定值过高时，可用生理盐水稀释，尿液标本用蒸馏水作 20~50 倍稀释，测定结果乘以稀释倍数。

（3）温度：对呈色反应速度影响较大，标准管与测定管的温度必须保持一致。

3. 参考区间

血清肌酐：

男（20~59 岁）：57~97μmol/L

男（60~79 岁）: 57~111μmol/L

女（20~59 岁）: 41~73μmol/L

女（60~79 岁）: 41~81μmol/L

4. 意义

（1）增高见于各种原因引起的肾小球滤过功能减退。

（2）鉴别肾前性及肾性少尿。

三、尿酸

尿酸（uric acid, UA）是嘌呤碱基代谢产物，既可以来自体内又可以来自食物中嘌呤的分解代谢，主要在肝脏中生成，小部分尿酸可经肝脏随胆汁排泄，其余大部分均从肾脏排泄。

尿酸的测定方法有磷钨酸（PTA）法、尿酸酶法和高效液相色谱（HPLC）法。HPLC 方法利用离子交换树脂柱将尿酸纯化，在 293nm 处检测柱流出液的吸光度，计算尿酸浓度。酶法测定尿酸的特异性高，可分为紫外分光光度法和酶耦联法。目前最常用的方法是尿酸酶 - 过氧化物酶反应体系。

1. 检测方法 - 酶法

（1）原理：尿酸在尿酸酶催化下将尿酸氧化成尿囊素和 H_2O_2，H_2O_2 与 4- 氨基安替比林（4-AAP）和 3, 5 二氧 -2- 羟苯磺酸（DHBS）在过氧化物酶的催化下，生成有色物质，其色泽与样品中 UA 浓度成正比。反应式如下：

$$UA+O_2+H_2O_2 \xrightarrow{\text{尿酸酶}} \text{尿囊素} +CO_2+H_2O_2$$

$$2H_2O_2+4\text{-}AAP+DHBS \xrightarrow{\text{过氧化物酶}} \text{有色化合物} +H_2O$$

（2）注意事项：尿酸酶 - 过氧化物酶法适用于各种类型的自动化生化分析仪，而且灵敏度高，不需要去蛋白，主要干扰物质为维生素 C 和胆红素。在反应体系中加入抗坏血酸氧化酶和胆红素氧化酶，可以消除上述两种物质干扰。

2. 参考区间　成年人血清 UA: 男性 208~428μmol/L; 女性 155~357μmol/L。

3. 意义　血清尿酸升高可见于食用富含核酸的饮食、妊娠反应，疾病主要见于痛风、核酸代谢增高、肾功能减退等。

第五节　激　素　类

一、生长激素

生长激素（GH）为含 191 个氨基酸残基、分子量约 21.5KD 的单链多肽激素，由腺垂体嗜酸性粒细胞分泌。血液中有数种分子量不同，但均有 GH 活性的异构体存在。GH 不与血浆蛋白结合，以游离形式输送到各靶器官组织发挥作用。

GH 的分泌主要受下丘脑释放的 GHRH 和 GHIH 调控。GH 呈脉冲式分泌，并有明显的昼夜节律。白天仅在餐后 3 小时左右各有 1 次较小的脉冲式释放，主要在夜间熟睡后约 1 小时起有数次较大的脉冲式分泌，脉冲式分泌期外基本无释放。

（一）生理作用

1. 人生长激素的促生长作用 人生长激素（hGH）最明显的作用是促进骨、软骨和组织的生长，它刺激蛋白质和胶原的合成以及组织对循环系统中氨基酸的摄取和利用。人在幼年与成年时 hGH 的水平并无多大的差异，但在人生长发育的幼年和育成期时，机体组织对 hGH 更为敏感。hGH 对骨的促生长作用取决于骺软骨在成长中的状况。人与猫、犬、猪、牛及羊等动物一样，在幼年和育成期时 GH 对四肢长骨生长有促进作用，故出生后至性成熟期先是体高增长加快，随后主要促进躯干脊柱的生长，此时体长的生长较为迅速，至成年时四肢和脊柱的生长已基本结束，但成年时躯干向宽度增长，雄性动物的胸宽、雌性动物的胯宽增大与性腺激素有密切关系。

2. 促进蛋白质的合成 hGH 能促进氨基酸进入细胞，加速蛋白质的合成，减少尿素、肌酸和氮的排出，促使体内保持氮的动态平衡。在蛋白质的合成过程中，hGH 可加强 tRNA 合成，促进氨基酸的摄取。嘌呤霉素不能阻断此效应，提示 hGH 不是促进细胞内形成某种新蛋白质而是加强氨基酸的运转。胰岛素能促进氨基酸进入细胞，但要在 hGH 存在时有此效应。

3. 对脂肪和糖代谢的影响 hGH 能促使动物的脂肪分解，增加和抑制葡萄糖氧化，减少葡萄糖的消耗。hGH 对糖代谢作用较复杂。生理水平的 hGH 可刺激胰岛素 β 细胞，引起胰岛素分泌，加强葡萄糖的利用。过量的 hGH 则抑制葡萄糖的利用。

4. 对能量代谢的影响 hGH 具有稳定糖原的作用，能使正常动物在饥饿时骨骼肌保持糖原水平不变，心肌糖原水平还有所增加，从而有利于能量的储备，并有利于促使脂肪酸进入肝脏后在肝内氧化以提供能量，即可使能量的来源由糖代谢向脂肪代谢转移，这对某些耐力运动是有利的。

（二）生长激素功能紊乱

1. 生长激素缺乏症（GHD），又称垂体性侏儒 GHD 突出的临床表现是躯体生长受阻、骨骼发育不全、性器官发育受阻及第二性征缺乏。若未伴发甲状腺功能减退，智力一般正常，有别于呆小病。患儿大多血糖偏低，伴促肾上腺皮质激素（ACTH）缺乏者更显著，甚至可发生低血糖昏迷或抽搐。

2. 巨人症及肢端肥大症 巨人症及肢端肥大症均由 GH 过度分泌所致。两者起病年龄不一样，在生长发育期 GH 过度分泌可致巨人症，而成年后 GH 过度分泌则可形成肢端肥大症。持续 GH 过度分泌，巨人症亦可发展为肢端肥大症。病因多为垂体腺瘤、腺癌或垂体嗜酸性粒细胞异常增生。

（三）检测方法

生长激素缺乏症、巨人症和肢端肥大症等均为生长激素分泌异常所致，所以准确地测定人生长激素水平对正确诊断上述疾病十分必要，并为采取必要的干预措施提供依据。生长激素（GH）在血液中有数种，分子量不同，但均有 GH 活性的异构体存在，血液中含量甚微，用一般化学方法难以准确测定。近年来，随着免疫学检测技术的高速发展，化学发光免疫分析法（CLIA）、时间分辨荧光免疫分析法（TrFIA）和电化学发光免疫分析法（ECLIA）的相继诞生，已能特异、快速和准确地测定其在血液中的浓度。目前实验室多采用免疫分析技术检测其含量。

一般在清晨起床前，空腹平卧安静状态下取血测定作为基础值。由于前述 GH 每日分泌呈脉冲式释放的生理性波动特点，故在诊断 GH 缺乏症时，最好在患儿熟睡后 1~1.5 小时取血测定。更为严格的是插入留置式取血导管后，进行 24 小时或晚 8：00 到次晨 8：00 内每 0.5 小时取血测定 GH，了解全天或夜间 GH 分泌的总体情况。若测定结果为低，则还须应用一次刺激试验证实。

由于 GH 特有的主要以脉冲式分泌及半寿期仅 20 分钟的特点，在不能确定是否正好在脉冲式分泌期，或脉冲式分泌后较长间隔后采血的情况下，不能单凭 GH 测定做出 GH 功能紊乱的有关诊断，通常同时进行 GH 激发试验。

（四）参考范围

婴幼儿为 15~40μg/L，2 岁儿童约为 4μg/L，4 岁以上儿童及成年人为 0~5μg/L，女性略高于男性。

（五）临床意义

升高：①垂体肿瘤，如肢端肥大症、脑垂体性巨人症。②非垂体肿瘤，如糖尿病、部分肝病、肾功能不全、胰腺癌。可用抑制试验鉴别非垂体肿瘤所致 GH 的增高。

降低：①垂体性侏儒症及其他原因所致的垂体前叶功能减低症。②非垂体疾病所致 GH 值降低如肝硬化、垂体附近的脑肿瘤。

二、胰岛素样生长因子 -1

胰岛素样生长因子 -1（insulin-like growth factor-1，IGF-1）是胰岛素样生长因子系统（insulin-like growth factor systems，IGFs）成员之一，有 70 个氨基酸的单链碱性蛋白，是一种与机体组织分化、增殖和成熟有关的重要细胞因子，也被称作"促生长因子"，是一种在分子结构上与胰岛素类似的多肽蛋白物质。IGF-1 的合成主要受 hGH 的调节，也与年龄、营养状况和性激素水平等因素有关。各组织中合成的 IGF-1 大都以自分泌或旁分泌方式发挥其促生长作用，血液循环中的 IGF-1 多由肝脏的窦状小管旁细胞所合成，以内分泌方式作用于靶细胞。

（一）生理作用

1. 促进骨的合成代谢并保持其正常结构功能   IGF-1 可明显地促进多种来源的软骨细胞分裂增殖和软骨基质的合成，IGF-1 还可刺激软骨细胞合成软骨基质特异型胶原蛋白 - Ⅱ型胶原，增加糖胺聚酶的活性，增强成骨细胞的碱性磷酸酯酶的活性。

2. 促生长   IGF-1 是人体内非常重要的细胞有丝分裂促进剂。

3. 促细胞分化   IGF-1 与一些生长因子合用能促进细胞分化成熟，目前研究显示 IGF-1 对肌母细胞、成骨细胞、脂肪细胞、神经细胞、造血细胞等的增殖分化起调节作用。

4. 降糖、降脂作用   IGF-1 能增强人体对葡萄糖和氨基酸的吸收，促进糖原的合成和乳酸分泌，抑制糖原分解，还可促进脂肪分解和糖原合成，降低血中总三酰甘油、极低密度脂蛋白胆固醇和低密度脂蛋白胆固醇的水平。此外还参与创伤修复、骨骼和神经系统的发育和分化过程。

（二）检测方法

血清 IGF-1 水平与年龄密切相关。出生时，IGF-1 的浓度是低的，在儿童和青春期逐渐增长，20 岁以后开始下降，这些变化和 GH 的释放是平行的。生长激素的释放是脉冲式的，在健康人体内的浓度波动较大，随机单次抽血测得的生长激素缺乏诊断价值。超过 70% 的 IGF-1 在肝内合成，这一过程受生长激素的调控，IGF-1 在血清内的浓度稳定，半衰期长达 18~20 小时，且与体内生长激素的平均水平一致，因此更便于监测。

IGF-1 的测定方法近年来快速发展，目前全球范围内多种测定方法并存，不同测定方法之间有较大差异。早期 IGF-1 的测定多为放射免疫分析法或免疫放射分析法。放射免疫分析的基本原理是,用放射性核素标记抗原,与反应系统中的未标记抗原竞争性结合特异性抗体,其标记的是抗原,反应参数与待检抗原量呈反相关。而免疫放射分析的原理,是用放射性核素标记的过量抗体,与待检测抗原直接结合,标记的是抗体,反应参数与待检抗原呈正相关。此外还有 ELISA 方法,取代具有潜在污染和危险因素的放射性免疫分析法,目前也有很多商品化的试剂盒,在部分医院目前仍有应用。化学发光法问世以来,其快速、准确、可重复性较好,是近几十年来发展起来的高灵敏检测方法。2009 年,WHO/NIBSC02/254 国际标准推出,对 IGF-1 测定的标准化具有重要意义。但需要指出的是,即便严格遵守此国际标准,不同测定方法结果间的差异仍然显著,对于某种特定方法,需要建立基于相同方法学的参考值范围,而不能简单适用其他方法学的参考值范围。

（三）参考范围

1~2 岁为 31~160μg/L,以后随着年龄增加缓慢升高,至青春期（11~16 岁）迅速达到 180~800μg/L 峰水平,成年人随增龄逐渐下降。

（四）临床意义

1. IGF-1 是肢端肥大症诊断最敏感、最特异的指标,还用于肢端肥大症患者的治疗监测。美国内分泌学会 2014 年指南和中国 2013 年发布的《中国肢端肥大症诊治指南》均确立了血清 IGF-1 测定在肢端肥大症诊疗中的重要地位。

2. 在成年人生长激素缺乏症（GHD）中,血清 IGF-1 对疾病的诊断和治疗监测均有重要价值。

3. 肿瘤监测。大量流行病学研究和临床研究还证实了 IGF-1 在多种肿瘤的发生和进展中的重要作用,表明血清 IGF-1 可作为多种肿瘤监测指标。

4. 心血管疾病的预后监测。IGF-1 还是与心血管疾病密切相关的重要因子,血清高 IGF-1 是独立于心血管疾病危险因素的生存率保护性因素。

三、胰岛素

糖尿病（diabetes mellitus,DM）是一组与胰岛素产生和作用异常相关、以血糖增高为特征的慢性疾病群,包括以胰岛素绝对缺乏为主的 1 型糖尿病（胰岛素依赖型 DM）及以胰岛素相对缺乏或胰岛素抵抗为主的 2 型糖尿病（胰岛素非依赖型 DM）两种类型,其中绝大多数糖尿病患者属于 2 型糖尿病。胰岛素是由胰岛素 β 细胞合成并分泌的由 51 个氨基酸组成的一种蛋白质激素,其化学本质是一种较小的球状蛋白,分子量为 5.7×10^6,等电点 pl 为 5.3,可溶于稀酸溶液中,在中性条件下对热稳定,不耐碱,经氧化或还原后失活。

在糖尿病时,由于胰岛 β 细胞功能障碍和胰岛素生物学效应不足（胰岛素抵抗）,而出现血糖增高和胰岛素降低的分离现象。在进行口服葡萄糖耐量试验的同时,分别于空腹口服葡萄糖后 0.5h、1h、2h、3h 检测血清胰岛素浓度的变化,称为胰岛素释放试验,借以了解胰岛 β 细胞基础功能状态和储存功能状态,从而了解血糖控制情况。

（一）胰岛素的生理作用

胰岛素是机体内降低血糖的激素,同时可以促进糖原、脂肪、蛋白质的合成,其最主要的靶器官是肝脏、肌肉及脂肪组织。最显著的生理功能是提高组织摄取葡萄糖的能力,抑制肝糖原分解,促进肌肉、肝脏和脂肪组织中的合成代谢,抑制其分解代谢。

1. **调节糖代谢**　胰岛素能促进全身组织对葡萄糖的摄取和利用,并抑制糖原的分解和糖原异生,因此,胰岛素具有降低血糖的作用。胰岛素分泌过多时,血糖下降迅速,脑组织受影响最大,可出现惊厥、昏迷,甚至引起胰岛素休克。相反,胰岛素分泌不足或胰岛素受体缺乏常导致血糖升高,若超过肾糖阈,则糖从尿中排出,引起糖尿。

2. 调节脂肪代谢　胰岛素能促进脂肪的合成与贮存,使血中游离脂肪酸减少,同时抑制脂肪的分解氧化。胰岛素缺乏可造成脂肪代谢紊乱,脂肪贮存减少,血脂升高,久之可引起动脉硬化,进而导致心脑血管的严重疾患。与此同时,由于脂肪分解加强,生成大量酮体,出现酮症酸中毒。

3. 调节蛋白质代谢　胰岛素一方面促进细胞对氨基酸的摄取和蛋白质的合成,一方面抑制蛋白质的分解。腺垂体生长激素的粗蛋白质合成作用,必须有胰岛素的存在才能表现出来。因此,对于生长来说,胰岛素也是不可缺少的激素之一。

（二）检测方法

目前胰岛素测定尚无高度精确、准确和可靠的方法。放射免疫分析（RIA）是一种可选择的方法,而 ELISA、化学发光法等也被一些实验室采用。测定胰岛素的生物学活性更具生理学意义,但费时费力,难以推广,选择外源性胰岛素治疗的患者会形成抗胰岛素抗体,可与免疫法使用的抗体竞争。PEG（聚乙二醇）可沉淀内源性抗体和它结合的胰岛素,再测定游离胰岛素。用盐酸洗脱与抗体结合的胰岛素,PEG 沉淀抗体,即可测定总胰岛素。除非 1 型糖尿病患者对胰岛素需求量明显变化,否则总胰岛素浓度通常保持恒定。

本节主要介绍 RIA 以供参考。采用竞争性放射免疫分析方法测定人血清或血浆中胰岛素的含量,将待测样品、标准品或 ^{123}I- 胰岛素标记物与有限量的抗体混合、温育。放射标记的抗原 ^{123}I- 胰岛素标记物与待测样品或与标准品中的抗原同时与有限量的抗体竞争结合。加入免疫吸附剂吸附抗原抗体复合物,离心去除未结合的 ^{123}I- 胰岛素游离部分,测定沉淀物的放射性胰岛素含量与复合物的放射性强度呈负相关。用 γ 计数仪计数与抗体结合的 ^{123}I。以总放射性结合百分比（BAT%）对标准品浓度在半对数坐标纸上作标准曲线,标本中胰岛素浓度可在标准曲线上得出。

（三）参考范围

因测定方法不同而有所差异。空腹胰岛素水平在健康正常的非肥胖者为 2~25μIU/ml（12~150pmol/L）,在葡萄糖耐量试验时胰岛素浓度可高达 200μIU/ml,在非糖尿病患者中肥胖者较非肥胖者高。

（四）附注

1. 在做胰岛素测定时,必须说明采血时间与进食时间的关系,因为血清胰岛素浓度受饮食的影响。最好在测定胰岛素的同时做血糖测定,这样更有利于诊断。

2. 单独一次采血所测得的胰岛素结果意义有限,一般均须做胰岛素释放试验,对了解病情才有较大帮助。

3. 许多生理因素和药物均影响胰岛素分泌,如运动、焦虑、兴奋等。有些药物须停用 3 天后测定,如氨茶碱类、受体阻止剂、糖皮质激素、性激素和口服避孕药等。

（五）临床意义

1. 增高见于　①胰岛素瘤、胰岛素自身免疫病等。②肢端肥大症、皮质醇增多症、胰高血糖素症。③纤维肉瘤、间质瘤、腹腔黏液瘤、胆管瘤、肾上腺皮质癌、肾胚胎癌、淋巴瘤等。④异常胰岛素血症、胰岛素受体异常、胰岛素抵抗。⑤家族性高胰岛素原血症。⑥妊娠、感染等。

2. 降低见于 ①1型糖尿病（胰岛素依赖性糖尿病）。②部分继发糖尿病、嗜铬细胞瘤、生长抑素瘤；醛固酮增多症、原发性甲状旁腺功能减退症；多发性垂体功能减退、胰腺疾病、血色病。③胰外肿瘤、肾上腺功能减退、垂体功能低下。④药物所致糖尿病噻嗪类利尿药、苯妥英钠等。

四、甲状腺功能指标

甲状腺是脊椎动物非常重要的内分泌腺体，在哺乳动物体内位于颈部甲状软骨下方，气管两旁，人类的甲状腺形似蝴蝶，犹如盾甲，故而得名。甲状腺激素在人体内的作用非常广泛，几乎存在于机体每个组织器官。甲状腺功能紊乱为临床常见病和多发病，甲状腺功能紊乱是指甲状腺分泌水平亢进或者减退，甲状腺功能亢进会导致机体新陈代谢速度加快，能量消耗增大，食量增加，体重不断降低；相反、甲状腺功能减退则会导致新陈代谢速度降低，能量消耗减少，食欲降低，机体功能异常，无论是甲亢还是甲减都严重威胁人体健康。游离三碘甲状腺原氨酸（FT_3）、游离甲状腺素（FT_4）、三碘甲状腺原氨酸（T_3）、甲状腺素（T_4）、促甲状腺激素（TSH）五项指标诊断甲状腺功能具有较高的准确性，敏感度相对稳定，在临床上得到广泛的普及应用。

（一）促甲状腺激素

血清促甲状腺激素（TSH）是腺垂体前叶嗜碱细胞释放的一种糖蛋白，分子量大约30KD，含211个氨基酸及15%糖类，由α和β两个亚基组成。α亚基与卵泡刺激素（FSH）、人体绒膜促性腺激素（hCG）以及促黄体生成激素（LH）相类似，β亚基由112个氨基酸组成其功能亚基，赋予TSH特殊的生化和免疫特性。TSH是脑垂体前叶为了响应与FT_3和FT_4浓度有关的负反馈机制而合成和分泌的一种激素。此外，下丘脑三肽促甲状腺激素释放激素（TRH）可直接刺激TSH的生成。

TSH与位于甲状腺细胞表面的特殊细胞受体相互作用，主要作用如下：①刺激细胞的增殖和肥大；②刺激甲状腺合成和分泌T_3和T_4。TSH的血液浓度是评价甲状腺功能的重点，这点在原发性、二级（脑垂体）和三级（下丘脑）甲状腺功能减退的鉴别诊断中尤为重要。在原发性甲状腺功能减退中，TSH水平明显升高；而在二级和三级甲状腺功能减退中，TSH水平却很低。

TRH刺激后，可以通过观察患者体内的TSH水平变化来鉴别二级和三级甲状腺功能减退。值得注意的是，在二级甲状腺功能减退中，TSH对于TRH刺激的响应几乎为零；而在三级甲状腺功能减退中，TSH对于TRH刺激的响应一般非常明显。血清TSH水平测定是判断甲状腺功能和下丘脑-垂体-甲状腺轴功能的首选指标，对临床上甲状腺疾病的诊断有非常重要的意义。

1. 检测方法 一般采用免疫标记法，根据标志物的不同包括放射免疫测定方法、酶免疫测定方法、免疫化学发光测定、时间分辨免疫荧光法、电化学发光法等。血清TSH测定方法已经经历了四个阶段的改进。第一代TSH测定，主要采用放射免疫测定（RIA）技术，灵敏度较差（1~2mIU/L），下限值为0mIU/L，可以诊断原发性甲状腺功能减退，但无法诊断甲状腺功能亢进；第二代TSH测定以免疫放射法（IRMA）为代表，敏感性和特异性明显提高，灵敏度达0.1~0.2mIU/L，称为敏感TSH（sTSH）测定，其正常值范围为0.3~4.5mIU/L，该方法已经能够诊断甲状腺功能亢进；第三代TSH测定以免疫化学发光法（ICMA）为代表，灵敏度为0.01~0.02mIU/L；第四代TSH测定以时间分辨免疫荧光法（TRIFA）为代表，灵敏度可达到 0.001mIU/L。第三、四代 TSH 测定方法称为超敏感 TSH（uTSH）测定，其灵敏度可完全满足临床检测需要。

2. **参考范围** 血清 TSH 水平在不同的年龄及生理状况有所不同。脐血：2.3~13.2mIU/L；1~3 天：3.5~20.0mIU/L；3 天~1 个月：1.7~9.1mIU/L；1 个月~1 岁：0.9~8.1mIU/L；1~13 岁：0.7~7.5mIU/L；13~18 岁：0.5~6.8mIU/L；成年人：0.4~5.0mIU/L；妊娠前 3 个月：0.3~4.5mIU/L；妊娠后 6 个月：0.5~5.3mIU/L。

3. **临床意义** TSH 水平不受血清甲状腺素结合球蛋白（TBG）浓度影响，单独测定 TSH 或配合甲状腺激素测定，对甲状腺功能紊乱的诊断及病变部位的判断很有价值。

（1）原发性甲状腺功能亢进时，T_3、T_4 增高，TSH 降低，主要病变在甲状腺；继发性甲状腺功能亢进时，T_3、T_4 增高，TSH 也增高，主要病变在垂体或下丘脑。

（2）原发性甲状腺功能减退时，T_3、T_4 降低而 TSH 增高，主要病变在甲状腺；继发性甲状腺功能减退时，T_3、T_4 降低而 TSH 也降低，主要病变在垂体或下丘脑。

（3）其他可引起 TSH 分泌下降的因素：活动性甲状腺炎、急性创伤、皮质醇增多症、应用大量皮质激素、慢性抑郁症、慢性危重疾病等；可引起 TSH 分泌增多的因素：长期应用含碘药剂、居住在缺碘地区、艾迪生病等。

（二）总甲状腺素和总三碘甲状腺原氨酸

血清总甲状腺素（TT_4）水平常与总三碘甲状腺原氨酸（TT_3）水平的变化呈平行关系，但有时也存在差异，如 T_4 型甲亢，TT_4 水平升高，TT_3 水平则正常。因此，临床上常同时测定 TT_3 和 TT_4 值。

1. **检测方法** 早期多用 ^{125}I 标记 T_3 或 T_4 的放射免疫法测定，现在多用酶免疫测定方法、免疫化学发光测定、时间分辨免疫荧光法、电化学发光法分别测定血清 TT_4 或 TT_3，并能实现自动化检测。在测定 TT_4、TT_3 时，血清需用 8- 苯胺 -1- 萘磺酸（ANS）及巴比妥缓冲液等预处理，使与血浆蛋白结合的 T_4、T_3 解离出再测定。能否解离完全是影响血清 TT_3、TT_4 测定准确度和精密度的关键。

2. **参考范围** 血清 TT_4、TT_3 值与年龄有关，因此，临床上应建立不同年龄的 TT_4、TT_3 参考值（表 6-4）。

表 6-4 不同年龄段及妊娠期血清 TT_4 和 TT_3 参考区间

	脐血	1~3 天	3 天~1 个月	1 个月~1 岁	1~13 岁	13~18 岁	成年人	妊娠前 3 个月	妊娠后 6 个月
TT_4（nmol/L）	77~167	138~332	15~30	11~18	68~158	63~138	77~142	82~151	81~148
TT_3（nmol/L）	0.6~2.0	1.2~4.0	1.1~3.1	1.7~3.5	1.8~3.1	1.5~2.8	1.4~2.2	1.5~2.5	1.4~2.3

注：换算为 μg/L 的惯用单位换算因子 TT_4 为 0.77、TT_3 为 0.65。

3. **临床意义**

（1）血清 TT_4 的增加见于甲亢和 TBG 增加，TT_4 降低见于甲减、TBG 减少、甲状腺炎、药物影响（如服用糖皮质激素等）。TT_4 是诊断甲低可靠和敏感的指标。

（2）血清 TT_3 是诊断甲亢最可靠和灵敏的指标，尤其是对诊断 T_3 型甲亢的患者有特殊意义。这类甲亢患者血清浓度不高，但 TT_4 却显著增高。同样，TT_3 的检测结果也受到血清 TBG 含量的影响。

（3）低 T_3 综合征：在饥饿、慢性消耗性疾病（如肝硬化、未控制的糖尿病等）时，外周 T_4 转变为 rT_3 增加，转变为 T_3 减少，此时血清 T_4 正常而 T_3 减少，即所谓的低 T_3 综合征。

（三）血清游离 T_3 和 T_4 测定

T_4 由甲状腺分泌进入血液循环，绝大部分立即与血浆蛋白相结合。血液循环中的 T_3 一部分来自甲状腺，大部分由 T_4 在血液循环中脱碘转换而成。血清游离 T_3（FT_3）和游离 T_4（FT_4）仅分别占总 T_3、T_4 的 0.4% 及 0.04%。但只有游离型甲状腺激素进入靶器官细胞内发挥生理作用，并且不受 TBG 浓度变化的影响。因此，血清 FT_3、FT_4 的浓度能最直接和较正确地反映甲状腺功能状态。

1. **检测方法** FT_4 和 FT_3 测定参考方法为平衡透析法，但不适合临床常规检测。临床一般采用化学发光免疫测定法或放射免疫法测定，与 TT_4、TT_3 测定的不同点在于：①使用的抗体为仅能与 FT_4 和 FT_3 发生免疫结合反应的抗体；②在测定过程中不需要将与血浆蛋白结合的 T_3、T_4 解离，而是用沉淀剂将血清中的所有蛋白沉淀除去，直接测定上清液中的 FT_4、FT_3 含量。

2. **参考范围** 由于 FT_4 及 FT_3 血清浓度甚低，受检测方法、试剂盒质量、实验室条件等的影响显著，文献报告正常值差异大。血清 FT_4、FT_3 值与年龄有关，临床上应建立不同年龄的 FT_4、FT_3 值（表 6-5）。

表 6-5 不同年龄段及妊娠期血清 FT_4 和 FT_3 参考区间

	脐血	1~3 天	3 天~ 1 个月	1 个月~ 1 岁	1~13 岁	13~18 岁	成年人	妊娠前 3 个月	妊娠后 6 个月
FT_4（pmol/L）	13~23	21~49	14~23	12~22	12~22	12~23	10~23	9~21	10~22
FT_3（pmol/L）	1.6~3.2	5.2~14.3	4.3~10.6	5.1~10.0	5.2~10.2	5.2~8.6	5.4~8.8	5.2~8.1	5.3~8.9

注：换算为 ng/L 的惯用单位换算因子 FT_4 为 0.77、FT_3 为 0.65。

3. **临床应用** 总的来说 FT_4 和 FT_3 的临床应用与 TT_3、TT_3 相同，但因不受血清 TBG 影响，而是代表具有生物活性的甲状腺激素的含量，因而具有更重要的临床价值。

（1）甲状腺功能亢进：对于诊断甲亢来说，FT_4、FT_3 均较 TT_4、TT_3 灵敏，对甲亢患者治疗效果的观察，FT_4、FT_3 的价值更大。

（2）甲状腺功能减退：大多数口服 T_4 治疗的患者，在服药后 1~6 小时血中 FT_4 浓度达到高峰，其升高程度与服药剂量有关，FT_4 是甲状腺素替代性治疗时很好的检测指标。

（3）妊娠：孕妇血中 TBG 明显增加。因此，FT_4、FT_3 的检测较 TT_4、TT_3 更为准确。

（4）药物影响：肝素可能对 FT_4、FT_3 的测定产生影响，使结果偏离。

第六节 脂肪因子等其他

一、脂联素

脂联素（adiponectin，APN）是由脂肪细胞分泌的具有生物活性的血浆蛋白，它也是脂肪组织分泌的在血液中含量最丰富的蛋白，约占血浆总蛋白的 0.01%，其在血液中的浓度为 3~30μg/ml，女性高于男性，无昼夜节律变化。与其他脂肪因子不同，脂联素是唯一与体脂含量负相关的脂肪因子。脂联素又称脂肪补体相关蛋白 30 000（adipocyte complement-related protein of 30kDa, Acrp30）、脂肪组织最丰富的基因转录物（adipose most abundant gene transcript 1, apM1）、adipQ 或胶原结合蛋白 28（gelatin binding protein of 28 kDa, GBP28）。人体中的脂联素是由 244 个氨基酸组成，分子量约 30kDa。其基因全长 17kb，定位于 3q27，该基因包含 3 个外显子和 2 个内含子，血浆中的脂联素通常以聚体的形式存在，3 个单体通过球形结构域连接成同源三聚体，进一步以二硫键形成低分子量六聚体（LMW），4~6 个三聚体可汇聚成高分子量多聚体（HMW）。脂联素通过与脂联素受体 1 和 2（Adipo R1 和 Adipo R2）相结合，发挥其生物学作用。Adipo Rl 主要在骨骼肌中表达，Adipo R2 在肝脏中表达最丰富，而大动脉内皮细胞和胰岛 B 细胞同时表达 Adipo Rl 和 Adipo R2。AR 包括 7 个跨膜区域，其 N 端位于膜内，C 端在膜外，正好与 G 蛋白耦联受体家族的 7 次跨膜拓扑结构相反。受体与 APN 结合后，通过增加 AMP 激活的蛋白激酶（AMPK）及过氧化物酶体增殖物激活受体 -α（PPAR-α）的配体活性等途径增加葡萄糖的摄取及脂肪酸的氧化。

（一）生理作用

1. **胰岛素增敏作用**　许多研究发现，APN 与空腹血糖、胰岛素水平呈负相关性，与胰岛素敏感性呈正相关，是胰岛素增敏剂。APN 可以促进骨骼肌细胞的脂肪酸氧化和葡萄糖吸收。增加胰岛素对糖原异生的抑制作用，使肝脏的糖原合成减少，降低血糖，并减轻胰岛素抵抗 IR 作用。

2. **调节脂质代谢作用**　APN 与 TG、TC、LDL-C、HDL-C 独立相关。血浆 APN 水平与 HDL-C、载脂蛋白 B 水平正相关，和 TG 呈负相关。APN 可抑制肿瘤坏死因子的促脂解作用，减少游离脂肪酸入血，并促进血中的 FFA 进入骨骼肌细胞中氧化分解，进而降低血脂水平。

3. **抗动脉粥样硬化作用**　APN 能有效抑制 TNF-α 诱导的血管细胞黏附分子（VCAM-1）的表达，并可部分抑制细胞间黏附分子 -1（ICAM-1）和 E- 选择素的表达，影响细胞内 cAMP-PKA 和核转录因子（NFK B）信号通路来调节内皮细胞的炎症反应，抑制血管内皮的胆固醇酯及巨噬细胞的聚集。

总之，血中的 APN 与血糖、IR、BMI、腰围、体脂、血 TG 呈负相关，与 HDL-C 呈正相关，其在肥胖相关疾病中的临床意义已经确立。此外，APN 与冠状动脉粥样硬化、高血压等心血管疾病均相关。增强 APN 的分泌和作用可能成为抑制肥胖、治疗糖尿病和心血管疾病的方向之一。

（二）检测方法 - 酶联免疫法（ELISA）或放免法（RIA）

市场上大多数脂联素检测试剂盒为 ELISA 法，放免法的试剂盒比较少，因为放免法中的核素放射性对人体有一定的危害性，必须加以防护，且核素实验室的建设须经防疫部门的监督，操作人员须经过特殊培训。另外，由于核素有半衰期，试剂盒的货存期较短，因而 RIA 在应用中有诸多不便之处。

ELISA 试剂盒检测方法：

1. **将特异性抗体与固相载体连接，形成固相抗体**　洗涤除去未结合的抗体及杂质。

2. **加受检标本**　使之与固相抗体接触反应一段时间，让标本中的抗原与固相载体上的抗体结合，形成固相抗原抗体复合物。洗涤除去其他未结合的物质。

3. **加酶标抗体**　使固相免疫复合物上的抗原与酶标抗体结合。彻底洗涤未结合的酶标抗体。此时固相载体上带有的酶量与标本中受检物质的量正相关。

4. **加底物**　夹心式复合物中的酶催化底物成为有色产物。根据颜色反应的程度进行该抗原的定性或定量。

市售的试剂盒多为进口,用得比较多的是 DRP300(1 个试剂盒)/SRP300(6 个试剂盒)/PDRP300(50 个试剂盒),用该试剂盒检测,血清或血浆样品须稀释 100 倍,检测范围为 0~250ng/ml;此外,还有 ab99968,使用该试剂盒血清或血浆样品建议稀释 30 000 倍,检测范围为 25~18 000pg/ml;另外还有 EK-ADI-01,该试剂盒血清或血浆样品须稀释 100 倍,检测范围:0.15~10ng/ml。

二、瘦素

瘦素是肥胖基因编码的一种由 167 个氨基酸组成的分泌型蛋白质,主要由白色脂肪组织产生。瘦素进入血液循环后,经过血脑屏障,与下丘脑的瘦素受体结合,调节进食、体重及能量消耗等功能。它可通过双向激活激酶和转录激活蛋白途径进行信号转导,影响多种神经内分泌激素的分泌,抑制食欲,增加能量消耗而减轻体重。

瘦素只表达于脂肪组织,作用于下丘脑,瘦素的含量与脂肪组织量呈正相关,此外,瘦素还可作用于中枢神经系统,增加交感神经活性,导致外周去甲肾上腺素的释放,激活脂肪细胞膜上的 β3 肾上腺素能受体,使贮存在脂肪中的能量转变成热能释放,达到增加能量消耗、降低体脂的目的。但许多肥胖的个体存在瘦素抵抗的现象,即其血液中瘦素浓度升高,却不能发挥增加能耗和减轻体重的正常生理作用。

(一)主要作用

1. 抑制食欲,增加能量消耗　瘦素通过与下丘脑相关的反馈环实现抑制摄食、增加能量消耗,在脂肪储存过程中发挥重要的作用。下丘脑部位存在多种调节进食的神经肽感受器分子所组成的食欲刺激网络,瘦素与其发生作用,构成调节进食的基础。瘦素调节能量代谢的神经机制主要依赖神经肽(NPY)递质系统和促黑皮质素(melanocyte stimulating hormone, MSH)系统,分别在低瘦素和高瘦素水平时发挥作用。瘦素与受体结合后作用于下丘脑饱食中枢,抑制弓状核神经元合成与释放 NPY,降低食欲。MSH 主要通过其受体抑制进食。瘦素也可通过增加能量消耗导致乙酰辅酶 A 羧化酶基因表达,直接抑制脂肪生成。当血中瘦素水平正常时,瘦素主要通过下丘脑的作用抑制摄食,对脂肪代谢无直接作用;瘦素水平升高时,可通过对中枢及外周脂肪的直接作用,在减少摄食的同时促进脂肪代谢。研究表明,瘦素促进能量消耗的作用是通过抑制脂酰辅酶 A 脱氢酶(stearoyl-CoA desaturase-1, SCD-1)的活性实现的。抑制 SCD-1 的活性或 SCD-1 基因缺失小鼠会消耗大量的脂肪和脂肪酸,体重显著减轻,并使患有脂肪肝的小鼠脂肪含量降至正常水平。

2. 调节生长发育　给啮齿动物投喂瘦素能提前青春期的始动。瘦素在女性青春期的始动和结束过程中均发挥了作用。瘦素的表达水平必须达到一定的阈值女性才能进入青春期,这可能是造成不同营养程度女性青春期开始时间差异的主要因素。

3. 调节炎症反应、免疫功能　瘦素可以促进白细胞介素 2 的分泌和 T 淋巴细胞的增殖,诱导具有记忆功能的 T 细胞分泌干扰素,并诱导外周血单核细胞白细胞介素 6 和 TNF-α 的表达。机体被感染或发生炎症反应时,瘦素浓度增加,刺激相关的免疫因子表达增加,发生免疫应答。当瘦素浓度降低时,细胞因子分泌失调,机体被感染的概率增加。因此,瘦素在调节机体免疫和炎症反应过程中发挥了一定的作用。

4. 促上皮细胞、血管生长　瘦素也参与了上皮细胞的生长和促血管生成,维持正常的血管系统代谢及生理过程。

5. **对内分泌的影响** 胰岛素可促进瘦素的分泌,反过来瘦素对胰岛素的合成、分泌发挥负反馈调节。

(二)检验方法 -ELISA 试剂盒

市场上大多数试剂盒为 ELISA 法,也有放免试剂盒。主要原理和检测步骤同脂联素检测。

市售的试剂盒多为进口,用得比较多的是 DLP00(1 个试剂盒)/SLP00(6 个试剂盒)/PDLP00(50 个试剂盒),该试剂盒血清或血浆样品须稀释 100 倍,其最低检测浓度 < 7.8pg/ml,另外的 ab100581 试剂盒,使用该试剂盒检测血清或血浆样品建议稀释 20~50 倍,检测范围:1.64~400pg/ml,此外还有试剂盒 EK-003-12,检测范围为 0.31~20ng/ml。

三、饥饿素

饥饿素(ghrelin)是一个含有 28 个氨基酸的多肽,该激素主要由衬在人类胃底部的 P/D1 细胞和胰腺的 ε 细胞产生。*GHRL* 基因编码的食欲调节激素(也叫做生长激素促分泌素、胃动素相关肽)分裂为饥饿素和肥胖抑制素。饥饿素受体在多种组织中表达,包括脑垂体、胃、肠、胰腺、胸腺、性腺、甲状腺、心脏。饥饿素受体位置的多样性表示饥饿素有着各种不同的生物学功能。

饥饿素有两种形式:ghrelin-28 和 des-Gln-14-ghrelin(14 位上比 ghrelin 少一个谷氨酰胺)。ghrelin 分泌细胞属于弥散内分泌系统,在胃内分泌细胞中数量仅次于肠嗜铬样细胞。不同物种的 ghrelin 细胞其形态、胞内颗粒大小有所不同。因此,ghrelin 具有多种生物学功能及效果,具有广泛的应用前景。

(一)主要作用

1. **对胃肠道功能的影响** ghrelin 可通过外周和中枢途径参与对胃肠生理活动的调节。ghrelin 在消化道有许多功能性作用,如促进胃酸分泌,调节胃肠运动,保护消化道黏膜等。

2. **对内分泌系统的影响** 到目前为止,已有实验证明 ghrelin 可促进啮齿类动物和人类生长素(GH)的释放,ghrelin 可使循环中的 GH 迅速、显著而持久的增加,甚至比生长激素释放激素(GHRH)的作用还强。通过静脉给予大鼠 ghrelin 会刺激胃泌素的分泌,而中枢给药可刺激肾上腺皮质激素(ACTH)及催乳素的释放,但可抑制促甲状腺素的分泌。在人类不仅仅可刺激生长激素的分泌还可促进 ACTH、催乳素、皮质醇及肾上腺素的释放,环磷酸腺苷(cAMP)的含量也增加;但肾上腺素和环磷酸鸟苷(cGMP)的含量没有明显的变化。

3. **对摄食和能量平衡的影响** ghrelin 主要由胃肠道、垂体及下丘脑发挥对能量平衡的调节作用,是促进进食的脑肠肽。在 NPY 基因敲除小鼠中,ghrelin 仍对摄食有增加作用,外周和大脑注射会引起明显的、剂量相关性的采食增加,且体重也发生相应的增加,而能量消耗减少。

4. **对心血管功能的影响** 在心血管系统中,ghrelin 通过特定的受体,发挥介导舒张血管、调节血管活性、增强心肌收缩力、改善心脏功能以及保护心血管系统正常的结构和功能的生物学活性。

5. **对免疫功能的影响** ghrelin 可通过提高免疫细胞的增殖和抑制促炎症细胞因子的分泌来调节免疫功能。

(二)检测方法

主要检测方法为酶联免疫法(ELISA)、放免法(RIA)或免疫荧光分析法。市场上大多数试剂盒为 ELISA 法,荧光免疫分析法由于非特异性染色问题尚未完全解决,结果判定的客观性不足,技术程序也比较复杂,因此 ELISA 法最常用,主要原理和检测步骤同脂联素检测。

市售的试剂盒多为进口,其中 HG18922 试剂盒,检测范围是 30~1 850ng/L。KA1863 试剂盒,该试剂盒推荐血清或血浆样品稀释小于 4 倍,检测范围是 0.1~1 000ng/ml。此外国产试剂盒 CEA991Hu 试剂盒,检测范围是 123.5~10 000pg/ml。

四、神经肽 y

神经肽 Y(neuropeptide Y,NPY)是由 36 个氨基酸组成的多肽,它属于胰多肽家族,是含量最丰富的神经肽之一。其分子量约为 4.3KD,N 端和 C 端各有一个酪氨酸残基和酪氨酰胺残基,C 端的酰基化对 NPY 的生物活性至关重要,N 端的酪氨酸残基与稳定 NPY 的三级结构和结合 NPY 受体密切相关。NPY 的作用主要通过与它的受体结合来完成,NPY 被酶 DPPIV(也称为 CD26)修饰,将 NPY1-36 变成 NPY3-36,后者与 Y2/Y5 受体具有更高的亲和力。NPY 能上调自身受体,并参与免疫反应以及增殖各种类型的细胞。

NPY 广泛分布于机体组织中,尤以神经系统含量最高。含 NPY 的神经元以尾状核和豆状核壳部最为密集,其次是边缘系统、杏仁核、海马、隔核、下丘脑、皮质区尤其是深部的 V 和 VI 层及白质。含 NPY 的神经纤维主要见于边缘皮质。NPY 亦存在于脊髓的各段,以骶段、胸段和腰段含量较高。在中枢,NPY 有抗焦虑、抗癫痫功能,并且具有抑制生殖、肌肉兴奋、交感兴奋的作用,导致人体的血压、心率、代谢下降,它还能够促进食欲,并因此成为节食药物的靶点。但是,外周的 NPY 具有正向的刺激作用,它和糖皮质激素以及儿茶酚胺共同增强应激反应。NPY 在外周能诱导血管收缩、血管平滑肌增殖,导致血脂升高、糖耐受,释放脂肪细胞因子。

(一)主要作用

1. **NPY、应激与血管收缩**　NPY 是在长期应激或极度剧烈刺激下释放的,它导致了长期的血管收缩,并且通过平滑肌的增殖而重构血管。NPY 还能刺激单核细胞迁移和激活,对 T 淋巴细胞功能的增强产生双峰效应,激活血小板,导致粥样硬化。这些效应表明 NPY 是一种具有长期、慢性调节功能的物质。

2. **NPY 与粥样斑块的形成**　NPY 除了能增强血管收缩,还能导致血管再狭窄。NPY 对体外培养的原代血管平滑肌细胞具有明显的增殖作用,Y1 和 Y5 受体拮抗剂则能阻断这一作用。研究表明,寒冷刺激能加重球囊扩张损伤引起的粥样斑块样血管阻塞(斑块中包含脂质沉淀、微血管和新生内膜)。作用于损伤部位的 NPY 缓释球(10μg/14d)能导致类似的严重的斑块样损伤,并且 Y1 受体拮抗剂能完全阻断这种由应激或者 NPY 导致的血管阻塞。

3. **NPY 与肥胖**　中枢 NPY 一方面通过拮抗交感神经系统活性抑制白色脂肪细胞脂解和棕色脂肪细胞产热,另一方面也能直接作用于外周 NPY 受体促进成脂,最终导致肥胖。

4. **NPY 与血管内皮细胞**　在体外实验中,NPY 能使单层血管内皮细胞的通透性增加,在缺氧的情况下这种情况更严重,Y3 受体在其中起到关键作用。最近的研究表明,血管内皮细胞也表达 Y1 受体,同时它自己也表达 NPY。因此,内皮细胞很可能存在 NPY 的正反馈机制,即 NPY 通过与受体结合增加细胞内钙离子浓度,而增加的钙离子浓度又引发了一系列因子的释放,比如 NPY 和内皮素(ET-1)。

(二)检测方法

主要检测方法有酶联免疫吸附法(ELISA)、放免法(RIA)、荧光免疫分析法等。大多数为 ELISA 试剂盒。检测原理和方法同脂联素检测。

市售的试剂盒多为进口，HG02775，检测范围是 1.5~320ng/L。LS-F12183 试剂盒和 LS-F5407 试剂盒，原理分别是双抗夹心和竞争性抑制，检测范围分别为 78~5 000pg/ml 和 24.69~2 000pg/ml。此外国产试剂盒 CEA879Hu 试剂盒，检测范围是 24.69~2 000pg/ml。

五、解耦联蛋白

解耦联蛋白（uncoupling proteins，UCPs）是线粒体内膜上一种具有调节质子跨膜转运作用的蛋白，它可以驱散质子电化学梯度，使呼吸链和 ATP 的合成解耦联，使产能转化为产热，并提高静息代谢率。解耦联蛋白发挥作用的本质是通过解除了部分正常呼吸链中应有的电子传递与磷酸化两者之间耦联关系，使氧化磷酸化过程进入空转状态。

目前已发现 5 种不同的 UCPs 家族成员，UCPs 的共同特征是其单体由大约 300 个氨基酸组成，每个单体均具有 6 个穿膜结构域，只有二聚体才有转运功能。UCPs 家族每个成员均有 3 个由 100 个氨基酸组成的重复序列，每个氨基酸结构域都有线粒体载体信号基序。人的 UCP1 位于 4 号染色体，有 6 个外显子。UCP2 和 UCP3 基因结构与 UCP1 类似，均定位于 11 号染色体上。

（一）主要作用

1. 解耦联蛋白与肥胖　UCP2 作为线粒体内膜上的脂肪酸阴离子载体，可使游离脂肪酸以一种循环的方式将质子转运进入线粒体，降低了物质氧化过程中质子形成的膜两侧的电化学梯度，从而使氧化过程与 ADP 磷酸化过程脱耦联，造成 ATP 生成减少、能量消耗和产热量增多，最终导致体重下降。目前 UCP 已作为肥胖候选基因。

2. 解耦联蛋白与 2 型糖尿病　UCP2 是胰岛素分泌的负性调节因子，其在 B 细胞中的过度表达可使葡萄糖刺激的胰岛素分泌功能受损，从而造成胰岛素分泌减少；同时可伴细胞内 ATP 含量的减少。

3. 介导适应性产热　适应性产热可由食物或温度变化诱导产生，其在控制能量稳态和体重中有重要作用。UCP1 基因剔除的小鼠在寒冷中无法维持体温，所以 UCP1 也可介导任意食物诱导的产热。

4. 控制氧自由基的产生　大部分氧自由基（ROS）由电子传递链产生，已证明在分离的线粒体中，当 H^+ 电势高的时候，ROS 的产生也增加。因此，UCP 可能通过降低 H^+ 电势而抑制 ROS 的产生。

5. 调节脂肪酸氧化　大量实验表明，UCP2 和 UCP3 与脂肪酸代谢有密切关系。β 氧化增强时，UCP2 和 UCP3 的 mRNA 水平升高。UCP2 和 UCP3 在脂肪酸代谢中可能起运输脂肪酸的作用。

（二）检测方法 - 酶联免疫法

检测原理和方法同脂联素检测。

市售的试剂盒多为进口，用得比较多的是 HG48010 试剂盒，检测范围：5~550pg/ml，LS-F8857 和 LS-F33975 试剂盒，原理都是双抗夹心，检测范围分别为 0.156~10ng/ml 和 78~5 000pg/ml。此外国产试剂盒 SEF557Hu 试剂盒，检测范围是 0.156~10ng/ml。

六、视黄醇结合蛋白

视黄醇结合蛋白（retinol binding protein，RBP）为肝脏合成的蛋白质，分布在人体的血清、脑脊液、尿液中,在血液中 RBP 与维生素 A、视黄醇前清蛋白结合,RBP 特异负责维生素 A 的转运。RBP 的半衰期为 3~12 小时,短于白蛋白(albumin,Alb),RBP 能早期敏感地反映肝脏合成功能与分解代谢的相应变化。

(一)视黄醇结合蛋白和营养状况

视黄醇结合蛋白是维生素 A 的转运蛋白,RBP 在体内的变化与维生素 A 相关,视黄醇结合蛋白含量能反映维生素 A 的水平。视黄醇结合蛋白水平能反映肝功能、肾小管功能损伤度,是反映营养状况、肾脏状况和疾病发展及转归的重要指标。

视黄醇结合蛋白 4(retinol binding protein 4,RBP4)是一种新的脂肪因子,属于视黄醇结合蛋白(RBP)家族中的分泌型 RBP,主要由肝细胞产生和脂肪细胞分泌。研究表明,肝脂肪变性程度增加,同时 RBP4 水平升高;非酒精性脂肪肝(non-alcohol fatty liver disease,NAFLD)患者与正常人相比 RBP4 水平升高。

(二)检验方法

检测视黄醇结合蛋白的方法有免疫比浊、放射免疫分析、酶联免疫吸附法等。

1. 免疫比浊法　视黄醇结合蛋白所形成的浊度,可减少光线量,复合物形成量与光线吸收量呈正相关,依据吸光度来推算 RBP 的量。该方法结果准确、操作简便。可见第五章(营养生化检验)中第二节(供能营养素及指标检测与判断)的 4.2.4 血浆视黄醇结合蛋白-免疫比浊法。

2. 放射免疫分析法　该检测方法原理是竞争机制,使用放射性核素标记抗原,与反应体系中的未标记抗原特异性抗体结合,从而对样品 RBP 含量进行测定的方法。该方法灵敏度较高,特异性较好、精密度较高。但由于放射性的危害污染,核素半衰期短,自动化分析差等因素影响,逐渐被其他方法所取代。

3. 酶联免疫法　该方法的基本原理是:免疫活性不被破坏,将抗体、抗原结合到固相载体表面。检测时,将检测样品和抗原、抗体在某种实验程序下进行结合,形成复合物。载体上的抗原、抗体大多被量化成一定的比例,通过洗涤后,去除其他物质,加入反应底物,底物会被催化成有色物质,通过定量、定性分析有色物,最终明确样品 RBP 的含量。从临床实践看,该方法具有较高的灵敏度、较好地重复性以及操作简便的优点,临床使用广泛。

七、总 IgE 和过敏原特异性 IgE

变态反应性疾病的发病率逐年上升,是重要的公共卫生问题。其中,食物过敏主要是由免疫球蛋白 E(immunoglobulin E,IgE)介导的急性速发型超敏反应,即 I 型变态反应疾病,可通过检测血清变应原特异性 IgE(specific IgE,sIgE),并结合病史和临床表现,明确过敏原,并进行针对性的防治。

(一)sIgE 检测

sIgE 检测是食物过敏确定过敏原较为常用的体外检测方法,是食物过敏诊断的重要方面。相比于皮肤试验,sIgE 的检测安全性较高,结果特异性较高、可定量等,但检测费用较高,部分检测方法的灵敏度较低。

sIgE 检测技术最早使用的方法是放射性变应原吸附试验,但这种方法有放射性的危害。近年来,新的 sIgE 体外检测方法不断出现,目前 sIgE 检测方法很多,敏感度与特异度也各不相同。sIgE 常用检测方法进行如下介绍。

1. **酶联免疫吸附试验（enzyme-linked immunosorbent assay，ELISA）方法和酶联免疫捕获法** ELISA 方法检测 sIgE 是定性检测，灵敏度较低，检测通量大，特异性较高。

酶联免疫捕获法是对 ELISA 检测方法的改进。该方法先将抗 IgE 抗体包被在板底固相载体上，用来捕获血清中的 IgE，然后加入酶标记的致敏原蛋白，用来检测致敏原特异性 IgE。该方法可除去血清中其他免疫球蛋白（如含量较多的 sIgG）的干扰，使 sIgE 检测灵敏度提高。酶联免疫捕获法的检测通量大、特异度较高，可达到半定量水平。

2. **膜条酶联免疫吸附法** 是以 ELISA 为基础，采用高效级联抗体放大技术的方法。该方法的优点是固相载体为疏松多孔、三维立体的滤纸结构，这种结构可包被更多的致敏原从而提高了方法的灵敏度；并且，一张纤维膜条上可同时包被多种过敏原，可同时检测多种过敏原 sIgE；另外，实验结束后膜条具有较好的稳定性，实验结果能够保存时间较长。

3. **荧光酶联免疫分析法（fluorescence enzyme immunoassay，FEIA）** 该方法也就是 immunoCAP 变应原检测系统，是国际公认的体外检测过敏原特异性 IgE 的金标准。该方法的第一项核心技术是使用荧光素 - 荧光素酶发光体系并和免疫分析技术结合，使用特定的 β- 半乳糖苷酶来标记单克隆二抗，然后 β- 半乳糖苷酶作用于底物（4- 甲基伞桂 -β-D 半乳糖苷）后产生荧光，然后测量荧光强度来计算出 sIgE 的含量。该方法的第二项核心技术是固相载体采用帽状纤维素粒 CAP，其特点是多孔性和亲水性，能够吸附更多过敏原并且能够增加实验过程中反应物质的接触面积，显著优于普通载体的实验效果。

荧光酶联免疫分析法优点是能够得到全定量的检测结果，灵敏度、特异度和重复性结果都较理想，缺点是费用昂贵。

4. **免疫印迹法** 是将经过凝胶电泳分离出的过敏原蛋白首先转移到固相载体上，然后与检测血清进行反应，再与标记的二抗进行反应，根据显色情况来检测血清中 sIgE 的含量。该方法将高分辨率的凝胶电泳和免疫化学分析技术进行了结合。

该方法检测 sIgE 的优点是，通量高、价格较适中，缺点是检测结果为定性或半定量，并且特异度和灵敏度较为一般。

5. **蛋白质芯片技术** 原理是将固相载体做了特殊化学改变，在免疫检测方面更加方便快捷的同时，抗原抗体作用展现出良好的特异性，该方法的优点是高通量、自动化和微型化。已经有将该技术用于 sIgE 检测的研究。

（二）总 IgE 检测

1. **免疫比浊法** 该方法的原理是一定量的 IgE 单克隆抗体与检测血清中的 IgE 发生凝集反应，形成抗原抗体复合物，该复合物的浊度与被检测物质 IgE 的浓度呈一定关系，据此检测血清中 IgE 含量。

该方法优点是灵敏度和特异度较高，准确性和精密度较好，检测血清总 IgE 的线性范围较宽，可在全自动生化分析仪上实现自动化检测。

2. **ELISA 方法** 该方法原理是双抗体夹心法 ELISA，将 IgE 的二抗包被在固相载体上，然后与检测血清反应，再加入标记的不同位点 IgE 二抗进行反应，根据显色情况来判定血清中 sIgE 含量。该方法的优点是检测通量大，缺点是手工操作，无法自动化操作。

3. **化学发光免疫分析法** 该方法将化学发光技术与免疫分析技术进行结合，检测血清中总 IgE 灵敏度高，反应时间短，可实现自动化操作。

（毛宏梅　马　妍　石丽丽　卓　勤　陈　晨）

参 考 文 献

1. Jeffrey G. McDonald, Daniel D. Smith, Ashlee R. Stiles, et al. A comprehensive method for extraction and quantitative analysis of sterols and secosteroids from human plasma (and Supplementary Materials). Lipid Research, 2012, 53: 1399-1409.

2. 刘庆平. 动脉粥样硬化与自身免疫. 北京: 化学工业出版社, 2010.

3. 李小月, 周世乔, 崔凡, 等. 医学检验项目与临床应用. 北京: 科学技术文献出版社, 2017.

4. 吴蠡荪, 黄洪. 新编临床辅助检查指南. 3 版. 北京: 中国医药科技出版社, 2017.

5. 徐创新, 郭唯, 李振栋, 等. 医学检验与临床. 天津: 天津科学技术出版社, 2018.

6. 陈蓓, 朱威. 人生长激素研究进展. 生物学杂志, 2004, 21(1): 9-11.

7. 徐源. 中国正常成年人血清 IGF-1 的参考范围及其影响因素研究. 北京: 中国协和医学院, 2016, 47-71.

8. BROOKE A M, DRAKE W M. Serum IGF-1 levels in the diagnosis and monitoring of acromegaly. Pituitary, Kluwer Academic Publishers-Plenum Publishers, 2007, 10(2): 173-179.

9. BURNS C, RIGSBY P, MOORE M, RAFFERTY B. The First International Standard For Insulin-like Growth Factor-1 (IGF-1) for immunoassay: preparation and calibration in an international collaborative study. Growth hormone & IGF research: official journal of the Growth Hormone Research Society and the International IGF Research Society, 2009, 19(5): 457-462.

10. 中华医学会内分泌学分会, 中国垂体腺瘤协作组. 中国肢端肥大症诊治指南. 中国实用内科杂志, 2013, (7): 519-524.

11. Suominen P. Evaluation of an Enzyme Immunometric Assay to Measure Serum Adiponectin Concentrations. Clin Chem, 2004, 50(1): 219-221

12. Wallace A. M. Measurement of leptin and leptin binding in the human circulation. Ann Clin Biochem, 2000, 37: 244 ± 252.

13. 孙平, 韩恩凤. 瘦素检测方法及其临床意义. 国外医学临床生物化学与检验学分册, 2005, 36(9): 102-103.

14. 谢静, 王政昆, 张武先, 等. 冷暴露对中缅树鼩褐色脂肪组织中解偶联蛋白 1 含量的影响. 动物学杂志, 2008, (04): 34-40.

15. 边进东. 癫痫动物模型神经肽 Y 的测定方法及进展. 国外医学(神经病学神经外科学分册), 2003, (01): 51-55.

16. 杜小华. 视黄醇结合蛋白的检测方法和临床应用. 中国卫生标准管理 CHSM10, 9(10): 105, 110-111.

17. JohanssonSG. ImmunoCAP Specific IgE test: an objective tool for research and routine allergy diagnosis. Expert Rev Mol Diagn, 2004, 4(3): 273-279.

18. LeeJH, ParkHJ, ParkKH, et al. Performance of the PROTIA™ Allergy-Q® system in the detection of allergen-specific IgE: a comparison with the immunoCAP® system. Allergy Asthma Immunol Res, 2015, 7(6): 565-572.

19. 郑青, 郭胤仕. 变应原特异性 IgE 检测方法之比较. 中华检验医学杂志, 2016, 39(11): 814-816.

20. 彭洁雅, 孙宝清, 郑佩燕. 膜条酶联免疫法检测特异性 IgE 抗体的比对分析. 中国实用医药, 2014, 9(10): 88-90.

21. 尚红, 王毓三, 申子瑜. 全国临床检验操作规程. 4 版. 北京: 人民卫生出版社, 2015.

第七章

营养组学检验方法

第一节 营养基因检测技术

生物的遗传信息，都蕴藏在DNA的双螺旋结构顺序中。带有遗传信息的DNA片段，称为基因。生物体的生、长、衰、病、老、死等一切生命现象都与基因有关，它也是决定生命健康的内在因素。生物体所有遗传物质的总和为基因组，以DNA碱基对总数表示。

DNA的双螺旋结构虽然仅有4种核苷酸（A腺嘌呤、T胸腺嘧啶、C胞嘧啶和G鸟嘌呤）组成，但它们可能的排序是无穷的。此外，当父母的精子和卵子结合时，他们基因组也会以新的方式排列组合，因此，每一个人类的基因组在其下一代都会重组。这种重组的结果就是，除非是同卵双胞胎，否则没有任何两个人的基因序列是相同的，DNA的多变性是我们身份的独有标识。

基因测序技术，可以获得人类基因组的全部信息，为我们认识生命的本质，锁定病变基因、预防治疗疾病等开辟了新的篇章。

一、DNA提取

（一）血细胞样本中DNA的提取

1. 材料与方法

（1）材料

1）试剂：全血样本、磁珠法中量全血基因组DNA提取试剂盒（bioteke corporation）；新型红细胞裂解液（bioteke corporation）；蛋白酶K（bioteke corporation）；离心管；带滤网离心管（bioteke corporation）；无水乙醇（分析纯）。

2）仪器：全自动核酸提取仪（bioteke corporation）；高速离心机（beckman avanti J-25I，美国）；低速自动平衡离心机；紫外光密度检测仪（nanodrop 1000，thermo scientific）；恒温水浴锅，旋转振荡器。

（2）方法

1）DNA提取

①将盛有血细胞的带分离胶采血管置于室温自然解冻。去除分离胶，将融化的血细胞凝块倒入带滤网离心管中。

②将带滤网离心管放入低速自动平衡离心机，3 500r/min（2 100g）离心5分钟，使血凝块完全通过滤网，并在离心管底部成液态状。

③吸取900μl液态状的血细胞样本转移至另一个离心管中，加入65℃新型红细胞裂解液7ml，进行红细胞裂解。裂解时间不低于1小时，期间颠倒混匀1~2次。

④将装有裂解溶液的离心管放入高速离心机，10 000r/min（12 096g），4℃，离心4分钟，

弃上清。如果看到沉淀较多且颜色仍然呈深红色，说明红细胞裂解不充分，需要将沉淀团块充分振荡散开，重复步骤③和④。

⑤沉淀物于旋转振荡器上，充分震荡，使沉淀物完全散开。

⑥吸取 250μl 沉淀溶液，转移至磁珠法中量全血基因组 DNA 提取试剂盒中，同时加入 20μl 蛋白酶 K。

⑦将磁珠法中量全血基因组 DNA 提取试剂盒平稳的放入全自动核酸提取仪，并将搅拌棒插入到卡槽中。

⑧打开全自动核酸提取仪，并设置样本 DNA 提取程序（表 7-1）。

表 7-1　DNA 提取程序

样本类型	步骤	孔位	名称	等待时间/分钟	混合时间/分钟	磁吸时间/秒	混合速度	容积/μl	温度/℃
带有分离胶的血细胞	1	1	裂解	0	25	0	中	550	80
	2	2	转移磁珠	0	1	30	慢	300	
	3	1	吸附核酸	0	15	60	慢	650	
	4	3	漂洗	0	5	30	中	400	
	5	4	漂洗	0	4	30	中	400	
	6	5	漂洗	0	3	30	中	400	
	7	6	洗脱	2	15	60	中	200	65
	8	2	弃磁珠	0	0	0	中	300	

⑨步骤 1 结束后，点击暂停复位键，取下搅拌套并倒置于实验台上确保搅拌套之间相对独立不接触，避免污染。取下 DNA 提取试剂盒，在孔 1 中加入 375μl 无水乙醇。将 DNA 提取试剂盒和搅拌套重新放回原位，直接运行步骤 3。

⑩待程序进行完毕，吸取孔 6 中的 DNA 洗脱液于紫外光密度检测仪中进行 OD 值检测，剩余全部 DNA 洗脱液 200μl 转移至冻存管中 -80℃进行保存。

2）OD 值检测

①清洗检测探头：吸取 2.0μl 超纯水，小心加到检测器探头上，闭合探头，使探头和上方触点均能接触到超纯水。反复开合探头数次后，用纸擦去水分。重复两次。

②标定空白：打开 Nanodrop 1000 软件。用加样器吸取 1.5μl 去离子水，小心加到检测器探头上，闭合探头。点击软件界面中"blank"按钮，做空白对照曲线，重复二次。

③检测样本：吸取 2.0μl 样本的 DNA 洗脱液，小心加到检测器探头上，闭合探头。点击软件界面中的"measure"按钮检测样本 DNA 洗脱液的 OD 值。并根据 OD 检测值推算每个样本的 DNA 提取量。

④样本 DNA 洗脱液检测结果 OD260/OD280 的比值在 1.6~2.0 之间，OD260/OD230 的比值在 1.0~2.5 之间，曲线平滑且检测浓度≥ 25ng/μl，即可判定为合格样本。OD260/OD280 表示 260nm 和 280nm 处的吸光值比值，用来判定 DNA 的纯度，纯的 DNA 比值在 1.8 左右，如比值偏小，表明有蛋白、苯酚或者其他污染物的存在，这些物质在 280nm 处有明显的光吸收。OD260/OD280 表示 260nm 和 280nm 处的吸光值比值，这是一个次要的核酸浓度指示值，纯核酸的这个比值比 OD260/OD230 比值大，一般在 1.8~2.2 之间，如果比值偏低，表示核酸

中有污染物。

2. **讨论**

（1）在进行裂解红细胞时,由于样本经过促凝处理,因此需要首先使用特殊方法将血凝块最大限度分散,使在红细胞裂解步骤中的红细胞得到充分裂解。另外,由于凝血块可能不能充分地分散,因此可能会造成血细胞凝块中白细胞的 DNA 不能被释放而弃掉。因此,除了在红细胞裂解阶段尽可能将红细胞充分裂解外,本研究还在试剂盒允许的条件下适当增加了血细胞的体积,以求尽可能多地获得样本 DNA 产物。

（2）由于加入血细胞体积超出试剂盒推荐值,因此在对全自动核酸提取仪进行程序设定时,也应相应调整容积参数,防止孔位内容物外溢。

（二）全血样本中 DNA 的提取

1. **试剂盒组成、储存、稳定性**　本试剂盒中 1~7 号试剂已经分装在 96 孔深孔板中,蛋白酶 K 使用前可先短暂离心,加入去离子水至终浓度 20mg/ml,充分溶解后使用。本试剂盒在室温储存 12 个月不影响使用效果（表 7-2）。

表 7-2　DNA 提取试剂盒组成

	试剂盒组成	预封装孔位	容积 /µl
1	磁珠结合液 CB	1、7	350
2	缓冲液 BB	2、8	300
3	磁珠	2、8	20
4	抑制物去除剂 IR	3、9	900
5	磁珠 IR	4、10	900
6	漂洗液 WB	5、11	900
7	洗脱缓冲液 EB	6、12	120
8	蛋白酶 K	/	/

2. **操作步骤（表 7-3）**

（1）加入约 100µl BB、50µl 蛋白酶 K,涡旋混匀。小心撕开 96 孔深孔板的塑封膜,注意保持深孔板的平稳。在深孔板的第 1 列和第 7 列分别加入 200µl 预处理样本（全血、血细胞、白细胞、白膜层）,不足 200µl 用 1xPBS 补足,加入 20µl 蛋白酶 K（20mg/ml）。

（2）将深孔板平稳放入自动核酸提取仪,然后将搅拌套插入卡槽中。

（3）设置核酸提取仪的程序,具体如下,“温度设置”时,裂解温度设为 80℃,洗脱温度设为 65℃,然后点击“运行”开始实验。

（4）上机裂解 30 分钟后,步骤 1 运行结束后,须暂停复位,取出搅拌套和深孔板,加入 375µl 无水乙醇,至第 1、第 7 列,重新上机,插入搅拌套,点击步骤 2 开始运行。

（5）实验结束后,小心取出搅拌套和深孔板,最终洗脱体积为 150µl,将深孔板的第 6 列和第 12 列中的核酸溶液转移至 EP 管。（若有少量磁珠残留,可离心去除,少量磁珠不影响 PCR）。

（三）口腔黏膜上皮细胞样本中 DNA 的提取

1. **唾液来源的口腔黏膜上皮细胞中 DNA 的提取操作流程（表 7-4）**

（1）取分装好的试剂盒,小心揭开封口膜,注意不要有液体溅出。然后取样本 350µl 加到板子的第一列和第七列中（唾液可以直接作为样本,或者将唾液与保存液预混后作为样本）。

表 7-3　全血样本 DNA 提取操作程序

步骤	孔位	名称	等待时间 / 分钟	混合时间 / 分钟	磁吸时间 / s	混合速度	容积 /μl	运行状态
1	1	裂解	0	25	0	中	600	否
2	2	转移磁珠	0	1	30	中	300	否
3	1	结合	0	10	60	慢	650	否
4	3	漂洗	0	5	30	中	400	否
5	4	漂洗	0	4	30	中	400	否
6	5	漂洗	0	3	30	中	400	否
7	6	洗脱	2	15	60	中	200	否
8	2	弃磁珠	0	0	0	慢	0	否

（2）再在板子的第一列和第七列中加上 20μl 的蛋白酶 K（20mg/ml），10μL 的核酸助沉剂和 220μl 的异丙醇。

（3）然后把板子卡到机器上，插上搅拌套，运行程序即可。程序如 7-4 表所示。

表 7-4　口腔黏膜上皮细胞 DNA 提取程序

步骤	孔位	名称	等待时间 / 分钟	混合时间 / 分钟	磁吸时间 / 秒	混合速度	容积 /μl
1	2	转移磁珠	0	0	30	中	300
2	1	裂解	0	15	0	中	650
3	1	结合	0	12	60	慢	650
4	3	漂洗	0	4	30	中	400
5	4	漂洗	0	3	30	中	400
6	5	漂洗	0	2	30	中	400
7	6	洗脱	2	10	45	中	200
8	2	弃磁珠	0	0	0	0	400

注：裂解温度设置为 80℃，洗脱温度设置为 65℃。

2. 口腔拭子来源的口腔黏膜上皮细胞中 DNA 的提取操作流程

（1）取采集好的口腔拭子样本，在样本管中加上 20μl 的蛋白酶 K（20mg/ml），涡旋混匀，在 56℃摇床中 150 转消化过夜。

（2）取消化好的口腔拭子样本 350μl 加到试剂盒板子的第一列和第七列中，然后再加上 10μl 核酸助沉剂和 220μl 的异丙醇。

（3）把加好样本的板子卡到机器上，插上搅拌套，选择和唾液相同的程序，点击运行程序即可。

（4）程序如表 7-4 所示。

二、第一代基因测序技术

第一代基因测序技术，又称 Sanger 测序法，是由 Fredrick Sanger 建立，该方法是基于 DNA 聚合酶合成反应的测序技术。其基本原理是在测序反应中加入待测的 DNA 模板、DNA 合成酶、脱氧核苷三磷酸（dNTP）、反应引物和缓冲液等 DNA 合成反应所需的成分，并将少量的 4 种带有放射性同位素的双脱氧核苷三磷酸（ddATP、ddTTP、ddCTP 和 ddGTP）分别加入相应的反应体系中，进行 DNA 合成反应。由于 ddNTP 的双脱氧核糖其 3 位碳原子上连接的不是羟基（-OH），而是脱氧后的氢（H），因此，ddNTP 被加入正在合成的 DNA 链中后，系统中的后续 dNTP 就不能再被结合到这条 DNA 链上了，这条 DNA 链的合成就被随机终止在该 ddNTP 的碱基处。这样，经过几十个循环后，就形成了一组由短到长的 DNA 片段，这些片段直接的长度差为一个核苷酸，并且 3' 端碱基是以带放射性同位素标记的 A、T、C 或 G。将产物分为 A、T、C 和 G 四个泳道进行电泳，即可读出被合成的碱基排列顺序，从而得到待测的 DNA 序列。此后，在"Sanger 测序法"基础上，结合荧光自动检测技术，用荧光标记代替同位素标记，四种荧光基团分别代替四种碱基，并用成像技术进行自动检测，无须再单独进行电泳读取序列，大大提高了 DNA 测序的速度和准确性。利用一代测序技术，科学家们完成了水稻、拟南芥、果蝇、秀丽线虫等模式植物和模式动物的基因组图谱，最重要的是，该技术保证了人类基因组计划的顺利实施。人类基因组计划历时 13 年，花费约 30 亿美金，由全球几千家实验室协作共同完成。该项目的顺利完成，可以在分子水平上获得人类健康和疾病的秘密，并将在疾病的诊断和治疗方面引发一场革命。

但是，第一代测序技术有着相当大的局限性，即通量低，成本高和时间长。此外，由于 Sanger 测序是将待测 DNA 加到载体上，并在大肠杆菌等细菌中进行克隆，因此，被克隆的片段不能对细菌有害，而且，基因组的某些区域，如着丝点和端粒附近的区域很难被克隆，从而导致部分基因序列的缺失；另外，该方法对等位基因的分析能力有限，检测 SNP 十分困难。

三、新一代测序技术

由于第一代测序技术通量低、成本高和时间长等局限性，不能满足物种深度测序和重测序等大规模基因组测序的需求，这促进了新一代基因组测序技术的诞生。

第一代测序中，测序的合成反应（目标片段 PCR 扩增）与序列读取（电泳分离检测片段长度）的过程是分离的。而新一代测序技术，可以同时完成测序模板的合成与序列数据的读取。新一代测序的步骤主要为：①向测序系统加入脱氧核苷酸；②检验和确定加入的脱氧核苷酸的种类；③去除测序反应的各种酶、荧光标记物或脱氧核苷酸 3' 端阻断基团等的洗脱反应，这样就实现了边合成边测序或者边连接边测序，使合成和测序同步完成，大大节约了时间和成本。

（一）新一代测序的主要原理

新一代测序平台中应用最广泛的是 Illumina 测序平台，大多数高通量测序的数据均由 Illumina 测序平台产生，因此，这里主要介绍该测序平台的主要原理和操作流程。（图 7-1）首先将基因组 DNA 打断成 300~800bp 的 DNA 片段，用连接酶将 DNA 片段两端加上专用的接头，构建测序文库，接头可与测序芯片上的寡核苷酸特异性的互补结合，经过扩增，待测的 DNA 片段可扩增到 1 000 个拷贝左右，每个拷贝具有相同的 DNA 序列，将带有不同荧光标记的特殊核苷酸（A、T、C 和 G）及 DNA 合成酶同时加到测序芯片的各个泳道中，在 DNA 合成酶的催化作用下，从引物结合部位开始合成与测序模板的互补 DNA 链。用于测序反应的特殊核苷酸 3' 端的位置被化学基团屏蔽，导致每次合成时只能加入一个核苷酸，该核苷酸连接到 DNA 链上后，会激发出荧光，特定波长的荧光代表特定的核苷酸，通过仪器的光学系统拍照获得本次合成反应的核苷酸类型，实现了第一个碱基的测序。然后，3' 端的屏蔽基团通过酶切去除，3' 端的羟基被活化，再进行下一个核苷酸的测序。

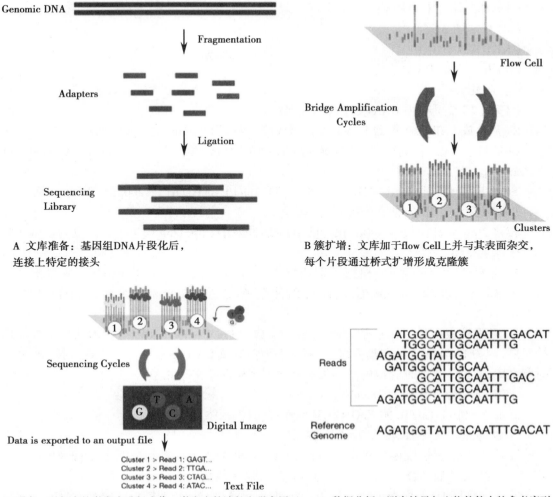

A 文库准备：基因组DNA片段化后，连接上特定的接头

B 簇扩增：文库加于flow Cell上并与其表面杂交，每个片段通过桥式扩增形成克隆簇

C 测序：对每次的激发光进行成像，激发光的波长和强度用于鉴定相应的碱基，进行N次循环，完成n个碱基的READ的测序。

D 数据分析：测序结果与生物软件中的参考序列进行比对，可以发现与基因参考组的差别。

图 7-1　Illumina 新一代测序平台的主要原理及流程

（二）新一代测序的流程

1. 测序建库

（1）基因组 DNA 的定量和纯度检测：将提取的基因组 DNA 用微量分光光度计如 Thermo Scientific NanoDrop 2000/2000c 进行定量和纯度检测。一般 OD260/280 需大于 1.8 且 OD260/230 大于 2.0，说明蛋白和小分子杂质污染较少。如果 DNA 样品的纯度符合标准，可以用 OD260 的吸光度值来计算该 DNA 样品的含量，1 个 OD 值相当于 50μg/ml 双链 DNA。也可用 DNA 标准品进行定量。

（2）基因组 DNA 打断：采用超声打断或酶打断。超声打断一般采用 Covaris 系列 DNA 片段化系统。先将仪器预热，取 1μg DNA 样品，用重悬液将总体积补至 135μl 或 55μl，取 132.5μg 或 52.5μg 样品至 Covaris microTube 中，加样过程中一定不能产生气泡，将样品管放入仪器的固定支架中间，关上样品盖，根据 DNA 的打断长度选择相关参数，运行程序，结束后，将打断的样品取出，可用琼脂糖凝胶或安捷伦的生物检测仪检验 DNA 片段的大小。

（3）DNA 片段末端补平。

（4）3'端加 A 尾。

（5）加接头。

（6）PCR 富集 DNA 片段。

（7）纯化。

（3）~（7）步可购买 DNA 文库构建试剂盒完成。

2. **簇生成**　在 cBot 仪器上将文库扩增成簇。购买 Illumina 簇生成试剂盒开展。

准备测序模板：将测序文库用稀释液（Tris-HCl 10mmol/L，含 0.1% Tween 20）稀释至浓度 2nmol/L。

1）文库变性：取 10μl 文库 DNA 和 10μl 0.1mol/L 的 NaOH 于 200μlPCR 管中，涡旋混匀，以 280g 离心 1 分钟，使文库解离为单链。

转移 20μl 变性模板至 980μl 预冷的 HT1 缓冲液中（Illumina 簇生成试剂盒内试剂），将其置于冰上待用。

2）稀释变性后的文库：根据预期成簇密度，调整文库的上机模板浓度，一般推荐上机文库模板浓度为 7~8pmol/L，这样可以使簇密度达到 750~850K/mm^2，用 HT1 缓冲液稀释。

3）测序模板中加入标准品 PhiX：Illumina 选用 PhiX 病毒的基因组作为测序结果的阳性对照，因为 PhiX 病毒具有基因组小，碱基平衡性好及 DNA 参考序列完整等优点。利用该对照文库，有助于更好地完成碱基不平衡和序列多样性的文库测序。

①将 PhiX 标样稀释为 2nmol/L，取 10μl。

②加入 10μl 0.1mol/L 的 NaOH 使其变性，此时模板浓度为 1nmol/L。

③ 280g 离心 1 分钟，使文库解离为单链。

④转移 20μl 变性模板至 980μl 预冷的 HT1 缓冲液中，此时模板浓度为 20pmol/L。

⑤ HT1 缓冲液稀释：将 PhiX 稀释至所需浓度，一般为 7~8pmol/L。

⑥在须测序 DNA 模板中加入约 1% 的 PhiX 标样，如果 DNA 模板的碱基不平衡性较高时，可适当增加标样掺入的比例。

⑦在 8 连管上标记 1~8 的数字，将已变性并加了标样的模板溶液 120μl 依次加入 8 连管中，放冰浴备用。

4）运行 cBot 仪器

①开机：打开 cBot，输入使用者名字，点击"Start"开始预清洗。

②预清洗：机器自检，保证前次测序的芯片和导管液已被移除，打开 cBot 仪器盖，在后部的清洗水槽中注入 12ml 的去离子水，关上盖子，点击"Wash"开始清洗，清洗完毕，用无尘纸把水槽中剩余的水吸干，在"Wash reservoir is dry"选项框里打"✔"，点击"Next"。

③选择运行程序，点击"Experiment Name"，输入实验名称，并在试验程序列表中选择合适的程序，点击"Next"。

④安装反应试剂：取出 cBot 试剂盒中的 96 孔板，小心按压板上的试剂管，确保试剂都牢固的固定在蓝色的底板上，以 1 000r/min 在离心机上快速离心一次，拉开 cBot 内固定试剂的白色夹子，将试剂板放入试剂槽内，保证第一排试剂向外，试剂板上的缺角位于右前方。放开夹子确保试剂板摆放平稳，点击"Next"。

⑤安装测序芯片：抬起固定芯片的夹子，用无尘纸蘸去离子水清洗芯片的热槽，点击

"Scan Flow Cell ID"图标,开启条码扫描器,扫描读取测序芯片保存管上的条形码,芯片的信息出现在屏幕上,注意管盖的颜色,橙黄色的用于双端测序,紫色用于单端测序,不能混用。用塑料镊子从保存管中取出芯片,手握芯片边缘,用去离子水清洗芯片,再用无尘纸擦干芯片,此过程尽量将芯片的背面朝上,即颜色稍深、有小孔的一面朝上,将芯片有孔的一面朝上放置在cBot的热槽上,芯片缺角与热槽缺角对准,否则芯片不能平稳安放,点击"Next"。

⑥安装导液管:确保使用的导液管与芯片来自同一个簇生成试剂盒,从包装盒中取出导液管,将导液管上的小孔对准热槽旁边的导向金属柱安装至芯片上方,针形吸管的一端指向操作者方向,小心地左右推动导液管,使之与芯片完好的契合,关闭芯片和导液管上方的夹子,固定导液管,确认夹子闭锁完全。连接导液管内方接口和清洗槽的连接口,用夹子固定。将导液管带有针形吸管的一端固定在热槽外侧的面板上,固定的小孔对准导向金属柱,确保针形吸管垂直向下。点击"Next"。

⑦安装测序模板管:点击"Enter Template Name",键入测序模板名称,点击"Enter",将装有测序模板的8连管放入紧邻试剂板外侧的8孔基座,安放的顺序是从右到左,编号1在最右边,编号8在最左边。关闭cBot盖板,点击"Next"。

⑧运行前自检,点击"Re-Run the precheck",进行自检,如果自检通过,屏幕上"Start"按钮变亮。

⑨运行cBot仪器:点击"Start"按钮开始成簇反应,成簇时间根据仪器的不同而不同,一般为3~4小时。反应完成后,cBot保持芯片在20度,芯片可以在仪器上放置过夜。

⑩取出芯片:点击"Unload",按住cBot盖子的右上角,慢慢打开盖子,先取下导液管前部的针形吸管部分,再打开后部洗槽的连接部分,打开芯片上端的夹子,导管液完全剥离,取下导液管,小心从热槽上取下芯片。

3. 测序仪操作流程(以快速模式为例)

(1)测序准备

1)运行"Volume Check"

①保证电脑的剩余空间在500Gb以上,以免影响测序数据的输出,选择"Rapid Run Model/RAPID RUN",在控制屏幕上,选择"Sequence/New Run",会有是否进行Volume Check的提示,选择"Yes",将当前flow cell对应的废液导管1、2、3、6、7和8号放入装有1L去离子水的瓶中。在8个清洗管内注入50ml以上的去离子水,在Paired-end试管架上的试剂管内注入5ml以上的去离子水,该flow cell对应的样本位置放上加有1ml去离子水的1.5ml的离心管,点击"Next"。

②确认仪器上有一张不用的flow cell,扫描或手动输入该flow cell的ID,点击"Next"。

③选择"Pump",确认flow cell中有液体流过。

④将当前flow cell对应的废液导管4和5分别放入15ml离心管中,点击"Next",仪器开始Volume Check。

⑤Volume Check结束后,观察废液导管4和5的15ml离心管中液体的体积是否为9.5ml±10%。如果液体量少于8.5ml说明仪器的液路有问题。

⑥Volume Check通过后,将废液导管4和5放回到废液桶内。

2)输入运行参数

①在"Sequence/New Run"的"integration"界面勾选"None",点击"Next"。

②进入"Storage"界面,选择一个输出数据路径,输入数据文件夹的名称,点击"Next"。

③进入"Flow Cell Setup"界面,输入以下参数。

A. 用读码器读取待测序的芯片条形码。

B. 输入实验名称和操作者的名字,点击"Next"。

C. 勾选"Confirm First Base"一项,系统将在第一个碱基测完后,产生相应的报告,实验者可以根据报告来确定是否继续进行测序。如果测序不理想,可以停止实验,勾选加了PhiX标样的泳道,点击"Next"。

④ Recipe界面下,输入以下测序参数

A. 选择Index type。如果是单Index、双端125bp,可以选择"Single Index",在Cycles一项中输入Read 1所需要运行的循环数126,读取Index所需循环数(默认为7),及Read 2所需要运行的循环数126。

B. 选择SBS的试剂种类,点击"Next"。

⑤ Sample Sheet界面下,输入以下测序参数。

A. 确定成簇的方式,一般flow cell已在cBot上成簇,选择"Template Hybridization on cBot",点击"Next"。

B. "Sample Sheet"一项可无须输入,继续点击"Next"。

⑥ Reagents界面下,输入以下试剂参数。

A. 读码器读取SBS Reagent Kit及PE Reagent Kit上的条形码。

B. 选择试验用的SBS kit循环数(如果是双端125bp,选择250Cycles)。

C. 点击"Next",检测各项参数信息,如无误,点击"Next",如有误,点击"Back"。

(2)装载测序试剂

1)装载SBS试剂:在上机前,提前将IMM(incorporation master mix)、CRM(cleavage reagent master mix)及SRM(scan reagent master mix)试剂从−20℃冰箱取出,放在4℃冰箱融化16小时或提前90分钟用室温的去离子水浸泡使之融化。IMM试剂要避光操作,CRM试剂处理完毕后要更换手套。

在测序实验记录表上记录每一个试剂瓶的重量,打开试剂仓门,抬起试剂吸管架,将把手向自己的方位拉,移动到位后再放开。将里面的黑色试剂架取出,按顺序放置试剂在试剂架上(表7-5)。

表7-5　测序试剂位置

试剂位置	试剂简称	试剂全称
1	IMM	Incorporation Master Mix
2	PW1	Wash Buffer
3	SRM	Scan reagent Master Mix
4	PW1	Wash Buffer
5	USB	Universal Sequencing Buffer
6	USB	Universal Sequencing Buffer
7	CRM	Cleavage reagent Master Mix
8	PW1	Wash Buffer

①1、2、4号位置放置装有25ml的PW1或18MΩ去离子水的试剂瓶。

②拧开第1、3、5和6号试剂瓶盖,换上漏斗形的瓶盖,该瓶盖在测序配件试剂盒中。

③拧开第7号试剂瓶盖,换上漏斗形的瓶盖,更换手套。

④沿试剂仓底部的滑轨将试剂架放入试剂仓。

⑤降下试剂吸管架,使吸管插入试剂瓶中,确保吸管插入瓶盖的漏斗孔中心,无弯曲情况。

⑥勾选"PW1(25ml)loaded in Position 2"。

2)装载 Paired-end 试剂

①在运行记录单上记录每一管试剂的重量。

②抬起试剂仓内最左边吸管架,取出试剂架(15ml小管架),依次放入试剂管(表7-6)。

表7-6　Paired-end 试剂位置

试剂位置	试剂简称	试剂全称
10	FRM	Fast Resynthesis Mix
11	FLM2	Fast Linearization Mix 2(Read 2)
12	FLM1	Fast Linearization Mix 1(Read 1)
13	AMS	Fast Amplification Mix
14	FPM	Fast Premix
15	FDR	Fast Denaturation Reagent(contains formamide)
16	HP11	Read 2 Primer
17	HP12	I7 Index Primer
18	HP10	Read 1 Primer
19	PW1(10ml)	Wash Buffer

③拧下试剂管上的盖子,沿着试剂仓底部的导轨将试剂架放入试剂仓。

④降下试剂吸管架,确保吸管插入试剂瓶中,无弯曲情况。

⑤关闭试剂仓门,点击"Next"继续。

3)装载模板

①在1.5ml离心管中加入420μl预先准备好的文库模板。

②将模板放到样本装载平台上:抬起样本装载平台的盖子,取出装有水的离心管,将装有文库模板的离心管放到A/B位置,将离心管的盖子固定在黑色固定架下面,慢慢将样本装载平台的盖子放下,确保吸管可以插到离心管的底部。

③勾选"Template loaded and template loading station closed",点击"Next"继续。

4)初始化试剂(Priming Reagents)运行

A. 清洗芯片的基座

①打开芯片仓门,将芯片控制开关拨到"OFF"处。

②换新的无尘手套,用无尘纸蘸无水乙醇或异丙醇,小心清洗芯片基座,直到擦拭完全干净。

B. 安装用过的芯片

①从存储缓冲液中取出一张用过的芯片(用于初始化运行的 flow cell),扫描条形码,用

去离子水冲洗干净,用无尘纸擦干。

②将芯片放置在芯片槽内,把芯片上带有进液口和出液口的一面朝下,条形码在右边。芯片左边的箭头应指向仪器内方。

③轻轻将芯片推进槽,靠紧内侧和右侧的导向金属柱。

④将芯片的真空控制杠杆拨到位置,开启真空泵,芯片被吸到槽上。这时杠杆变成黄色,然后变成闪烁的绿色,说明真空泵已经正常工作。可以将杠杆拨到位置 2。

⑤当杠杆变为绿色且不再闪烁时,说明系统工作正常。

⑥勾选 "Vacuum Engaged",点击 "Next" 继续。

C. 确认液流正常

在旧的芯片安装好之后,即可进行液流的检查。

①从下拉列表中选择第 2 号试剂(PW1)。

②输入下列数值

Volume(体积):250

Aspiration Rate(吸取速率):1 500

Dispense Rate(释放速率):2 000

勾选 "Pump",目测通过芯片泳道的气泡,确认每条 lane 都有液流通过。

D. 试剂启动

准备废液收集管。

①在废液收集管里找出与测序芯片相对应的细管,将 4 号和 5 号分别插入 1 个 15ml 离心管中,将 1、2、3、6、7、8 号细管放到装有 18MΩ 去离子水瓶中。

②点击 "Next",点击 "Start Prime",试剂启动开始。大约持续 10 分钟。

③过程结束后,目测每个废液收集管中的液体体积应为 2.25~2.75ml。

④将 4 号和 5 号细管放回至废液桶中。

5)安装测序芯片开始测序

A. 卸载用过的芯片

打开芯片仓门,慢慢将芯片真空控制手柄拨到 "OFF" 位置,取出用过的芯片。

B. 擦净芯片槽

①换新手套,以无尘纸蘸乙醇或异丙醇,小心擦拭芯片槽,确保其表面洁净,试剂孔没有灰尘或其他杂物。

②等待一段时间使其晾干,然后更换两端的黑色垫片。

注:无须每次运行都更换垫片,一般测序运行 3~4 次后更换更好。

C. 清洗芯片

①用装有去离子水的洗瓶冲洗芯片,去掉芯片上的缓冲液。

②用手指抓住芯片的边缘,把有试剂进出孔的一面朝上,用无尘纸轻轻向一个方向擦拭,直到芯片完全洁净。

D. 装载测序芯片

①扫描测序芯片管壁的条形码,将芯片装入芯片槽,有试剂进出孔的一面朝下,条形码在右侧,芯片左侧的箭头应指向仪器的方向。

②轻轻将芯片推向顶端和右侧,使其紧靠金属导向柱。

③放开芯片,慢慢将真空手柄拨到位置 1,真空泵开始工作。手柄变成黄色,然后变成

闪烁的绿色,说明真空泵已经正常工作。

④等待约 5 秒,把手柄拨到位置 2。当杠杆变为绿色且不再闪烁时,说明系统正常工作。

⑤选择 "Vacuum Engaged"。

E. 确认液流正常

①在下拉试剂列表中选择 5 号试剂(USB),输入以下参数。

Volume(体积):250

Aspiration Rate(吸取速率):1 500

Dispense Rate(释放速率):2 000

②确认 1、2、3、6、7、8 号细管放到装有 18MΩ 去离子水瓶中,4 号和 5 号细管在废液桶中。

③选择 "Pump",目测检测芯片液流是否正常。

如果液流正常,点击 "Next" 继续,选择 "Vacuum Engaged" 和 "Door Closed",然后点击 "Next"。

6)监视测序运行:测序控制软件显示运行的各种参数,操作人可以通过屏幕监测测序过程、仪器状态、液流和成像过程是否正常。

(3)测序运行后仪器的清洗:在仪器清洗前,更换清洗仪器瓶中的去离子水。

1)第一次水洗

①在控制软件屏幕上选择 "Wash/Maintenance"。

②更换试剂架上 8 个 250ml 清洗管,在管内注入 5ml 以上去离子水,也要更换上面 15ml 管,注入 5ml 以上去离子水。

③确认在芯片槽内有用过的芯片。

④选择 "Next" 进行第一步水洗。

2)NaOH 碱洗:第一次水洗完毕,倒掉 250ml 和 15ml 管中剩余的水,在其中注入 5ml 1mol/L NaOH 溶液,选择 "Next" 进行清洗。

3)第二次水洗:在碱洗之后,更换新管,在 250ml 和 15ml 管中注入 5ml 以上去离子水选择 "Next" 进行清洗。再重复一遍,以彻底洗掉残留的 NaOH。

(三)测序数据分析

1. **下机数据的初步处理** Illumina 数据的下机文件,须通过 bcl2fastq Conversion Software 将其转换为 Fastq 文件,并查看数据的整体产量和质量,然后对数据进行质量控制,去掉一些低质量的序列。数据质量从 0 到 40,质量值为 10 时,该碱基的错误率为 10%,20 表示错误率为 1%,40 的错误率为 0.01%。通过 Trimmomatic 软件将序列头部尾部质量值低于 3 及以 4 个碱基为窗口滑动,将平均质量值低于 15 的窗口碱基去掉,设置保留最小长度为 36bp。通过 Fastx 软件,根据低质量比例去除 Reads,如去除质量值低于 20 的碱基占序列总长度 50% 的序列。

2. **基因组从头测序数据分析** 基因组从头(de novo)测序是指在没有参考基因组的情况下,对物种的基因组进行测序、拼接和组装,进而获得物种的基因组序列图谱。

基因组从头测序的序列组装是一项很复杂的工作,在计算过程中涉及大量的数据资源,不同复杂度的基因组数据测序深度需 100~200X。通常通过估算 k-mer 值来估算基因组的大小及基因组的杂合度,杂合度越高的物种,组装难度越大。估算 k-mer 值的常用软件有 Jellyfish 和 KmerGenie。

常用的基因组组装软件工具有 SOAPdenovo 和 MaSuRCA。SOAPdenovo 的特点是组装速度快,对内存和磁盘空间消耗较小,但得到的组装序列较短。MaSuRCA 带有碱基质量处理等过程,得到的组装序列长,但耗费时间长,对磁盘空间的消耗也大。

3. **重测序数据分析** 对于完成从头测序的物种,已经获得了基因组的完整序列信息,利用基因组重测序技术可对个体或群体的基因组进行差异分析,获得单核苷酸多态性(SNP)、插入缺失突变(Indel)、结构变异(SV)和拷贝数变异(CNV)等遗传变异信息,进而对该物种的基因功能进行挖掘和分析。

利用全基因组鸟枪法(WGS)对基因组进行随机打断测序,或通过对特定酶切后的基因组 DNA 片段进行高通量测序,再通过 BWA 软件将测序得到的短序列比对(mapping)回基因组。然后通过 GATK、Samtools 等软件,检测个体间的 SNP 和 Indel。

在群体分析中,通过高通量测序获得群体基因组变异数据后,可以与表型数据结合进行基因定位,并通过连锁不平衡分析,获得与表型相关的候选基因区域,这种方法称为全基因组关联分析(GWSA)。利用该方法,发现了许多人类的致病基因,如自闭症基因、囊性纤维化基因、亨廷顿基因等。

随着分子生物学技术的发展,结合生物统计方法,将对基因组中特定基因的作用及相关基因的突变和变异对人类的影响越来越明晰。营养科学也须紧随现代生物医学发展,通过探索膳食营养与基因的交互作用,研究个体对营养素的反应,建立基于个体基因组特征的膳食干预方法和营养保健措施,提出更具个性化的营养政策,使营养学研究成果能更有效地应用于疾病的预防,促进人类健康,建立个性化的精准营养学。

第二节 单核苷酸多态性基因分型技术研究
进展与人类营养风险评估

继限制性酶切片段长度多态性和短串联重复序列之后,单核苷酸多态性位点(SNP)以遗传标记密度高、稳定性高、分型检测易于实现自动化的特点成为第 3 代多态性标记,在遗传诊断、遗传风险评估、连锁不平衡图谱和遗传关联分析等人类基因组学研究领域显示了强大的应用前景。人体存在营养素利用能力个体化遗传特征,通过研究导致功能和表型改变的编码区和调控区的个体化 SNP 信息,可以基于 SNP 方面对个体化营养素缺乏风险进行评估和干预,通过我国人群 SNP 基因分型检测以及基于正常人群和缺乏人群为病例对照的 SNP 与营养素缺乏风险关联性分析,可以建立我国 SNP 基因型频率分布特征,获得与营养素缺乏风险高度关联的 SNP 位点公共数据库,从而实现基于我国 SNP 地域和人群差异特征的精准营养干预。

目前,针对 SNP 的检测技术包括适用于高通量测序的基因重测序技术和微阵列芯片技术等,适用于中通量的基于单碱基延伸原理的 SequenomMassarray 检测技术,适用于低通量的以 Taqman 探针法为代表的核酸外切酶检测法。基因重测序技术和微阵列芯片技术对专业水平的要求较高,成本较高,不利于产业化推广;飞行质谱检测设备昂贵,只针对受过培训的技术人员开放,并且由于多重 PCR 体系导致有的位点无法进行检测;Taqman 技术价格昂贵,不利于产业化,为此,探索快速、准确、高通量的新型 SNP 基因分型技术尤为迫切,本文从原理层面切入,以包括目的 DNA 片段 PCR 扩增、SNP 鉴别反应和 SNP 检测识别机制三大方面通用 SNP 基因分型操作流程为主线,回顾了 SNP 基因分型技术领域研究进展,最后指出了适合于我国营养素缺乏风险评估项目的 SNP 基因分型新技术应具有的特点。

一、PCR 扩增

人类基因组大约有 30 亿个碱基对,我们的目标通常是对占基因组很小比例的几百到几万个碱基对进行 SNP 基因分型。基因分型技术面临的首要挑战是目的 DNA 片段数量的放大,几乎所有的技术都采用聚合酶链式反应(PCR)放大目的 DNA 片段。PCR 反应利用加热将双链 DNA 解离成两个单链,然后用引物,DNA 聚合酶和寡核苷酸分子对单链进行延伸,目的 DNA 片段在每次反应后数量加倍,经过 30~40 个循环目的 DNA 片段的数量可以增加 10^9 或更多。在 PCR 反应中,如果引物设计不合理会导致多个位点得到扩增,影响分型结果的准确性。同时设计引物时应将重复序列过滤掉,避免产生非特异性扩增。好的引物设计和 PCR 程序可以使目的片段扩增成功率达到 85% 或以上,有的基因分型技术通过多重 PCR 体系一次性扩增出多个不同的目的片段来降低成本,并不是所有目的片段可以被同效率的扩增,多重 PCR 的成功率下降到 50%~70%,同时基因分型成功的概率从单重 PCR 对应的 95% 下降到 5~10 个引物对的多重 PCR 对应的 60%~80%。在后续有引物延伸操作步骤的技术中,PCR 反应之后需要一个去除残留的 dNTP 和引物的清理步骤,可以用虾碱性磷酸酶(SAP)灭活 dNTP 和引物,或采用物理手段如凝胶过滤去除,在后续有杂交或基于连接的技术中不需要清除步骤。此外,制备单链 PCR 产物等其他特殊技术也需要用到清理步骤。对于高通量 SNP 基因分型项目,PCR 效率和成本是需要兼顾考虑的关键问题。目前侵入法是唯一声称可以从原始基因中进行 SNP 分型的技术,它所用的原始 DNA 量是 PCR 所需 DNA 量的 10 倍。

二、等位基因鉴别反应

等位基因鉴别反应是 SNP 分型技术的核心,鉴别原理与 DNA 聚合酶和 DNA 连接酶特性,以及完全匹配和不完全匹配的 DNA 双链热力学差异特性相关,DNA 连接酶有最好的特异性,不同的 DNA 聚合酶的活性不同,用于侵入检测的核酸内切酶活性需要具有高度特异性,理解并充分利用以上特性可产生具有高特异性和精准性的产物,在最佳的设计下所有的检测方法都可以达到 99% 的准确性能。

三、基于生化反应鉴别等位基因

SNP 基因分型是对给定样本中出现的等位基因进行识别,可以通过一个生化反应识别一个等位基因或多个等位基因,但生化反应必须具有高度特异性。目前流行的 SNP 基因分型技术基于酶和反应程序的一个或多个属性:① DNA 聚合酶;② DNA 连接酶;③杂交。如 DNA 聚合酶是多功能酶,主要在细胞分裂期对 DNA 进行复制,它可以保证在 DNA 链的延伸过程中导入与模板精准匹配的碱基,有一个碱基对不匹配时延伸即停止,等待聚合酶或其他酶来纠正错误,从而实现遗传信息的高保真度。DNA 聚合酶分为 5' 和 3' 核酸外切酶活性,修复错误匹配和删除 RNA 在 DNA 复制中的干扰。基于该特性形成了对 SNP 进行分型的很多方法,如单碱基延伸法(SBE)、焦磷酸测序法和等位基因特异性 PCR 法(AS-PCR 法)。

(一)单碱基延伸法(SBE 法)

SBE 法立足于 DNA 的合成特性。DNA 聚合酶从 5' 到 3' 延伸 DNA 链,需要一个模板链导入核苷酸；延伸引物的 3' 碱基与模板必须严格的配对。如果 3' 碱基与模板不匹配,延伸工作将无法启动。如果 3' 碱基没有 -OH,延伸工作也将无法继续。SBE 法,从字面上讲是引物只能延伸一个碱基,这需要反应体系中的三磷酸核苷酸具有特殊的结构,如不具有 3-OH(ddNTP)。在 SBE 法中,SNP 多态位点处于延伸引物的下一个碱基处。在 DNA 聚合酶的作用下,候选终止核苷酸(ddNTP)与多态位点的碱基互补,引物发生一个碱基的扩增。为了便于检测,引物末端都有特定的标签,通过检测荧光强度或相连到终端的其他介质可以推断出一个样本的 SNP 分型。具体的方法包括质谱法、微阵列法和 FRET 法。SBE 法和 DNA 测序法的主要区别在于前者只能测定一个碱基类型,测序可以识别几百个甚至更多的碱基,并确定它们的相对顺序。在已知周围序列信息的情况下,采用 SBE 法对 SNP 进行分型是可取的。

(二)等位基因特异性法(ASE 法)和等位基因特异性 PCR 法(AS-PCR 法)

ASE 法和 AS-PCR 法基于在延伸过程中引物 3' 端与模板匹配和不匹配形成的产物效率不同。若引物 3' 端与模板不匹配,DNA 聚合酶延伸引物的效率会降低,相对完全匹配的效率低 100~1 000 倍。ASE 法需要两条带有不同荧光染料的特异性等位基因探针,得到的产物与引物的长度一致,产物数量呈线性增加;AS-PCR 法需要两条特异性等位基因探针作为正向引物,一条反向通用引物来配合正向引物扩增目的 DNA 片段的 SNP 位点,产物数量呈现指数级别的增加。如果聚合酶在延伸反应过程中出现 1% 的错误率,在 AS-PCR 法中,基于 PCR 扩增反应,经过 30 个循环后,该错误率会达到 24%。如果只有 1% 的错误片段存在,对检测结果不会造成影响,如果 24% 的错误片段存在,将会把纯合 SNP 基因分型结果标记为杂合结果。

(三)焦磷酸测序法

焦磷酸测序法基于 DNA 聚合酶和 Apyrases 酶发挥作用的顺序不同可实现引物延伸和 DNA 序列的同步检测。因为在模板序列与导入的核苷酸匹配时 DNA 聚合酶总是优先对导入的核苷酸起作用,否则,它将留给 Apyrases 酶将 dNTP 退化成 dNMP,DNA 聚合酶不能使用 dNMP,不会干扰随后的反应。每加一个碱基到引物上产生一个焦磷酸盐,然后焦磷酸盐引发 ATP 合成,触发酶级联产生可检测的荧光信号,荧光信号在反应过程中可以被定量,从而获得被结合到引物上的碱基种类和数量,产生一个与模板互补的 DNA 序列。除 DNA 测序外,焦磷酸测序法是第二种可以提供目的 DNA 片段多态性位点周围序列的方法,探针的设计也很简单。当模板序列不包含 4~5 个相同的碱基序列时,基于这种特性的方法很可靠,但当模板序列包含 4~5 个相同碱基序列时,如 AAAA 或 TTTT,其信号变得不成比例,量化结果也不再可靠。酶级联反应和测定涉及多种酶和复杂的流程,如需要耐高温特性的酶,成本较高;单链模板的制备费时、费力、成本高;检测需要在常温下进行,但低的反应温度增加引物发生非特异性反应的概率;检测时间长,如 96 模板的实时检测大约需要 20~30 分钟,这些特点限制了该方法的通量能力。

(四)侵入法

侵入法的特性是利用 FRET 效应同步实现反应和信号检测。该方法需要设计分别对应于野生型和突变型的两条寡核苷酸探针和一条位于上游的侵入探针,它基于一种从古生物细菌中分离的核酸内切酶,此酶能够精确识别侵入探针与寡核苷酸探针之间的重叠结构,并将第一个重叠的碱基位置作为酶切位点,将寡核苷酸探针切断,所释放出来的部分寡核苷酸探针序列作为检测信号。这项技术声称是唯一不需要 PCR 进行扩增即可完成对 SNP 基因分型的方法,对于某些不需要 PCR 扩增,直接从 DNA 中进行基因分型的研究领域具有吸引力,但目前只支持临床应用,限制客户分析开发,因为关键裂解酶被相关公司限制销售,同时每个 SNP 对侵入探针都有特殊的要求,酶切位点必须在多态性位点位置,一个碱基偏移就可能导致假阳性或假阴性的结果,固定成本高,通量受到限制。

(五)基于荧光共振能量转移技术鉴别等位基因(FRET 法)

荧光共振能量转移技术基于称为供者(荧光基团)-受者(淬灭基团)染料对之间的相互作用。两种染料相互靠近时可以通过荧光共振能量转移作用使供者不发荧光,而二者分离时供者发荧光,只有供者的发射光谱与受者的吸收光谱重叠时 FRET 才会发生。

1. Taqman 法 利用 Taq DNA 聚合酶 5'核酸外切酶的活性,当等位基因特异性探针与目的 DNA 片段完全匹配时可形成稳定的双链结构,聚合酶将 Taqman 探针切碎,荧光基团和淬灭基团的空间分离造成荧光基团脱离淬灭基团的功能范围而发光。如果探针有一个位置与目的 DNA 片段不匹配(如多态位点处),形成不稳定双链结构。DNA 聚合酶会推动探针关闭,不改变 FRET 状态,反应过程中观察不到荧光信号。Taqman 法利用了在完全匹配和单碱基失配之间稳定性的差异,这种差异很微小,探针设计不良可能导致假阳性信号,需要大量优化来获得最优探针,这很大程度上取决于专业人员的经验,双标记荧光探针设计难度和成本高成为该方法的一大瓶颈。

2. 分子信标法 该法基于 5'端标记有荧光基团,3'端标记有淬灭基团的 DNA 单链,该单链设计有一段环状区域,模板 DNA 不存在时,分子信标会在低于退火温度时自身互补配对形成发夹结构,拉近淬灭基团与荧光基团空间距离,荧光被淬灭。模板 DNA 存在时,退火时单链结合到模板上而展开,造成荧光基团和淬灭基团距离变远,脱离其淬灭范围,荧光基团发光。这种解链温度的变化提高了分子信标对核酸序列差异的判别能力,与直线型探针相比,U 型探针特异性高。

3. FRET 探针法 FRET 探针包含两条独立的荧光基团标记的探针:供体探针在其 3′端标记有荧光染料 A,而受体探针在 5′端标记有荧光染料 B。当退火时,引物和探针结合到目的 DNA 序列的位置,此时,供体能量转移到受体中,荧光信号被检测到。

4. 蝎形探针法 该法指在一条引物的 5'端依次添加一段连接序列和探针,探针的结构包括完整的环状以及标记在环状末端的荧光及淬灭基团。而环状区域的序列可以跟引物的后续扩增序列互补配对。在退火过程中,引物与 DNA 链互补配对,而探针在引物的 5'端保持发夹结构,该发夹结构使得荧光基团和淬灭基团相互靠近,从而使荧光基团淬灭。延伸阶段,DNA 聚合酶启动 DNA 合成步骤,当完成了与环互补配对序列的合成之后,探针与其形成新的互补双链,破坏了原始的发夹结构,使得荧光基团和淬灭基团距离变远而不会被淬灭,荧光信号被检测到。

(六)基于杂交的等位基因识别(ASO 法)

当互补链存在时,DNA 可以形成稳定的双链结构,很多情况下两个单链形成双链并不是 100% 互补的,这种不匹配性降低了双链的热稳定性,不稳定的双链结构在加热时很容易分开,基于杂交的 SNP 基因分型技术利用了完全匹配和一个碱基错配之间的微小的动力学差别。这种方法设计了带有两个不同的等位基因的特殊探针,每种探针可以与对应的 SNP 基因型形成完全的匹配,与不对应的 SNP 基因型形成错配,通过严格控制杂交条件(如温度、离子强度、pH 等),正常序列只能够与正常 DNA 单链杂交,而不与变异 DNA 单链杂交,而变异探针则相反。如果与两个探针均能杂交,则表明被检测样本是同时具有正常序列和变异序列的杂合子。该法具有很高的特异性和灵敏性,但形成的 DNA 双链中只有等位基因处的一个碱基对不同,这种差异带来的两条双链之间的热力学差异是很微弱的,所以需要复杂的设计和设备,严格的杂交条件,操作复杂,费用高,故有逐渐被取代的趋势。

1. **稳态 DNA 杂交鉴别法**　该法设计带有不同等位基因的两条探针,当杂交反应完成后,未杂交的探针被冲走,根据正确进行杂交的探针对应检测到的数值进行基因分型。该法可以将带有标记的探针或目的 DNA 片段固定在固相载体上,目的 DNA 片段或带有标记的探针存在于溶液体系中,采用 DNA 芯片微阵列或荧光编码微珠为固相载体,目的 DNA 片段的荧光标记通过 PCR 扩增完成,终点法检测荧光信号完成 SNP 基因分型检测。

2. **动态 DNA 杂交鉴别法(DASH 法)**　DASH 法原理是探针与目的 DNA 片段互补配对形成双链,体系中荧光染料插入双链后发出荧光,然后加热反应体系,测定随温度的上升荧光量的改变,荧光量迅速减弱时的温度就是双链的解链温度或变性温度。双链若不存在错配碱基其对热变性的抵抗力强,不易分离,其解链温度高,如果双链中存在一个错配碱基,其解链温度就低,基于解链温度的不同区分正常链与变异链,在杂交加热的过程中采用同时覆盖两个等位基因的温度范围,收集整个过程多个荧光强度数据点形成熔化曲线,每个等位基因对应各自的不同曲线,通过这个特征完成 SNP 基因分型。动态测量是一个需要实时进行荧光定量的过程,复杂的温度控制和数据采集限制了该方法在某些领域的实用性。

四、产物检测与识别机制

SNP 基因分型检测机制大致分为两类:同相检测机制和固相介导检测机制。同相检测在等位基因鉴别反应后不需要进行纯化或分离,操作更易实现自动化;但同相检测只针对产物,如果底物依然存在并占主导地位,产物识别的灵敏度会降低。固相介导的检测方法因为需要分离和纯化操作,可以提高检测灵敏度和通量能力,但操作流程和成本也随之增加。

(一)液相检测机制

1. **荧光共振能量转移机制(FRET)**　近几年来,FRET 在 DNA 检测和基因分型领域得到了广泛的应用,可通过两种方式实现 SNP 基因分型,第一种是基于两个紧密间隔的荧光基团的分离,分离后可以中断能量转移或者将能量转移效率降低。第二种是反应过程和荧光能量转移之间建立联系,在反应过程中监测 FRET 进行推断分析,从而完成 SNP 基因分型。Taqman 法、分子信标法、侵入法、蝎形探针法和 AS-PCR 法等几种商业化的方法均采用了 FRET 机制。

2. **荧光偏振机制(FP)**　FP 在 SNP 基因分型领域得到了广泛地开发,已经成功地应用于 SBE 法、DNA 杂交法、侵入法和 Taqman 法。当荧光分子被平面偏振光激发时,如果荧光分子是静止的,在激发平面和发射平面的其他参数不变,其发射光谱仍然存在。而实际上,因为荧光分子不断地运动而带上了偏振光,发射光谱消失。核酸分子和荧光分子运动不同步,可观察到不同的分子集群。偏振度(FP 值)与分子数量成反比,随着反应的进行得到测量,进而推断出样本的 SNP 基因分型。例如在 SBE 法中,底物由寡核苷酸分子转化成大分子的过程中与终端连接的荧光染料的 FP 值不断放大,在 20~30 碱基长度的引物作用下可以获得 20~30 倍的放大。影响 FP 测量的因素很多,包括温度、黏度,荧光染料和其他缓冲组件或表面反应容器的非特异性相互作用,这些常数发生偏离可能会导致假阳性或假阴性结果,保持实验与样本环境的恒定性非常重要。

3. 基于分子量的检测机制　Seqenom Massarray 法基于精确测量分子量进行基因分型，因为在等位基因的鉴别反应中可通过灵活的设计引物改变产物的分子量，并采用质谱仪对分子量进行测量。在形成 DNA 分子的四个碱基中，A 和 T 之间的分子量差别最小，大约为 9Da，直接识别 A/T 多态性较困难。采用经过修饰后的 ddNTPs 进行反应，或者 ddNTPs 和 dNTPs 的组合反应可以使差异更容易鉴别出来，如 SBE 法。采用带不同标签的延伸引物将其分子量扩展到不同范围，可实现多个 SNP 的同步检测。Seqenom Massarray 法融合了 SBE 法和质谱法，高通量性是该方法的卖点，一次实现 3~5 重的检测是可行的，但更多的通量使效率和精确性变得低下。另外，该方法是估计等位基因频率的最佳量化方法之一，可以实现对混合样本等位基因频率进行高精度的估计，混合样本基因分型频率与基于个体检测的结果之间只存在 1%~2% 的差异。在操作流程上，该方法涉及常规 PCR 扩增、底物去除和单碱基延伸三大步骤，化学试剂种类繁多，运行时间长，需要专业人员设计引物，操作设备和分析结果，所以不利于实现自动化。

（二）固相介导检测方法

常用的固相载体是 DNA 微阵列标签和荧光编码微球，在检测步骤中固相载体通常用于实现样本的有序排列和特异性等位基因产物的纯化，使大规模样本的并行检测和分析成为可能，增加了检测的通量能力，降低了成本。基于 DNA 杂交机制，当一个产物被提纯和（或）分类到一个固相载体上时，通过检测荧光强度结合固相载体的不同特性对产物的 SNP 基因分型进行推断分析。

1. 基于微阵列 DNA 芯片的固相载体　作为固相载体的基因芯片微阵列最重要的特点是密度高，数十万预定义的序列可以排列在一个 1~1.5cm^2 小的区域，通常的做法是将短序列附加到涉及等位基因特异反应的引物上，这个附加序列是对数组中预定义序列的补充，每个标记有独特荧光染料的引物或产物，与扩增产物或引物杂交后测量荧光，基于特异序列标记，地址和荧光信号来精准的推断产物基因型。Affymetrix 微阵列 DNA 芯片的先驱，设计出了具有 2 000 个独特 DNA 序列的标记数组，原则上可以通过一次杂交反应鉴别 2 000 个 SNP，工作效率得到提高。微阵列 DNA 芯片具有高通量能力，但它仅限于某些应用领域，针对少量样本或大量 SNP 位点检测的项目存在局限性。另一个应用障碍是在微阵列杂交反应之前怎样有效地获得大量的特异性等位基因产物。

2. 基于荧光编码微珠的固相载体　与微阵列 DNA 芯片相似，获得 PCR 反应产物后，具有独特特征的 DNA 序列可以连接到带有独特荧光特征的微球上，利用杂交机制通过识别独特特征的微球来推断分析 SNP 基因分型结果。Illumina 公司 BeadArray 平台是基于荧光编码微珠的固相载体的先驱，每个微球可以独立于其他的微球进行制造并且并行使用，比如当处理 10 个或 100 个 SNP 位点分型时，可以并行采用 10 个或 100 个不同色彩编码的微球混合物来实现，在通量方面微珠比芯片具有更大的灵活性，这使得它在通量和成本方面更具有竞争力。该方法目前的局限性是微珠需要向特定的公司进行定制，此项技术需要借助固定的设备平台和专业技术人员来实现。与 DNA 芯片微阵列相似，它也同样面临着应用领域以及怎样有效获得大量特异性等位基因产物的局限性。

3. 电泳分离产物　电泳在 DNA 测序等分子领域得到了长期大量的应用，目前已经有了一些商业化的方法，如 SNaP-shot 法和 SNuPe 法。通过不同的探针和荧光标签，借助电泳技术，DNA 分子按大小被分开，实现了对等位基因的识别。较长的时间、较多的操作步骤、较高的成本是使用电泳技术进行基因分型的障碍。毛细管电泳技术的应用减少了劳动成本。然而在多个SNP位点并行被包装在一条毛细管技术未突破之前,该方法的成本仍然是巨大的,也是该方法被广泛应用的巨大障碍。

五、技术开发标准

基于对SNP基因分型技术研究进展的综述,本文对新技术的开发标准进行了分析。首先,高通量的SNP基因分型技术在众多领域中都具有强大的吸引力,可以开发成为成熟的商业产品,并且在现在和将来都具有很大的竞争力。流程越少越容易实现自动化操作和高通量检测,然而步骤较少可能会影响获得最佳分型数据,最优的成本控制,最高的通量检测能力,需要权衡取舍。技术的通量能力与产物制备流程和检测速度相关。通用步骤中如果目的DNA片段扩增反应和等位基因鉴别反应之间没有影响,可以并行执行,通过一步封闭式反应简化操作流程。选择合适的检测方式缩短检测时间,如荧光强度、吸光度、带电量或分子量检测只需几秒或更少时间即可完成。

其次,新的技术要与现有成熟的方法比对准确度和灵敏度,获得一致或更优的效果,另外成功率也是需要考虑的重要因素,包括①该技术通过标记物对SNP成功分型的百分比,可接受的比率是80%~85%或更高。②成功获得基因分型的样本百分比,也可以称为响应率。这个指标取决于样本DNA的质量。高通量样本之间DNA质量很可能存在不同。如果方法太敏感,为了质量控制需要抽样检查,可能会导致丢失大量的数据,比较理想的响应率是95%或更高。

第三,基于用户的角度应充分考虑技术的灵活性,包括①可用多个平台进行实现。②通用性。选择可以内置多个模块的反应系统和检测系统,可以用类似的方法进行放大或缩小,实现低、中、高通量能力的自如切换,尽可能适用于现实中各种项目的需求。③对用户的专业化要求不高,培训后可以独立地进行操作和数据分析,设备易于维护。如果新的技术可以达到以上几点,该技术就是合理的。

第三节　SNP分型方法

一、MassArray SNP分型方法

(一)技术原理

Sequenom MassArray系统主要是利用基质辅助激光解吸电离飞行时间质谱(MALDI-TOF MS)进行分析,即PCR扩增产物或者预处理样本在延伸单碱基后,将制备的样品分析物与芯片基质共结晶,将该晶体放入质谱仪的真空管,而后用瞬时纳秒强激光激发,由于基质分子经辐射吸收能量,导致能量蓄积并迅速产热,从而使基质晶体升华,核酸分子就会解吸附并转变为亚稳态离子,产生的离子多为单电荷离子,这些单电荷离子在加速电场中获得相同的动能,进而在一非电场漂移区内按照其质荷比率得以分离,在真空小管中飞行到达检测器。

(二)实验流程与方法

Massarray SNP分型实验操作步骤

(1)引物设计及合成、稀释

1)引物的设计

①根据以往文献的研究结果,收集与自己项目相关的 SNP 位点,在 NCBI 网站上找到相应点位的序列。

②以 SNP 位点为中心截取 100bps 以上长度的基因序列,拷贝到文本文件中进行保存。

③打开 Assay Designer 3.1 软件,在 SNP Group 栏中选择 Browse 按钮,打开保存有基因序列的文本文件。

④在 Assay Designer 栏中选择 SBE Mass Extend,并在 SBE stop mix 栏中选择 iPlex,在 Multiplex Level 中选择 38 重反应。SNP capture,Extend primer design,MASS Multiplexing 均选择默认参数。

⑤参数设定完毕后,点击 "Run"。

2）引物稀释

① PCR master mix 引物配制:稀释单管 PCR master 至浓度 100μM,加入去离子水混合所有单管 PCR master 使最终反应 PCR master mix 浓度为 0.5μM。

② EXTEND Mix 引物配制:稀释单管延伸引物至终浓度 500μM,加入引物混合后使得各引物浓度为 8μM、10μM、15μM。按照 DNA 合成产品使用说明计算该条引物分子量、质量数和摩尔数,进而根据所需的浓度计算须加入去离子水的量。将混合好的单管延伸引物根据分子量大小,分别取（小于 6 300Da）1 倍,（6 300~7 200Da）1.2 倍,（大于 7 200Da）1.5 倍体积量进行混合待用。

（2）DNA 提取:使用成品化试剂盒,提取血样、组织、细胞、唾液中的 DNA。使用 Nanodrop 2000 仪器进行 OD 值检测,1.25% 琼脂糖凝胶电泳检测,DNA 质检合格,转移至 96 孔板,–20℃储存备用。

（3）Agena MassArray 系统基因分型步骤

1）分型原理:通过 PCR 反应扩增出含有待检 SNP 位点的目的片段,然后用 SAP 酶去除 PCR 体系中剩余的脱氧核糖核苷三磷酸（dNTP）和引物,再加入单碱基延伸引物,其 3' 末端碱基紧挨 SNP 位点,且与目的片段上的碱基完全互补,采用四种 ddNTP 替代 dNTP,这样,探针在 SNP 位点处仅延伸一个碱基,连接上的 ddNTP 与 SNP 位点的等位基因对应。用基质辅助激光解吸电离飞行时间质谱（MALDI-TOF MS）检测延伸产物与未延伸引物间的分子量差异,确定该点处碱基。

2）PCR 扩增反应

①取 1.5ml EP 管中配制 PCR master mix,并振荡低速离心。反应组分见表 7-7。

表 7-7　PCR master mix 反应相关试剂配制组分

PCR master mix of Reagent	Conc.in 5μl	Volume（1rxn）
Water, HPLC grade	NA	1.850μl
PCR Buffer with 15mM MgCl$_2$	1.25x	0.625μl
MgCl$_2$（25mM）	1.625mM	0.325μl
dNTP Mix（25mM each）	500μM	0.100μl
Primer Mix（500nM each）	100μM	1.000μl
HotStar Taq（5U/μl）	0.5U/rxn	0.100μl
Total	–	4.000μl

The final MgCl$_2$ concentration is 3.5mM, 1.875mM from the PCR buffer and 1.625mM from the MgCl$_2$

②选用 8 道或 12 道移液器,在 384 孔板的每个加样孔中加入 4μl PCR master mix,最后加入 1μl 模板 DNA（20ng/μl）混匀,小心盖上 384 孔封板膜,并压牢每个孔,防止 PCR 程序时出现蒸发等现象。1 000rpm 离心 1 分钟。

③设置如下 PCR 扩增反应程序,将 PCR 反应板放置于 PCR 仪上,启动程序（表 7-8）。

表 7-8　PCR 扩展反应程序

94℃	5min	
94℃	20sec	
56℃	30sec	45cycles
72℃	1min	
72℃	3min	
4℃	∞	

3）产物碱性磷酸酶处理

①在 PCR 反应结束后,将 PCR 产物用 SAP（shrimp alkaline phosphatase,虾碱性磷酸酶）处理,以去除体系中游离的 dNTPs。

②在新 1.5ml EP 管中配制碱性磷酸酶处理反应液,SAP Mix 反应组分见表 7-9。

表 7-9　SAP 反应组分

SAP mix of Reagent	Concentration	Volume（1rxn）
Water（HPLC grade）	NA	1.53μl
SAP Buffer	10x	0.17μl
SAP Enzyme	1U/μL	0.30μl
Total volume	–	2.00μl

③将 SAP mix 加入 384 孔 PCR 反应板,对于每个碱性磷酸酶处理反应孔,反应总体积为 7μl,其中 PCR 产物 5μl,SAP mix 2μl。

④移液完成后,小心盖上 384 孔封板膜,并压牢每个孔,防止 PCR 程序时出现蒸发等现象,离心后进行如下反应程序。

⑤设置 SAP 反应程序：37℃,20min；85℃,5min；4℃,∞。并将 384 孔反应板放置于 PCR 仪上,启动程序。

4）单碱基延伸反应

①在碱性磷酸酶处理结束后,进行单碱基延伸反应,反应体系总体积 9μl。

②在新 1.5ml EP 管中配制单碱基延伸反应液,EXTEND Mix 反应组分见表 7-10。

表 7-10　延伸反应组分

EXTEND Mix of Reagent	Conc.in 9μl	Volume（1rxm）
Water（HPLC grade）	NA	0.619μl
iPLEX Buffer Plus	0.222x	0.200μl
iPLEX Termination mix	1x	0.200μl

续表

EXTEND Mix of Reagent	Conc.in 9μl	Volume（1rxm）
Primer Mix（7μM：14μM）	0.625μM：1.25μM	0.940μl
iPLEX Enzyme	1x	0.041μl
Volume	–	2μl

（7μM：14μM）illustrate the doubled concentration of the high mass primers. Low mass, primers should be at 0.625μM and high mass primers at 1.25μM in the final 9μl reaction.

③将 EXTEND Mix 对应加入 384 孔反应板。对于每个反应孔，单碱基延伸反应体系如表 7-11。

表 7-11　单碱基延伸反应体系

Reagents	Volume（μl）
EXTEND Mix	2
SAP+PCR reaction	7
Total Volume	9

④移液完成后，小心盖上 384 孔封板膜，并压牢每个孔，防止 PCR 程序时出现蒸发等现象，离心后进行如下反应程序。

⑤设置延伸反应程序（表 7-12）。

表 7-12　延伸反应程序

94℃	30sec		
94℃	5sec		
52℃	5sec	5cycles	40cycles
80℃	5sec		
72℃	3min		
4℃	∞		

5）树脂纯化

①在 384/6 MG Dimple 板里均匀填充树脂并放置 10 分钟使其晾干。

②在 384 样本板的每个孔中加 16μl 水。

③将 384 样本板轻轻翻转过来扣在 Dimple 板上，然后轻敲使树脂落入样本板的每个孔中。

④将 384 样本板放置翻转离心机中室温旋转混匀 30 分钟。

（4）芯片点样：启动 MassARRAY Nanodispenser RS1000 点样仪，将树脂纯化后的延伸产物移至 384-well SpectroCHIP bioarray 上。

（5）质谱检测及数据输出：将点样后的 SpectroCHIP 芯片使用 MALDI-TOF 质谱仪分析，检测结果使用 TYPER4.0 软件获取原始数据及基因分型图，检查数据文件的完整性和正确性，将结果保存入相应存储媒介并递交生物信息室分析。

数据分析流程说明：

①单个 SNP 关联分析：通过 Pearson 卡方检验或 Fisher 精确检验，分析正常组和疾病组在每个位点上基因型和等位基因的差异，寻找与疾病相关的位点。

②LD（linkage disequilibrium）分析：在某一群体中，不同座位上某两个等位基因出现在同一条单体型上的频率与预期的随机频率之间存在明显差异的现象，称连锁不平衡（linkage disequilibrium）。这种不同基因座位的某些等位基因非随机联合经常会在一起遗传。通过 D' /r² 等考察位点之间的连锁不平衡。

③单体型分析：相邻 SNP 的等位位点倾向于以一个整体遗传给后代，位于染色体上某一区域的一组相关联的 SNP 等位位点被称作单体型（haplotype）。通过 Pearson 卡方检验考察这些整体遗传的体型是否和疾病关联。

（6）SNP genotype 分析方法介绍

1）统计分析：基因型频率和等位基因频率计算，并且检验 Hardy-Weinberg 平衡和 MAF，通过 Person 卡方检验比较病例组和对照组之间基因型和等位基因分布情况。

2）具体分为三种分析

①单个 SNP 关联分析：通过 Pearson 卡方检验或 Fisher 精确检验，分析正常组和疾病组在每个位点上基因型和等位基因的差异，寻找与疾病相关的位点。

②LD（linkage disequilibrium）分析：在某一群体中，不同座位上某两个等位基因出现在同一条单体型上的频率与预期的随机频率之间存在明显差异的现象，称连锁不平衡（linkage disequilibrium）。这种不同基因座位的某些等位基因非随机联合经常会在一起遗传。通过 D' /r² 等考察位点之间的连锁不平衡。

③单体型分析：相邻 SNP 的等位位点倾向于以一个整体遗传给后代，位于染色体上某一区域的一组相关联的 SNP 等位位点被称作单体型（haplotype）。通过 Pearson 卡方检验考察这些整体遗传的体型是否和疾病关联。

二、Taqman 探针法

（一）技术原理

在 PCR 反应系统中加入两种不同荧光标记的探针，它们可分别与两个等位基因完全配对。正常情况下，由于探针 5′端荧光基团和 3′端淬灭基团紧邻在一起，荧光被淬灭。随着 PCR 的有效进行，与模板完全配对的探针逐步被 Taq DNA 聚合酶 5′→ 3′外切酶活性切割，致使探针 5′端上的荧光基团与 3′端的淬灭基团分离，淬灭效应解除，报告荧光基团被激活；而与模板不能完全配对的探针（代表另一种等位基因）不能被有效切割，故检测不到荧光信号，通过相应仪器检测荧光值的变化即可实现 SNP 位点检测。

rs220030 位点的 TaqMan SNP Genotyping assay 由美国 Applied Biosystems 定制提供，引物与等位基因特异性探针由 AB 公司美国实验室设计、验证。

（二）引物设计

采用 ABI QuantStudio5 real-timePCR 上的引物设计软件进行引物和探针的设计，设计好的引物序列交由相应的基因合成公司进行合成。

（三）反应体系及条件

DNA Sample	11.25μl
TaqMan SNP Genotyping MasterMix	12.5μl

20Xworking stock of SNP genotyping assay   1.25μl

Total   25μl

$$95℃\quad 5min$$
$$92℃\quad 15s \Bigg\}\ \boxed{40\ cycles}$$
$$60℃\quad 60s$$

（四）检测

每块 96 孔反应板中设 2 个阴性对照孔（NTC）（ddH$_2$O 作为无模板阴性对照），2 个 standard 孔为阳性对照，standard 标准品为经多次验证后确认基因型为 T/T 的 DNA 样品，所有 DNA 样品设 2 个复孔，对于一些结果显示"无法确认"的样品，再进行一次重复分型。

（五）分型

所有操作在 ABI QuantStudio5 real-timePCR 上完成，执行 Allel Discrimination 和 Standard Curve 命令，操作步骤严格按照 ABI 公司提供的说明书进行，扩增结束后用该设备所带的软件自动分型，生成结果。

三、微流体基因检测方法

（一）技术原理

1. 含有 SNP 的等位基因 -1 和等位基因 -2 作为模板；针对等位基因 SNP 位点设计的两个正向引物和一个通用反向引物；每条正向引物尾部有特异性序列，可与荧光标记结合（图 7-2）。

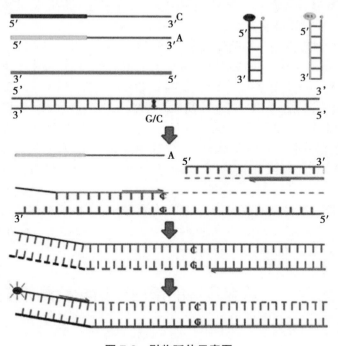

图 7-2 引物延伸示意图

2. 第一轮 PCR，能够和模板互补的正向引物得到延伸，无法和模板互补的正向引物无法延伸；第二轮 PCR，正向引物互补的特异性序列得以延伸，这步把通用标签序列引入与 SNP 对应的 PCR 产物上（图 7-2）。

3. 随着 PCR 循环数增加,扩增子数量呈现指数增加,荧光探针更多地退火到新合成的互补链上,发出荧光。不同颜色荧光即反映不同 SNP 类型,使用荧光检测仪对试验结果进行检测(图 7-2)。

(二)试验步骤

1. **将 DNA 样品分装到 PCR 板上**　将 DNA 样品加到 96 孔或 384 孔 PCR 板上,每块 PCR 板或每次试验,建议上均须加 2 个及以上的阴性对照(NTC)。尽量避免使用 8 连管或单体管进行反应,DNA 样品尽量在 20 个以上。

2. **配制基因分型混合液**　参照下表 7-13,分别配制反应所需的混合液。所有试剂使用前均应短暂地涡旋振荡,配制时需要加上损失的体积,保证配制足够的基因分型混合液。

表 7-13　基因分型混合液配制表

	湿 DNA		干 DNA	
	96 孔板 /μl	384 孔板 /μl	96 孔板 /μl	384 孔板 /μl
DNA	5	2.5	n/a	n/a
2 × Mastermix	5	2.5	5	2.5
Assaymix	0.14	0.07	0.14	0.07
水	n/a	n/a	5	2.5
总反应体积	10	5	10	5

3. **将基因分型混合液加到已含 DNA 模板的 PCR 板上**　使用移液枪或微量分液仪,将所需的步骤 2 中的基因分型混合液加入 PCR 板中。

4. **将反应板密封后离心**　用荧光透视的膜将 PCR 板密封,然后离心。

5. **进行 PCR 循环反应**　反应可以在常规的 PCR 仪上进行,程序设置:PCR 反应条件为①预变性:94℃,15 分钟,1 个循环。②变性:94℃,20 秒;复性 / 延伸:61~55℃,60 秒(–0.6℃ /循环);10 个循环。③变性:94℃,20 秒;复性 / 延伸:55℃,60 秒;26 个循环。

6. **荧光数据读取和分析**　PCR 反应结束后,使用实验室的 qPCR 仪或带有 FRET 功能的酶标仪进行荧光数据读取。分型数据读取均应在 40℃以下进行,时间 60 秒,循环数为 1。其中 FAM、HEX、ROX 荧光激发波长分别为 485nm、535nm 和 575nm,发射波长分别为 520nm、556nm 和 610nm。

7. **加循环**　若数据对应的荧光信号较低,分群较散,可以增加循环后进行荧光读取,建议根据试验结果来决定增加的循环数,同时保证 NTC 没有被扩增。程序设置:变性:94℃,20 秒;复性 / 延伸:57℃,60 秒;3 个循环。

第四节　营养状况的蛋白质组学检测方法

蛋白质组学是一门在整体水平上研究各种蛋白质组成及其活动规律的学科;包括蛋白质的表达水平,翻译后的修饰,蛋白与蛋白相互作用及多种蛋白质高通量检测等内容,并由此获得蛋白质水平上关于疾病发生、细胞代谢等过程的整体而系统的认识。蛋白质组学的检测方法是蛋白质组学技术中的一个方面,主要就是蛋白质芯片检测技术。这一技术主要分为固相芯片技术与液相芯片技术两个内容。以下将从这两个主要检测技术内容对蛋白质组学检测营养状况的方法进行论述。

一、固相芯片检测技术

（一）检测原理

本方法所使用的载体是三维基质载玻片，此基片具有较高的结合容量和优异的反应环境，其在玻片表面修饰了一层极薄的含活化醛基的三维结构高分子聚合物——聚丙烯酰胺凝胶，为固定于基片表面的蛋白质分子提供了亲水环境，有利于保持蛋白样品活性。点样后的蛋白样品（或其抗体）通过扩散方式进入聚合物层，并通过共价键相连接固定其中。

在检测反应过程中，利用抗原、抗体间特异性结合的原理，实现对目标蛋白的结合。在结果显示中，利用检测抗体上结合的荧光信号 Cy3 或 Cy5 的强弱来体现反应体系中待测样本的浓度高低。对定性检测的结果，以荧光信号值是否高于生物学检测下限做出是否检测到目标蛋白的判断；对定量检测的结果，以连续倍比的标准品浓度与各浓度相应的检测信号做标准曲线，获得标准方程，以内插法求得未知样本的检测浓度。

（二）检测方法

1. 竞争法

（1）固定抗原，竞争抗体

1）试剂、耗材与设备

①试剂与耗材：惰性蛋白，荧光标记试剂盒，小分子目标抗原标准品，带有荧光标记物（Cy3 或 Cy5）小分子目标检测物的单克隆抗体，蛋白芯片点样液（code 440015），三维基片（Polymer Slide-G），0.1%PBST，2% 惰性蛋白封闭液，1% 惰性蛋白样本稀释液。

②设备：蛋白芯片点样仪（PersonalArrayer™ 16 Microarray Spotter），芯片扫描仪（LuxScan™ 40 10K Microarray Scanner）。水平摇床，离心机，微量加样器，EP 管。

2）操作步骤

①固定抗原：将与小分子抗原耦联的惰性蛋白以一定的浓度（具体浓度值需要通过点样浓度优化的棋盘滴定实验确定，通常选择范围在 0.25~1mg/ml 之间），用蛋白芯片点样仪点样结合于蛋白芯片的基片上，每阵列重复相同的点样数。点样后的基片于 37℃恒温恒湿条件下，固定 16 小时。

②封闭：将固定好的基片每孔中加入 2% 惰性蛋白（通常为卵清蛋白或小牛血清白蛋白）各 30μl，于 37℃恒温恒湿条件下封闭 2 小时。

③加抗体与抗原（或标准品）：将含有目标抗原的样本（或标准品）按不同稀释比例，分别与含量固定的结合有荧光信号的、针对目标抗原的单克隆抗体混合后同时加入每个阵列当中，每孔 30μl。于 37℃恒温恒湿条件下反应 1 小时。取出后以 0.1%PBST 清洗芯片 5 次，每次 3 分钟。于 1 500RPM 条件下离心 2 分钟至芯片甩干。

3）结果分析：将甩干后的芯片在芯片扫描仪上，以 635nm 波长的激光进行扫描，并提取荧光信号值。根据荧光信号与所加入不同浓度标准品的浓度建立反比例函数，并获得"剂量 - 反应"关系的方程与决定系数；将样品阵列的信号值，代入方程，计算获得样品浓度。

4）多个目标检测物的同时检测：将经过交叉反应验证后证明为不存在交叉反应的多个目标检测物，分别与惰性蛋白耦联后分别以各自的最佳浓度点样于蛋白基片，经封闭后，加入多个目标检测物标准品（或样本）与结合有荧光标记物的多个目标检测物各自的抗体的混合液，经温育反应后，再以 0.1%PBST 清洗，并离心甩干后用芯片扫描仪在 635nm 条件下分别获得多个目标检测物标准品的荧光信号值，并建立各自的标准曲线与线性方程，最后将样本中多个目标检测物的信号值带入方程,计算获得各目标检测物的浓度。

（2）固定抗体,竞争抗原

1）试剂、耗材与设备

①试剂与耗材:荧光染料（Cy3 或 Cy5）,荧光标记试剂盒,小分子目标抗原标准品,小分子目标检测物的单克隆抗体,蛋白芯片点样液（code 440015）,三维基片（Polymer Slide-G）,0.1%PBST,2% 惰性蛋白封闭液,1% 惰性蛋白样本稀释液。

②设备:蛋白芯片点样仪（PersonalArrayer™ 16 Microarray Spotter）,芯片扫描仪（LuxScan™ 40 10K Microarray Scanner）。水平摇床,离心机,微量加样器,EP 管。

2）操作步骤

①固定抗体:将小分子抗原的单克隆抗体以一定的浓度（具体浓度值需要通过点样浓度优化的棋盘滴定实验确定,通常选择范围在 0.25~1mg/ml 之间）,用蛋白芯片点样仪点样结合于蛋白芯片的基片上,每阵列重复相同的点样数。点样后的基片于 37℃恒温恒湿条件下,固定 16 小时。

②封闭:将固定好的基片每孔中加入 2% 惰性蛋白（通常为小牛血清白蛋白）各 30μl,于 37℃恒温恒湿条件下封闭 2 小时。

③加样本抗原与标准品混合液:将含有目标抗原的样本（或样本稀释液）与按比例稀释的结合有荧光信号的标准品混合后依次加入每个阵列当中,每孔 30μl。于 37℃恒温恒湿条件下反应 1 小时。取出后以 0.1%PBST 清洗芯片 5 次,每次 3 分钟。于 1 500RPM 条件下离心 2 分钟至芯片甩干。

3）结果分析:将甩干后的芯片在芯片扫描仪上,以 635nm 波长的激光进行扫描,并提取荧光信号值。根据荧光信号与所加入不同浓度标准品的浓度建立函数,并获得"剂量 - 反应"关系的方程与决定系数;将样品阵列的信号值,代入方程,计算获得样品浓度。

4）多个目标检测物的同时检测:将经过交叉反应验证不存在交叉反应的多个目标检测物各自的单克隆抗体,分别以各自的最佳浓度点样于蛋白基片,经封闭后,加入结合有荧光信号的多个目标检测物标准品与样本（或样本稀释液）的混合液,经温育反应后,以 0.1%PBST 清洗后,离心甩干后用芯片扫描仪在 635nm 条件下分别获得多个目标检测物标准品的荧光信号值,并建立各自的标准曲线与线性方程,最后将样本中多个目标检测物的信号值带入方程,计算获得各目标检测物的浓度。

2. 夹心法

（1）试剂、耗材与设备

1）试剂与耗材:目标蛋白标准品,目标蛋白的鼠单克隆抗体,目标蛋白的兔多抗（或生物素 Biotin 标记的目标蛋白的另一支单克隆抗体）、带有荧光标记物 Cy3 或 Cy5 的羊抗兔,蛋白芯片点样液（code 440015）,三维基片（Polymer Slide-G）,0.1%PBST,2% 惰性蛋白封闭液,1% 惰性蛋白样本稀释液。

2）设备:蛋白芯片点样仪（PersonalArrayer™ 16 Microarray Spotter）,芯片扫描仪（LuxScan™ 40 10K Microarray Scanner）。水平摇床,离心机,微量加样器,EP 管。

（2）操作步骤

1）固定捕获抗体:将目标蛋白的鼠单克隆抗体以一定的浓度（具体浓度值需要通过点样浓度优化的棋盘滴定实验确定,通常选择范围在 0.25~1mg/ml 之间）,用蛋白芯片点样仪点样结合于蛋白芯片的基片上,每阵列重复相同的点样数。点样后的基片于 37℃恒温恒湿条件下,固定 16 小时。

2)封闭:将固定好的基片每孔中加入 2% 惰性蛋白(通常为卵清蛋白或小牛血清白蛋白)各 30μl,于 37℃恒温恒湿条件下封闭 2 小时。之后以 0.1%PBST 清洗芯片 3 次,每次 3 分钟。于 1 500RPM 条件下离心 2 分钟至芯片甩干。

3)加样品(或标准品)稀释液:将含有目标抗原的样本(或标准品)按稀释比例要求稀释后按实验设计的要求分别加入每个阵列中(30μl/阵列),于 37℃恒温恒湿条件下反应 1 小时。取出后以 0.1%PBST 清洗芯片 5 次,每次 3 分钟。于 1 500RPM 条件下离心 2 分钟至芯片甩干。

4)加目标蛋白的检测抗体

①当检测抗体是结合有生物素 Biotin 的鼠单抗时,将抗体以一定的浓度(具体浓度值需要通过检测浓度优化的棋盘滴定实验确定,通常选择范围在 0.5~10μg/ml 之间)加入每一阵列中(30μl/阵列),于 37℃恒温恒湿条件下反应 1 小时。取出后以 0.1%PBST 清洗芯片 5 次,每次 3 分钟。于 1 500RPM 条件下离心 2 分钟至芯片甩干。

②当检测抗体是目标蛋白的兔多抗时,将抗体以一定的浓度(具体浓度值需要通过检测浓度优化的棋盘滴定实验确定,通常选择范围在 0.5~10μg/ml 之间)加入每一阵列中(30μl/阵列),于 37℃恒温恒湿条件下反应 1 小时。取出后以 0.1%PBST 清洗芯片 5 次,每次 3 分钟。于 1 500RPM 条件下离心 2 分钟至芯片甩干。

5)加荧光标记物(或含有荧光标记物的羊抗兔多抗)

①当检测抗体是结合有生物素 Biotin 的鼠单抗时,此步加入经优化后按比例稀释的 SAPE 至每一阵列(30μl/阵列),于 37℃恒温恒湿条件下反应 0.5~1 小时。取出后以 0.1%PBST 清洗芯片 5 次,每次 3 分钟。于 1 500RPM 条件下离心 2 分钟至芯片甩干。

②当检测抗体是目标蛋白的兔多抗时,此步加入经优化后按比例稀释的结合有 Cy3 或 Cy5 的羊抗兔至每一阵列(30μl/阵列),于 37℃恒温恒湿条件下反应 1 小时。取出后以 0.1%PBST 清洗芯片 5 次,每次 3 分钟。于 1 500RPM 条件下离心 2 分钟至芯片甩干。

(3)结果分析:将甩干后的芯片在芯片扫描仪上,以 496nm、546nm、565nm 波长(对 SAPE 显色时)或 635nm 波长(结合有 Cy3 或 Cy5 的羊抗兔显色时)的激光进行扫描,并提取荧光信号值。根据荧光信号与所加入不同浓度标准品的浓度建立函数,并获得"剂量 - 反应"关系的方程与决定系数;将样品阵列的信号值,代入方程,计算获得样品浓度。

(4)多个目标检测物的同时检测:将经过交叉反应验证不存在交叉反应的多个目标蛋白的捕获抗体(鼠单克隆抗体),分别以各自的最佳浓度点样于蛋白基片,经封闭后,加入多个目标蛋白标准品混合液(或样本),经温育反应后,以 0.1%PBST 清洗后甩干;加入经优化选择后的多个目标蛋白各自检测抗体的混合液,经温育反应后,以 0.1%PBST 清洗后甩干;加入显色剂 SAPE 或结合有 Cy3(或 Cy5)的羊抗兔,经温育反应后,以 0.1%PBST 清洗后甩干;之后用芯片扫描仪在 496nm、546nm、565nm 或 635nm 条件下分别获得多个目标检测物标准品的荧光信号值,并建立各自的标准曲线与线性方程,最后将样本中多个目标检测物的信号值带入方程,计算获得各目标检测物的浓度。

二、液相芯片检测技术

(一)检测原理

本方法所使用的载体是 5.5μm 荧光染色的微珠,捕获抗体与微珠间的耦联反应发生在微珠表面的羧基和蛋白质 N 末端的氨基上,其具体依靠的是羧胺反应的原理;耦联后二者间形成稳定的共价键。

在检测反应过程中,利用抗原、抗体间特异性结合的原理,实现对目标蛋白的结合。在结果显示中,利用检测抗体上结合的生物素 Biotin 和 SAPE 结合显色强弱或结合有荧光信号 Cy3 或 Cy5 的羊抗兔的强弱来反映反应体系中待测样本的浓度高低。对定性检测的结果,以荧光信号值是否高于生物学检测下限,做出是否检测到目标蛋白的判断;对定量检测的结果,以连续倍比的标准品浓度与各浓度相应的检测信号做标准曲线,获得标准方程,以内插法求得未知样本的检测浓度。

（二）磁珠氨基耦联方法

1. 仪器和试剂 Mill-Plex 蛋白芯片系统,MAG-PIX 蛋白芯片系统检验试剂盒,Mill-Plex 蛋白芯片系统校验试剂盒,漩涡混合器,离心机,组织培养旋转器,超声波清洗器,细胞计数器,EDC 试剂、SNHS 试剂,伯乐耦联试剂盒,对耦联蛋白特异的抗体(链霉亲和素 - 藻红素,Streptavidin-PE),tips 头,移液枪,铝箔,离心管,96 孔平底板。

2. 操作方法

（1）蛋白质准备:如果蛋白样品中不含有叠氮钠等自由氨基类添加物,可直接用于耦联;如含有上述物质,则应将蛋白质液体使用 Bio-Spin 微型柱进行更换缓冲液,1 000g 离心 2 分钟后离心去除缓冲液,加入 500μl PBS,1 000g 离心 2 分钟,重复 5 次,20~75μl 的样品上样,1 000g 离心 5 分钟,样品冰浴后测定蛋白质浓度后直接用于耦联。

（2）耦联反应

1）微珠活化:选择 COOH 微珠（1.25×10^7 个 /ml）→涡漩混合 30 秒,超声震荡 30 秒→取 100μl 微珠到反应管中→在 16 道磁力架上静置 3~5 分钟,小心移除上清液→加入 100μl 微珠清洗液→漩涡混合 10 秒,超声震荡 10 秒→在 16 道磁力架上静置 3~5 分钟,小心移除上清液→加入 80μl 微珠活化液重悬微珠→漩涡混合 30 秒,超声震荡 30 秒→使用前准备 EDC 和 S-NHS（EDC 必须确保新鲜,反复冻融不得超过 5 次,最好分装后一次性使用）→加入 10μl EDC 后迅速加入 10μl S-NHS 到微珠中→漩涡混合 30 秒→用铝箔纸盖住反应管,室温旋转振荡混合 20 分钟→加 150μl PBS,pH7.4,1 800rpm 漩涡混合 10 秒→在 16 道磁力架上静置 3~5 分钟,小心移除上清液→加入 100μl PBS,pH7.4 重悬微珠→1 400rpm 漩涡混合 30 秒,超声波震荡 15 秒。

2）蛋白耦联:加 0.25~2μg 蛋白质样品到活化的微珠中→用 100μl PBS,pH7.4 定溶到 500μl,1 400~1 800rpm 充分震荡,确保微球分散→用铝箔盖住反应管在室温中旋转混合 2 小时或 4℃过夜→在 16 道磁力架上静置 3~5 分钟,小心移除上清液→用 500μl PBS,pH7.4,清洗耦联的微珠→在 16 道磁力架上静置 3~5 分钟,小心移除上清液(不要超声波清洗)→用 250μl 封闭缓冲液重悬微珠,漩涡混合 15 秒→用铝箔盖住反应管,在室温旋转混合 30 分钟→在 16 道磁力架上静置 3~5 分钟,小心移除上清液→用 500μl 储存缓冲液清洗微珠,在 16 道磁力架上静置 3~5 分钟,小心移除上清液→加入 150μl 储存缓冲液保存微珠→此时可用细胞计数器计算微珠的浓度→盖上铝箔后,4℃保存耦联的微珠,可稳定保存 1 年。

（三）检测方法

1. 竞争法

（1）固定抗原,竞争抗体,图 7-3。

1）试剂、耗材与设备

①试剂与耗材：微珠，目标抗原标准品，分析 /
清洗 buffer（PBS，1%BSA），PBS-BN Buffer（sigma P3688），
PBS-TBN buffer（Sigma P3813），96 孔 避 光 磁 珠 检
测平底板，PE 或 Biotin- 结合的检测抗体，链霉亲和
素 -R- 藻红蛋白（streptavidin-R-phycoerythrin，SAPE），
1.5ml 离心管，一次性枪头，去离子水，96 孔封板膜。

②设备：Mill-Plex200 系统，高频振荡器，涡旋振
荡器，TC10/20 细胞计数器，涡旋振荡器，超声波清
洗器，16 孔磁力架，洗板机，微量加样器，EP 管。

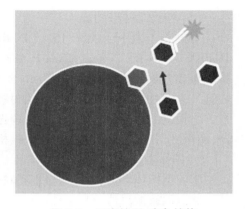

图 7-3　固定抗原，竞争抗体

2）操作步骤

①固定抗原：参考"磁珠氨基耦联"方法，将抗
原标准品与磁珠结合后完成封闭。

②以涡旋振荡器重悬微珠，20 秒。

③取一定的微球，将其用稀释液稀释到 100 个 /µl，最终每个反应中包括 25µl 工作微球。

④将结合生物素的检测抗体稀释到 [IC70] 或 [IC80]（每个反应中加入 25µl 结合了生物
素的检测抗体）。空白孔加入 25µl 抗体稀释液；在相应的孔中分别加入 25µl 标准品稀释液
或样品。

⑤在每孔中加入 25µl 工作微球。

⑥以排枪在加样板中上下轻混反应体系多次。

⑦每孔中加入 25µl 稀释后的结合有生物素的检测抗体，以排枪轻混反应体系多次。

⑧将平板置于平板振荡器上，在 800rpm 条件下，在室温避光反应 60 分钟。

⑨稀释 SAPE 到适当浓度（通常为 ≥ 4µg/ml）后，每孔中加入 25µl。以排枪轻混反应体
系多次。

⑩将平板置于平板振荡器上，在 800rpm 条件下，在室温避光反应 30 分钟。

⑪将最终反应体积用反应稀释液定容至 100µl。

⑫在 Mill-Plex 200 系统上完成检测分析。

3）结果分析：根据荧光信号与所加入不同浓度标准品的浓度建立反比例函数，并获得
"剂量 - 反应"关系的方程与决定系数；将样品阵列
的信号值，代入方程，计算获得样品浓度。

4）多个目标检测物的同时检测：将经过交叉反
应验证不存在交叉反应的多个目标检测物分别与不
同的微球耦联后以各自的最佳浓度加样于微孔中，加
入多个目标检测物标准品（或样本）与结合有生物
素的多个目标检测物的抗体混合液，经温育反应后，按
上述 C 中的步骤分别获得多个目标检测物标准品的
荧光信号值，并建立各自的标准曲线与线性方程，最
后将样本中多个目标检测物的信号值代入方程，计算
获得各目标检测物的浓度。

（2）固定抗体，竞争抗原，图 7-4。

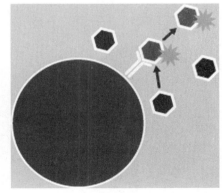

图 7-4　固定抗体，竞争抗原

1）试剂、耗材与设备

①试剂与耗材：微珠，PE 或 Biotin- 结合的目标抗原标准品，分析 / 清洗 buffer（PBS，1%BSA），PBS-BN Buffer（sigma P3688），PBS-TBN buffer（Sigma P3813），96 孔避光磁珠检测平底板，包被抗体，链霉亲和素 -R- 藻红蛋白（streptavidin-R-phycoerythrin，SAPE），1.5ml 离心管，一次性枪头，去离子水，96 孔封板膜。

②设备：Mill-Plex200 系统，高频振荡器，涡旋振荡器，TC10/20 细胞计数器，涡旋振荡器，超声波清洗器，16 孔磁力架，洗板机，微量加样器，EP 管。

2）操作步骤

①固定抗体：参考"磁珠氨基耦联"方法，将包被抗体与磁珠结合后完成封闭。

②以涡旋振荡器重悬微珠，20 秒。

③取一定的微球，将其用稀释液稀释到 100 个 /μl，最终每个反应中包括 25μl 工作微球。

④将结合生物素的竞争物（抗原标准品）稀释到 [IC70] 或 [IC80]（每个反应中加入 25μl 结合生物素的竞争物）。空白孔加入 25μl 的 PBS-1%BSA；在相应的孔中分别加入 25μl 生物素结合的标准品稀释液或样品。

⑤以排枪在加样板中上下轻混反应体系多次。

⑥每孔中加入 25μl 耦联后的微球，以排枪轻混反应体系多次。

⑦将平板置于平板振荡器上，在 800rpm 条件下，在室温避光反应 60 分钟。

⑧稀释 SAPE 到适当浓度（通常为 ≥ 4μg/ml 后），每孔中加入 25μl。以排枪轻混反应体系多次。

⑨将平板置于平板振荡器上，在 800rpm 条件下，在室温避光反应 30 分钟。

⑩将最终反应体积用反应稀释液定容至 100μl。

⑪在 Mill-Plex 200 系统上完成检测分析。

3）结果分析：根据荧光信号与所加入不同浓度标准品的浓度建立函数，并获得"剂量 - 反应"关系的方程与决定系数；将样品阵列的信号值，代入方程，计算获得样品浓度。

4）多个目标检测物的同时检测：将经过交叉反应验证不存在交叉反应的多个目标检测物抗体分别与不同的微球耦联后分别以各自的最佳浓度加样于微孔中，加入结合有生物素的多个目标检测物标准品与样本的混合液，经温育反应后，按上述 C 中的步骤分别获得多个目标检测物标准品的荧光信号值，并建立各自的标准曲线与线性方程，最后将样本中多个目标检测物的信号值代入方程，计算获得各目标检测物的浓度。

2. 夹心法，图 7-5。

（1）试剂、耗材与设备

1）试剂与耗材：微珠，目标抗原的包被抗体（鼠单克隆抗体），目标抗原标准品，分析 / 清洗 buffer（PBS，1%BSA），PBS-BN Buffer（sigma P3688），PBS-TBN buffer（Sigma P3813），96 孔避光磁珠检测平底板，PE 或 Biotin- 结合的目标蛋白检测抗体，链霉亲和素 -R- 藻红蛋白（streptavidin-R-phycoerythrin，SAPE），1.5ml 离心管，一次性枪头，去离子水，96 孔封板膜。

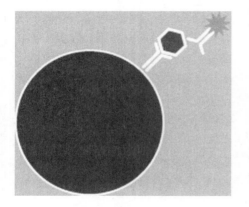

图 7-5　夹心法

2）设备：Mill-Plex 200 系统，高频振荡器，涡旋振荡器，TC10/20 细胞计数器，涡旋振荡器，超声波清洗器，16 孔磁力架，洗板机，微量加样器，EP 管。

（2）操作步骤

1）固定抗原：参考"磁珠氨基耦联"方法，将包被抗体与磁珠结合后完成封闭。

2）以涡旋振荡器重悬微珠，20 秒。

3）取一定的微球，将其用稀释液稀释到 50 个 /μl，最终每个反应中包括 50μl 工作微球。

4）在其他相应的孔中分别加入 50μl 标准品稀释液或样品；空白孔加入 50μl 的 PBS-1%BSA。

5）以排枪在加样板中上下轻混反应体系多次。将 96 孔板置于平板振荡器上，在 800rpm 条件下，在室温避光振荡反应 30 分钟。

6）将 96 孔板置于磁力分离架（或洗板机），静置 30~60 秒，用排枪吸弃上清（注意不要搅动磁珠）。96 孔板放于磁力分离架（或洗板机）后，每孔加入 100μl 稀释液进行清洗后再进行吸弃。反复 3~5 次。

7）将 96 孔板移下磁力架后，每孔加入 50μl 稀释液后以排枪重悬磁珠；将结合有生物素的检测抗体稀释至棋盘实验确定好的浓度后，以 50μl/ 孔的加样量加入 96 孔板。以排枪在加样板中上下轻混反应体系多次。

8）将 96 孔板置于平板振荡器上，在 800rpm 条件下，在室温避光振荡反应 30 分钟。

9）将 96 孔板置于磁力分离架（或洗板机），静置 30~60 秒，用排枪吸弃上清（注意不要搅动磁珠）。96 孔板放于磁力分离架（或洗板机）后，每孔加入 100μl 稀释液进行清洗后再进行吸弃。反复 3~5 次。

10）将 96 孔板移下磁力架后，每孔加入 50μl 稀释液后以排枪重悬磁珠；将稀释至适宜浓度的 SAPE，以 50μl/ 孔的加样量加入 96 孔板。以排枪在加样板中上下轻混反应体系多次。

11）将 96 孔板置于平板振荡器上，在 800rpm 条件下，在室温避光振荡反应 30 分钟。

12）将 96 孔板置于磁力分离架（或洗板机），静置 30~60 秒，用排枪吸弃上清（注意不要搅动磁珠）。96 孔板放于磁力分离架（或洗板机）后，每孔加入 100μl 稀释液进行清洗后再进行吸弃。反复 3~5 次。

13）将 96 孔板移下磁力架后，每孔加入 100μl 稀释液后以排枪重悬磁珠。

14）在 Mill-Plex 200 系统上完成检测分析。

（3）结果分析：根据荧光信号与所加入不同浓度标准品的浓度建立正比例函数，并获得"剂量 - 反应"关系的方程与决定系数；将样品阵列的信号值，代入方程，计算获得样品浓度。

（4）多个目标检测物的同时检测：将经过交叉反应验证不存在交叉反应的多个目标检测物的包被抗体，分别与不同的微球耦联后，分别以各自的最佳浓度加样于微孔中，加入标准品或样品充分反应后，在磁力分离架（或洗板机）上吸弃上清并清洗后，加入结合有生物素的检测抗体，充分反应后，在磁力分离架（或洗板机）上吸弃上清并清洗后，加入 SAPE，充分反应后，在磁力分离架（或洗板机）上吸弃上清并清洗后，再加入 100μl 样本稀释液，按上述 2.3 中的步骤分别获得多个目标检测物标准品的荧光信号值，并建立各自的标准曲线与线性方程，最后将样本中多个目标检测物的信号值代入方程，计算获得各目标检测物的浓度。

第五节　代谢组学方法

代谢组学研究流程通常包括生物样品采集和制备、样品分析和鉴定、数据处理和统计分析、生化代谢途径分析和生物内涵解释等几个部分。代谢组学分析检测技术目前主要采用磁共振波谱技术（NMR）和色谱 - 质谱联用技术（GC-MS 或 LC-MS）。血浆、血清、尿液和组织是代谢组学研究的主要生物样本。

一、基于 NMR 的代谢组学分析标准操作规程

（一）样品制备

1. 尿液、血浆及血清

（1）大鼠尿液及人尿液：400μl 尿液与 200μl pH7.4 磷酸盐缓冲液混合，按照所用 NMR 探头调整体积，将样品放到微孔板（流动注射 NMR）或 Eppendorf 管中（核磁管 NMR）。

（2）小鼠尿液：200μl 尿液与 200μl H_2O 或 20μl pH7.4 磷酸盐缓冲液混合，按照所用 NMR 探头调整体积，将样品放到微孔板（流动注射 NMR）或 Eppendorf 管中（核磁管 NMR）。

（3）血浆及血清：将 200μl 血样加到 400μl 0.9% 盐溶液中，按照所用 NMR 探头调整体积，将样品放到微孔板（流动注射 NMR）或 Eppendorf 管中（核磁管 NMR）。

（4）微孔板：每个微孔板的第一个和最后一个孔放置 H_2O，用作空白样品。每个微孔板放 1~2 个生物质控样品。微孔板在 1 800g 下离心 5 分钟，去除不溶物。放到 NMR 流动注射位置，注入 500μl 样品（不同仪器的注入体积不同）。

（5）核磁管：Eppendorf 管在 4℃，12 000g 条件下离心 5 分钟，将 550μl 样品转移到 5mm 核磁管中。

（6）按"NMR 数据采集和处理"进行。

（7）注释

pH7.4 磷酸盐缓冲液：称取 28.85g Na_2HPO_4，5.25g NaH_2PO_4，1mmol/L 3- 三甲基硅烷基丙酸钠（TSP）和 3mmol/L NaN_3，置 1L 容量瓶中。加入 200ml D_2O，H_2O 定容。充分震摇，40℃ 超声，震摇直至溶解。

0.9% 盐溶液：称取 9g NaCl，置 1L 容量瓶中。加入 100ml D_2O，H_2O 定容。充分震摇直至溶解。

尿样：由于尿液可能有细菌等污染物，所以在冰浴上或冰箱内（-2~2℃）将尿液收集到含 NaN_3（终浓度 0.05%，w/v）试管中，然后 -40℃ 中保存。

血样：全血加到含肝素锂试管中得到血浆，全血在冰浴上自然凝固后离心，得到血清。不要使用 EDTA，柠檬酸盐和稳定剂等物质，以免产生 NMR 信号。全血采集后应在 30 分钟内分离血细胞，4℃，1 600g 离心 15 分钟，-40℃ 中保存。

2. 用乙腈从组织中提取极性代谢物

（1）准备好冰冷溶剂。

（2）称重完整冻存的组织，然后用乙腈 - 水（50：50，v/v）匀浆，用量为每克组织 5ml。4℃，12 000g 条件下离心 10 分钟。

（3）收集上清液，冻干，-80℃ 保存。

（4）注释

组织样品：组织采集后迅速在液氮中冷冻，从而立即终止酶促反应或化学反应。样品在 –80℃中保存。通常样品量为 100mg（湿重），最少 20mg。

3. 用高氯酸从组织中提取极性代谢物

（1）称重冻存的组织，在液氮冷却的研钵中研磨。按照每克组织 5ml 的量加入 6% 冰冷的高氯酸，继续研磨直到酸和样品完全混合，随后在研钵中自然融化。此外，也可称重冷冻组织，在冰冷溶液中直接用匀浆机匀浆。

（2）涡旋样品，冰上放置 10 分钟。

（3）4℃，12 000g 条件下离心 10 分钟。

（4）将 2mol/L K_2CO_3 溶液缓慢加到上清液中，调节 pH 到 7.4，冰浴上静置 30 分钟以沉淀高氯酸钾盐。

（5）如有必要，测定并调节 pH，然后离心样品，冻干上清液，–80℃保存。

4. 用甲醇、氯仿、水混合溶剂从组织中提取极性代谢物与亲脂性代谢物

（1）制备冰冷溶剂：甲醇、氯仿、水。

（2）称取完整冻存组织，置于玻璃小瓶中。

（3）每克组织加入 4ml 甲醇和 0.85ml 水，匀浆，涡旋，按照每克组织 2ml 量加入氯仿，再次涡旋。

（4）每克组织加入 2ml 氯仿和 2ml 水，涡旋。

（5）样品在冰浴或冰箱中放置 15 分钟。4℃，1 000g 条件下离心 15 分钟。此时，样品出现分层，上层为含有极性代谢物的甲醇/水相，下层为含有脂溶性化合物的氯仿层，两层间为蛋白质和细胞碎屑。

（6）将样品的上层和下层分别转移到不同的玻璃小瓶中，真空离心浓缩机或氮气中挥干溶剂。水相提取物保存在 –80℃中，脂相置于可减少氧化作用的氘化有机溶剂中，保存在冰箱中，但最好不超过 NMR 数据采集前 2~3 天。

（7）按"NMR 组织提取物处理"进行。

（二）NMR 组织提取物处理

1. 亲水或水溶性代谢物的制备

（1）NMR 采集前，将极性组织提取物再次分散在 580μl NMR 缓冲液（D_2O 配制的 100mmol/L 磷酸钠缓冲液，pH7.4，含 0.1~0.5mmol/L TSP 及可选择的 0.2% NaN_3）或 TSP 作为化学位移参比的 D_2O 中。

（2）涡旋样品，12 000g 离心 5 分钟。

（3）将 550μl 上清液转移到核磁管中，按"NMR 数据采集和处理"进行。

2. 亲脂性提取物或脂质代谢物的制备

（1）将亲脂性组织提取物再次混悬在 580μl 氘化 NMR 溶剂中（0.03%TMS 的 $CDCl_3$：CD_3OD=2：1），涡旋。手动进行 NMR 试验时，该法可行。自动进行 NMR 试验时，亲脂性组织提取物再次混悬在仅含 0.03%TMS 的 580μl 氘化 $CDCl_3$ 中对于锁定和匀场是可行的。

（2）1 000g 离心 5 分钟后，将 550μl 上清液转移到核磁管中，按"NMR 数据采集和处理"进行。

（三）NMR 数据采集和处理

1. 温度设为 300K（有些血浆分析温度可以设定高些）。

2. 将样品装入探头，充分平衡。

3. **使用代表性样品（可以为质控样品）**　①调谐和匹配探头。②将 RF 载频补偿值设定为水的共振，测定水饱和功率。激发雕刻中，调整整形脉冲的功率。③测定既定功率值时 90°脉冲宽度。④如有必要，再次调整水峰压制频率补偿。⑤这些设置提交到 NMR 试验中。

4. **不同的样品选择不同的试验**　尿样采用 1D NOESY 预饱和，血浆和血清样品采用 1D NOESY 预饱和与 CPMG 预饱和（也可采用 J 分解谱和扩散加权），提取物采用单脉冲序列或 1D NOESY 预饱和或 CPMG 预饱和。通常，1D 谱采用 0.3~1Hz 谱线增宽及 2 倍补零来获得 64K 频率域数据点。

二、基于 GC-MS 的代谢组学分析标准操作规程

（一）血浆代谢指纹

1. **血浆制备**

（1）采集新鲜血液，置于 EDTA 抗凝试管中，4℃，1 000g 条件下离心 10 分钟。可以使用柠檬酸作为抗凝剂，缺点是无法检测内源性柠檬酸。

（2）收集上清，每 100μl 为一份，−80℃保存。

下一步操作前，血样需融化，涡旋混合，0.22μm 滤膜滤过。血样融化不得超过 2 次。

2. **血浆去蛋白**

（1）在冰浴上将 40μl 血浆加到 650μl 离心管中，加入 120μl 冰冷乙腈，涡旋混合 2 分钟，静置 5 分钟。乙腈和血浆的比例要在 3∶1，以保证充分去除蛋白。

（2）4℃，15 400g 条件下离心 10 分钟。

（3）将 100μl 上清移至 GC 小瓶的 200μl 内衬管中，30℃挥干。

3. **甲氧基化**

（1）将 10μl 吡啶配制的 O- 甲基羟胺盐酸盐溶液（15mg/ml）加到每一 GC 小瓶内衬管中，充分混合 1 分钟。

（2）样品超声 3 次，每次 10 秒，涡旋 2 分钟。

（3）GC 小瓶盖上铝箔盖，黑暗处，室温下放置 16 小时。小瓶内溶液应为澄清，不得含有固体混悬物。样品如不能立即分析，应置于暗处，不得放入冰箱内，因为湿气可以水解甲氧基化的样品。

4. **衍生化**

（1）将 10μl 含 1% 三甲基氯硅烷（催化剂）的双（三甲基硅烷基）三氟乙酰胺加到每一样品管中，涡旋 5 分钟。

（2）GC 小瓶置 70℃烘箱中 1 小时，进行硅烷化反应。

（3）将 100μl 含 10ppm 的硬脂酸甲酯（内标）的庚烷加到每一 GC 小瓶中，GC 分析前，涡旋 2 分钟。

（二）尿样代谢指纹

1. **尿样制备**

（1）室温下溶解冰冻的尿样。

（2）将 30 单位脲酶（50μl）加到 200μl 尿液中，而后在 37℃下孵育 30 分钟以降解和去除过量的尿素。

（3）800μl 甲醇加到尿样中，沉淀脲酶及其他蛋白，加入 10μl 十五酸（6mg/ml）作为内标。

（4）涡旋混合 5 分钟，4℃，15 400g 条件下离心 10 分钟。

（5）将 200μl 上清移至 GC 小瓶中，30℃挥干。

2. 甲氧基化

（1）将 30μl 吡啶配制的 O-甲基羟胺盐酸盐溶液（15mg/ml）加到每一 GC 小瓶内衬管中，充分混合 10 分钟。

（2）样品超声 3 次，每次 10 秒，涡旋 2 分钟。

（3）GC 小瓶盖上铝箔盖，黑暗处，室温下放置 16 小时。小瓶内溶液应为澄清，不得含有固体混悬物。样品如不能立即分析，应置于暗处，不得放入冰箱内，因为湿气可以水解甲氧基化的样品。

3. 衍生化

（1）将 30μl 含 1% 三甲基氯硅烷（催化剂）的双（三甲基硅烷基）三氟乙酰胺加到每一样品管中，涡旋 5 分钟。

（2）GC 小瓶置 70℃烘箱中 1 小时，进行硅烷化反应。

（3）将庚烷加到每一 GC 小瓶中，GC 分析前，涡旋 10 分钟。

4. GC-MS 分析

（1）将 1μl（无分流）或 2μl（分流比 1∶10）衍生化尿样或血样注入 GC-MS 中。

（2）将载气氦气流速设为 1ml/min，进样口温度设为 250℃。

（3）程序升温：柱温 50℃，维持 1 分钟，而后 3.3℃/min 升到 340℃。

（4）检测器传输线、捕获和进气温度分别为 280，200 和 60℃。

（5）电子电离源设定为 –70eV。

（6）质谱扫描范围为 50~650m/z。

5. 数据分析

（1）数据前处理

1）每张总离子流图以 TXT 格式输入到 Excel 或 ASCII 中。最终文件格式须能用 Matlab 软件打开。

2）每个样品一列，每个质谱信号一行，得到数据矩阵。

3）去掉每张色谱图初始和结束时的零信号，使得每个样品/列有相同数据点。

4）使用 MassTransit 软件将质谱文件输入到 Matlab 中。

5）数据矩阵先进行基线校正，而后比较质谱数据点进行多次校准，最后除以内标峰进行归一化。

（2）多变量统计工具

1）将色谱数据矩阵输入到 Matlab 或 Simca 软件中进行多变量数据分析，如主成分分析（PCA）、主最小二乘判别分析（PLS-DA）和正交偏最小方差判别分析（OPLS-DA）。

2）样品簇按照研究问题和化学计量学充分验证后，鉴别信号作为一个变量。

6. 代谢物鉴别
通过标准数据库和网络平台，以及加入的标准物质来鉴别代谢物。

三、基于 LC-MS 的代谢组学分析标准操作规程

利用 LC-MS 进行代谢组学分析，根据分析对象的极性不同可以分为极性代谢产物和非极性代谢产物，因此样品采集的提取溶剂和分离色谱条件甚至源的选择都存在着差异。

本部分以脂类化合物的分析作为代表介绍基于液相色谱 - 质谱技术的代谢组学分析实验方案。

（一）脂质对照品溶液的配制

脂质组学研究，特别是靶向代谢组学研究，针对脂质进行定量研究，这就需要大量的脂质对照品。对照品可以根据实际分析需要选择，一般采用的方式是不同类型的脂质化合物至少拥有一个对照品。内标通常采用内源性不含有的脂质或者是脂质的同位素内标，其中同位素内标价格昂贵。

采用对照品对照进行定量研究常见的思路有：

1. 校准曲线法　制备尽可能和生物样本相近的空白基质（比如在水中加入牛血清白蛋白），然后采用内源性含有的脂质化合物作为外标，内源性不含有的脂质化合物作为内标进行定量研究。这个方法类似于体内药代动力学研究的方法。优点是：可以构建标准曲线，计算脂质样品的浓度；缺点是：无论空白基质如何配制，都无法达到和实际生物样品一致，生物样品带来的基质效应难以消除。

2. 一点法校正　多采用生物样品处理后加入内源性不含有的脂质化合物作为随性的对照品，用一点法校正样品的浓度。优点是：因为在每份样品上都独立加入了随性的对照品，每份样品利用随性的对照品计算浓度，可以尽可能地消除基质效应的干扰。缺点是：缺乏标准曲线进行校正，生物样品提取后再加标则无法考量样品的提取过程的影响。

3. 一点法改进　为了消除样品在前处理过程中的差异，可以采用前处理加入内标，用于对所有的样品进行归一化。前处理后再加入同位素对照品进行外标计算的方法。

但是，无论是采用什么加入方式，对于定量研究而言，其准确性常无法和体内药物分析相媲美，如何使得分析更加准确，更具有靶向性，是代谢组学定量研究的一个重点和难点。

（二）样品的处理

脂质化合物的提取目前主要采用：氯仿 - 甲醇 - 水混合溶液作为提取溶剂；也可以使用二氯甲烷代替氯仿，或者使用甲基叔丁基醚 - 甲醇 - 水混合体系提取，针对不同的生物样品，血清、血浆、组织其处理方法常存在一些细小的差异，主要是组织样品需要进行匀浆处理。这里以氯仿 - 甲醇 - 水混合体系提取法进行介绍。

1. 液态生物样本的前处理（血清及血浆）

（1）将液态生物样本与等比例生理盐水稀释，涡旋混合 1 分钟；

（2）加入 5 倍量以上的氯仿、甲醇混合溶液（体积比：2：1），涡旋混合 2 分钟，然后静止 30 分钟；

（3）离心（离心力应大于 5 000g，离心 5 分钟）；

（4）收集下层提取液，即得。

2. 固态生物样本的前处理（组织）　组织样品进行分析前需要匀浆，匀浆液目前有两种：①极性匀浆液，如：0.25mol/L 蔗糖（M=342.3g/mol）、25mol/L KCl（M=74.56g/mol）、50mmol/L Tris（M=121.14g/mol）、0.5mmol/L EDTA-4Na（M=416.2g/mol），pH7.4，组织：匀浆液 =1：10。②非极性匀浆液，比如采用氯仿 - 甲醇（2：1）匀浆，然后再采用水将匀浆液中的极性物质反萃出来，收集有机层。两种匀浆液，极性匀浆液不可以离心，吸取的是混悬液，然后采用液态生物样品处理方法对样品进行处理；非极性匀浆液，实际上是将提取和匀浆两步骤结合，所以离心后，吸取下层溶液即可。

3. 注意事项　上述前处理步骤，均省略了内标的加入步骤，实际样品处理的时候还需要加入内标,在不同的实验中,根据实验目的和方法的不同,研究人员可以合理地安排内标的加入时机和量。

4. **仪器分析** 如果脂质组学分析采用高分辨质谱,那么仪器分析一般会分为两类方法:如果进行定量分析,靶向定量分析脂质化合物的时候,仪器只采集一级高分辨数据(LC-HRMS);如果进行脂质化合物结构鉴定,则采用多级质谱分析(LC-HRMS/MS^n)。随着仪器的发展,现在仪器已经可以同时进行这两部分工作,但是仪器工作内容越多,效率往往会更低,为了更好地获得想要的数据,在实际工作中可以将定性和定量两部分工作分开。以下为较为通用的反相液相色谱-高分辨质谱联用分析条件。

(1)液相色谱条件

色谱柱:C18 或者 C8 色谱柱(根据需要选择粒径和长度,一般而言脂质化合物极性一般都较小,使用 C8 色谱柱较多)。

流动相组成:A 相:水溶液(含 2mmol/L 醋酸胺和 0.1% 甲酸);B 相:乙腈:异丙醇(1∶1)=5∶3(含 2mmol/L 醋酸胺和 0.1% 甲酸)(脂类化合物极性较小,特别是 TG,所以通常有机相中会加入异丙醇增加洗脱能力,缓冲液的浓度和比例可以适当调整)。

流动相梯度:从 20%~40% 的 B 相开始洗脱,然后较快的升高到 80% 的 B 相,较慢的升到 100%B 相,并保持 100%B 相一段时间(因为 TG 保留时间靠后,一般梯度中 100%B 的洗脱时间都占到总洗脱时间的 50% 以上)。

流速:根据色谱柱和源选择(ESI 源:0.2~0.4ml/min;APCI 源:0.5~1.0ml/min)。

柱温:一般设在 40℃ 以上(高的柱温,可以适当降低柱压)。

样品保存温度:10℃(有利于样品的稳定)。

备注:在使用的时候应该注意,正相色谱柱和反相色谱柱分离出峰不太一样,总体而言,正相色谱柱是根据脂质化合物的极性头分离的,容易将两类脂质化合物分开,反相色谱柱则主要是根据碳链的长短分离。

(2)一级高分辨质谱扫描参考设置

离子源:ESI 源或者 APCI 源(目前 ESI 源使用较为普遍)。使用正离子或者负离子检测模式(根据需要检测的化合物决定检测模式),或者直接采用正负切换模式采集数据;质量扫描范围:m/z 100~1 200,扫描速率最好达到 3Hz。

(3)多级高分辨质谱参考设置

以 LTQ-Orbitap 为例。推荐参数:扫描方式:一级质谱采用 Orbitrap 作为检测器,Full Scan 方式获得高分辨质谱数据,扫描范围(m/z):100~1 200u;分辨率:60 000。MS^n 采用 LTQ 作为检测器,通过数据依赖扫描的设定对最强和次强的离子进行碰撞诱导解离(CID),CID 隔离宽度为 2Da,归一化碰撞能量为 35% 或 30%。可以选择确定的质荷比建立多级质谱数据采集的母离子质量序列,也可以使用动态排除技术进行多级质谱的采集。动态排除技术参数设定推荐为:重复次数:3,重复时间:色谱峰半峰宽,排除列表最大容纳数:500,排除时间:色谱峰半峰宽。

5. **脂质化合物的浓度计算** 如果采用标准曲线法,就是根据对照品峰面积和内标峰面积的比值为 Y 轴,对照品的浓度为 X 轴,构建校准曲线,将实际样品测得的化合物的峰面积除以内标峰面积,代入与之结构相似(常为同类型脂质化合物)的对照品的校准曲线中,计算得到脂质化合物的浓度。

采用一点法在数据计算时也是尽可能采用同一类型的脂质对照品进行计算。另外一点法进行计算时,还可以采用提取前加入的内标的方法进行归一化,以减少提取的批间差异。组织样品计算的时候,还需要考虑采用蛋白含量进行归一化。

(卓　勤　张春红　殷继永　张双庆)

参 考 文 献

1. 陈浩峰. 新一代基因组测序技术. 北京:科学出版社,2016.

2. Kruglyak L. Prospects for whole-genome linkage disequilibrium mapping of common disease genes. Nat Genet, 1999,22:139-144.

3. Jiang Z, Wang H, Michal J J, et al. Genome Wide Sampling Sequencing for SNP Genotyping: Methods, Challenges and Future Development. International Journal of Biological Sciences, 2016, 12(1):100.

4. De W P, Pespeni M H, Palumbi S R. SNP genotyping and population genomics from expressed sequences-Current advances and future possibilities. Molecular Ecology, 2015, 24(10):2310-23.

5. Sexton T R, Henry R J, Mcmanus L J, et al. Capture of assay template by multiplex PCR of long amplicons for genotyping SNPs and InDels with MALDI-TOF mass spectrometry. Molecular Breeding, 2010, 25(3):471-480.

6. Fors L, Lieder KW, Vavra SH, Kwiatkowski RW. Large-scale SNP scoring from unamplified genomic DNA. Pharmacogenomics, 2000, 1:219-229.

7. Dou J, Zhao X, Fu X, et al. Reference-free SNP calling: improved accuracy by preventing incorrect calls from repetitive genomic regions. Biology, 2012, 7:17.

8. Tong J, Barany F, Cao W. Ligation reaction specificities of an NAD(+)-dependent DNA ligase from the hyperthermophile Aquifex aeolicus. Nucleic Acids Res, 2000, 28:1447-1454.

9. Bray MS, Boerwinkle E, Doris PA. High-throughput multiplex SNP genotyping with MALDI-TOF mass spectrometry: practice, problems and promise. Hum Mutat, 2001, 17:296-304.

10. Ayyadevara S, Thaden JJ, Shmookler Reis RJ. Discrimination of primer 3-nucleotide mismatch by taq DNA polymerase during polymerase chain reaction. Anal Biochem, 2000, 284:11-18.

11. Ronaghi M, Karamohamed S, Pettersson B, et al. Realtime DNA sequencing using detection of pyrophosphate release. Anal Biochem, 1996, 242:84-89.

12. Ronaghi M. Pyrosequencing sheds light on DNA sequencing. Genome Res, 2001, 11:3-11.

13. Pastinen T, Partanen J, Syvanen AC. Multiplex, fluorescent, solid-phase minisequencing for efficient screening of DNA sequence variation. Clin Chem, 1996, 42:1391-1397.

14. Shen G Q, Abdullah K G, Wang Q K. The TaqMan method for SNP genotyping. Methods in Molecular Biology, 2009, 578(578):293.

15. Li L, Li C, Zhang S, et al. Analysis of 14 highly informative SNP markers on X chromosome by TaqMan SNP genotyping assay. Forensic Science International Genetics, 2010, 4(5):e145.

16. Gaedigk A, Freeman N, Hartshorne T, et al. SNP genotyping using TaqMan technology: the CYP2D6*17 assay conundrum. Scientific Reports, 2015, 5:9257.

17. Qiu G, Wang Y, Fu R, et al. Development of primer-special TaqMan PCR: a novel SNP detection method to detect CYP2C9 3 in South Chinese. Molecular Diagnosis & Therapy, 2010, 14(2):123-9.

18. Jacobsen N, Bentzen J, Meldgaard M, et al. LNA-enhanced detection of single nucleotide polymorphisms in the apolipoprotein E. Nucleic Acids Res, 2002, 30:E100.

19. Solinas A, Brown LJ, McKeen C, et al. Duplex Scorpion primers in SNP analysis and FRET applications.

Nucleic Acids Res, 2001, 29: E96.

20. Latif S, Bauer-Sardina I, Ranade K, et al. Fluorescence polarization in homogeneous nucleic acid analysis II: 50-nuclease assay. Genome Res, 2001, 11: 436-440.

21. Fei Z, Ono T, Smith LM. MALDI-TOF mass spectrometric typing of single nucleotide polymorphisms with mass-tagged ddNTPs. Nucleic Acids Res, 1998, 26: 2827-2828.

22. Mohlke KL, Erdos MR, Scott LJ, et al. High-throughput screening for evidence of association by using mass spectrometry genotyping on DNA pools. Proc Natl Acad Sci USA, 2002, 99: 16928-16933.

23. Hong H, Lei X, Jie L, et al. Technical Reproducibility of Genotyping SNP Arrays Used in Genome-Wide Association Studies. Plos One, 2012, 7(9): e44483.

24. Hsu TM, Law SM, Duan S, et al. Genotyping singlenucleotide polymorphisms by the invader assay with dual-color fluorescence polarization detection. Clin Chem, 2001, 47: 1373-1377.

25. Treff N R, Su J, Tao X, et al. Single-cell whole-genome amplification technique impacts the accuracy of SNP microarray-based genotyping and copy number analyses. Molecular Human Reproduction, 2011, 17(6): 335-43.

26. Iannone MA, Taylor JD, Chen J, et al. Multiplexed single nucleotide polymorphism genotyping by oligonucleotide ligation and flow cytometry. Cytometry, 2000, 39: 131-140.

27. Shen R, Fan J B, Campbell D, et al. High-throughput SNP genotyping on universal bead arrays. Mutation Research/fundamental & Molecular Mechanisms of Mutagenesis, 2005, 573(1-2): 70-82.

28. Chang Y M, Ding S T, Lin E C, et al. A microfluidic chip for rapid single nucleotide polymorphism(SNP) genotyping using primer extension on microbeads. Sensors & Actuators B Chemical, 2017, 246: 215-224.

29. Kao P C, Ding S T, Lin E C, et al. A bead-based single nucleotide polymorphism(SNP) detection using melting temperature on a microchip. Microfluidics & Nanofluidics, 2014, 17(3): 477-488.

30. Misra A, Kim S. Microbead device for isolating biotinylated oligonucleotides for use in mass spectrometric analysis. Analytical Biochemistry, 2009, 384(1): 96.

31. Ferguson JA, Steemers FJ, Walt DR. High-density fiber-optic DNA random microsphere array. Anal Chem, 2000, 72: 5618-5624.

32. Medintz I, Wong WW, Berti L, et al. Highperformance multiplex SNP analysis of three hemochromatosis-related mutations with capillary array electrophoresis microplates. Genome Res, 2001, 11: 413–421.

33. Nielsen R, Korneliussen T, Albrechtsen A, et al. SNP Calling, Genotype Calling, and Sample Allele Frequency Estimation from New-Generation Sequencing Data. Plos One, 2012, 7(7): e37558.

34. Nielsen R, Paul J S, Albrechtsen A, et al. Genotype and SNP calling from next-generation sequencing data. Nature Reviews Genetics, 2011, 12(6): 443.

35. 殷继永, 霍军生, 孙静, 等. 蛋白质芯片检测血清铁蛋白条件的优化研究. 营养学报, 2011, 33(2): 182-187.

36. 殷继永, 霍军生. 铁营养状况主要评价指标检测方法的研究进展. 卫生研究, 2011, 40(2): 266-269.

37. 高志贤, 王艳, 房彦军. 小分子阿特拉津和罂粟碱检测的免疫芯片技术研究. 分析化学, 2005, 33(4): 455-458.

38. DE JAGER W, TE VELTHUIS H, PRAKKEN BJ, et al. Simultaneousdetection of 15 human cytokines in a single sample of stimulated peripheralblood mononuclear cells. Clin Diagn Lab Immunol, 2003, 10: 133-139.

39. KELLY S, GREEN T, VAN DOREN J, et al. Automation of a multiplexed competitive Luminex immunoassay

for measuringantibodies to human papillomavirus types 6, 11, 16, and 18. Journal of LaboratoryAutomation, 2005, 10（5）: 301-309.

40. KRAJDEN M, COOK D, YU A, et al. Human papillomavirus16（HPV 16）and HPV 18 antibody responses measured by pseudovirusneutralization and competitive Luminex assays in a two-versus three-dose HPVvaccine trial. Clin Vaccine Immunol, 2011, 18（3）: 418-423.

41. LIANG CZ, ZOU MQ, GUO LH, et al. Development of a bead-basedimmunoassay for detection of triazophos and application validation. Food andAgricultural Immunology, 2013, 24（1）: 9-20.

42. ANDERSON G, GOLDMAN E. TNT detection using llama antibodies and a two-stepcompetitive fluid array immunoassay. J Immunol Methods, 2008, 339（1）: 47-54.

43. ANDERSON G, LAMAR J, CHARLES P. Development of a Luminex basedcompetitive immunoassay for 2, 4, 6-trinitrotoluene（TNT）. Environ Sci Technol, 2007, 41（8）: 2888-2893.

44. ANDERSON GP, LEGLER PM, ZABETAKIS D, et al. Comparison ofimmunoreactivity of Staphylococcal enterotoxin B mutants for use as toxinsurrogates. Anal Chem, 2012, 84（12）: 5198-5203.

45. AQAI P, PETERS J, GERSSEN A, et al. Immunomagneticmicrobeads for screening with flow cytometry and identification with nanoliquidchromatography mass spectrometry of ochratoxins in wheat and cereal. Anal Bioanal Chem, 2011, 400（9）: 3085-3096.

46. BJERRE M, HANSEN TK, FLYVBJERG A, et al. Simultaneous detection ofporcine cytokines by multiplex analysis: development of magnetic Bioplexassay. Vet Immunol Immunopathol, 2009, 130: 53-58.

47. Beckonert O, Coen M, Keun HC, et al. High-resolution magic-angle-spinning NMR spectroscopy for metabolic profiling of intact tissues. Nat Protoc, 2010, 5（6）: 1019-1032.

48. Garcia A, Barbas C. Gas chromatography-mass spectrometry（GC-MS）-based metabolomics. Methods Mol Biol, 2011, 708: 191-204.

49. BajadS and ShulaevV. LC-MS-Based Metabolomics. Methods Mol Biol, 2011, 708: 213-228.

50. 张双庆, 黄振武. 营养代谢组学在营养学研究中的应用. 卫生研究, 2013, 42（6）: 1041-1046.

第八章　肠道菌群及益生菌

　　肠道菌群（intestinal flora）是指寄居在健康人胃肠道内的微生物。肠道菌群参与机体食物消化、营养素代谢吸收、药物代谢、能量供应、某些必需维生素的生成、免疫调节、胃肠道稳态的维持等重要生理过程。肠道微生物在系统发育地位上基本分属厚壁菌门（Firmicutes）、拟杆菌门（Bacteroidetes）、变形菌门（Proteobacteria）、放线菌门（Actinobacteria）、疣微菌门（Verrucomicrobia）、梭杆菌门（Fusobacteria）6大门，其中拟杆菌门和厚壁菌门为主要优势菌群。2010年，欧盟Meta HIT项目组在Nature发表了人体肠道微生物菌落的基因目录，共获得330万个人体肠道元基因组的有效参考基因，约是人体基因组的150倍。从这一基因集中估计，人体肠道中至少存在着1 000~1 150种细菌，平均每个宿主体内约含有160种优势菌种。进一步研究表明，不同年龄、体质量、性别及国籍的人群肠道微生物都大致可分为三种类型，即拟杆菌型（Bacteroides）、普氏菌型（Prevotella）及瘤胃球菌型（Ruminococcus）。

第一节　肠道菌群的功能及研究方法

一、肠道菌群的生理功能

　　正常肠道微生物对人类的健康非常重要，它与人体的健康息息相关，肠道菌群的生理功能包括以下几方面。

　　1. **营养作用**　营养作用是肠道微生物对人类的一个重要功能。肠道菌群在与人体的共同进化过程中，形成相互依赖、相互作用的关系。人体肠道菌群代谢产生的短链脂肪酸如乙酸盐、丙酸盐和丁酸盐对于宿主的生理有很重要的影响，其中丁酸盐几乎可以全部被结肠的上皮细胞所吸收，并且是结肠上皮细胞的主要能量来源。而丁酸盐和丙酸盐基本上完全被肝脏摄取。此外，正常微生物，如双歧杆菌、乳酸菌等能合成多种人体生长发育必需的维生素，如B族维生素、维生素K、烟酸、泛酸等。

　　2. **代谢作用**　肠道微生物参与人体的重要代谢过程，为人类的某些代谢过程提供了各种酶和生化代谢通路。如肠道菌群可以把不溶性蛋白质转化成可溶性物质，将复杂的多糖转化成单糖供人体吸收，参与酪蛋白水解，氨基酸的脱羧基、脱氨基作用，参与胆汁和胆固醇代谢等。

　　3. **生物拮抗作用**　肠道微生物对宿主具有保护作用。正常菌群在人体某一特定部位黏附、定殖和繁殖，形成一层"菌膜屏障"，是抵抗外源微生物定殖的重要防线，对于机体组织免受外来病原菌的侵袭具有很重要的作用。另外细菌还通过对营养物质的竞争来抑制病原菌的生长，宿主向共生微生物提供所需要的营养物质，而这些共生微生物也会通过某些机制为宿主提供一定能量。

4. **免疫刺激作用**　免疫刺激可以分为两个方面。一方面,可以使宿主产生广泛的免疫屏障。由于肠道细胞直接与肠道共生菌及外来的过路菌相接触,因此肠道细胞成为宿主的免疫屏障。如乳杆菌和双歧杆菌,对宿主的免疫功能有增强作用,另一方面,肠道正常菌群可以刺激宿主免疫系统的发育和细胞免疫的发生,使宿主固有的免疫系统对机会致病菌和共生菌进行区分。

5. **生长、发育和衰老**　肠道菌群与宿主的共生对宿主的生长和发育具有重要的作用。人体肠道菌群的定殖种类对其健康发展具有至关重要的影响。婴儿从母体中娩出时就从母体获得一些菌种,一般情况下,随着年龄的增长,肠道优势菌群间的比例会改变。到了老年,人体内的双歧杆菌等有益菌的数量显著下降,而产生硫化氢等有害物质的小梭菌等有害菌增加,因此肠道菌群动态地参与了人的生长、发育和衰老的整个生命过程。

肠道菌群是近年来国际研究的前沿热点,肠道菌群具有广泛的生物学功能而引起越来越多的关注和重视,肠道菌群与人体健康关系是近年来的大热领域,大量的研究表明肠道菌群对于机体健康具有重要的作用,多种环境因素的变化都会影响肠道菌群的组成,例如宿主生理状况、生活方式、卫生习惯、饮食、抗生素等药物等都会影响肠道微生物的种类、数量和功能,引起肠道菌群失衡,这种肠道菌群失调将导致包括肠道疾病、代谢性疾病、心血管疾病等的发生。

二、肠道菌群研究方法

(一)传统的分离、培养方法

在 DNA 分子技术出现之前,人们对肠道菌群的认识大多数是靠纯培养或靠直接形态观察来获得部分信息。用纯培养方法分析微生物群落结构,就是通过对不同的微生物人为地设计多种适合的培养基和培养条件来尽可能分离样品中所有微生物,进而对微生物群落结构和微生物的活性进行分析。该方法一般是采用各种选择性培养基培养细菌,将各种细菌分离纯化,然后根据染色、生化反应及血清学实验等方法对细菌进行鉴定,此方法比较成熟,被许多进行肠道菌群的研究者所采用。

(二)分子生物学鉴定方法

1. 16S rDNA 测序及宏基因组检测技术　16S rDNA 基因是细菌上编码 rRNA 相对应的 DNA 序列,存在于所有细菌的基因组中。16S rDNA 具有高度的保守性和特异性,基因长度 1 500bp,包含约 50 个功能域。16S rDNA 中含有 9 个可变区,(V1~V9),不同菌属间具有一定的差异,这些差异构成了研究细菌群进化分类的依据。因此可以通过设计不同菌属 16S rDNA 的引物进行 PCR 扩增,综合多种分子生物学分析方法,实现对肠道菌群中某些细菌乃至整个微生态系统的变化进行监测,揭示肠道微生态系统种群的多样性、数量和动力学,能够使我们对复杂的肠道微生态系统有全面的认识和分析。

宏基因组检测技术:宏基因组学(metagenomics,又称元基因组学)最早由威斯康辛大学植物病理学部门的 Jo Handelsman 等提出,随后伯克利分校研究人员 Kevin Chen 和 Lior Pachter 将宏基因组定义为:应用现代基因组学技术直接研究自然状态下的微生物有机群落,而不需要在实验室中分离单一菌株的科学。鉴于环境中 99% 的微生物不可培养,宏基因组无需进行微生物分离操作的技术特点,打破了传统微生物学基于纯培养研究的限制,为充分认识全球和人体范围内微生物,开发利用未培养微生物,从完整的群落水平上研究微生物的活动并发掘潜在功能提供了可能。

宏基因组测序是指对微生物群体进行高通量测序,分析特定环境中微生物群体基因组成及功能、微生物群体的多样性与丰度，进而分析微生物与环境、微生物与宿主之间的关系，发现具有特定功能的基因。宏基因组测序无需分离纯培养微生物，较大扩展了微生物资源的利用，为环境微生物群落的研究提供了有效工具。宏基因组深度测序可以揭示或估计环境中真实的物种多样性和遗传多样性，挖掘具有应用价值的基因资源，应用于开发新的微生物活性物质。

2. 基因指纹图谱分析技术　基因指纹图谱是用 PCR 扩增环境微生物样品总 DNA 的标记序列，然后用合适的电泳技术将其分离而成的具有特定条带特征的图谱。基因指纹模式的不同反映种群结构的不同。按分离依据不同，基因指纹图谱可分为 DNA 长度多态性分析图谱和变性梯度凝胶电泳图谱。

（1）限制性片段长度多态性（restriction fragment length polymorphism，RFLP，简称 PCR-RFLP 分析）利用限制性内切酶能识别 DNA 分子的特异序列，并在特定序列处切开 DNA 分子，即产生限制性片段的特性，对于不同种群的生物个体而言，他们的 DNA 序列存在差别。如果这种差别刚好发生在内切酶的酶切位点，并使内切酶识别序列变成了不能识别序列或是这种差别使本来不是内切酶识别位点的 DNA 序列变成了内切酶识别位点。这样就导致了用限制性内切酶酶切该 DNA 序列时，就会少一个或多一个酶切位点，结果产生少一个或多一个的酶切片段，就形成了用同一种限制性内切酶切割不同物种 DNA 序列时，产生不同长度大小、不同数量的限制性酶切片段。后将这些片段电泳、转膜、变性，与标记过的探针进行杂交，洗膜，即可分析其多态性结果。

末端标记限制性片段长度多态性技术（T-RFLP），引物的 5′端用荧光物质标记，这些末端带荧光标记的片段可以反映微生物群落组成情况，因为不同长度的末端限制性片段必然代表不同的细菌，也就是说一种末端限制性片段至少代表一种细菌。因此，只要选用合适的目的基因片段，末端标记限制性片段长度多态性技术就可用于微生物群落结构的分析。

（2）随机扩增多态性（random amplified polymorphic DNA，RAPD）是通过随机设计的短的引物随机扩增基因组 DNA 片段。由于非特异的引物可以结合在模板 DNA 的多个位点，产生多个 PCR 产物，经电泳分离染色后，直接检测 DNA 多态性，用于 DNA 指纹分析。

（3）扩增片段长度多态性（amplified fragment length polymorphism，AFLP）对基因组 DNA 进行双酶切，形成分子量大小不同的随机限制片段，再进行 PCR 扩增，根据扩增片段长度的多态性比较分析，可用于构建遗传图谱、标定基因和杂种鉴定以辅助育种。AFLP 结合了 RFLP 和 RAPD 两种技术的优点，具有分辨率高、稳定性好、效率高的优点。尽管 AFLP 技术诞生时间较短，但可称之为分子标记技术的又一次重大突破，被认为是一种十分理想、有效的分子标记。

（4）变性梯度凝胶电泳（denatured gradient gel electrophoresis，DGGE）是 Lerman 等人于 20 世纪 80 年代初期发明的，起初主要用来检测 DNA 片段中的点突变。Muyzer 等人在 1993 年首次将其应用于微生物群落结构研究。后来又发展出其衍生技术，温度梯度凝胶电泳（temperature gradient gel electrophoresis，TGGE）。DGGE 通过核酸信息对微生物群落进行表征，较传统的菌种分离培养技术更快捷并能鉴定出不可培养的细菌，是研究肠道菌群普遍的指纹方法。

DGGE/TGGE 技术在一般的聚丙烯酰胺凝胶基础上，加入了变性剂（尿素和甲酰胺）梯度，从而能够把同样长度但序列不同的 DNA 片段区分开来。一个特定的 DNA 片段有其特有的序列组成，其序列组成决定了其解链区域（meltingdomain，MD）和解链行为（melting behavior）。一个几百个碱基对的 DNA 片段一般有几个解链区域，每个解链区域有一段连续的碱基对组成。当变性剂浓度逐渐增加达到其最低的解链区域浓度时，该区域这一段连续的碱基对发生解链。当浓度再升高依次达到各其他解链区域浓度时，这些区域也依次发生解链。直到变性剂浓度达到最高的解链区域浓度后，最高的解链区域也发生解链，从而双链DNA完全解链。

DGGE/TGGE技术能够提供群落中优势种类信息并同时分析多个样品，具有可重复和操作简单等特点，适合于调查种群的时空变化，并且可通过对条带的序列分析或与特异性探针杂交分析鉴定群落组成。该方法也有局限，有研究表明DGGE并不能对样品所有DNA片段进行分离，只能对微生物群落中数量超过1%的优势种群进行分析，但可通过使用种或属特异性引物检测胃肠中含量较低的菌属，比如双歧杆菌，特别是乳酸杆菌的敏感性。

3. 组学研究技术　多组学技术（Multi-Omics）结合两种或两种以上组学研究方法，如基因组、转录组、蛋白组或代谢组，对生物样本进行系统研究，同时将各组学的数据加以整合分析并深入挖掘生物学数据。微生物多样性测序、宏基因组、宏转录组、宏蛋白组、宏代谢组等技术的交叉融合，为微生物群落的结构组成、基因功能、代谢途径、微生物-环境互作研究提供了新的研究思路。通过多组学技术，不仅可以注释并解析微生物群落的结构与功能，还可以比较实验组与对照组在不同水平上物种的活性丰度、基因的差异表达、代谢途径的强弱，进而解析生物学过程的内在机制。

（1）代谢组学：微生物组学这一新兴领域近年来受到越来越多的关注，但该领域目前对细菌的表征基本上基于测序技术-如16S rRNA测序或者NextGen宏基因测序。而测序能告诉我们的仅仅是肠道细菌的种类信息，从门到属到种（有时甚至能到株）的分类和丰度值，但是对于细菌的功能性信息，尤其是细菌群落组成的微生态总体代谢功能以及如何与我们人体（宿主）的相互代谢作用，需要借助代谢组学的分析技术和数据处理方法，通过对微生物代谢物的定性和定量分析，了解微生物的生理状态，进而探寻肠道微生物与宿主潜在的相互作用机制及肠道菌群代谢对宿主健康和疾病的作用。

代谢组学（metabonomics/metabolomics）是对某一生物或生物系统内所有代谢物进行定性和定量分析的一门科学，能够为人们进一步了解相关代谢途径及其变化提供关键的信息。代谢组学源自代谢组一词，代谢组（metabolome）是指一个生物或细胞在一特定生理时期内所有低分子质量代谢物的集合（包括代谢中间产物、激素、信号分子和次生代谢产物），它是细胞变化和表型之间相互联系的核心，直接反映了细胞的生理状态。

肠道菌群不仅能够代谢宿主自身无法代谢的物质，而且可以参与宿主的代谢，并与宿主发生共代谢关系，形成一系列肠道菌群-宿主共代谢产物，如胆固醇和胆酸代谢、激素代谢等均是肠道菌群和宿主共同协作完成的。到目前为止，研究证实与肠道菌群代谢及其与宿主共代谢有关的代谢物主要包括短链脂肪酸、胆酸（特别是次级胆酸）、胆碱代谢物（如三甲胺-N-氧化物）、酚类、苯基（或苄基）衍生物、吲哚类、多胺类、脂类（如共轭脂肪酸）、维生素类、激素类等多种类型。

代谢组学通过运用GC-MS、LC-MS、MS和NMR等先进的分析技术，对细胞提取物、组织提取物和生物体液随时间改变的代谢物进行检测，结合有效的模式识别方法进行定性、定量和分类，并将这些代谢信息与病理生理过程中生物学事件关联起来，从而了解机体生命活动的代谢过程。在进行菌群代谢产物测定之前，各种生物样品包括粪便、尿液和血液需要根据检测物的不同进行提取与纯化，方法有蒸馏法、高速离心法、超滤法、萃取法等。目前代谢组学的研究可分为以下3个层次：①目标代谢物分析；②代谢谱分析：对一系列预先设定的目标代谢物进行定量研究；③代谢组学：定性和定量特定条件下生物样品内的全部代谢物。

代谢组学已经广泛应用到生命科学与医学研究的各个领域。代谢组学技术除了常规的非靶标性探索性分析优势之外，还可以通过对肠道菌相关的特定代谢物检测，清晰的反映肠道菌群功能在特定条件下的变化，结合肠道菌的测序分析技术，形成针对肠道菌群与疾病、肠道菌群与药物代谢 / 药效的关系研究的关键策略。

（2）转录组学：微生物转录组学是一门新兴学科，它以复杂样品中的微生物 mRNA 为研究对象，在整体水平上对微生物的基因表达水平和调控规律进行研究。由于基因组序列本身不能提供微生物的基因功能信息，因此开展微生物转录组学研究尤为重要。研究这些基因序列的功能、参与的生命过程、表达调控方式，以及这些基因在不同的时空条件下的表达差异等这些问题都需要功能基因组学技术来解决，而转录组学技术是功能基因组学研究的重要组成部分。通过和宏基因组技术以及基因芯片等其他研究手段相结合，该技术将深化人们对于微生物在复杂环境中的基因表达及调控方式的认识，为了解微生物在生态系统中的地位、微生物之间以及微生物与周围环境的相互作用提供重要技术支撑。

转录组（transcriptome）是特定组织或细胞在某一发育阶段或功能状态下转录出来的所有 RNA 的集合。转录组学研究能够从整体水平研究基因功能以及基因结构，揭示特定生物学过程以及疾病发生过程中的分子机制。目前，转录组学研究技术主要包括两种：基于杂交技术的微阵列技术（microarray）和基于测序技术的转录组测序技术，包括表达序列标签技术（expression sequence tags technology, EST）、基因表达系列分析技术（serial analysis of gene expression, SAGE）、大规模平行测序技术（massively parallel signature sequencing, MPSS）以及 RNA 测序技术（RNA sequencing, RNA-seq）。其中，microarray 和 EST 技术是较早发展起来的先驱技术，SAGE、MPSS 和 RNA-seq 是高通量测序条件下的转录组学研究方法。转录组学研究有助于了解特定生命过程中相关基因的整体表达情况，进而从转录水平初步揭示该生命过程的代谢网络及其调控机制。

（3）蛋白质组学：人类基因组计划的完成，标志着生命科学研究进入了后基因组时代。然而随着对基因组研究的不断深入，人们认识到单纯依靠基因组信息并不能完全揭示生命的活动规律。因为只有蛋白质才是生命活动的主要体现者，而这些蛋白质是基因经转录、翻译后产生的。即使同一生物，在不同环境下所表达的蛋白质都有可能不同。为此 Wasinger 等首次提出了蛋白质组（Proteome）的概念，即一个基因组所表达的全部蛋白质，也可以定义为细胞、组织或机体所表达的全部蛋白质。其主要研究内容包括表达蛋白质组学（研究特定细胞、组织或器官中蛋白质种类和数量的变化，以及不同时期的表达谱的改变等）；结构蛋白质组学（揭示生物大分子的三维结构和功能的关系）和功能蛋白质组学（蛋白质相互作用关系及调控网络以及蛋白质的转录后修饰等）。

蛋白质组学研究肠道菌群功能的差异宏蛋白质组学是在特定时间，检测微生物群完整的蛋白质组成，其可以将肠道菌群蛋白的差异表达与肠道菌群功能联系起来，以达到预测菌群功能差异的目的。虽然宏基因组学已经提供了大量肠道微生物群的功能信息，但是这些基于基因组的方法仅能预测潜在的功能。宏蛋白质组学可以直接说明肠道菌群的功能，其检测出的一些特异的蛋白质可以作为疾病诊断、预后和治疗的生物标志物。

蛋白组学中蛋白的分离常用的方法主要是基于二维电泳和色谱技术。二维电泳可以很直观地呈现整个宏蛋白质组中特定蛋白质的变化。分离的不同蛋白点，经图谱分析和蛋白鉴定，构建蛋白参考图谱，为后续比较蛋白组及功能蛋白组的分析奠定基础。色谱法通常采用液相分离法，相对于二维电泳技术，色谱技术操作方便，分离效果更优，但是分辨率和直观性较差。蛋白的鉴定常用质谱方法进行,质谱技术是目前蛋白质组研究中发展最快,也最具活力和潜力的技术。它通过测定蛋白质的质量来判别蛋白质的种类。当前蛋白质组研究的核心技术就是双向凝胶电泳-质谱技术,即通过双向凝胶电泳将蛋白质分离,然后利用质谱对蛋白质逐一进行鉴定。常用的方法有串联质谱(MS/MS)、基质辅助激光解析时间-飞行质谱(MALDI-TOF/MS)、四级杆-飞行时间串联质谱(QTOF-MS)等。近年来随着蛋白质组学的迅速发展,其相应的方法学研究也取得了巨大的进步,一系列新技术融入了蛋白质组学研究中,极大地促进了这门学科的发展。如相对和绝对定量同位素标记(iTRAQ)技术与高度敏感性和准确性的串联质谱及多维液相色谱联用技术已成为蛋白质定性和定量研究的主要工具之一。该技术可对复杂样本、细胞器、细胞裂解液等样本进行相对和绝对定量研究,具有较好的定量效果、较高的重复性。由于其能够同时对多达8种样品进行标记分析,故在生命科学的各个领域得到了广泛的应用。此外,蛋白质芯片的发展也十分迅速,并已经在临床诊断中得到应用。

　　蛋白质是生命活动的主要体现者,蛋白质组学的研究能够有效监测微生态系统中蛋白的组成、数量及相互作用等。随着蛋白组学研究中样品制备方法及高通量测序技术的进步,宏蛋白组学必将在将来的研究中发挥更加重要的作用。

　　4. 基因芯片技术　基因芯片又称DNA芯片(DNA chip)或DNA微阵列(DNA microarray)。基因芯片技术为检测和评价复杂微生态系统中微生物的多样性提供了快速、高效的方法。它是在分子杂交技术基础上发展起来的一种新型分子生物技术,其基本原理是将大量探针固定于支持物上,然后与标记的样品进行杂交,通过荧光扫描及计算机分析样品中的基因序列及表达信息,具有高通量、高信息量、快速、样品用量少、造价低、用途广泛等优点,可同时对上千个基因进行快速分析。近年来,这项技术正广泛应用于病原微生物的检测。对像肠道菌群这样成分复杂的样品,基因芯片展现出很大的优势极大提高了检测效率。利用肠道细菌16S rDNA基因作为检测的靶基因,设计针对不同菌属的寡核苷酸探针以制备基因芯片,可以通过杂交反应来检测肠道菌群。在对肠道菌群基因的功能进行研究时,基因芯片同样可以自动、快速地检测出成千上万种基因的表达状况,极大地提高了基因表达研究的效率和准确性。当然,基因芯片技术研究体系仍然存在一定的提升空间,比如提高芯片的特异性、增加信号检测的灵敏度,这些都可以为肠道菌群的研究提供更为广阔的应用前景,从而推动该领域研究达到一个新的高度。

第二节　益生菌的鉴定

　　2001年,FAO和WHO对益生菌做了如下定义:益生菌是活的微生物,当摄入充足的数量时,对宿主产生健康益处。国际益生元与益生菌科学协会(ISAPP)在2014年发表的共识中继续认可FAO/WHO的定义,并强调了益生菌菌株鉴定和安全性评价的重要性。在ISAPP的共识中,发酵食品中的微生物不能直接称为益生菌,肠道中的有益菌、粪菌移植物及相关制品也未纳入当前益生菌概念。同时指出,以上食品或制品中的有益微生物,只有在进行分离鉴定、安全评价及功能试验之后符合益生菌概念的,才能称为益生菌。目前的益生菌产品多数属于乳酸菌属或双歧杆菌属。其他还有粪链球菌、酪酸梭菌和芽孢杆菌等。肠道菌群及其与疾病和健康的研究进展,促进了益生菌的研究开发。

　　益生菌的功能主要包括:减少肠道致癌物质和癌症诱变物质的产生、抗肿瘤作用、增强吞噬细胞的吞噬作用、降低胆固醇、促进肠蠕动、缓解便秘、刺激机体的免疫活性、调节肠道菌群等。益生菌制品在临床可用于肠道感染性疾病、抗生素相关性菌群失调、便秘、高胆固醇血症、内分泌性疾病、自身免疫性疾病等疾病的防治。目前在我国批准用于人体的益生菌主要有：双歧杆菌、乳杆菌、丁酸梭菌、脆弱拟杆菌、枯草芽孢杆菌、嗜热链球菌、肠球菌与光合菌等。随着益生菌对机体作用研究的不断深入，其在治疗领域的应用范围也在不断扩大。

一、乳酸菌的鉴定

乳酸菌为整体细菌类群的一个重要组成部分，其分类鉴定特征与一般细菌基本相同。目前，细菌分类鉴定一般采用多种类型的技术方法，包括表型、基因型和系统发育型的技术以获取研究对象的相关特征信息，并综合这些信息，在不同的分类水平上研究细菌的分类。

（一）常规鉴定

常规的鉴定方法包括革兰氏染色、芽孢染色（孔雀绿染色法和石炭酸复红染色法）、接触酶和氧化酶检测、厌氧生长（氧和二氧化碳的需要）检测、生长温度和耐热性检测、碳水化合物发酵试验、运动性检测、胱氨酸和半胱氨酸测定、耐盐性利需盐性检测、葡萄糖发酵测定等。根据检索表（表 8-1）所述的各项鉴定方法进行实验鉴定。

表 8-1　乳酸菌的分属检索表

A　有芽孢
B　接触酶阳性 .... 芽孢杆菌属
BB　接触酶阴性 .... 芽孢乳杆菌属
AA　无芽孢
B　细胞呈球状
C　专性厌氧
D　以 1~3 根鞭毛运动 .... 瘤胃球菌属
DD　不运动 .... 阿托波氏菌属
CC　兼性厌氧　微好氧
D　生长需要 NaCl，且可耐 18%NaCl........ 四联球菌属（Tetragenoooccus）
DD　生长不需要 NaCl
E　菌体 ≥ 1.0μm
F　68℃为最适生长温度 .... 糖球菌属
FF　68℃不能生长
G　抗万古霉素（30μg/ 纸片）...................... 片球菌属
GG　不抗万古霉素（30μg/ 纸片）.................... 气球菌属
EE　菌体 ≤ 1.0μm
F　葡萄糖发酵产气
G　葡萄糖发酵产气量大
H　能生长在 pH4.8 和 10% 乙醇的条件下 .... 酒球菌属
HH　不能生长在 pH4.8 和 10% 乙醇的条件下 .... 明串珠菌属
GG　葡萄糖发酵产气量极微 .... 魏斯氏菌属
FF　葡萄糖发酵不产气
G　10℃生长
H　45℃生长 .... 肠球菌属

续表

　　　　HH　45℃不生长

　　　　　　1 运动 .... 漫游球菌属

　　　　　　2 不运动 .... 乳球菌属

　　GG　10℃不生长

　　　　H DNA 的（G+C）＞ 35%（摩尔分数）.................. 链球菌属

　　　　HH DNA 的（G+C）＜ 35%（摩尔分数）

　　　　　　Ⅰ 生长需要胱氨酸或半胱氨酸 .... 蜜蜂球菌属

　　　　　　Ⅱ 生长不需要胱氨酸或半胱氨酸 .... 孪生球菌属

　CCC　好氧 .... 葡萄球菌属

BB　细胞呈杆状

　C　厌氧

　　D　革兰氏阴性

　　　E　能在＞ 55℃生长

　　　　F　杆状菌体外带鞘 .... 栖热胞菌属

　　　　FF　杆状菌体外不带鞘 .... 闪烁杆菌属

　　　EE　不能在＞ 55℃生长

　　F　运动

　　　G　嗜盐生长 .... 嗜盐菌属

　　　G　不能嗜盐生长 .... 动弯杆菌属

　　FF　不运动

　　　G　发酵产物只有乳酸 .... 纤毛直属

　　　GG　发酵产物包括含乳酸的混合酸

　　　　H　发酵产物包括乳酸和乙酸

　　　　　　Ⅰ 细胞中间膨大，不产气 .... 塞巴鲁德氏菌属

　　　　　　Ⅱ 细胞弯曲，产气 .... 毛螺菌属

　　　　HH　发酵产物包括乳酸、乙酸和琥珀酸

　　　　　　Ⅰ 细胞大，直径可达 3μm................... 巨单胞菌属

　　　　　　Ⅱ 细胞直径＜ 1.5μm

　　　　　　　J　主要发酵产物是丙酸 .... 拟杆菌属

　　　　　　　JJ　主要发酵产物不是丙酸 .... 光杆菌属

　　DD　革兰氏阳性

　　　E　细胞分叉

　　　F　DNA 的（G+C）≥ 55%........................... 双歧杆菌属

　　　FF　DNA 的（G+C）≤ 55%.........................scardovia parascardovia

　　EE　细胞不分叉

　　　F　能在＞ 55℃生长 .... 热厌氧菌属

　　　FF　不能在＞ 55℃生长

　　　　G　能在 –1.8℃的低温下生长 .... 海乳杆菌属

　　　　GG　不能在 –1.8℃的低温下生长 .... 科里氏菌属

　CC　兼性厌氧

　　D　接触酶阳性

　　E　运动

    F 以周生鞭毛运动 .... 李斯特菌

     FF 以侧毛或亚极生鞭毛运动 .... 罗氏菌属

  EE 不运动 .... 索丝菌属

 DD 接触酶阴性

   E 肽聚糖为 B 群 [1]

    F 细胞壁含有 A3 a - 胞壁酸 .... 似杆状菌属

     FF 细胞壁不含有 A3 a - 胞壁酸 .... 乳杆菌属、副乳杆菌属

  EE 肽聚糖为 A 群 [1] .... 肉杆菌属

   EEE 肽聚糖含赖氨酸 .... 微小杆菌属

[1] 据 Schleiter 和 Kandier 划分的 A 群和 B 群（Bacteriological Reviews.1972, 36: 407-477）

（二）快速鉴定

  快速鉴定是根据鉴定对象采用不同编码鉴定系列，接种一定数目试验卡，适温培养一定时间后，将所得的结果以数字方式表达，并与数据库的数据对照，从而获得鉴定结果。快速鉴定使未知菌鉴定更加简易、微量和快速，较好地满足了临床需要。目前常用的细菌编码鉴定系统很多，如 Micro-1D、Minitek、Minibact、Bio-Test、Biolog 和 API 鉴定系统等。API 是目前国内外应用最广泛的一种鉴定方法，以鉴定菌种广泛和结果正确而著称。现介绍 API50CHL，它由 49 种可发酵碳水化合物的简易培养基组成，常用于乳杆菌和相关菌的鉴定。将待测菌悬液接种于试验卡的每一个小管中，培养 24 小时或 48 小时后，由于发酵碳水化合物产酸，pH 下降，使指示剂变色，由此可以读出结果，构成菌株的生化图谱，对照数据库即可得到菌名和鉴定结果的可信度。试验卡（条）的组成如表 8-2 所示。

表 8-2 API50CHL 组成

试验卡 0~9 试管 / 底物	试验卡 10~19 试管 / 底物	试验卡 20~29 试管 / 底物	试验卡 30~39 试管 / 底物	试验卡 40~49 试管 / 底物
0 对照	10 半乳糖	20a- 甲基 - 甘露糖苷	30 蜜二糖	40 松二糖
1 甘油	11 葡萄糖	21a- 甲基 -D- 葡萄糖苷	31 蔗糖	41 水苏糖
2 赤藓醇	12 果糖	22N- 乙酰 - 葡萄糖胺	32 海藻糖	42 塔格糖
3D- 阿拉伯糖	13 甘露糖	23 扁桃苷	33 菊糖	43D- 岩藻糖
4L- 阿拉伯糖	14 山梨糖	24 熊果苷	34 松三糖	44L- 岩藻糖
5 核糖	15 鼠李糖	25 七叶苷	35 棉籽糖	45D- 阿拉伯糖醇
6D- 木糖	16 卫矛醇	26 柳醇	36 淀粉	46L- 阿拉伯糖醇
7L- 木糖	17 肌醇	27 纤维二糖	37 糖原	47 葡萄糖酸盐
8 阿东醇	18 甘露醇	28 麦芽糖	38 木糖醇	48 2- 酮基 - 葡萄糖酸盐
9B- 甲基 -D- 木糖苷	19 山梨醇	29 乳糖	39 牦牛儿糖	495- 酮基 - 葡萄糖酸盐

（三）分子鉴定技术

  乳酸菌的分子鉴定方法主要以聚合酶链反应（polymerase chain reaction，PCR）技术和核

酸分子探针杂交为基础。PCR 是一种体外扩增特异 DNA 片段的技术,是在模板 DNA、引物和四种脱氧核糖核苷酸存在的条件下依赖于 DNA 聚合酶的酶促合成反应。PCR 技术的特异性取决于引物和模板 DNA 结合的特异性。经过 PCR 反应后,介于两个引物之间的特异性 DNA 片段得到了大量复制。此法操作简便,可在短时间内获得数百万个特异 DNA 序列的拷贝。核酸分子探针是指特定的已知核酸片段,能与互补核酸序列退火杂交,因此可以用于待测核酸样品中特定基因序列的检测。根据核酸分子探针的来源及其性质可以分为基因组 DNA 探针、cDNA 探针、RNA 探针及人工合成的寡核苷酸探针等几类。根据目的要求的不同,可以采用不同类型的核酸探针。

1. **保守生物大分子分析**　核糖体 RNA(rRNA)等保守性生物大分子广泛存在于生物细胞中,功能稳定,核酸序列中既有高度保守区又有可变区,可以利用这些序列信息对细菌进行鉴定和分类学研究。

(1)核糖体 DNA 的种、属特异性序列扩增:根据细菌核糖体 DNA(rDNA)的高度保守区设计引物,由于不同种、属细菌的可变区位置不同,因此以此为引物扩增出的 DNA 片段的长度具有种、属特异性。根据扩增得到的特异性片段的长度来鉴定细菌。

(2)16S rDNA 序列同源性分析:利用细菌的通用引物扩增 16S rDNA 基因,序列测定后,输入 GenBank 中对其进行同源性分析,判定某个分类单位在系统发育上属于哪一个分类级别。通常在种这个分类等级上,如果两个分类单位间的 16S rRNA 序列同源性大于 97.5%,则认为它们属于同一个种。

(3)核糖体 DNA(rDNA)的种、属特异性核酸探针杂交:根据细菌基因组中具有种、属特异性的基因序列,主要是核糖体 DNA 序列,设计核酸探针,利用分子杂交方法对样品中的乳酸菌进行特异、准确的检测。依据操作方法的不同,又分为 PCR-ELISA 和菌落原位杂交等。

(4)rDNA 转录间隔区序列分析:转录间隔区序列(internally transcribed spacer sequence,ITS)是指操纵子中位于 16S rRNA 和 23S rRNA、23S rRNA 和 5S rRNA 之间的序列。近年来人们发现不同菌种 16S-23S rDNA 间隔区两端(16S rDNA 的 3′端和 23S rDNA 的 5′端)均具有保守的碱基序列。不同间隔区所含 tRNA 基因数目和类型不同,具有长度和序列上的多型性,而且较 16S rDNA 具有更强的变异性,因而可以作为菌种鉴定的一种分子指征。ITS 序列分析适用于属及以下水平的分类研究,方法上可以采用种、属特异性 ITS 片段扩增,探针杂交或 ITS 序列分析。

(5)16S rDNA 扩增片段的碱基差异分析:利用温度梯度凝胶电泳(temperature gradient gel electrophoresis,TGGE)、瞬时温度梯度凝胶电泳(temporal temperature gradient gel electrophoresis,TTGE)和变性梯度凝胶电泳(denatured gradient gel electrophoresis,DGGE)可以分析 DNA 片段的碱基序列差异。它们的工作原理是在变性点时 DNA 片段在琼脂糖凝胶中的迁移率下降,利用温度或化学变性剂在凝胶电泳板中形成一个变性梯度,具有不同变性点的 DNA 片段停留在凝胶的不同位置处,可以分开长度相同但碱基序列不同的 DNA 片段。如果变性剂的梯度平缓,则这一技术的灵敏度足以将相差一个碱基的 DNA 片段分开。某些亲缘关系较近的乳酸菌,16S rDNA 序列同源性较高。为了对这些细菌进行准确鉴定,可以用 PCR 方法扩增,有助于区分鉴定它们的 16S rDNA 序列中的高度可变区,将长度相同的扩增产物作 DGGE、TGGE 和 TTGE 电泳分析,由于待鉴定乳酸菌的高度可变区的碱基序列不同,不同乳酸菌的 PCR 产物的电泳条带处于不同的位置,那么根据条带位置差异可以鉴定细菌。

2. DNA 指纹图谱技术 DNA 指纹图谱技术（DNA-fingerprinting technique）通常指那些以 DNA 为基础，形成指纹图谱对 DNA 进行分型、对微生物的种进行鉴别的技术。

（1）基因组 DNA 限制性片段长度多态性分析：基因组 DNA 限制性片段长度多态性（restriction fragment length polymorphism，RFLP）分析是利用同一限制性内切核酸酶的识别位点在不同细菌的基因组 DNA 中的分布具有多态性，可以形成具有种间鉴别特征的带型分布这一原理。该方法用一个或一组适宜的限制性内切核酸酶将全细胞基因组 DNA 酶切后，利用琼脂糖疑胶电泳分析限制性片段长度多态性。这种方法得到的酶切片段长度为 1 000~20 000bp，根据酶切片段的特征性长度对细菌进行鉴定。由于形成带型很复杂，因此对结果的分析需要依靠计算机软件辅助完成。

（2）全基因组 DNA 的脉冲场凝胶电泳：由于普通的单方向恒定电场使 DNA 分子的泳动动力方向恒定且不发生变化，因此会严重影响相对分子质量较大的 DNA 片段凝胶电泳分离的效果。在这种情况下，可以用脉冲场凝胶电泳（pulsed-field gel electrophoresis，PFGE）来分离这些相对分子质量大的 DNA 片段。PFGE 在凝胶上至少有两个电场方向，时间与电流大小也交替改变，使得 DNA 分子能够不断地调整冰动方向以适应凝胶中不规则的空隙变化，达到分离大分子线性 DNA 的目的，其最大分辨力为分辨 5 000kD 大小的线性 DNA 分子。全基因组 DNA 脉冲场凝胶电泳被认为是 DNA 指纹图谱技术中最准确的方法。这种方法是选用切割点较少的限制性内切核酸酶消化基因组 DNA，产生的片段为 10~800kD，条带数目为 5~20 个，易于对比和分析。这种方法适合细菌菌株间的鉴别。

（3）扩增核糖体 DNA 限制性片段长度多态性分析：扩增核糖体 DNA 限制性片段长度多态性分析（amplified ribosomal DNA restriction fragment length polymorphism analysis，ARDRA）是 PCR 与限制性片段长度多态性（restriction fragment length polymorphism，RFLP）技术相结合的一种 rDNA 限制性片段长度多态性分析方法。首先 PCR 扩增乳酸菌位于 16S rDNA、23S rDNA 或两者间隔区（ITS）的属或群的特异性片段，然后选择 - 组限制性内切核酸酶对扩增产物进行 RFLP 分析。通常可以产生一些具有种特异性长度的片段，根据对酶解片段的多态性分析达到鉴定样品中乳酸菌的目的。ARDRA 更适合于细菌种和亚种水平的鉴定。由于这种方法是对某一基因进行 RFLP 分析，因此产生的电泳条带较少，结果较易分析，但也正是由于利用局部的基因信息，有时可能导致分辨率下降。

（4）核糖体分型：核糖体分型（ribotyping）是将同一属的实验菌株与该属有效描述的模式菌株提取 DNA，限制酶消化产生 DNA 酶切片段后电泳，然后转移到膜上与标记的 16S rDNA 或 23S rDNA 探针进行杂交，产生 rDNA 限制性酶切图谱，以比较分类单位间 DNA 同源性的技术。不同的限制性内切核酸酶产生的核型也不一致，因此对于不同的细菌应选择不同的内切酶以产生高分辨率的带型。核糖体分型技术更适于种间水平的区分。用电子成像系统记录杂交带型，用 RiboPrinter 软件分析杂交带的分子大小和亮度。

（5）随机扩增多态性 DNA 分析：随机扩增多态性 DNA（randomly amplified polymorphic DNA，RAPD）分析的原理是随机合成长为 10bp 左右的寡核苷酸引物，在较低的退火温度下结合到与之最同源的 DNA 序列上，引物之间的区域得到扩增，PCR 产物经电泳后形成多态性，可作为鉴定的依据，根据 PCR 产物的特征性长度对细菌进行鉴定，随机扩增多态性 DNA 分析技术更适合于菌株间的鉴别。因为 RAPD 方法中随机引物不是直接针对某一特定的 DNA 序列，扩增产物的形成是由于引物与 DNA 模板之间的不完善结合，即使退火温度的微小变化也会导致带型发生变化，并且对于某一特定的细菌种属，同一随机引物可产生具有不同分辨率的 DNA 带型,因此 RAPD 的重复性较差,并且这种方法在不同细菌、不同实验室间不易标准化。但最近,通用随机引物 M13(5′-GTTTCCCCAGTCACGAC-3′)普遍用于细菌的RAPD 印迹分析中,这为 RAPD 方法的标准化提供了一些方便。

(6)扩增片段长度多态性分析:扩增片段长度多态性(amplified fragment length polymorphism,AFLP)分析结合了 PCR 技术与 RFLP 技术,对 DNA 的限制性酶切片段进行 PCR 扩增。这种技术适用于简单或复杂的基因组 DNA;使用不同的 AFLP 引物可以调整产生的待分析片段的数目;它克服了其他 DNA 印迹技术对反应条件、DNA 的质量及 PCR 温度变化较敏感的缺点,重复性好,分辨率高,并且方法易于标准化控制,结果可以输入数据库保存,便于不同菌株间的比较。这种方法适于细菌菌株间的鉴别。

基因组 DNA 经一对限制性内切核酸酶消化后产生一系列含黏性末端的限制性片段,这些片段在 T4DNA 连接酶作用下与双链寡核苷酸连接,接着用 AFLP 引物对限制性片段进行PCR 扩增。

AFLP 反应同时使用两种限制性内切核酸酶:一种为少切点酶,如 ECOR Ⅰ、Ase Ⅰ、Hind Ⅲ、Apa Ⅰ 和 Pst Ⅰ 等;另一种为多切点酶,如 Mse Ⅰ、Taq Ⅰ 等。通常选用 ECoR Ⅰ、Mse Ⅰ 组合,这样产生的 AFLP 片段一端为少切点酶序列,另一端为多切点酶序列。使用两个限制酶的原因如下:多切点酶产生易于进行 PCR 反应的小片段 DNA,并且片段大小正处于变性胶分离的最适范围内;同时配用少切点酶则只允许扩增一端为少切点酶序列,而另一端为多切点酶序列的 DNA 片段,因此可以显著减少 AFLP 放大产物的数目。

AFLP 接头序列结构与选用自用的限制性内切核酸酶有关,由核心序列和内切酶识别序列的互补序列两部分组成。其他少切点酶接头的核心序列与 ECoR Ⅰ 相同,区别之处在于连接的是不同内切酶的识别序列。而其他多切点酶的核心序列与 Mse Ⅰ 相同,不同的内切酶连接不同的识别序列。

AFLP 引物由三部分组成:核心序列(Core),内切酶的特异性识别序列(ENZ)以及选择性核苷酸(EXT)。选择性核苷酸位于引物的 3′ 端,数目视基因组的大小而定,从 1~4 个不等。由于选择性核苷酸与限制酶识别序列互补,因此决定了 AFLP 反应是对酶切片段的选择性扩增。如 EcoR Ⅰ 引物的序列是 5′-GACTGCGTACC(Core)AATTC(ENZ)NNN(EXT)-3′,Mse Ⅰ 引物的序列是 5′-GATGAGTCCTGAG(Core)TAA(ENZ)NNN(EXT)-3′。

在实际应用中,1×10^8~5×10^8bp 大小的基因组使用两个选择性核苷酸,大于 5×10^8bp 的基因组使用三个选择性核苷酸。选择性核苷酸的种类可以随机选择,只有那些和选择性核苷酸互补的片段才能得到扩增。

3. 基因组全序列杂交   核酸是遗传物质的基础,除 RNA 病毒外,其他生物的遗传性状都是由 DNA 上核苷酸编码的。DNA 同源性分析是确定正确的分类地位、建立自然分类系统的最直接方法,而 DNA/DNA 杂交是分析 DNA 同源性的一种有效手段。利用 DNA/DNA 杂交可以在总体水平上研究微生物间的关系,用于种水平上的分类学研究。

不同细菌间的 DNA/DNA 同源性可以用液相复性速率法测定。液相复性速率法通过比较两种细菌全基因组 DNA 间的复性速率来估计它们的 DNA 核苷酸序列互补程度,判断这两种细菌基因型之间的全部相似性,并以此推定它们的亲缘关系。通常在最适复性条件下,DNA/DNA 同源性在 70% 以上就可以判断它们属于同一个种;在 20% 以上,所实验的菌株可能属于同一个属的成员。

二、芽孢类益生菌的鉴定

芽孢杆菌在自然界中分布很广,在很多环境中经常能够找到。由于芽孢杆菌产生芽孢,能抗高热,因此比较容易从土壤或动物体内筛选分离得到。将采集到的样品制成悬浊液,加热沸腾杀死其他非耐热的微生物得以富集,然后采用平板涂布或直接划线分离得到纯种。

(一)芽孢杆菌的常规鉴定

芽孢杆菌个体微小,形态特征简单,单凭形态学特征难以达到对其进行鉴定的目的。但是不同种的芽孢杆菌具有的酶系常有差异,可用生理生化特征进行菌种鉴定。细菌的生理生化特征主要包括耐盐性试验、耐酸碱试验、温度梯度试验、酶系特征分析(接触酶、蛋白酶),MR 试验、VP 试验、淀粉水解试验、明胶水解试验、吲哚试验、硝酸还原试验、卵磷脂水解试验、葡萄糖产酸产气试验、葡糖酸盐产气试验、苯丙氨酸脱氨酶试验、细胞壁的化学组成分析和醌类分析等。

芽孢杆菌耐盐性检测:分别制备不同质量分数比的 NaCl 肉汤液 1 000ml,调节 pH 至最适,用接种环蘸取菌液接种,与不接种的对照管一起置于 30℃环境中培养 7~14 天,观察其生长情况。

培养基的酸碱度不同,芽孢杆菌的生长可能会受到不同的影响。如选用 pH 为 5.7 的细菌培养基,用接种环蘸取菌液接种,同时选 pH 为 6.8 的培养基作对照,30℃培养 1~14 天,观察不同酸碱度下芽孢杆菌的生长情况。

不同的生长温度对芽孢杆菌生长影响较大,分别于不同温度梯度水浴培养 5 天,采用细菌培养基,用接种环蘸取菌液接种。培养时培养液要十分清晰,水浴面要高于培养液面。肉眼观察生长情况,与未接种的对照管比较混浊度、沉淀物和悬浮物。

接触酶是需氧芽孢杆菌的典型特征。接触酶能催化过氧化氢分解成氧和水。将 5% 过氧化氢和培养物于载玻片上混合,如有气泡形成即表明菌株产生过氧化氢酶。需氧芽孢杆菌的过氧化氢酶均为阳性。实验操作中一定要注意清洗载玻片,不洁净的载玻片会导致假阳性结果。

多数芽孢杆菌能产生蛋白酶,分解酪素,可采用脱脂牛奶检验。牛奶中的主要成分为乳糖和酪素,将 50ml 脱脂牛奶放入一只三角瓶中,另取 1.5g 琼脂加入 50ml 蒸馏水中,分别于 115℃进行 30 分钟灭菌,冷却至 45~50℃混匀倒平板。采用三点接种方式,30℃培养 1~14 天,菌落周围或下面呈现透明状态,表明酪素已被分解,透明圈的大小与芽孢杆菌产酶能力呈正相关。

甲基红反应(M.R 反应):培养基含有蛋白胨、葡萄糖、NaCl 和水等成分,调节 pH 至 7.0~7.2 范围,121℃灭菌 20 分钟。试剂为甲基红(甲基红 0.1g,95% 乙醇 300ml,蒸馏水 200ml)。接种实验菌于上述培养基中,每次 3 个重复,在 37℃下培养 2 天和 6 天,观察结果。在培养液中加入一滴甲基红试剂,红色为甲基红阳性反应,黄色为阴性反应。

乙酰甲基甲醇试验(Voges-Proskauer test 或 V-P 试验)是测定芽孢杆菌发酵葡萄糖产酸,并将产生的酸进一步转化为中性化合物乙酰甲基甲醇的试验。反应原理是乙酰甲基甲醇在碱性环境中可被空气中的氧气氧化为二乙酰,二乙酰与蛋白胨中精氨酸所含胍基生成红色化合物。测试方法是将待测菌 30℃培养 4 天后,取培养液和等量 40%NaOH 相混合,充分振荡,若培养液呈红色即表示 VP 试验阳性,有时须放置更长时间才出现红色。在培养 7 天后用精密 pH 试纸测 pH。

淀粉水解试验：芽孢杆菌产生的淀粉酶可将淀粉水解成无色糊精、麦芽糖或葡萄糖。淀粉水解后，遇碘不会变蓝。采用淀粉培养基培养后，在平板上滴加碘液，平板呈蓝黑色，菌落周围如有不变色的透明圈，表示淀粉水解阳性，如仍是蓝黑色则为阴性。

明胶水解试验：培养基为蛋白胨、明胶、水，调节 pH 至 7.2~7.4，分装试管，121℃灭菌 15 分钟。取 24 小时的培养菌穿刺接种，并用 2 支作空白对照。30℃培养箱中培养 2 天后放在冰箱中，在不同时间段观察液化情况。

吲哚试验：培养基为胰胨水溶液，pH 为 7.2~7.6，分装试管，121℃灭菌 20 分钟。把新鲜的菌种接种于上述培养基中，37℃培养。培养数天后，沿管壁缓缓加入约 3~5mm 高的试剂（对二甲基氨基苯甲醛 8g，乙醇 760ml 和浓 HCl 160ml）于培养液表面，在液层界面出现红色即为阳性反应。若颜色不明显，可加入 4~5 滴乙醚至培养液，摇动使乙醚分散，然后将培养液静置片刻，待乙醚浮于液面后再加吲哚试剂。

某些芽孢杆菌菌株能产生色氨酸酶，该酶可分解蛋白胨中的色氨酸生成无色吲哚，加入对氨基苯甲醛试剂（对二氨基甲醛 5g，异戊醛 75ml 和浓 HCl 25ml），与吲哚作用形成玫瑰吲哚，采用蛋白胨水溶液培养基接种，30℃培养 7 天和 14 天。在每支试管中加入试剂后摇动，醇层变为粉红色为阳性反应，表明有吲哚产生；如呈黄色，则为阴性反应。

有些芽孢杆菌能把硝酸盐还原形成亚硝酸盐、氨和氮等。亚硝酸盐和对氨基苯磺酸发生重氮化作用，生成对重氮化苯磺酸，后者与 α-萘胺作用，生成红色的 N-α-萘胺偶氮苯磺酸，使培养基溶液呈粉红色、玫瑰红色、橙色或棕色。试验方法是将待测菌接种于硝酸盐培养基中，30℃培养，分别在不同时间取部分培养液于干净试管中，分别加格里斯试剂的 A 液和 B 液各一滴（A 液：对氨基苯磺酸 0.5g，10% 稀醋酸 150ml；B 液：α-萘胺 0.1g，蒸馏水 20ml，10% 稀醋酸 150ml），不接种的对照培养基加入同样试剂。当培养基变为粉红色、玫瑰红色、橙色或棕色时为硝酸盐还原阳性。但是当硝酸盐可能是终产物，也可能是中间产物。如无红色出现，则加 1~2 滴二苯胺试剂（二苯胺 0.5g，溶于 100ml 浓硫酸中，用 20ml 蒸馏水稀释），培养液变为蓝色，表示培养液中仍有硝酸盐存在，表明硝酸盐还原成阴性；如不形成蓝色，表示硝酸盐和新形成的亚硝酸盐都还原成其他物质，故仍按硝酸盐还原阳性处理。注意，硝酸盐还原是在较为厌氧的条件下进行的，因此，培养基液层要厚些。有些反应迅速，测试要及时。

卵磷脂水解试验：卵磷脂酶可分解卵磷脂生成脂肪和水溶性的磷酸胆碱。培养基配制方法是在无菌操作下取出卵黄，加等量的无菌生理盐水摇匀后，取 10ml 的卵黄液加到已溶化并冷却至 50℃的 200ml 肉汤琼脂中，摇匀、倒平板。采用三点接种，30℃培养 1~7 天，菌落周围形成乳白色混浊环或透明环，表明卵磷脂已被分解。

产酸产气试验：芽孢杆菌能利用不同种类的碳水化合物并产酸。一般采用无机氮培养基测试葡萄糖的产酸能力。调节培养基 pH 为 7.0 后加指示剂溴甲酚紫。采用 18~24 小时菌种穿刺接种，30℃培养 7~14 天观察。如指示剂由紫色变黄，表示糖类发酵产酸，葡萄糖琼脂柱中有气泡出现表示产气。由于芽孢杆菌分解蛋白质的能力很强，在有机氮存在的情况下，可使培养基释放出的氨完全中和从碳水化合物产生的酸，从而造成假阴性。

能否利用柠檬酸盐是鉴别某些芽孢杆菌的重要方法。以磷酸铵作为氮源，能利用柠檬酸钠作为碳源生长并产生 CO_2，钠离子的存在可使培养基呈碱性。30℃培养 3~7 天指示剂呈蓝色或桃红色为阳性（变碱），说明芽孢杆菌能够产生分解柠檬酸钠的酶。

某些芽孢杆菌产生的苯丙氨酸酶能使苯丙氨酸氧化脱氨，形成苯丙酮酸。苯丙酮酸遇

FeCl$_3$ 呈蓝绿色。接待测菌于斜面培养基（酵母膏、Na$_2$HPO$_4$、NaCl，L- 苯丙氨酸，琼脂、蒸馏水，调节 pH 为 7.3），表面划线接种，30℃培养 7~21 天后，取 10%FeCl$_3$ 水溶液 4~5 滴滴加斜面上，斜面和试剂液面呈蓝绿色时为阳性。

细菌细胞壁含有肽聚糖，能被溶菌酶分解，而很多芽孢杆菌对溶菌酶有抗性。将溶菌酶加入含无菌 HCl 的三角瓶中，用无菌棉塞塞住瓶口，小火煮沸后，冷却至室温，用无菌的 HCl 定容至 100ml。取部分与无菌肉汤混合，在含有 0.001% 溶菌酶的无菌肉汤及无溶菌酶的无菌肉汤各接种小环菌液。30℃培养 7~14 天观察生长情况。

细菌细胞膜上的醌有泛醌（ubquinone，辅酶 Q）和甲基萘醌（menaquinone，MK）。甲基萘醌的侧链由不同长度的异戊烯单位构成，根据侧链长度和双键氢化的程度可分为多种类型。不同类型甲基萘醌的有无与含量是属和种鉴定中的一个重要指标。

表 8-3 列出了常用芽孢类益生菌的生理特性，表 8-4 所示为其生化反应特性。

表 8-3　常用益生芽孢杆菌生理特性

种类	耐盐性（10%NaCl）	温度（最高）/℃	温度（最低）/℃	运动性
枯草芽孢杆菌	+	45~55	5~20	+
短小芽孢杆菌	+	45~50	5~15	+
地衣芽孢杆菌	+	50~55	15	+
苏云金芽孢杆菌	+	40~45	10~15	d
巨大芽孢杆菌	+	35~45	3~20	d
凝结芽孢杆菌	−	55~60	15~25	+

注：生长状况分为可以生长和不能生长，可以生长用"+"表示，不能生长用"−"表示。d：反应不同。

表 8-4　常见益生芽孢杆菌生化反应特性

种类	革兰氏反应	接触酶	水解酪素	分解酪氨酸	葡萄糖发酵产酸	葡萄糖发酵产气	VP	MR	柠檬酸盐	硝酸盐	淀粉水解	酪氨酸
枯草芽孢杆菌	+	+	+	−	+	−	+	+	+	+	+	−
短小芽孢杆菌	+	+	+	−	+	−	+	+	+	−	−	−
地衣芽孢杆菌	+	+	+	−	+	W 或 −	+	+	+	+	+	−
苏云金芽孢杆菌	+	+	d	+	−	−	+	+	+	−	+	d
巨大芽孢杆菌	+	+	d	+	−	+	+	d	−	+	d
凝结芽孢杆菌	+	+	d	−	+	−	+/−	+	−	d	+	−

注：反应状态分为阳性和阴性，阳性用"+"表示，阴性形状用"−"表示。d：反应不同；w：弱阳性。

（二）分子鉴定

仅凭菌落的形态特征和生理生化特征，很难保证鉴定的准确性。随着生物技术的迅速发展，16S rDNA 分析技术等分子鉴定方法在微生物分类鉴定及分子检测中得到了广泛应用。生物细胞的 DNA 分子碱基序列同时存在保守序列区域和高变序列区域。其中保守序列区域反映了生物物种间的亲缘关系，而高变序列区域则能体现物种间的差异。这些保守的或变化的特征性核苷酸序列可作为分子基础鉴定生物的不同分类级别（如科、属、种），因此可根据 rDNA（核糖体 DNA）序列设计合适的探针，用于检测或鉴定某一种、属、科甚至更大类群范围的生物，细菌中 rDNA 高度保守，以 16S rDNA 为 PCR 扩增靶分子，现已成功建立细菌快速分类鉴定的标准方法，可应用该方法进行细菌菌种、属和科的鉴定以及系统进化分析等。

16S rDNA 基因核苷酸序列具有长度适宜及结构完整的特点，适于对芽孢杆菌等细菌进行各种研究，以 16S rDNA 为靶分子，设计一对引物，适当条件下对片段进行 PCR 扩增，然后基因测序，测序完成后，在 NCBI 上进行 BLAST 比对，利用软件进行多序列比对及系统发育树构建，即可确定菌株的分类地位。尤其当鉴定具有很高同源性的菌种时，16S rRNA 序列分析法是客观且可信度高的分类方法，生理生化实验或其他方法可作为补充。

第三节　肠道菌群的高通量测序分析

人体肠道菌群相当复杂，肠道内至少定殖有 500~1 000 种不同的细菌，其细胞数量（10^{14}）是人体细胞数量（10^{13}）的 10 倍左右，健康人体肠道内含有的细菌重量约为 1kg。数量如此之巨的细菌所携带的基因数是人体自身基因的 100 倍。目前认为肠道菌群中有40%~60% 是不能通过传统纯培养技术培养出来的。分子生物学技术和宏基因组学技术的应用正好可以弥补这方面的不足，极大地扩大了我们认识肠道菌群的视野，使人们可以更全面地研究肠道微生态。

16S rDNA 基因被认为是细菌分类和鉴定的金标准，应用 16S rDNA 作为研究对象，采用以聚合酶链式反应（PCR）为基础的多种分子生物学分析手段的联合应用，可以快速、准确地对正常微生物进行检测，不仅可以对肠道细菌组成及数量进行测定，还能对细菌的活性进行分析。宏基因组技术是以高通量测序为基础的检测所有微生物基因（基因组）的方法，在正常菌群的研究方面具有独特的优势，目前已经成为微生态研究最主要的方法。

一、粪便样本的采集和 DNA 提取

人体肠道微生态的菌群研究主要来自粪便样本，需要准备一次性采样器（勺或管）、消毒便盆、采样管。步骤如下：

（1）将粪便采集盒（或医用便盆）进行消毒处理。

（2）粪便按照成形方式不同，可选用不同的采样器（成形粪便建议用采样勺；不成形粪便用吸管采集）。

（3）取粪便中段中心部位，小范围搅动，获取约 2g（2 颗黄豆粒大小）的粪便样本，期间避免碰触便盆底或壁。

（4）样本采集后，及时放入采样管并密封，30 分钟内冻存于 –80℃。后续实验中，样本须用干冰进行冷链寄送。若采样管加入有效的 DNA 稳定液，则可常温存放数天甚至 1 个

月,将极大减少实验的局限性。

目前粪便菌群 DNA 提取相对成熟,有较多方法或商品化试剂盒可供选用。SDS 法是粪便样本 DNA 提取的常规方法之一,步骤如下:

(1)向 2.0ml EP 管中加入 500μl 提取缓冲液,量取粪便样本 250μl 20% SDS 裂解液和玻璃珠,混匀后颠倒混匀 15 分钟,65℃孵育 2 小时,期间可以轻柔涡旋帮助完全裂解。

(2)吸取上清至新的 2ml EP 管中,加入等体积的饱和酚 / 氯仿 / 异戊醇(25∶24∶1),颠倒混匀,室温静置 5 分钟后,12 000rpm 离心 5 分钟。

(3)小心吸取上清至新管中(注意枪头不可碰触分层处),加入等体积的氯仿 / 异戊醇,颠倒混匀,室温静置 2 分钟后,12 000rpm 离心 5 分钟。

(4)吸取上清至新的 1.5ml EP 管中,加入 3/4 体积的异丙醇,混匀 –20℃放置 20 分钟后,12 000rpm 离心 10 分钟。

(5)倒出液体,注意不要倒出沉淀。用 1ml 75% 乙醇洗涤两次,剩余的少量液体可再次离心收集,然后用枪头吸出。

(6)于超净工作台中吹干或者室温晾干(避免 DNA 样品过于干燥,难于溶解)。

(7)加入 50μl ddH$_2$O 溶解 DNA 样品,振荡器助溶。

(8)加入 2μl RNaseA,颠倒混匀后 37℃温育 15 分钟。

注意事项:Tris 水饱和酚容易被空气氧化而变成红色,这样的酚容易降解 DNA,一般不可以使用。平时保存在 4℃冰箱中,使用时,打开盖子吸取后迅速加盖,可连续使用数月。DNA 样本提取完成之后,可将 DNA 存放于 4℃便于随时取用,防止反复冻融,影响 DNA 完整性,或于 –80℃环境长期保存。

二、微生态研究测序技术

随着新一代测序(next generation sequencing, NGS)技术方法的改进和成本的降低,越来越多的研究者选择 NGS 开展微生态研究。相较于传统方法,NGS 测序能够一次获得全部物种甚至基因的信息,免去克隆培养技术的局限,常称为高通量测序。

目前 NGS 应用于微生态研究主要有两种方法:基于微生态细菌的 16S 核糖体 DNA 片段测序方法,以及基于微生态全基因组测序的宏基因组方法,两种方法的区别如表 8-5 所示。

表 8-5　16S rDNA 测序和宏基因组测序的区别

	检测对象	粪便中的细菌物种信息	检测物种水平	代谢通路,耐药基因等信息	粪便中的真菌信息	粪便中 DNA 病毒信息	待挖掘的未知信息
16S rDNA 测序	16S 基因片段	可获得	属	不可	不可	不可	无
宏基因组测序	全基因组	可获得	种	可获得	可获得	可获得	有

宏基因组测序除了能够检测到物种之外,还能获得物种的功能基因、代谢通路、网络信息,而且由于当前研究所限其中还蕴含着很多未知的信息,随着研究不断地深入,这些信息能够被进一步挖掘;相较之下,16S rDNA 测序仅包含了已知物种的信息。

目前最主流也是应用最多的 NGS 平台是 HiSeq 平台以及 MiSeq 平台。MiSeq 平台更适合于较小数据量的研究，HiSeq 平台更适合于需要较大数据量的研究。除了以上两个平台外，也有研究者选择 PacbioRS 平台来进行 16S rDNA 的研究，该平台拥有更长的 Reads 长度，但由于成本及技术可靠性等原因还未成为主流。

下面将基于 HiSeq 平台以及 MiSeq 平台详细阐述 16S rDNA 测序与宏基因组测序的原理和步骤。

（一）16S rDNA 测序的原理与步骤

1. 16S rDNA 测序的原理　细菌核糖体 RNA（rRNA）分为：5S rRNA（约 120bp）、16S rRNA（约 1 540bp）和 23S rRNA（约 2 900bp），其中 16S rRNA 普遍存在于细菌中，且数量较多（占细菌总 RNA 的 80% 以上），具有较好的功能同源性，通常作为细菌物种判断及多样性分析的靶基因。

16S rDNA 测序的目标是样本（如粪便、口咽等）中的细菌 16S rDNA，为 16S rRNA 编码基因。由于测序平台 Reads 长度限制，只能选取其中的一部分进行测序。16S rDNA 编码基因分为保守区（constant region，C 区）和高可变区（variable region，V 区），如图 8-1 所示。通常选择其中 1~2 个可变区进行测序分析。在 16S rDNA 分析中，最常用的是 V3、V4 和 V6 区。现在，由于 MiSeq 测序平台读长提升，可以对 V3、V4 区同时进行测序。

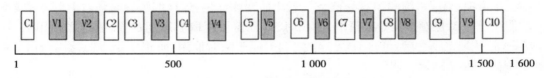

图 8-1　16S rDNA 结构示意图

2. 16S rDNA 测序的基本流程　一般情况下，DNA 提取成功之后 16S rDNA 测序按照下列步骤进行。

（1）PCR 扩增 16SV3、V4 区片段：16S rDNA 不同于全基因组，需要通过 PCR 的方式将其片段扩增出来，再对扩增的片段（也称作 Amplicon）进行测序。因此首先使用通用引物对 16S rDNA 的 V3、V4 区进行扩增。

（2）构建测序文库：使用 PCR 扩增结果构建测序所需文库。

（3）上机测序：将构建好的文库放入测序仪进行测序，HiSeq 或 MiSeq 平台采用 Paried-End 测序，对文库中 DNA 序列的两端进行测序。

（4）数据下机：测序结果经过机器处理之后，形成可读的 FASTQ 格式文件。

（5）数据分析：下机后的原始数据经过低质量、接头污染和含 N 序列的过滤，得到用于后续分析的数据。将过滤后的数据根据 read1 和 read2 之间的重叠区域进行拼接，获得 16S rDNA 的目标扩增序列，这些序列被称为 Tags，将拼接好的 Tags 按照一定的相似度（一般为 97%）进行序列聚类，由此获得代表 Tags 序列的 OTUs（operational taxonomic units，可操作分类单元）及其代表序列。然后通过 OTU 与数据库比对，对 OTU 进行物种注释；基于 OTU 和物种注释结果进行样品物种复杂度分析以及组间物种差异分析。

（二）宏基因组测序的原理与步骤

1. 宏基因组测序原理　宏基因组测序的对象是样本（如粪便、呼吸道等）中所有生物的全部 DNA。相较于 16S rDNA 测序，宏基因组测序检测的对象是全部 DNA，因此可获得该环境下微生物基因功能的信息,如代谢通路、耐药基因、基因互作网络等,在数据量足够时甚至能获得某些微生物基因组序列。同时,由于没有 16S rDNA 的局限,宏基因组测序不仅能检测到细菌,还能检测到真菌、病毒、支原体、寄生虫等生物的 DNA 信息。所以,宏基因组测序的数据量一般要求在 4G,甚至更多。

2. **宏基因组测序的基本流程**　质量合格的基因组 DNA 样品通过超声波高性能样品处理系统(covaris)随机打断,经过片段选择后得到 300bp 左右的片段。在 DNA 片段两端连接上测序接头,进行 cluster 制备,最后利用 Paried-End 的方法对插入片段进行测序,得到的原始数据经过质控和数据过滤,宏基因组组装、基因预测、构建参考基因集,并进行后续的物种、基因、功能分析(图 8-2)。

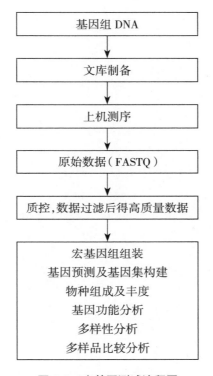

图 8-2　宏基因测试流程图

（宫照龙　王丽媛　秦　文　杨　倬　王晶波）

参 考 文 献

1. 闫海 尹春华 刘晓璐. 益生菌培养与应用. 北京:清华大学出版社,2018.
2. 郑跃杰. 婴幼儿肠道菌群和益生菌新进展. 北京:人民卫生出版社,2018.
3. 黄志华. 实用儿童微生态学. 北京:人民卫生出版社,2014.
4. 李兰娟. 感染微生态学. 北京:人民卫生出版社,2012.
5. Binns N. ILSI Europe concise monograph on probiotics, prebiotics and the gut microbiota. Belgium, 2013. ILSI Europe a. i. s. b. l.
6. Gibson GR, Hutkins R, Sanders ME, et al. Expert consensus document: The International Scientific Association for Probiotics and Prebiotics (ISAPP) consensus statement on the definition and scope of prebiotics. Nat Rev

Gastroenterol Hepatol, 2017, 14 (8): 491-502.

7. Guarner F1, Khan AG, Garisch J, et al. World Gastroenterology Organisation Global Guidelines: probiotics and prebiotics October 2011. J Clin Gastroenterol, 2012, 46: 468-481.

8. Reis DJ, Ilardi SS, Punt SEW. The anxiolytic effect of probiotics: A systematic review and meta-analysis of the clinical and preclinical literature. PLoS ONE, 2008, 13 (6): e0199041.

9. Shimizu M, Hashiguchi M, Shiga T, et al. Meta-Analysis: Effects of Probiotic Supplementation on Lipid Profiles in Normal to Mildly Hypercholesterolemic Individuals. PLoS ONE , 2015, 10 (10): e0139795.

10. Xu H, Jiang R, Sheng H. Meta-analysis of the effects of Bifidobacterium preparations for the prevention and treatment of pediatric antibiotic-associated diarrhea in China. Complementary Therapies in Medicine, 2017, 33: 105-113.

第九章　营养不良筛查与评估

营养不良是指营养物质摄入不足、过量或比例异常，与机体的营养需求不协调，从而对机体细胞、组织、形态、组成与功能造成不良影响的一种综合征。营养不良包括营养不足和营养过度两种类型。营养不良如果不及时改善会严重影响人体的健康，因此早期筛查与发现营养不良人群，对于纠正营养不良，降低营养不良带来的危害具有重要的意义。

严重的营养不良常常显而易见，可能不需要借助任何营养评估即可实现，但对于那些潜在的、隐性的营养不良或营养不良风险则需要借助相应的营养评估/营养评价才能实现。目前国际上使用的营养评价方法包括传统营养状况评价方法和综合性营养评价方法两大类。传统的营养状况评价一般包括4个方面的内容：膳食调查、体格测量、营养相关性体征的临床检查、实验室生化和功能检查。具体内容详见本书相应章节。综合性营养评价一般借助于专门的营养筛查与评估工具。一个良好的营养筛查与评估工具要求简便、快速、高效、经济，从而使调查者易于掌握、方便操作，被调查者愿意接受、配合，便于筛查和发现营养不良人群。目前报道的营养筛查和评估方法已有几十种，Jones JM 汇总了1975—2000 年间文献报道的营养筛查与评估方法已多达 44 种，但目前经常使用的方法不足 10 种，包括：营养风险筛查 2002（nutritional risk screening 2002，NRS 2002）、主观整体评估（subjective globe assessment，SGA）、患者主观整体评估（patient-generated subjective global assessment，PG-SGA）、微型营养评估（mini nutritional assessment，MNA）、营养不良通用筛查工具（malnutrition universal screening tools，MUST）及营养风险指数（the nutrition risk index，NRI）等。上述营养筛查与评估工具多在临床应用，在普通人群中应用得很少。

第一节　疾病人群营养综合评价

营养和疾病的关系密切，当人体患有疾病时，则常因疾病导致营养需求增加以及本身营养摄入不足等原因而导致机体营养不良，影响患者的治疗效果和疾病康复，因此疾病人群营养状况改善对疾病康复有着重要的作用。较早明确疾病人群营养状况，使用综合营养评价工具对疾病人群进行评价，根据评价结果进行营养干预，是改善疾病预后的重要方面。营养评价工具包括营养筛查工具和营养评估工具。营养筛查工具包括营养风险筛查、微型营养评估、营养不良筛查工具、营养不良通用筛查工具；营养评估工具包括主观整体评估和患者主观整体评估。

营养风险筛查工具 NRS 2002（nutritional risk screening 2002）是运用评分方法来度量营养风险的营养评价工具。这一方法从营养、疾病以及年龄 3 方面筛查患者是否具有营养风险。如果患者总分值大于等于 3 分，那么应结合临床症状制订营养的支持计划；若总分值小于 3 分，那么每周要求复查营养筛查。这一筛查工具信度和效度已经得到了验证，它的优点是无创和操作简单。NRS 是由欧洲的肠内肠外营养学会（European Society for Parenteral and Enteral Nutrition，ESPEN）提出的用于营养评价的工具。NRS 也由中华医学会推荐用于住院患者的营养筛查第一选择工具。

营养不良通用筛查工具（malnutrition universal screening tool，MUST）含有 3 个方面的评估内容：BMI、体重变化、由疾病所致的进食量减少。通过 3 部分评分得出总分，0 分表示低营养的风险状态，应定期地重复筛查；1 分表示中等营养风险状态；2 分高营养的风险状态；如果分数大于 2 分，那么需要专业营养医生来制订营养治疗的方案。MUST 优点是操作简单易行。

营养不良筛查工具：美国膳食协会推荐使用营养不良筛查工具（malnutrition screening tool，MST）用于鉴别患者是否存在营养不良风险，MST 是一个简单、有效、可靠、快捷的工具。MST 主要涉及体重改变和饮食摄入量改变，操作过程简单易行，可用于成年人住院患者的营养风险筛查。总分 ≥ 2 分则提示患者存在营养不良的风险。

微型营养评估（Mini Nutritional Assessment，MNA）在营养评价能力和治疗预后方面的价值初步得到认可；MNA 也被视为老年人患病评价营养状况的一种工具。微型营养评估评分大于等于 24 为营养状况良好，评分大于等于 17 小于 24 为存在营养风险，评分小于 17 为营养不良。微型营养评估在不同领域中应用，不需要做实验室方面的检查，经过简单的培训能够较快得完成评价，但针对不同的疾病，MNA 的应用仍然有一定的局限性，需进一步探讨。微型营养评估表见第三章（临床营养诊断）的第二节（临床营养诊断评价方法及应用）中的表 3-9 和表 3-10。

主观整体评估（subjective global assessment，SGA）作为一种临床营养评估工具，是有效和简单的。该方法根据体格检查资料以及病史，而不是依赖于实验室检查的结果，来评价疾病人群的营养状况。SGA 适用范围较广，可用于评估门诊患者、住院患者以及不同疾病和年龄患者的营养状况。内容有体格检查和病史。体格检查内容包括 3 个方面，分别是皮下脂肪减少、肌肉减少、水肿（体液）情况。胸、面部脂肪状况是皮下脂肪减少的主要评价内容，股四头肌和三角肌是肌肉质量减少的主要检查内容，足踝部、骶部水肿及腹水是水肿情况的主要检测内容。病史主要包括 5 个方面，分别是体重改变、进食量改变、胃肠道的症状、活动能力的变化以及疾病状态（轻、中、重度应激）下的代谢需求。

不同患者主观整体评估（patient-generated subjective global assessment，PG-SGA）需要结合疾病本身的特点来进行，其中肿瘤患者营养评估近年来发展较为成熟，已经有卫生行业标准发布，详见附件。PG-SGA 专门给肿瘤患者设计的评估营养状况的方法，它是在 SGA 的基础上发展而来的。PG-SGA 包括两部分评估，一个是患者自我评估，另一个是医务人员评估。评估的内容有 7 个方面，分别是体重、进食情况、症状、活动情况和身体功能、疾病和营养需求关系、代谢方面需求以及体格检查。体重、进食情况、症状、活动情况和身体功能由患者自评，疾病和营养需求关系、代谢方面需求、体格检查由医务人员评估。将评分累计相加，进行评价，制订干预措施。0~1 分之间的等级是 A，表示营养良好；2~8 分的等级是 B，表示可疑或者中度营养不良；9 分以上的等级是 C，表示重度营养不良。

附件 《肿瘤患者主观整体营养评估》（WS/T 555—2017）

1. 范围

本标准规定了对肿瘤患者进行营养评估的方法、范围、内容和结果判定等。

本标准适用于对已经确诊的尚未治疗和已经进行过治疗的恶性肿瘤患者进行营养评估,以确定其营养状况。

2. 术语和定义

下列术语和定义适用于本文件。

2.1　营养评估 nutrition assessment

由受过培训的专业人员,采用营养评估工具,对患者的营养状况以及与营养相关的机体功能等进行全面检查和评价。

2.2　患者主观整体营养评估 patient-generated subjective nutrition assessment, PG-SGA

全面地收集主观资料(或信息),对患者营养状况进行评估。

2.3　营养不良 malnutrition

由能量、蛋白质及其他营养素不足或过剩造成的组织、形体和功能改变及相应的临床表现。

3. 评估对象和方法

3.1　评估对象

评估对象应符合下列条件,即:年龄 18 岁以上的成年人、病理确诊为恶性肿瘤、神志清楚、无交流障碍、愿意接受评估、非濒临死亡。

3.2　评估时间

门诊的适用对象在其就诊时进行营养评估,住院的适用对象在其入院后 48 小时内进行营养评估。家居肿瘤患者每 3 个月到门诊接受一次营养评估,住院肿瘤患者在一个治疗疗程结束后再次进行营养评估或每 2 周进行一次营养评估。

受过培训的临床医师、临床营养师和护师。培训内容包括评估的程序、方法、内容、标准、结果判定及处理。实施人员应该有在他人(有评估经验者)指导下完成至少 10 例患者的评估经历,才能独立进行营养评估。

3.3　实施人员

受过培训的临床医师、临床营养师和护师。培训内容包括评估的程序、方法、内容、标准、结果判定及处理。实施人员应该有在他人(有评估经验者)指导下完成至少 10 例患者的评估经历,才能独立进行营养评估。

3.4　评估对象的告知

评估前应向评估对象简要介绍评估目的、内容及其必要性。如果营养评估是常规的诊治行为,则无须获得患者的知情同意。如果营养评估的目的是用于科学研究,则应获得患者的知情同意,并需要得到医院伦理委员会的批准。

4. 评估内容及结果判断

4.1　评估内容

PG-SGA 由患者自我评估及医务人员评估两部分组成,具体内容包括体重、进食情况、症状、活动和身体功能、合并疾病、应激、体格检查 7 个方面,前 4 个方面由患者自我评估,后 3 个方面由医务人员评估。

肿瘤患者主观整体营养评估记录表见附录 A。

4.2　评分标准

见附录 B。

4.3　结果判定

根据 PG-SGA 得分,将肿瘤患者的营养状况分为四类,见表 9-1。

表 9-1　PG-SGA 分级评估结果判断

得分	评判结果
0~1 分	营养良好
2~3 分	可疑或轻度营养不良
4~8 分	中度营养不良
≥9 分	重度营养不良

4.4　营养干预

0~1 分:此时不需要干预措施,治疗期间保持常规随诊及评估。

2~3 分:由营养师、护师或医生进行患者或患者家庭教育,并可根据患者存在的症状和实验室检查的结果,进行药物干预。

4~8 分:由营养师进行干预,并可根据症状的严重程度,与医生、药师及护师联合进行营养干预。

≥9 分:急须进行症状改善和 / 或同时进行营养干预。

附录 A　肿瘤患者主观整体营养评估记录表

肿瘤患者主观整体营养评估记录表见第三章(临床营养诊断)的第二节(临床营养诊断评价方法及应用)中的表 3-6 肿瘤患者主观整体营养评估表。

附录 B　评价标准

B.1　患者自评表(A 评分),见表 9-2。

B.1.1　体重评分

表 9-2　患者自评表

目前我的体重约为	kg
目前我的身高约为	cm
1 个月前我的体重约为	kg
6 个月前我的体重约为	kg

最近两周内我的体重

无改变(0)

增加(0)

下降(1)

操作说明:

患者目前体重为实测体重。任何原因使患者不能自行测量体重时,可抱起患者一起测量,再测量并减去抱起人的体重。

1 个月前的体重和 6 个月前的体重患者可能记不清。此时可采取在目前体重基础上逐渐加量询问或逐渐减量询问,根据患者本人选定的近似值填写体重。例如,患者目前体重为 50kg,可以询问患者 1 个月前大约有 51kg、52kg、53kg、54kg、55kg 或 49kg、48kg、47kg、46kg、45kg,然后根据患者本人选定的数字,作为 1 个月前的体重。

续表

体重下降百分率是指下降体重占原体重的百分比。例如患者 1 个月前体重 50kg，目前体重 46kg，1 个月内下降 4kg，则下降百分比为（50–46）/50=8%。

肿瘤患者主观整体营养评估记录表 3-6 以 1 个月的体重变化情况评分，没有 1 个月体重变化资料时，则以 6 个月体重变化情况评分。2 周内体重下降须另记 1 份，无下降为 0 分，两者相加为体重总分。无法准确了解具体体重时，可根据患者体重下降程度：无、轻、中、重、较重，自我评分为 0、1、2、3、4 分。

B.1.2　患者自评表各项计分方法

肿瘤患者主观整体营养评估记录表 3-6 第 1 项计分方法：本项为累计计分。

肿瘤患者主观整体营养评估记录表 3-6 第 2 项计分方法：本项为多选，但是计分不做累加，以最高分选项为本项计分。

肿瘤患者主观整体营养评估记录表 3-6 第 3 项计分方法：本项症状为近 2 周内经常出现的症状，偶尔一次出现的症状不能作为选择，本项为多选，累计计分。如没有食欲、不想吃，记 3 分；恶心，记 1 分；呕吐，记 3 分；口腔溃疡，记 2 分；腹泻，记 3 分；该项最后得分为 3+1+3+2+3=12 分。

肿瘤患者主观整体营养评估记录表 3-6 第 4 项计分方法：本项为单选，取最符合的一项作为本项计分。

B.2　医务人员评估表

B.2.1　合并疾病（B 评分）

合并疾病（B 评分），见表 9-3。

表 9-3　合并疾病（B 评分）

合并疾病及其与营养需求的关系
相关诊断（详细说明）：
肿瘤分期：Ⅰ、Ⅱ、Ⅲ、Ⅳ
其他
年龄

操作说明
按肿瘤患者主观整体营养评估记录表 3-6 第 5 项做单项或多项选择，累计计分。如果患者存在表 3-6 第 5 项中没有列举出来的疾病，不予记分。B 评分中的"其他"指分期不确定或不同分期体系。

B.2.2　应激（C 评分）

应激（C 评分），见表 9-4。

表 9-4　应激（C 评分）

目前体温_____℃；
如果为发热，发热持续时间_____h；
是否用糖皮质激素　□ 是　药名_____　最大总剂量 / 天（mg/d）_____　□ 否

操作说明
患者体温为评估当时实测体温。这里的"发热"定义为本次调查时刻的体温升高，而不是病历体温单记录的体温升高。如果调查时体温升高，须了解此刻前 3 天的体温及激素使用情况。如果调查时刻体温不升高，即记录为无发热。

续表

发热持续时间为本次发热已经持续的时间。

激素使用是指因为本次发热而使用的激素,如果连续多日使用不同剂量的激素,取其平均值作为激素剂量。其他原因如结缔组织病使用的激素,不做评估。

C 评分(见肿瘤患者主观整体营养评估记录表 3-6 第 6 项)为累计评分。如患者体温 37.5℃,记 1 分;持续发热已经 4 天,记 3 分;每天使用 20mg 强的松,记 2 分,总记分为 6 分。

B.2.3　体格检查(D 评分)

体格检查包括肌肉的 7 个方面。检查顺序是从上到下,从头到脚。先看颞肌,再往下到锁骨部位(胸部三角肌)、肩部(三角肌)、肩胛部(背阔肌、斜方肌、三角肌),再检查手背骨间肌肉(尤其是虎口处);最后依次检查大腿(四头肌)、小腿(腓肠肌)。体格检查得分操作说明,见表 9-5。

表 9-5　体格检查

项目	得分
肌肉	

操作说明

按多数部位情况确定患者肌肉得分,如多数部位肌肉为轻度丢失,则肌肉情况的最终得分即为轻度,记 1 分;如多数部位肌肉为中度丢失,则肌肉情况的最终得分为 2 分。

B.3　体格检查评分标准

肌肉情况评估

肌肉情况评估表见第三章(临床营养诊断)的第二节(临床营养诊断评价方法及应用)的表 3-7 肿瘤患者主观整体营养评估表的检查评分标准。

第二节　儿童青少年营养不良筛查与评估

儿童青少年的营养不良直接影响其体格和智力的发育,降低机体免疫力。儿童营养不良导致的智力低下往往难以恢复,而且儿童营养不良还会增加成年后罹患肥胖、高血压、糖尿病等慢性病的危险。因此应重视儿童营养不良的早期识别、营养风险筛查和营养评估,以便为确定适当的营养干预时机提供依据。近年来,陆续报道了一些针对住院儿童的营养风险筛查工具:如简易儿科营养风险分数(simple pediatric nutritionalrisk score, SPNRS)、主观全面营养评估工具(subjective global nutritional assessment, SGNA)、儿科营养不良评估筛查工具(screening tool for the assessment of malnutrition in pediatrics, STAMP)、约克郡儿科营养不良筛查(pPaediatric yorkhill malnutrition score, PYMS)、营养状况和生长障碍筛查工具(screening tool for risk of impaired nutritional status and growth, STRONGkids)等。以上营养风险筛查工具主要针对住院儿童,且尚缺乏相关大样本研究的证实,其可行性、有效性及实用性仍有待进一步研究。对于非住院的儿童青少年,我国原国家卫生和计划生育委员会于 2014 年发布《学龄儿童青少年营养不良筛查》卫生行业标准,但仍缺乏相应的筛查工具。

国外目前有两套营养不良筛查标准,分别来自 WHO(2006 年)制定的"儿童生长标准"和美国疾病预防控制中心(2000 年)制定的"美国儿童生长评价表",主要在欧美等国使用。这两套标准均建立在欧美白人儿童基础上,在我国试用结果表明,它们并不符合我国儿童青少年的体质遗传特征,筛查时出现较大误差。

本标准选择我国大样本生长发育调研样本为参照人群,充分考虑我国人群的体质遗传特征和社会经济差异等环境影响,以营养不良对儿童青少年的体质健康危害为依据,确定学龄儿童青少年生长迟缓、消瘦两类营养不良的筛查界值范围,可用于对我国所有群体(包括各少数民族)6~18 岁学龄儿童青少年营养不良筛查,为各级政府制定营养干预政策提供科学依据。

附件 《学龄儿童青少年营养不良筛查》(WS/T 456—2014)

1. **范围**　本标准规定了 6~18 岁学龄儿童青少年营养不良筛查方法(包括营养不良筛查的界值范围判断、说明及技术要求)和报告要求。

本标准适用于我国所有地区不同社会经济背景群体(包括各少数民族)的学龄儿童青少年,即小学、中学和初入学大学学生。因各种原因不在学校而年龄在 6~18 岁范围的儿童少年同样适用。

本标准适用于蛋白质 - 能量摄入不足引起的营养不良筛查,不包括营养过剩,亦不包括其他特异性的维生素、矿物质缺乏性营养不良。对那些正处于各种急、慢性疾患状态的个体,本标准可成为判断其现时营养状况的参照依据,但在未经诊断排除各种遗传、代谢性疾患的情况下,不能将其病因简单归结为"膳食性营养不良"。

2. **规范性引用文件**　下列文件对于本文件的应用是必不可少的。凡是注日期的引用文件,仅注日期的版本适用于本文件。凡是不注日期的引用文件,其最新版本(包括所有的修改单)适用于本文件。

GB/T 26343 学生健康检查技术规范

3. **术语和定义**　下列术语和定义适用于本文件。

3.1　蛋白质 - 能量营养不良(protein-energy malnutrition;PEM)

因能量和蛋白质摄入不足而导致,用以反映儿童青少年膳食营养缺乏的指标,不包括其他特异性维生素、矿物质缺乏性营养不良。本标准简称营养不良。

3.2　生长迟缓(stunting)

主要起因于胎、婴、幼儿阶段的膳食蛋白质 - 能量摄入不足,导致身高(3 岁前身长)低于筛查标准的年龄别身高界值范围,属长期性营养不良。

3.3　消瘦(wasting)

营养不良的主要表现之一,属即时性营养不良,起因于现时性的膳食蛋白质 - 能量摄入不足,导致 BMI 低于筛查标准的年龄别 BMI 界值范围。

4. **营养不良筛查方法**

4.1　分年龄身高筛查生长迟缓界值范围

6~18 岁男女学龄儿童青少年分年龄身高筛查生长迟缓界值范围,见第二章(人体测量与营养状况评估)的第三节(体质指数)中的表 2-15 6~18 岁男女学龄儿童青少年分年龄身高筛查生长迟缓界值范围 /cm。

4.2　分年龄 BMI 筛查消瘦界值范围

6~18 岁男女学龄儿童青少年分年龄 BMI 筛查消瘦界值范围,见第二章(人体测量与营养状况评估)的第三节(体质指数)中的表 2-14 6~18 岁男女学龄儿童青少年分年龄 BMI 筛查消瘦界值范围 /kg·m⁻²。

4.3　营养不良的判断

使用表 2-15 界值范围进行生长迟缓判断。凡身高小于或等于相应性别、年龄组“生长迟缓”界值范围者为生长迟缓。

使用表 2-14 界值范围进行消瘦判断。凡 BMI 小于或等于相应性别、年龄组“中重度消瘦”界值范围者为中重度消瘦;凡 BMI 处于相应性别、年龄组“轻度消瘦”界值范围者为轻度消瘦。

4.4　营养不良筛查说明及技术要求

4.4.1　表 2-15、表 2-14 中有关“生长迟缓”“中重度消瘦”和“轻度消瘦”在全国所有不同群体中统一使用。

4.4.2　表 2-15 的“生长迟缓”主要针对儿童,也包括那些青春期开始后仍属该范围的青少年。那些因慢性消耗性疾病、严重寄生虫感染、青春期生长迟缓等引起而低于本界值范围的青少年,在临床证据不足的情况下不能随意判断为“生长迟缓”。

4.4.3　体重指数(BMI)计算见式(1):

$$BMI= 体重(kg)/[身高(m)]^2 \qquad (1)$$

式中身高、体重都应使用实测值,按照 GB/T 26343 规定的器材和方法测量,不得用问卷、自报等方式获得。

BMI 保留一位小数,与表 2-14 界值范围进行比较判定消瘦。

4.4.4　年龄组以半岁为单位,一律使用实足年龄。实足年龄——调查年月日 - 出生年月日。

4.4.5　对任何一个群体营养不良的筛查都应包括“生长迟缓”和“消瘦”两部分;因任何原因而缺失其中一项的均视为不合格(不完整)筛查。

5.　营养不良筛查报告要求

5.1　检查被筛查对象(群体或个体)及其指标测量值是否符合要求。

5.2　按照性别、年龄分组。

5.3　按照表 2-15,筛查“生长迟缓”。

5.4　除生长迟缓阳性者外,按照表 2-14 筛查消瘦;进而区分“轻度消瘦”和“中重度消瘦”。

5.5　报告结果分为“生长迟缓”“轻度消瘦”“中重度消瘦”,分别计算检出率(%);三者合计得“营养不良”率(%)。在每个群体中,“营养不良”率和“非营养不良”率的比例合计应为 100%。

5.6　对营养状况较好的群体,可将“轻度消瘦”和“中重度消瘦”合计为“消瘦”率;营养不良检出率很低的地区、群体,可将“生长迟缓”“轻度消瘦”“中重度消瘦”三部分合计,只报告“营养不良”率(%)。

第三节 老年人营养不良筛查与评估

老年营养不良是指在老年人群中,由于机体需要与营养素摄入之间不平衡而引起的一系列症状,营养不良包括营养缺乏和营养过剩两方面。采用合适的营养不良风险筛查工具可促进老年人健康水平的提高。由于老年人的特殊性,普通营养筛查和评估的方法不适用于老年人,开发老年人的特异性营养筛查与评估工具显得尤为重要,目前已开发的老年人营养不良风险筛查工具较多,自 20 世纪 70 年代以来,已有十余种营养评定工具在临床或社区中得到了应用,包括 SGA、MNA、老年营养表格(nutrition form fo r the elderly, NUFFE)、NRS 2002 等方法。SGA 方法由 Deskey 等发明,ASPEN 推荐用于多种疾病相关的营养不良的评估工具。NRS 2002 由丹麦肠外肠内营养协会于 2003 年发表,适用于住院患者营养风险筛查。而 MNA 是专门为老年人开发的营养筛查与评估工具,目前已成为一种公认的用于老年住院患者及社区人群的营养不良筛查工具,本章重点介绍 MNA 方法及其不同修订。

一、MNA 及其不同修订版本介绍

(一)传统微型营养评价法

1. **方法介绍及评分** 传统版 MNA 由 Guigoz 于 1994 年创建,并于 1996 年进行完善,是专门为老年患者设计的营养筛查与评估方法,适用于所有老年人群。该方法由 4 个部分共 18 条问题组成:①人体测量指标:体重、身高、上臂围、腓肠肌围、近 3 个月体重减少等;②整体评估:包括生活方式、心理、用药情况、活动能力等 6 个参数;③膳食评估:包括每日进餐情况、进餐行为等相关的 6 个参数;④主观评估:对自身营养状况的评估参数 2 个。18 个条目总分为 30 分。根据各项评分标准计分并相加即为 MNA 评分分值,具体见表 9-6。

2. **营养状况评定** Guigoz 按 MNA 所得分值将营养状况分为 3 类:营养正常,MNA ≥ 24 分;潜在营养不良或营养不良风险,MNA 值 17~23.5;营养不良,MNA 值 < 17 分。

表 9-6　传统 MNA 评价表

（一）人体学测量
1. 体质指数（kg/m²）□
0=BMI < 19　1=BMI 19~20.9　2=BMI 21~23　3=BMI ≥ 23
2. 上臂肌围（cm）□
0.0=MAC < 21　0.5=MAC　21~22　1.0=MAC > 22
3. 小腿周径（cm）□
0=CC < 31　1=CC ≥ 31
4. 近 3 个月体重丢失　□
0= 体重减少＞ 3kg　1= 不知道　2= 体重减少 1~3kg　3= 体重无减少
（二）整体评价
5. 生活自理 □
0= 否　1= 是
6. 每天服用 3 种以上药物 □
0= 是　1= 否

续表

7. 近 3 个月来心理疾患或急性疾病 □
　　0= 否　1= 是

8. 活动能力 □
　　0= 卧床或坐椅子　1= 能离床或离椅子但不能出门　2= 能出门

9. 神经心理问题 □
　　0= 严重痴呆或抑郁　1= 轻度痴呆　2= 无心理问题

10. 皮肤溃疡 □
　　0= 是　1= 否

（三）饮食评价

11. 每天几餐？□
　　0=1 餐　1=2 餐　2=3 餐

12. 蛋白质摄入的指标 □
　　是否每天至少一次摄入牛奶、奶酪或酸奶？是否每周 2 次或以上摄入豆类或蛋类食品？是否每天摄入肉、鱼或禽类？
　　0.0=0~1 个是　0.5=2 个是　1.0=3 个是

13. 每天 2 次或以上食用蔬菜或水果？□
　　0= 否　1= 是

14. 近 3 个月来是否因饮食、消化、咀嚼或吞咽困难致摄入减少 □
　　0= 严重食欲减退　1= 中度食欲减退　2= 轻度食欲减退

15. 每天饮水量（杯）□
　　0.0 ≤ 3 杯　0.5 ≤ 3~5 杯　1.0 ≥ 5 杯

16. 进食情况 □
　　0= 进食需要别人帮助　1= 进食不需要别人帮助　2= 进食无困难

（四）自身评价

17. 是否自认为有营养问题 □
　　0= 严重营养不良　1= 中度营养不良或不知道　2= 轻度营养不良

18. 与同龄人相比较自身的营养状况 □
　　0.0= 不很好　0.5= 不知道　1.0= 一样好　2.0= 更好

总分（满分 30 分）

3. **方法适用**　传统 MNA 适用于所有老年人群，研究证实 MNA 简便易行，可在 10 分钟内完成，与传统的人体营养评定方法及人体组成评定方法有良好的相关性。Kondrup 报告，2003 年欧洲肠外肠内营养学会（European Society of Parenteral and Enteral Nutrition，ESPEN）推荐使用传统版 MNA 进行老年人的营养评估。

4. **传统 MNA 法的优缺点**

优点：①与单一评定指标相比有较高的敏感性和特异性。MNA 从内容设计上包括人体测量、整体评估、饮食评估、主观评定四方面，属于复合型的营养评定工具，可提高评价的敏感性和特异性。②操作简便、快速。③花费低廉。所需工具仅为一份微型营养评价表和一条软尺。④不须行侵入性检查，患者易接受。⑤与传统的人体营养评定方法及人体组成评定方法有良好的线性相关性。⑥能够较早地提示患者已存在发生营养不良的危险。⑦与其他营养评价工具相比更有针对性,是专门为老年人设计的营养评价量表。

缺点:①量表设计上存在不足。2个条目为自主评价,有些患者不能给出明确答案,由此造成假阳性;2个条目为询问有关每日是否进食蛋白质及水果、蔬菜,只为定性,没有定量等。②到目前为止,还没有相应的种族特异性指标。由于各族身体素质的差异性,传统MNA量表界定值并不完全适用于亚洲人。对BMI的界定应该根据各种族的正常值进行分级。在欧美国家,传统MNA分数<17分代表营养不良,该界定值的灵敏度为96%,特异度为98%,阳性预测值为97%,而在日本运用同样的界定值则灵敏度和特异度大大降低。③量表设计中没有考虑到营养过剩这种情况。

(二)微型营养评价精法

1. **方法介绍及评分**　为更进一步简化传统MNA,2001年Rubenstein LZ等对传统MNA进行了改造和验证,将传统MNA量表中18条问题进行甄别,筛选出最为重要的6个条目:① BMI;②最近体质量下降;③急性疾病或应激;④卧床与否;⑤痴呆或抑郁;⑥食欲下降或进食困难。由此6条组成了MNA-SF,其总分14分,具体见表9-7。

表9-7　旧版MNA-SF

筛查内容	分值
A　既往3个月来是否因饮食、消化、咀嚼或吞咽困难致摄入减少 □	
0=严重食欲减退　1=中度食欲减退　2=轻度食欲减退	
B　近3个月内体重是否减轻? □	
0=体重减少>3kg　1=不知道　2=体重减少1~3kg　3=体重无减少	
C　活动情况如何? □	
0=卧床或长期坐着　1=能离床或离椅子但不能出门　2=能独立外出	
D　近3个月来是否受过心理创伤或罹患急性疾病 □	
0=是　2=否	
E　神经心理问题 □	
0=严重痴呆或抑郁　1=轻度痴呆　2=无心理问题	
F　BMI(kg/m²)是多少 □	
0=BMI<19　1=BMI 19~20.9　2=BMI 21~23　3=BMI≥23	
合计	

2. **营养状况评定**　分值≥12分为营养正常,≤11分为营养不良。

3. **方法适用**　Rubenstein LZ等的研究表明,MNA-SF与传统MNA的相关性极高,r=0.945,且在评价营养不良上有很好的灵敏度、特异度。两种方法皆是老年人营养状况评价的可靠方法,传统MNA项目较详细,更适合于科研;MNA-SF简便,比较适用于临床。

4. **A-SF的优缺点**　优点:①比传统MNA更简便易行、耗时少,更适用于临床。MNA-SF项目中只有BMI需要测量,营养状况的评定也缩短至3分钟,对于卧床不起患者应用更方便,而且具有快速、无创、易行等优点。②避免了需要经过训练才能获得的如三头肌皮褶厚度、腓肠肌围的条目,并且去掉了很多包含"不知道"答案的条目。缺点:敏感性低,可能会出现漏诊。以传统MNA为标准的话,MNA-SF的敏感性为85.17%,特异性高达96%,相关性强。

（三）新版 MNA

1. 方法介绍及评分　2001 年 Rubenstein LZ 等在设计 MNA-SF 的同时,提出可以将传统 MNA 分为筛查与评估两部分,从而形成了新版 MNA（MNAR）。MNAR 由 2 个部分构成,第 1 部分取自 MNA-SF 的 6 个条目;第 2 部分评估由 12 个条目组成,即从 18 个条目的传统 MNA 中剔除第一部分的 6 个条目。他们认为,对老年受试者可以首先采用第一部分即（MNA-SF）进行营养风险筛查,如果受试者存在营养不良风险,则进而采用第 2 部分进行进一步的营养评估。当第一部分评分 > 11 分时,不须进行第 2 部分评估,提示患者营养状况良好;当第 1 部分评分 ≤ 11 分时,进行第 2 部分评价,以判断患者的营养状态,测得两部分总分相加,再进行结果评定。具体见第三章　临床营养诊断　第二节的临床营养诊断评价方法及应用中的表 3-9 和表 3-10。

2. 营养状况评定　评定标准与传统 MNA 一致,即:MNA ≥ 24 分,营养正常;MNA 值 17~23.5,潜在营养不良或营养不良风险;MNA 值 < 17 分,营养不良。

3. MNAR 的优缺点　MNAR 与传统 MNA 相比最大的优势是通过筛查首先剔除营养正常的受试者,节省了筛查时间,表现为营养良好的患者筛查时间缩短,从 10 分钟左右缩短至 3 分钟左右。另外也使评估更有针对性,使评估对象大大减少,节省了大量医疗资源。其不足之处是条目与传统 MNA 相同,尚未改善。

（四）新版 MNA-SF

1. 方法介绍及评分　由于老年人的特殊性,再实施营养筛查与评估时,体重与身高的测量有时不太容易完成,从而使 BMI 数据无法获取。为此,国际 MNA 小组的 Kaiser 等人对旧版 MNA-SF 进行了改进,在旧版 MNA-SF 的基础上增加了一个可选择性的条目:小腿围（calf circumference, CC）,从而形成了新版 MNA-SF,当患者无法称重或无法测量身高、不能取得 BMI 时,则以 CC 代替。如已经测得 BMI,则不须测量 CC。并将新版的营养状况分为营养良好、营养不良风险、营养不良三类。具体见表 9-8。

表 9-8　新版 MNA-SF

筛查内容	分值
A　既往 3 个月来是否因饮食、消化、咀嚼或吞咽困难致摄入减少 □	
0= 严重食欲减退　1= 中度食欲减退　2= 轻度食欲减退	
B　近 3 个月内体重是否减轻? □	
0= 体重减少 > 3kg　1= 不知道　2= 体重减少 1~3kg　3= 体重无减少	
C　活动情况如何? □	
0= 卧床或长期坐着　1= 能离床或离椅子但不能出门　2= 能独立外出	
D　近 3 个月来是否受过心理创伤或罹患急性疾病 □	
0= 是　2= 否	
E　神经心理问题 □	
0= 严重痴呆或抑郁　1= 轻度痴呆　2= 无心理问题	
F1　BMI（kg/m^2）是多少 □	
0=BMI < 19　1=BMI 19~20.9　2=BMI 21~23　3=BMI ≥ 23	
F2　小腿围 CC（cm）是多少?	
0=CC < 31　3=CC ≥ 31	
合计	

2. 营养状况评定及方法适用性 结果判定:12~14 分为营养状况正常;8~11 分为有营养不良的风险;0~7 分为营养不良。对于不能站立或不能称得体重的老年人更便于使用。

二、我国老年人营养不良风险评估卫生行业标准

上述 MNA 等方法对老年人的营养状况进行了系统评估,在实际使用过程中尚存在如下问题:①由于各民族身体素质的差异性,传统 MNA 量表界定值并不完全适用于亚洲人,在欧美国家,传统 MNA 分数 < 17 分代表营养不良,该界定值的灵敏度为 96%,特异度为 98%,阳性预测值为 97%,而在日本运用同样的界定值则灵敏度和特异度大大降低。②没有考虑营养过剩的情况。结合 MNA 方法及 NUFFE 等其他方法及我国肥胖的判断标准,2017 年中华人民共和国卫生和计划生育委员会发布了 WST 552-2017《老年人营养不良风险评估》,用以指导对老年人进行营养不良的风险评估。

1. 方法介绍及评分《老年人营养不良风险评估》包括三部分内容,即:基本情况、初筛、评估。初筛部分由 6 个问题组成,总分 14 分,若初筛总分 ≥ 12 分提示无营养不良风险,无须评估;若初筛总分 < 12 分提示有营养不良风险,继续评估。评估部分由 14 个问题组成,总分 16 分。初筛和评估总分相加为最后总分,满分 30 分。具体见表 9-9。

2. 营养状况评定 若营养不良风险评估总分(初筛 + 评估)≥ 24 分,表示营养状况良好;若营养不良风险评估总分(初筛 + 评估)< 24 分,当 BMI ≥ 24kg/m² (或男性腰围 ≥ 90cm,女性腰围 ≥ 80cm)时,提示可能是肥胖 / 超重型营养不良或有营养不良风险;若营养不良风险评估总分(初筛 + 评估)17~24 分,表示有营养不良风险;若营养不良风险评估总分(初筛 + 评估)≤ 17 分,表示有营养不良。

3. 方法适用 适用于对 65 岁及以上老年人进行营养不良风险评估。

表 9-9 老年人营养不良风险评估表

基本情况					
姓名		年龄 / 岁		性别	
身高 /m		体重 /kg		体质指数(BMI, kg/m²)	
联系电话					

初筛				
	0 分	1 分	2 分	3 分
1. BMI	BMI < 19 或 BMI > 28	19 ≤ BMI < 21 或 26 < BMI ≤ 28	21 ≤ BMI < 23 或 24 < BMI ≤ 26	23 ≤ BMI ≤ 24
2. 近 3 个月体重变化	减少或增加 > 3kg	不知道	1kg ≤ 减少 ≤ 3kg 或 1kg ≤ 增加 ≤ 3kg	0kg < 减少 < 1kg 或 0kg < 增加 < 1kg
3. 活动能力	卧床	需要依赖工具活动	独立户外活动	—
4. 牙齿状况	全口 / 半口缺	用义齿	正常	—
5. 神经精神疾病	严重认知障碍或抑郁	轻度认知障碍或抑郁	无认知障碍或抑郁	—

6. 近3个月有无饮食量变化	严重增加或减少	增加或减少	无变化	–

总分 14 分，< 12 分提示有营养不良风险，继续以下评估；≥ 12 分提示无营养不良风险，无须以下评估。

评估

	0分	0.5分	1分	2分
7. 患慢性病数 > 3 种	是	–	否	
8. 服药时间在 1 个月以上的药物种类 > 3 种	是	–	否	
9. 是否独居	是	–	否	
10. 睡眠时间	< 5h/d	–	≥ 5h/d	–
11. 户外独立活动时间	< 1h/d	–	≥ 1h/d	–
12. 文化程度	小学及以下	–	中学及以上	–
13. 自我感觉经济状况	差	一般	良好	
14. 进食能力	依靠别人	–	自行进食稍有困难	自行进食
15. 一天餐次	1 次	–	2 次	3 次及以上
16. 每天摄入奶类；每天摄入豆制品；每天摄入鱼、肉、禽、蛋类食品	0~1 项	2 项	3 项	–
17. 每天烹调油摄入量	> 25g	–	≤ 25g	–
18. 是否每天吃蔬菜水果 500g 及以上	否	–	是	–
19. 小腿围	< 31cm	–	≥ 31cm	–
20. 腰围 男	> 90cm	–	≤ 90cm	–
20. 腰围 女	> 80cm	–	≤ 80cm	–

小腿围 /cm　　　　　　　　　　　腰围 /cm

年龄超过 70 岁总分加 1 分，即年龄调整增加的分值：0 分，年龄 < 70 岁；1 分，年龄 ≥ 70 岁

初筛分数（小计满分 14 分）：

评估分数（小计满分 16 分）：

量表总分（满分 30 分）：

（陈　晨　李　岩）

参 考 文 献

1. 高纯,胡俊波. 临床营养筛查与评估方法的现状与进展. 临床外科杂志,2016,24(12):896-898.

2. 石汉平,李薇,齐玉梅,等. 营养筛查与评估. 北京:人民卫生出版社,2014.

3. Soeters PB, Reijven PL, van Bokhorst-de van der SchuerenMA, et al. A rational approach to nutritional assessment. Clin Nutr, 2008, 27(5):706-716.

4. 林红. 心力衰竭患者营养评价现状及营养评价工具的改良和临床应用,南京医科大学,2016.

5. WST 555-2017 肿瘤患者主观整体营养评估.

6. 石汉平,李薇,齐玉梅,等. 营养筛查与评估. 北京:人民卫生出版社,2014.

7. 何夏阳,刘雪琴. 老年人营养不良的筛查及评估方法. 护理研究,2008,22(2):473-475.

8. Guigoz Y, Vellas B, Garry PJ. Mini-nutritional assessment: a practical assessment tool for grading the nutritional state of elderly patients. Facts Res Gerontol, 1994, 4(2):15-59.

9. Kuzuya M, Kanda S, Koike T, et al. Evaluation of Mini-Nutritional assessment for Japanese frail elderly. Nutrition, 2005, 21(4):498-503.

第十章 营养不良经济学评估方法

营养不良经济学评估实则是将卫生经济学评估方法应用于营养卫生领域,力求优化配置该领域卫生资源的一种评价手段。其核心是从卫生资源的投入和健康产出两个方面对各类医疗技术、药品和公共卫生项目进行比较分析。但在实际应用中,医药卫生领域的各类干预模式(包括干预的技术手段和实施方式)复杂多样,其所带来的效果也是种类繁多,有的甚至目前尚无法测量,因此,试图设计一个能适用于各种干预模式的经济学评估方法和指标体系,或是一个无所不包的程序,可以说是不可能的。因此,本节仅介绍卫生经济学评估应用于营养卫生领域的常用概念和基本方法。至于具体应用,仍然需要具体问题具体分析。

一、卫生经济学评估中常用的基本概念

(一)有关成本的几个基本概念

成本是指在某类干预(医疗技术、药品和公共卫生项目)的使用或实施过程中,所直接或间接消耗的各类卫生资源。成本可分为直接成本和间接成本。值得注意的是:从不同角度出发,成本的界定将有很大不同。通常的成本测算角度有三种:消费者角度(需方)、医疗卫生服务提供方角度(供方)、社会角度(需方+供方)。

从消费者角度来看(患者和医疗保险),直接成本即为医药费用,又可分为直接医药费用和直接非医药费用。直接医药成本是指患者/医保在就医过程中所支付的治疗费、检查费、药品费等;而直接非医药费用则是指与医疗卫生服务提供有关的非医疗成本,如看病交通费、营养费、陪护费等。间接成本是指因暂时性功能障碍、永久性残疾和过早死亡而造成的时间损失或减少生产力所对应的成本。它通常包括因休学、休工、死亡所损失的工资、奖金,或因残疾而造成的劳动力的下降。

从医疗卫生服务机构角度来看(医院、疾病预防控制中心、政府),实施某类干预的直接成本是指为实现干预目的而直接投入的人、财、物设等固定资产及可变资本。如医护人员工资、药品、检查和化验、卫生耗材、医疗设备折旧等直接医药成本,以及办公耗材、办公设备折旧、房屋折旧、燃料动力等直接非医药成本。而间接成本则是指实施干预的医疗卫生机构,其行政管理和后勤保障等部门的运行成本分摊至该项干预工作的部分。

从社会角度测算成本,即是从上述需方和供方两种角度综合考量,但须注意重复测算问题。

(二)有关结果的几个基本概念

(1)效果:效果即为某类干预(医疗技术、药品和公共卫生项目)的健康产出。它既可是中间产出(如血压、血糖、血脂等),也可是终末产出(如治愈率、发病率、患病率和死亡率等)。

(2)效益:效益是效果的货币表现。但在实践中,干预所带来的效果在某些情况下是不能或很难直接用货币来表示的,这种情况在公共卫生领域更为突出。

（3）效用：效用是指人们对不同健康水平和生活能力的满意程度。主要指标有质量调整生命年（QALYs）和失能调整生命年（DALYs）。其优点是，可将上述不同类型的效果指标同质化（统一量纲），同时又在一定程度上避免了某些效果指标值无法货币化的问题；但缺点是，效用值的测算相对主观。

二、投入产出分析方法

在医药卫生技术评估中，常用的经济学分析有以下三种：成本效果分析、成本效益分析和成本效用分析。事实上，这三种分析的基本原理是相同的，它们之间并没有绝对不可逾越的界限。在分析中，其成本均由货币值表示，它们之间的差异主要在于对健康结果的测量上的不同。实践中，投入产出分析主要应用于评估某类干预的经济性、既定目标下不同干预方案间的性价比、不同目标下不同干预方案的性价比。但须指出的是，此类分析并非仅追求经济效益的大小，而更在于取得较好的社会效果。

（一）成本效果分析

成本效果分析（CEA）用于评估既定目标下不同干预方案间的性价比，一般有三种具体应用方法。

1. **最大效果分析**　当各类干预方案的成本相同时，比较其效果。例如，为了解决看病难及改善患者就医环境，某地卫生行政部门准备投资 100 万元，用于扩建医院住院部。有两家医院可以考虑，但其增加的住院人次数有所不同（表 10-1），一家每天增加 80 人次，另一家每天增加 100 人次，因此两家医院住院部扩建的方案以后者为优，投资效果较好。

表 10-1　扩建住院部两种不同方案的成本与效果

街道医院	投资 / 万元	每天增加门诊人次
A	100	80
B	100	100

2. **最小成本分析**　当各类干预方案的效果相同时，比较其成本。这里效果相同，是指测得的效果指标值的差异无统计学意义，此时可直接根据投入费用的大小，作为选择干预方案的依据。

例如，治疗子宫肌瘤有两种方案：外科手术和药物治疗（非手术治疗），每种方案下的患者均被治愈（表 10-2）。在治疗效果相同的情况下，成本低的方案是较好的方案。

表 10-2　治疗子宫肌瘤两种不同方案的成本与效果

治疗方案	例数	治愈	成本 / 元
A（手术）	60	60	7 320
B（非手术）	60	60	3 090

3. **增量成本分析**　在实践中更为常见的情况是，干预的效果越好，往往成本也越高。此时须进行增量成本分析，以确定适宜干预方案。

例如，某县欲行子宫颈癌筛查，有 3 种方案可供选择。从表 10-3 中可以看到，每查出 1 例患者的成本，方案 A 是 900 元，方案 B 是 1 000 元，方案 C 是 1 100 元。如果决策者认为查出 1 例患者的预算最高可至 1 500 元,那么通常会选择方案 C 实施,因为毕竟方案 C 可以筛出更多的患者。这是一般的分析方法。

表 10-3　某县子宫颈癌筛查的不同方案的结果

方案	筛查总成本	查出患者数 / 人	每查出一例成本 / 元
A	270 000	300	900
B	400 000	400	1 000
C	495 000	450	1 100

现在讨论另一种情况,当三种干预方案并非可以完全替换,而是前一种方案是后一种方案的基础时,则在已实施的方案 A 基础上,如果我们试图少增加成本而多发现患者,就需要比较方案 B 和 C,并做出选择。其增量成本效果比计算如下:

B 方案比 A 方案多查出 100 例患者,多花 130 000 元,平均多发现 1 例患者的成本是 1 300 元;C 方案比 B 方案多查出 50 例患者,多花 95 000 元,平均多发现 1 例患者的成本是 1 900 元(表 10-4)。根据这种分析方法,通过比较增量成本和增量效果的比率,如果决策者认为查出 1 例患者的预算最高不能超过 1 500 元的话,这三个方案中,应选择方案 B,而不是方案 C。

表 10-4　不同方案的增量成本效果分析

项目	平均每查出 1 例成本 / 元	C_2-C_1/E_2-E_1	C_3-C_2/E_3-E_2	每多发现 1 例的成本 / 元
A	900			
B	1 000	130 000/100		1 300
C	1 100		9 500/50	1 900

注:C1~3 代表方案 A~C 的成本;E1~3 代表方案 A~C 的效果。

(二)成本效益分析

成本效益分析(CBA)用于评估某类干预的经济性、既定目标下不同干预方案间的性价比、不同目标下不同干预方案的性价比。其特点是产出结果可以用货币单位衡量。这种方法需要确定各方案的净效益(效益 - 成本),只要净效益大于 0,这个方案就是经济上有益的。

例如,某地开展了高血压患者预防并发症的干预活动,观察两种干预方案的效果并进行成本效益分析。干预方案 A:标准干预,目标血压降至 140/90mmHg;干预方案 B:强化干预,目标血压降至 130/80mmHg;对照组 C:不进行干预。

结果显示(表 10-5),方案 A 成本投入 10 万元,样本人群的并发症发生率是 20%,对应的并发症医药费用是 50 万元;方案 B 成本投入 15 万元,样本人群的并发症发生率是 10%,对应的并发症医药费用是 25 万元;对照组 C 的样本人群的并发症发生率是 40%,对应的并发症医药费用是 100 万元。A、B 两种方案的成本效益比值均说明干预具有经济性,但方案 B 更优。

表 10-5　某县高血压患者预防并发症的不同干预方案的分析结果

方案	干预成本 / 万元	并发症发生率 /%	并发症 医药费 / 万元	成本效益比	
				A-C	B-C
A	10	20	50	1∶5	
B	12	10	25		1∶6.25
C	0	40	100		

（三）成本效用分析

与成本效益分析一样,成本效用分析（CUA）也用于评估某类干预的经济性、既定目标下不同干预方案间的性价比、不同目标下不同干预方案的性价比。但其产出指标是以健康效果来衡量的。与成本效果分析不同的是,该指标 - 质量调整寿命年（QALY）或伤残调整寿命年（DALY）是把生命数量及其变化（如死亡率）和生命质量及其变化（如发病率等）通过赋予不同的伤残权重值结合在一起,评价人们对健康状态的满意程度。从而解决了不同目标下不同干预方案之间的可比性问题。但是,其中对生命质量的核定一直存在争议,尽管也有不少评估量表,但都摆脱不了对人的健康状态（生理、心理）和社会环境状态（家庭、工作）的主观判断。因此,其应用价值尚存在着许多问题,有待探讨。

例如,一个子宫颈癌患者术后的预期寿命为 10 年,生命质量评价得分为 50 分,而正常人应为 100 分（满分）,说明患者因病丧失了 50% 的生命质量,其健康寿命年应是 5 年。故手术带来的效果是 5 个健康寿命年,而不是 10 个健康寿命年。假设子宫颈癌手术的住院费用是 2 万元,那么每获得一个健康寿命年的投入就是 0.4 万元;一个肝癌患者术后的预期寿命为 1 年,生命质量评价得分为 20 分,说明患者因病丧失了 80% 的生命质量,其健康寿命年应是 0.2 年。故手术带来的效果是 0.2 个健康寿命年,而不是 1 个健康寿命年。假设肝癌手术的住院费用是 10 万元,那么每获得一个健康寿命年的投入就是 50 万元。因此,我们就会判断,同样是获得一个健康寿命年,肝癌的成本要比子宫颈癌高很多。

三、卫生经济学评估的具体应用

上文中,我们从不同角度给出了卫生经济学评估的常用方法。但实际情况复杂多变,对于缺乏经验的研究人员,至少在开始时,仍会有困惑。为此,这里,我们给出了一系列如何应用卫生经济学的基本评价方法评估干预方案的具体研究思路和研究步骤,供相关人员参考。

（一）基本步骤

1. 明确问题并确定研究的角度　一个好的问题的提出,就等于解决了一半的问题。作为卫生经济科研人员,首先需要从提高全社会福利和可持续发展的角度,提炼出当前所面临的主要问题和影响解决这些问题的主要因素。然后,根据卫生经济学的理论和方法,选择分析问题的角度。如上,卫生经济学主要是从需方、供方和社会三个角度评价既定问题。而大部分的公共卫生问题,其卫生经济学评估的角度通常为供方和 / 或社会角度。

2. 确定备选方案 / 干预策略　在实践中,实现目标的干预策略可以是多种多样的,在既定目标下,可以制订出不同的实施方案。此时,能否提炼出最佳方案,对于未来的决策、对于合理配置卫生资源具有十分重要的意义。因此,正确提出各种备选方案,是卫生经济分析与评估的前提。确定备选方案主要包括确定干预方案、监测方案和评估方案三个方面,各类方案均应包括确定目标人群、干预/监测/评估手段、实施方法(参与干预活动的组织机构、职责分工、工作流程、督导和考核内容等)、监测指标、数据收集和分析方法等。

3. **成本的测算** 在明确了研究的角度后,就需要进一步确定成本数据的收集和分析范围。例如,从供方角度出发,成本就是服务提供相关各方投入的人、财、物等各类医疗卫生服务资源。其数据主要源于供方(医疗卫生机构、行政管理部门、医疗设备及耗材的生产部门等),记录供方在实施干预过程中的各类消耗(房屋、设备、工资、办公用品、能源动力等);从需方角度出发,成本就应该是患者和/或医保支付的医药费用以及患者损失时间成本和劳动力价值。其数据主要源于需方(患者、医保部门等),记录需方在被干预过程中支付的各项费用(挂号费、诊查费、药费、检查费、化验费、床位费、护理费等)及花费的时间等。

每一个成本科目(如参与干预的人员数量和工资、耗材的规格和单价等)都要注有明确的定义、测算方法和数据获取渠道。例如,人员工资这一成本科目,须明确是否包含五险一金、不同年份的工资如何转换成可比价格、兼职人员的工资如何分摊、借调人员的工资如何计算等。

4. **产出的测量** 应根据研究目的和研究对象的特点,选用具体的效果指标、效益指标或效用指标来测量干预结果。这种干预结果可以是健康水平的改善、医疗卫生服务利用的变化、工作效率的提高、业务收入的增加、医疗卫生资源的节省或损失的减少,或是兼而有之。其中,健康效果指标(发病率、患病率、死亡率、治愈率、好转率等)的定义和具体的计算方法在流行病学中都有阐述,在此不作赘述。

效益是效果的货币表现。但不是所有的效果都能用货币衡量。如某种镇痛药减轻了患者的疼痛,而疼痛的缓解很难货币化。另一方面,对于那些可以进行货币转化的效果,尤其是健康效果,其常用的做法是,建立观察指标(如果不是终点指标)与终点指标(发病率、患病率、死亡率等)的关联,计算所患疾病或死亡的经济负担或经济损失,以此推算干预带来的效益。如减盐工作使目标人群收缩压平均降低了1mmHg(观察指标),而文献显示,收缩压每降低1mmHg,可使脑卒中发病率(终点指标)下降25%,脑卒中的次均住院费用是9 387元(2016年)。于是,目标人群中因干预而减少的脑卒中住院费用即为干预的效益。

效用指标,如上文所述,通常以QALYs和DALYs表示。其计算方法及所需数据在WHO官方网站上全球疾病负担部分有详细说明,在此不再累述。

5. **贴现率的选取** 通常情况下,一项干预的实施往往不止一年,而不同年份的货币时间价值是不同的。贴现就是把未来投入的成本和获得的效益换算成现在这一时点上的价值(其换算的比率称为贴现率),以便在各干预方案之间进行合理的比较。不同的国家和地区会选择不同的贴现率值,但多集中在1%~10%。通常,若决策者注重干预的远期效益(常见于公共卫生领域中的干预),则贴现率会偏低;反之,则会偏高。

对于效果和效用是否需要进行折现存在着不同的看法。在此不展开阐述。

6. **敏感性分析** 敏感性分析是卫生经济学评估中处理不确定因素最广泛采用的一种方法,用于评价经济学模型的可靠性。在计算成本和效果/效益/效用的过程中,总会有一些参数的取值在一定范围内变动(如价格、高血压患病率下降幅度等),而这样的变动会极大地影响到成本效果/效益/效用比值的大小,而当这一比值变化到足以影响我们的决策时,应计算此类情况的发生概率,同时锁定相应参数的参数值,以便进一步研究能否及如何控制这一不确定因素,为选择和完善干预策略提供技术支撑。

（二）具体案例

我们以营养包预防婴幼儿营养不良为例探讨其具体应用。

1. **明确问题**　营养包被证明可以改善儿童的营养状况。汶川地震后，灾区婴幼儿营养状况出现了下滑。为此，原卫生部疾病预防控制局、联合国儿童基金会、中国疾病预防控制中心营养与食品安全所联合实施了"汶川地震灾区婴幼儿营养改善项目"。项目由各级政府出面组织，儿童基金会提供资金和技术支持，各级疾病预防控制中心进行管理和实施，营养包生产企业负责配送，乡村医生负责发放。现在的问题是，基于这样一套组织管理模式的营养包发放工作（干预策略），从经济学角度讲，是否值得？即决策者想知道，如此大规模的投入，能否获得预期中的、足以令人满意的效果。

2. **拟定各种备选方案**　在明确问题以后，就要确定各种可行的干预方案。在实际工作中，通常是根据管理者的经验和/或广泛征求专家的意见来总结和/或制订各类正在实施的干预方案以及理想的干预方案。

3. **成本的界定、测算方法和测算结果**　辅食营养包发放工作大体可分为项目启动、营养包的采购与供应、营养包发放与咨询、培训与宣传教育、督导检查、生物学监测、数据收集与分析等七个环节。研究将根据各辅食营养包发放工作相关单位在项目启动后 1.5 年内围绕上述工作投入的人力和财力进行成本测算。

（1）成本的界定

1）人力成本：在数据统计期间，各项目单位相关工作人员参加上述项目工作时应得到由项目支付的劳动报酬。

2）营养包购置费：在数据统计期间，项目对购买并发放给目标人群监护人的营养包所支付的费用。

3）会议费：在数据统计期间，项目组织的各类会议（启动会、协调会、招标会、总结会等）的参会人员食宿费、场地租赁费等。

4）培训费：在数据统计期间，项目举办的各类培训所请专家劳务费、参会人员食宿费、场地租赁费等。

5）宣传教育费：在数据统计期间，已完成的宣传材料制作费，已发放的宣传材料印刷费，以及利用各类媒体进行宣传所支付的费用。如婴幼儿喂养指导手册、营养包使用手册、婴幼儿膳食指南、妇幼体系培训光盘、公益广告片等。

6）差旅费：在数据统计期间，项目工作人员因项目工作而在外省（市）出差发生的食宿费和交通费。

7）交通费：在数据统计期间，项目工作人员因项目工作而在本市（县）发生的交通费用。

8）资料费：在数据统计期间，上述项目工作消耗的各类资料费用。包括但不限于会议和培训发放的资料（如项目总体计划、实施方案、工作手册等）、营养包接受和发放时的各类登记和统计表格、督导检查所用表格、生物学检查调查表格等。

9）血红蛋白检测费：在数据统计期间，三次生物学监测时项目支付的血红蛋白检测费用，包括试剂、酒精棉签（棉球）、刺血针、玻片等。

（2）测算公式

1）总成本$_{项目}$ = 总成本$_{儿基会}$ + 总成本$_{国家级项目单位}$ + 总成本$_{省级项目单位}$ + 总成本$_{县级项目单位}$

总成本：由总人力成本、总营养包成本、总办公成本组成。

总办公成本：含上述会议费、培训费、宣传教育费、差旅费、交通费、资料费、血红蛋白检测费。

2）总成本$_a$=总成本$_{儿基会}$×（目标人群数$_a$÷项目覆盖目标人群总数）+ 总成本$_{国家级项目单位}$×（目标人群数$_a$÷项目覆盖目标人群总数）+ 总成本$_{省级项目单位}$×（目标人群数$_a$÷本省项目覆盖目标人群总数）+ 总成本$_{县级项目单位}$

a= 某项目县

3）人均成本$_{项目}$= 总成本$_{项目}$÷ 项目覆盖目标人群总数

4）人均成本$_a$= 总成本$_a$÷ 项目覆盖目标人群数$_a$

a= 某项目县

（3）测算结果：截止到第四次生物学监测，即项目启动后 1.5 年内,辅食营养包发放工作成本总计 10 973 963 元,平均每人 397 元。其中,营养包成本 167 元 / 人、办公成本 194 元 / 人、人力成本 36 元 / 人。

4. 效果的测算方法和测算结果

（1）测算公式

1）低体重率变化$_{项目（a）}$= 第四次生物学监测 [（某）项目（县）样本低体重目标人群数 ÷（该）项目（县）样本目标人群总数]– 基线 [（某）项目（县）样本低体重目标人群数 ÷（该）项目（县）样本目标人群总数]

a= 某项目县

效果判断标准：体重低于同龄组体重均值的 2SD（详见 WHO 的 ANTHRO 计算公式）

2）生长发育迟缓率变化$_{项目（a）}$= 第四次生物学监测 [（某）项目（县）样本生长发育迟缓目标人群数 ÷（该）项目（县）样本目标人群总数]– 基线 [（某）项目（县）样本生长发育迟缓目标人群数 ÷（该）项目（县）样本目标人群总数]

a= 某项目县

效果判断标准：身高低于同龄组身高均值的 2SD（详见 WHO 的 ANTHRO 计算公式）

3）贫血率变化$_{项目（a）}$= 第四次生物学监测 [（某）项目（县）样本贫血目标人群数 ÷（该）项目（县）样本目标人群总数]– 基线 [（某）项目（县）样本贫血目标人群数 ÷（该）项目（县）样本目标人群总数]

a= 某项目县

效果判断标准：轻度贫血 [90,110g/L），中度贫血 [60,90g/L），重度贫血＜ 60g/L

对上述三类效果指标在干预前后的变化进行统计推断,并对差异具有统计意义的效果指标进一步计算效用和效益值。

（2）测算结果：辅食营养包发放工作实施 1.5 年后,项目覆盖地区的低体重率和生长发育迟缓率在干预前后变化甚微,差异无统计意义；而贫血率则从干预前的 52.8% 降至24.8%,差异有统计意义。鉴于低体重率和生长发育迟缓率在干预前后变化无统计意义,因此项目的效果、效用和效益计算仅针对贫血进行。

于是,以第四次生物学监测 4 个样本监测点的贫血率下降平均值（合计 28%,其中轻度贫血下降 21.5%、中度贫血下降 6.5%、重度贫血下降 0。）乘以项目地区项目实施 1.5 年后覆盖的目标人群数,即可得到因项目的实施而改善的贫血人数总计为 7 748 人,其中轻度贫血5 949 人、中度贫血 1 799 人、重度贫血 0 人。

5. 效用的测算方法和测算结果

（1）测算公式

1）低体重效用变化$_{项目(a)}$=（某）项目（县）低体重率变化$_{项目(a)}$ ×（该）项目（县）覆盖目标人群总数 × 低体重伤残权重 × 低体重病程

a= 某项目县

低体重伤残权重：以"出生低体重伤残权重值" 0.106 代替。

低体重病程：按照本研究选定的"数据统计期间" 1.5 年计算。

2）生长发育迟缓效用变化$_{项目(a)}$=（某）项目（县）生长发育迟缓率变化$_{项目(a)}$ ×（该）项目（县）覆盖目标人群总数 × 生长发育迟缓伤残权重 × 生长发育迟缓病程

a= 某项目县

生长发育迟缓伤残权重：0.002

生长发育迟缓病程：研究显示，2 岁以内婴幼儿生长发育迟缓与青少年时期的生长发育迟缓高度相关，而青少年时期是人体的最后一个生长高峰期。因此，本研究选取我国 2010 年 1 岁年龄组的平均期望寿命 77.55 岁，作为 6~24 个月婴幼儿生长发育迟缓的病程。

3）贫血效用变化$_{项目(a)}$=（某）项目（县）中度和重度贫血率变化$_{项目(a)}$ ×（该）项目（县）覆盖目标人群总数 × 中度和重度贫血伤残权重 × 贫血病程 +（某）项目（县）贫血率变化$_{项目(a)}$ ×（该）项目（县）覆盖目标人群总数 × 认知损害伤残权重 × 认知损害病程

a= 某项目县

中度和重度贫血伤残权重：0.011

贫血病程：按照本研究选定的"数据统计期间" 1.5 年计算。

认知损害伤残权重：0.024

认知损害病程：中国疾病预防控制中心的专家认为，2 岁以内婴幼儿认知损害若不能得到及时纠正，将携带终身。因此，本研究选取我国 2010 年 1 岁年龄组的平均期望寿命 77.55 岁，作为 6~24 个月婴幼儿认知损害的病程。

（2）测算结果：本研究将因贫血率降低而带来的效用分为两部分：贫血对生命质量的影响和未来认知能力的降低对生命质量的影响。

在贫血对生命质量的影响方面，①项目地区因项目实施而减少的目标人群贫血人数可以由生物学监测点上的监测数据以及截止到第四次生物学监测时项目覆盖的目标人群数计算出来；②轻度贫血的伤残权重值为 0.000，中度贫血的伤残权重值为 0.011，重度贫血的伤残权重值为 0.090；③贫血病程按本研究数据统计期间 1.5 年计算（假设在未行干预的情况下，项目地区婴幼儿的贫血状况保持基线水平不变。）。则在项目启动 1.5 年后，因项目实施而挽回的因贫血导致的健康生命年损失（DALY）总计为 29.68 人年。

在未来认知能力降低对生命质量的影响方面，①项目地区因项目实施而减少的目标人群贫血人数的计算方法同上。② Lozoff 和 Polhtt 认为相对于铁储备充足的婴儿，患缺铁性贫血的婴儿测试分值低 0.5~1.5SD。Seshadri 等人认为 5~6 岁的印度男孩贫血对 IQ 分值影响为 8 分或 0.5 SD。而 5~10 分的 IQ 下降其对应的认知能力损害伤残权重值为 0.024。③由于项目目标人群基线入组年龄在 6~18 个月，于是取中值 1 岁，而我国 2010 年 1 岁年龄组的平均期望寿命为 77.55 岁。2 岁以下婴幼儿贫血若不能及时纠正，则其认知能力损害将携带终身，因此本研究将 77.55 年视为当未行营养包项目干预时项目地区目标人群贫血患者的认识损害病程，该病程的贴现值为 30.91 年（贴现率取 3%）。则在项目启动 1.5 年后,因项目实施而挽回的因认知能力损害导致的健康生命年损失（DALY）总计为 5 747.78 人年。

于是,截止到项目实施 1.5 年时,项目为项目覆盖地区挽回的健康生命年损失总计为 5 777.46 人年。

6. 效益的测算方法和测算结果

（1）测算公式

1）通过 PROFILES 模型计算

2）避免认知能力降低获得的效益

①避免认知能力降低获得的效益$_{项目(a)}$= 贫血率变化$_{项目(a)}$ ×（某）项目（县）覆盖目标人群总数 × 就业率 × 效益损失率 × 平均每个目标人群未来工资总额的现值$_{项目(a)}$

a= 某项目县

就业率:我国 2010 年就业率 76.15%。

效益损失率:Horton 和 Ross 估计,儿童时期的贫血会导致成年后工资下降 2.5%。

②平均每个目标人群未来工资总额的贴现值$_{项目(a)}$= 未来劳动生产年龄的生存贴现值（2 岁）× 城镇单位就业人员平均工资$_{项目(a)}$

a= 某项目县

劳动生产年龄:15~64 岁。

贴现率:3%。

未来劳动生产年龄的生存贴现值（2 岁）:指一个 2 岁儿童,其未来 15~64 岁的生命年的贴现值合计,18.05 年。

城镇单位就业人员平均工资:由于儿童认知受损会影响儿童未来一生的劳动生产力,因而采用全行业就业人员平均工资计算。

3）避免生长发育迟缓获得的效益

①避免生长发育迟缓获得的效益$_{项目(a)}$= 中度生长发育迟缓率变化$_{项目(a)}$ ×（某）项目（县）覆盖目标人群总数 × 体力劳动就业率 × 中度生长发育迟缓至成年身高下降比例 × 身高每增加 1% 农业工人劳动生产率增加百分比 × 平均每个目标人群未来体力劳动工资总额的现值$_{项目(a)}$+ 重度生长发育迟缓率变化$_{项目(a)}$ ×（某）项目（县）覆盖目标人群总数 × 体力劳动就业率 × 重度生长发育迟缓至成年身高下降比例 × 身高每增加 1% 农业工人劳动生产率增加百分比 × 平均每个目标人群未来体力劳动工资总额的现值$_{项目(a)}$

a= 某项目县

体力劳动就业率:我国 2010 年体力劳动就业率 51.98%。

中度生长发育迟缓至成年身高下降比例:4.375%。

重度生长发育迟缓至成年身高下降比例:6.25%。

身高每增加 1% 农业工人劳动生产率增加百分比:1.38%。

②平均每个目标人群未来体力劳动工资总额的贴现值$_{项目(a)}$= 未来劳动生产年龄的生存贴现值（2 岁）× 城镇单位体力劳动就业人员平均工资$_{项目(a)}$

a= 某项目县

劳动生产年龄:15~64 岁。

贴现率:3%。

未来劳动生产年龄的生存贴现值（2 岁）:指一个 2 岁儿童,其未来 15~64 岁的生命年的贴现值合计, 18.05 年。

城镇单位体力劳动就业人员平均工资: 由于儿童生长发育迟缓会影响儿童未来一生的体力劳动生产力, 因而采用所有体力劳动行业就业人员平均工资计算。

体力劳动行业: 包括农林牧渔业、采矿业、制造业、电力 / 燃气 / 水的生产和供应业、建筑业、交通运输 / 仓储 / 邮政业。

4) 通过 DALY 计算

① 避免的低体重经济负担$_{项目(a)}$ = 低体重效用变化$_{项目(a)}$ × (某) 项目县人均 GDP

a= 某项目县

② 避免的生长发育迟缓经济负担$_{项目(a)}$ = 生长发育迟缓效用变化$_{项目(a)}$ × (某) 项目县人均 GDP

a= 某项目县

③ 避免的贫血经济负担$_{项目(a)}$ = 贫血效用变化$_{项目(a)}$ × (某) 项目县人均 GDP

a= 某项目县

(2) 测算结果

1) 通过 PROFILES 模型计算的效益: 根据项目实施的效果, 可知项目覆盖地区避免的贫血人数。

根据《中国统计年鉴 2011》提供的数据 (就业人员人数和 15~64 岁人口数), 推算我国 2010 年就业率为 76.15%。

婴幼儿贫血若不能在 2 岁以内及时纠正, 则其认知能力损害将携带终身, 从而影响其未来劳动生产力。Horton 和 Ross 基于以往研究, 保守地估计认知分值每降低 0.5SD, 小时收入将降低 4%。Jensen 认为 6~8 岁时的 IQ 值与 17 岁时的交互相关值为 0.62~0.65。因此 Horton 和 Ross 估计, 儿童时期的贫血会导致成年后工资下降 2.50% (4% × 0.62)。

平均每个目标人群未来工资总额的贴现值, 是利用各项目覆盖地区的城镇单位就业人员平均工资乘以 2 岁幼儿未来劳动生产年龄 (15~64 岁) 的生存贴现值 (18.05 年) 得到的。

将上述 4 个指标值相乘, 即可得到至 2011 年 10 月项目实施 1.5 年时, 项目为项目地区带来的效益总计为 8 213.11 万元。

2) 通过 DALY 计算的效益: 根据效用测算结果, 结合各项目覆盖地区 2010 年人均 GDP, 即可得到至项目实施 1.5 年时, 项目带来的效益总计为 7 035.68 万元。

7. 辅食营养包发放工作的成本效果 / 效用 / 效益分析　对干预前后差异具有统计意义的效果指标进行如下分析:

(1) 成本效果分析

1) 分析方法: 以人均成本$_{项目}$分别除以三类效果指标, 即可得到项目的成本效果比值 (CER) —— 每避免 1 例低体重或生长发育迟缓或贫血的发生所须投入的成本。成本效果分析通常用于对两种或两种以上可比干预措施的比较分析, 而本研究的干预措施只有一种, 是自身对照比较研究, 因此此处的成本效果分析结果意义不大。

2) 分析结果: 我们已经得到了辅食营养包发放工作的人均成本 (397 元 / 人) 和目标人群贫血率下降水平 (28%)。取其比值, 则项目每避免 1 例贫血的发生所须投入的成本的平均值为 1 417.86 元。

(2) 成本效用分析

1) 分析方法: 以总成本$_{项目}$除以三类效用指标值之和, 即可得到项目的成本效用值

（CUR）——每避免 1 个伤残调整生命年的发生所须投入的成本。根据 WHO 推荐判断标准，当 CUR$_{项目(a)}$ 小于 3 倍的项目覆盖地区人均 GDP 时，项目即被认为是有经济效率的。

2）分析结果：我们已经得到了辅食营养包发放工作的总成本和挽救的 DALY 损失。以总成本除以挽救的 DALY 损失，即可得到项目的成本效用比。其含义为，项目每避免 1 个 DALY 损失所须投入的成本。测算结果为 1 899.44 元 /DALY。该值低于项目覆盖地区"人均 GDP1.5 倍校正值"的 3 倍。因此，项目具有经济性。

（3）成本效益分析

1）分析方法：以总成本$_{项目}$除以通过 PROFILES 模型计算出的效益之和或通过 DALY 计算计算出的效益之和，即可得到项目的成本效益值（CBR）。当该值小于 1 时，则认为项目具有经济效率。

2）分析结果：我们已经得到了辅食营养包发放工作的总成本和总效益值。以总成本除以总效益值，即可得到项目的成本效益比。通过两种方法（PROFILES 法和 DALY 法）计算出的成本效益比差距不大，分别为 1：7 和 1：6。即，地震灾区婴幼儿营养改善项目每投入 1 元钱即可得到 7 或 6 元的效益回报。因此，研究认为该项目具有经济效率。

8. **敏感性分析** 上述结果表明，汶川地震灾区婴幼儿营养改善项目每避免 1 例婴幼儿贫血事件的发生所须投入的成本小于该贫血事件的发生带来的经济损失。但这是在既定的营养包单价、既定的干预前后贫血率变化、既定的城镇单位就业人员平均工资或人均 GDP 等情况下得出的结论。现在的问题是，当上述指标值在一定范围内变化时，项目的成本效益比将如何变化？当上述指标值达到何种水平时，项目将不再具有成本效益？

营养包单价：汶川地震灾区婴幼儿营养改善项目营养包采购单价为 0.39 元 / 包，而辅食营养包甘肃贫困农村干预项目的营养包单价为 0.5 元 / 包，考虑到未来通货膨胀的压力，本研究将观察当营养包单价在 0.39 元 / 包的基础上分别上涨 50% 和 100% 时，项目成本效益比的变化情况。

干预前后贫血率变化：第四次生物学监测 4 个样本点中，贫血率在干预前后降幅最大的接近 40 个百分点。于是，本研究将观察当贫血率在干预后分别下降 40、35、30、25、20、15、10、5 个百分点时，项目成本效益比的变化情况。

人均 GDP 或城镇单位就业人员平均工资：据《中国统计年鉴 2011》，2010 年，我国省市级城镇单位就业人员平均工资在 24 000~59 000 元之间波动；而项目覆盖各地区均为国家级贫困县，2010 年城镇单位就业人员平均工资最低的宁强县，其值也达到了 29 942 元。于是，本研究将观察当人均 GDP 或城镇单位就业人员平均工资分别为 10 000、20 000、30 000、40 000、50 000、60 000 时，项目成本效益比的变化情况。

当上述三项指标值在给定的范围内同时变化时，项目成本效益比的变化结果见表 10-6、表 10-7 和表 10-8。显然，营养包单价越高，项目成本效益比值越大，项目倾向于不具有经济效率；而干预前后贫血率变化越大或人均 GDP/ 城镇单位就业人员平均工资越高，项目成本效益比值越小，项目倾向于具有经济效率。

当营养包单价维持 0.39 元 / 包不变时，只要干预后贫血率的下降能够保证至少在 5 个百分点以上，则在城镇单位就业人员平均工资在 23 000 元以上的地区实施干预，就能确保项目具有经济效率；或是鉴于我国 2010 年城镇单位就业人员平均工资低于 10 000 元的地区几乎不存在，因此只要能保证干预后贫血率下降 12 个百分点以上，则在我国大部分地区实施干预，都能确保项目具有经济效率。

　　当营养包单价上升50%时(0.59元/包),只要干预后贫血率的下降能够保证至少在5个百分点以上,则在城镇单位就业人员平均工资在28 000元以上的地区实施干预,就能确保项目具有经济效率;或是鉴于我国2010年城镇单位就业人员平均工资低于10 000元的地区几乎不存在,因此只要能保证干预后贫血率下降14个百分点以上,则在我国大部分地区实施干预,都能确保项目具有经济效率。

　　当营养包单价上升100%时(0.78元/包),只要干预后贫血率的下降能够保证至少在5个百分点以上,则在人均GDP或城镇单位就业人员平均工资在32 000元以上的地区实施干预,就能确保项目具有经济效率;或是鉴于我国2010年城镇单位就业人员平均工资低于10 000元的地区几乎不存在,因此只要能保证干预后贫血率下降16个百分点以上,则在我国大部分地区实施干预,都能确保项目具有经济效率。

表 10-6　当营养包单价为 0.39 元时,项目不同效果和
不同城镇单位就业人员平均工资下的成本效益比

干预后贫血率下降/%	2010 年城镇单位就业人员平均工资 / 元·年$^{-1}$					
	10 000	20 000	30 000	40 000	50 000	60 000
5	1:0.43	1:0.87	1:1.30	1:1.73	1:2.17	1:2.60
10	1:0.87	1:1.73	1:2.60	1:3.47	1:4.33	1:5.20
15	1:1.30	1:2.60	1:3.90	1:5.20	1:6.50	1:7.80
20	1:1.73	1:3.47	1:5.20	1:6.93	1:8.66	1:10.40
25	1:2.17	1:4.33	1:6.50	1:8.66	1:10.83	1:13.00
30	1:2.60	1:5.20	1:7.80	1:10.40	1:13.00	1:15.60
35	1:3.03	1:6.07	1:9.10	1:12.13	1:15.16	1:18.20
40	1:3.47	1:6.93	1:10.40	1:13.86	1:17.33	1:20.80

表 10-7　当营养包单价为 0.59 元时,项目不同效果和
不同城镇单位就业人员平均工资下的成本效益比

干预后贫血率下降/%	2010 年城镇单位就业人员平均工资 / 元·年$^{-1}$					
	10 000	20 000	30 000	40 000	50 000	60 000
5	1:0.36	1:0.72	1:1.07	1:1.43	1:1.79	1:2.15
10	1:0.72	1:1.43	1:2.15	1:2.86	1:3.58	4.29
15	1:1.07	1:2.15	1:3.22	1:4.29	1:5.37	1:6.44
20	1:1.43	1:2.86	1:4.29	1:5.72	1:7.15	1:8.59
25	1:1.79	1:3.58	1:5.37	1:7.15	1:8.94	1:10.73
30	1:2.15	1:4.29	1:6.44	1:8.59	1:10.73	1:12.88
35	1:2.50	1:5.01	1:7.51	1:10.02	1:12.52	1:15.03
40	1:2.86	1:5.72	1:8.59	1:11.45	1:14.31	1:17.17

表 10-8   当营养包单价为 0.78 元时，项目不同效果和
不同城镇单位就业人员平均工资下的成本效益比

干预后贫血率下降 /%	2010 年城镇单位就业人员平均工资 / 元·年⁻¹					
	10 000	20 000	30 000	40 000	50 000	60 000
5	1：0.30	1：0.61	1：0.91	1：1.22	1：1.52	1：1.83
10	1：0.61	1：1.22	1：1.83	1：2.44	1：3.05	1：3.66
15	1：0.91	1：1.83	1：2.74	1：3.66	1：4.57	1：5.48
20	1：1.22	1：2.44	1：3.66	1：4.87	1：6.09	1：7.31
25	1：1.52	1：3.05	1：4.57	1：6.09	1：7.62	1：9.14
30	1：1.83	1：3.66	1：5.48	1：7.31	1：9.14	1：10.97
35	1：2.13	1：4.27	1：6.40	1：8.53	1：10.66	1：12.80
40	1：2.44	1：4.87	1：7.31	1：9.75	1：12.19	1：14.62

（刘克军）

参 考 文 献

1. Horton S., Ross J. The economics of iron deficieney, Food Policy, 2003 28：51-75.

2. Haddad LJ, Bouis HE. The impact of nutritional status on agricultural productitivity：Wage evidence from the Philippines. Oxford Bulletin of Economics and Statistics, 1991, 53：45-68.

3. Alan D. Lopez Colin D. Mathers Majid Ezzati Dean T. Jamison Christopher J. L. Murray Global Burden of Disease and Risk Factors. The World Bank and Oxford University Press, 2002：119-123.

4. LozoffB., JimienezE., WolfA. W. Long-term developmental outcome of infants with iron deficiency. New England Journal of Medieine, 1991, 325（10）：689-694.

5. PollittE., HathiratP., KotehabhakdiN. J, et al. Iron deficiency and educational achievement in Thailand. American Journal of Clinical Nutrition, 1992, 40：629-643.

6. Seshadri S., GolPadas T. Impact of iron supplementation on cognitive functions in preschool and school-age children：the Indian experience. American Journal of Clinical Nutrition, 1989, 50：675-686.

7. Jensen A. R. Bias in Mental Testing. New York：Pree Press, 1980.

8. 霍军生, 孙静, 常素英, 等. 营养包改善贫困地区婴幼儿贫血状况的成本效益. 卫生研究, 2018, 47（5）：733-740.

内容提要

　　本书是关于个体和人群营养状况筛查、诊断和评估技术方法的专著。主要内容包括膳食调查、身体测量、临床营养诊断与评测、人体宏量营养素和微量营养素生化检验、肠道微生物、营养基因组、蛋白组和代谢组检验方法以及营养干预成本效益分析方法。该书适用于专业从事营养和健康科学研究、检测检验、医疗及营养健康社会服务人员阅读和参考。